Reabilitação Oral com

PRÓTESE PARCIAL REMOVÍVEL Convencional

GUIA PRÁTICO

Reabilitação Oral com PRÓTESE PARCIAL REMOVÍVEL Convencional

GUIA PRÁTICO

EDITORES

Carlos Eduardo Vergani

Ana Cláudia Pavarina

Janaina Habib Jorge

Ewerton Garcia de Oliveira Mima

MANOLE

Editora: Eliane Otani
Editora de arte: Anna Yue
Projeto gráfico: Departamento de Arte da Editora Manole
Editoração eletrônica: Luargraf Serviços Gráficos
Ilustrações: Formato Estúdio, Luargraf Serviços Gráficos
Capa: Sopros Design

CIP-BRASIL. CATALOGAÇÃO NA PUBLICAÇÃO
SINDICATO NACIONAL DOS EDITORES DE LIVROS, RJ

R22
Reabilitação oral com prótese parcial removível convencional : guia prático / [Adriana da Fonte Porto Carreiro ... [et al.]] ; [editores Carlos Eduardo Vergani ... [et al.]] ; [prefácio Ana Lucia Machado, Eunice Teresinha Giampaolo]. - 1. ed. - Barueri [SP] : Manole, 2022.

304 p. ; 28 cm.
Inclui bibliografia
ISBN 978-65-5576-203-7

1. Odontologia. 2. Prótese dentária parcial removível. I. Carreiro, Adriana da Fonte Porto. II. Vergani, Carlos Eduardo. III. Machado, Ana Lucia. IV. Giampaolo, Eunice Teresinha.
21-73641 CDD: 617.692
CDU: 616.314-089.2

Leandra Felix da Cruz Candido - Bibliotecária - CRB-7/6135

1ª edição – 2022

Direitos adquiridos pela:
Editora Manole Ltda.
Alameda América, n. 876
06543-315 – Santana de Parnaíba – SP – Brasil
Tel.: (11) 4196-6000
www.manole.com.br | https://atendimento.manole.com.br

Impresso no Brasil | *Printed in Brazil*

Dedicamos este livro às professoras
Ana Lucia Machado e Eunice
Teresinha Giampaolo, nossas
respeitadas mentoras, colegas
de caminhada e amigas, que,
com sua incansável busca pelo
conhecimento, construíram as bases
desta obra e se tornaram inspiração
para todos nós. Dedicamos, ainda,
às nossas famílias, pelo seu apoio
incondicional durante nossa
trajetória acadêmica.

Editores

Prof. Dr. Carlos Eduardo Vergani

Professor Titular da Faculdade de Odontologia de Araraquara (FOAr), da Universidade Estadual Paulista (Unesp). Graduado em Odontologia (1986) e Mestre (1992) e Doutor (1996) em Odontologia Restauradora pela FOAr/Unesp. Foi Pesquisador na University College London (UCL), Londres, Reino Unido (1998 a 2000). Possui histórico de 33 anos em pesquisa na área de Odontologia, com mais de 160 artigos publicados. Seus interesses de pesquisa incluem biofilmes microbianos orais e materiais funcionais para inativação microbiana. Foi Coordenador do Programa de Pós-Graduação em Reabilitação Oral da Unesp, de 2007 a 2013, Assessor de Relações Internacionais da Unesp, de 2013-2016, e Chefe de Gabinete da Reitoria da Unesp, de 2017 a 2020.
CV: http://lattes.cnpq.br/3003130522427820

Profa. Dra. Ana Cláudia Pavarina

Professora-associada da disciplina de Prótese Parcial Removível do Departamento de Materiais Odontológicos e Prótese da Faculdade de Odontologia de Araraquara (FOAr), da Universidade Estadual Paulista (Unesp). Graduada em Odontologia (1991), Mestre (1996) e Doutora (2000) em Odontologia Restauradora pela FOAr/Unesp. Atua em ensino, extensão e pesquisa em Odontologia há 24 anos, com mais de 150 artigos científicos publicados. Suas pesquisas envolvem estudos sobre biofilmes microbianos orais, terapias para inativação microbiana e tratamento de infecções bucais. Foi Presidente da Comissão de Ensino da FOAr, de 2013 a 2020, e Coordenadora do Programa de Pós-Graduação em Reabilitação Oral da Unesp, de 2013 a 2020.
CV: http://lattes.cnpq.br/8867670539105403

Profa. Dra. Janaina Habib Jorge

Professora associada da disciplina de Prótese Parcial Removível da Faculdade de Odontologia de Araraquara (FOAr), da Universidade Estadual Paulista (Unesp). Graduada em Odontologia (1999), Mestre (2003) e Doutora (2006) em Reabilitação Oral pela FOAr/Unesp. Foi Professora Adjunta da Universidade Estadual de Ponta Grossa (UEPG) (2006 a 2011). Possui histórico de 15 anos em ensino, extensão e pesquisa na área de Odontologia, com mais de 100 artigos publicados. Suas pesquisas envolvem estudos sobre a biocompatibilidade de materiais e substâncias utilizadas para a prevenção ou a eliminação de biofilme, bem como trabalhos sobre métodos antibiofilme, incluindo pesquisas clínicas. Atualmente, é Vice-Coordenadora do Curso de Graduação e Vice-Chefe do Departamento de Materiais Odontológicos e Prótese da FOAr/Unesp.
CV: http://lattes.cnpq.br/8605087609369467

Prof. Dr. Ewerton Garcia de Oliveira Mima

Professor-assistente Doutor do Departamento de Materiais Odontológicos e Prótese da Faculdade de Odontologia de Araraquara (FOAr), da Universidade Estadual Paulista (Unesp). Graduado em Odontologia (2002), Mestre (2005) e Doutor (2009) em Reabilitação Oral pela FOAr/Unesp. Realizou Pós-Doutorado na mesma instituição e foi Professor da Faculdade de Odontologia da Universidade São Francisco (USF), de 2009 a 2011, e do Departamento de Odontologia da Universidade Estadual de Ponta Grossa (UEPG), em 2012. Foi Professor Visitante na Ulster University, na Irlanda do Norte, em 2016, e da School of Dentistry, University of California, em Los Angeles (UCLA), em 2020. Atua em ensino, pesquisa e extensão em Odontologia há 12 anos. Suas pesquisas estão relacionadas ao controle e à compreensão do biofilme oral, incluindo novas tecnologias para o tratamento e a prevenção de infecções bucais.
CV: http://lattes.cnpq.br/6259985899069498

Autores

Adriana da Fonte Porto Carreiro

Graduada em Odontologia pela Faculdade de Odontologia da Universidade de Pernambuco (FOP-UPE). Mestre em Reabilitação Oral (Área de concentração: Prótese) pela Faculdade de Odontologia de Araraquara, da Universidade Estadual Paulista (FOAr/Unesp). Doutora em Reabilitação Oral pela Faculdade de Odontologia de Ribeirão Preto, da Universidade de São Paulo (Forp/USP). Pós-doutora pela New York University e Indiana University, nos Estados Unidos. Professora Titular do Departamento de Odontologia da Universidade Federal do Rio Grande do Norte (UFRN). Docente Permanente no Programa de Pós-Graduação *Stricto Sensu* em Ciências Odontológicas (Área de concentração: Clínicas Odontológicas) da UFRN.

André Ulisses Dantas Batista

Graduado em Odontologia pela Universidade Federal do Rio Grande do Norte (UFRN). Especialista em Prótese Dentária. Mestre e Doutor em Reabilitação Oral (Área de concentração: Prótese) pela Faculdade de Odontologia de Araraquara, da Universidade Estadual Paulista (FOAr/Unesp). Professor-associado III do Departamento de Odontologia Restauradora da Universidade Federal da Paraíba (UFPB). Docente Permanente do Programa de Pós-Graduação *Stricto Sensu* em Odontologia (Área de concentração: Ciências Odontológicas) da UFPB.

Karin Hermana Neppelenbroek

Graduada em Odontologia pela Faculdade de Odontologia de Araraquara, da Universidade Estadual Paulista (FOAr/Unesp). Mestre e Doutora em Reabilitação Oral (Área de concentração: Prótese) pela FOAr/Unesp. Professora-associada do Departamento de Prótese e Periodontia da Faculdade de Odontologia de Bauru, da Universidade de São Paulo (FOB/USP). Docente Permanente do Programa de Pós-Graduação *Stricto Sensu* em Ciências Odontológicas Aplicadas (Área de concentração: Reabilitação Oral) da FOB/USP.

Mariana Montenegro Silva

Graduada em Odontologia pela Universidade do Sagrado Coração (USC). Mestre e Doutora em Reabilitação Oral (Área de concentração: Prótese) pela Faculdade de Odontologia de Araraquara, da Universidade Estadual Paulista (FOAr/Unesp). Professora Titular III do Curso de Odontologia do Centro Universitário Cesmac.

Nara Hellen Campanha Bombarda

Graduada em Odontologia pela Faculdade de Odontologia de Barretos, da Fundação Educacional de Barretos (FEB). Doutora em Reabilitação Oral (Área de concentração: Prótese) pela Faculdade de Odontologia de Araraquara, da Universidade Estadual Paulista (FOAr/Unesp). Professora-associada do Departamento de Odontologia da Universidade Estadual de Ponta Grossa (UEPG). Docente Permanente no Programa de Pós-Graduação *Stricto Sensu* em Odontologia (Área de concentração: Clínica Integrada) da UEPG.

Paula Volpato Sanitá

Graduada em Odontologia pela Faculdade de Odontologia de Araraquara, da Universidade Estadual Paulista (FOAr/Unesp). Especialista em Prótese Dentária e em Disfunção Temporomandibular e Dor Orofacial pelo Conselho Federal de Odontologia (CFO). Mestre e Doutora em Reabilitação Oral (Área de concentração: Prótese) pela FOAr/Unesp. Pós-Doutorado em Reabilitação Oral (Área de concentração: Prótese) na FOAr/Unesp.

Rosangela Seiko Seo Yamada

Graduada em Odontologia pela Faculdade de Odontologia de Araraquara, da Universidade Estadual Paulista (FOAr/Unesp). Mestre e Doutora em Reabilitação Oral (Área de concentração: Prótese) pela FOAr/Unesp. Professora de Prótese Removível Pré-clínica, Prótese Clínica I e II e Estágio Supervisionado em Clínica Integrada do Centro Universitário de Várzea Grande (Univag). Docente do Curso de Extensão em Reabilitação Oral com ênfase em Endodontia e Prótese da Univag.

Vanessa Migliorini Urban

Graduada em Odontologia pela Faculdade de Odontologia de Araraquara, da Universidade Estadual Paulista (FOAr/Unesp). Mestre e Doutora em Reabilitação Oral (Área de concentração: Prótese) pela FOAr/Unesp. Professora Adjunta do Departamento de Odontologia da Universidade Estadual de Ponta Grossa (UEPG). Docente Permanente no Programa de Pós-Graduação *Stricto Sensu* em Odontologia (Área de concentração: Clínica Integrada) da UEPG.

Prefácio

As alterações sistêmicas em decorrência do envelhecimento do indivíduo, bem como de fatores traumáticos externos, podem afetar as estruturas bucais e ter, como consequência, a perda de dentes, causada principalmente por cáries e doença periodontal. A perda dentária resulta em redução da eficiência mastigatória e alterações na fonética e na estética, trazendo desconforto e agravos à saúde geral. Apesar do grande avanço dos implantes osseointegrados, as limitações quanto à sua indicação, como o alto custo e as condições das estruturas bucais e sistêmicas do paciente, fazem da prótese parcial removível (PPR) um meio eficiente de reabilitação de arcos parcialmente desdentados, principalmente os de extremidades livres. Considerando a significativa redução, em nível mundial, de indivíduos com arcos totalmente desdentados, a reabilitação oral com PPR torna-se ainda mais relevante. Dessa forma, é com grande satisfação e responsabilidade que prefaciamos a presente obra, que traz contribuição inestimável para os profissionais dedicados à área de reabilitação oral.

Queixas comumente relatadas por pacientes, como mobilidade de dentes de suporte, acúmulo de biofilme e de cálculos, dificuldade de mastigação e na fala, impacção alimentar e instabilidade da prótese, são decorrentes de falhas de planejamento, de preparo de boca, nos cuidados adicionais em casos de extremidades livres e no controle posterior à colocação da prótese. A PPR pode ser suportada somente por dentes pilares ou por dentes e rebordo residual. Controle de quantidade, direção e distribuição das forças mastigatórias para essas estruturas tornam os tratamentos com PPR bastante complexos. Portanto, o conhecimento da biomecânica da prótese e de sua relação com os tecidos duros e moles da cavidade bucal é essencial para o planejamento e o plano de tratamento. Uma prótese construída com base nesses princípios irá preservar as estruturas de suporte existentes e proporcionar ao paciente um tratamento eficiente e de longa duração.

Para uma boa formação profissional nessa área, é necessário disponibilizar um ensino objetivo e claro sobre todos os fundamentos desse tipo de prótese. No início de nossas atividades como professoras de PPR, observamos que, embora existissem, na literatura, excelentes livros-textos e práticas clínicas, eram descritas diferentes filosofias e técnicas de reabilitação com PPR. Assim, consideramos necessário identificar e selecionar o conhecimento disponível e ampliá-lo com base em evidências clínicas e científicas, muitas delas obtidas pela equipe, formando as bases da filosofia de ensino da Faculdade de Odontologia de Araraquara (FOAr), da Universidade Estadual Paulista (Unesp). Registramos, aqui, nosso profundo agradecimento aos professores José Carlos Taddei Abritta e João Bosco Fuller, que sempre nos incentivaram, dando-nos ampla liberdade para o aprimoramento do conteúdo programático da disciplina de PPR. Acreditamos que o sucesso de todo empreendimento é decorrente da colaboração interinstitucional e da dedicação e união de um grupo de trabalho. Ao longo do tempo, com a contribuição valiosa dos professores Carlos Eduardo Vergani e Ana Cláudia Pavarina, essa filosofia de ensino se consolidou cada vez mais. Posteriormente, a contratação dos professores Janaina Habib Jorge e Ewerton Garcia de Oliveira Mima veio reforçar nossa equipe de trabalho. Registramos, aqui, nossa profunda admiração por esses docentes, que sempre se mostraram motivados a buscar o conhecimento e o aprimoramento das práticas de ensino, e pela sua iniciativa na organização desta obra.

Quando convidadas para escrever este prefácio, sentimo-nos honradas e felizes, pois um sonho antigo tornou-se realidade. A publicação deste livro materializa os resultados de anos de estudo, ensino, pesquisa e prática na área de PPR, tendo sido construído por um grupo de colegas de disciplina e egressos de pós-graduação, muitos deles atuando em diversas instituições de ensino e de pesquisa do país e mantendo uma estreita relação com a nossa disciplina. Em um esforço conjunto, unindo o passado ao presente, organizaram e redigiram esta obra, que registra e disponibiliza uma filosofia consolidada para o ensino de PPR para estudantes de odontologia, cirurgiões-dentistas e técnicos de laboratório.

Neste livro, os aspectos fundamentais envolvidos na reabilitação oral com PPR foram organizados em 16 capítulos. Nos dois capítulos iniciais, serão apresentados os conceitos gerais sobre as PPR, incluindo o método universalmente aceito de classificação dos arcos parcialmente desdentados e a técnica de utilização do delineador, instrumento essencial para a determinação do eixo de inserção e de remoção e para o planejamento da PPR. O intuito é oferecer ao leitor informações relevantes para fundamentar o planejamento dos componentes das PPR, objeto dos cinco capítulos seguintes. Neles, são abordados, em detalhes, os princípios biológicos e mecânicos que devem ser considerados para que cada componente da prótese exerça corretamente sua função, preservando a saúde dos tecidos de suporte. A ordem didática em que esses capítulos são apresentados é oportuna, na medida em que permite ao leitor, sobretudo ao estudante, estabelecer uma sequência lógica a ser utilizada durante o desenho da estrutura metálica da PPR.

Os capítulos seguintes serão dedicados às fases clínicas e laboratoriais do tratamento com PPR. Esse conjunto de capítulos inicia com o detalhamento da etapa de exame clínico, à luz de uma abordagem abrangente e holística dos pacientes. Serão elencadas informações relevantes para o estabelecimento do diagnóstico e a definição de todos os procedimentos necessários à execução da PPR e ao acompanhamento posterior. Em seguida, com base nos princípios biomecânicos descritos nos capítulos anteriores, um capítulo será voltado especificamente ao planejamento de estruturas metálicas, indicadas para diferentes tipos de arcos parcialmente desdentados, sendo apresentadas diversas possibilidades de planejamento, proporcionando ao leitor a oportunidade de aplicar, de maneira conjunta, os conhecimentos relacionados a cada um dos componentes da PPR para a definição do desenho da estrutura metálica específico para cada caso. As várias técnicas de moldagem indicadas nas diferentes etapas de confecção da PPR serão descritas no capítulo posterior. Destaca-se a importância das moldagens funcionais específicas para os casos que necessitam de PPR dentomucossuportadas, em que as forças oclusais são distribuídas tanto para os dentes pilares como para o rebordo residual, sendo esses procedimentos essenciais para a correta adaptação das bases das próteses e, consequentemente, para o sucesso dos tratamentos em longo prazo.

Considerando que vários elementos da PPR mantêm contato direto com as superfícies dos dentes pilares, exercendo forças que devem ser controladas para não exceder os limites de tolerância biológica dos tecidos de suporte, um capítulo será dedicado especificamente aos vários preparos dos dentes pilares para a correta localização de apoios, retentores e planos guia. Esses preparos são fundamentados no planejamento das estruturas metálicas, nas análises em delineador e nos princípios biomecânicos, temas abordados nos capítulos anteriores. Um dos méritos desse capítulo sobre o preparo dos dentes pilares está relacionado ao fato de que vários procedimentos descritos foram desenvolvidos e validados cientificamente, ao longo de anos, por membros da equipe da disciplina de PPR da FOAr/Unesp.

Na sequência, a obra inclui aspectos que devem ser observados durante a prova da estrutura metálica, bem como métodos clínicos para a realização de ajustes, sempre que necessários. Apesar de os conceitos relacionados à determinação de planos e ao registro das relações intermaxilares para a montagem de dentes artificiais em articulador semiajustável já terem sido amplamente relatados na literatura, outro capítulo descreverá adaptações clínicas específicas para alguns tipos de arcos parcialmente desdentados, tanto para a tomada de arco facial como para a determinação de planos de orientação e registro das relações intermaxilares. Nesse capítulo, será abordada, ainda, a prova dos dentes artificiais, selecionados com base nas informações detalhadas e apresentadas no capítulo que versa sobre selas e dentes artificiais.

Os capítulos seguintes relatarão os cuidados necessários nas etapas de colocação da PPR e de controle posterior, dando ênfase à importância do acompanhamento periódico dos pacientes para o sucesso do tratamento. Entre essas etapas, um capítulo descreverá detalhadamente a indicação e os procedimentos clínicos e laboratoriais para reembasamentos de bases de prótese. Destaca-se o relato das inúmeras pesquisas sobre os materiais utilizados para reembasamento imediato desenvolvidas pelo grupo, incluindo estudos sobre as propriedades físicas, mecânicas e biológicas desses materiais, fundamentando sua indicação.

O livro finalizará abordando a importância das PPR provisórias, imprescindíveis para o correto diagnóstico e planejamento em diversos casos de reabilitações orais com PPR, descrevendo, detalhadamente, os procedimentos clínicos e laboratoriais para a sua confecção.

Ao transitar por todos os capítulos deste livro, o leitor terá acesso aos fundamentos e às práticas da filosofia de ensino de PPR da FOAr/Unesp, amparados tanto em conhecimento tradicionalmente reconhecido como naquele adquirido por meio de pesquisas científicas realizadas pelo grupo e da ampla experiência clínica acumulada ao longo de mais de quatro décadas.

Finalizamos parabenizando todos os envolvidos pela consecução desta relevante obra, com destaque aos organizadores, expressando nosso orgulho e admiração, e convidamos os leitores a explorar o vasto conhecimento disponibilizado no conjunto de capítulos deste livro.

Ana Lucia Machado
Eunice Teresinha Giampaolo

Agradecimento

A presente obra é resultado de um trabalho coletivo, tanto daqueles que traçaram suas linhas na redação dos capítulos como de tantos outros que também contribuíram, direta ou indiretamente, para a construção do conhecimento aqui compartilhado.

Agradecemos, inicialmente, a todos os acadêmicos, nacionais e estrangeiros, que se dedicaram ou ainda se dedicam aos estudos relacionados às PPR, especialmente aos colegas de disciplina, que, além de selecionarem e se apropriarem do vasto conhecimento disponível na literatura, inovaram nos conceitos e práticas e estabeleceram as principais diretrizes para o ensino da PPR na FOAr/Unesp. Destacamos, aqui, a dedicação e a experiência dos professores João Bosco Fuller e José Carlos Taddei Abritta e o impecável legado acadêmico-científico deixado pelas professoras Ana Lucia Machado e Eunice Teresinha Giampaolo, que prefaciam este livro.

A consecução desta obra não seria possível sem a contribuição de oito egressos brilhantes, a maioria deles já estabelecida em diferentes universidades, que se uniram a nós, organizadores, na elaboração dos capítulos. Assim, manifestamos nossa gratidão pelo trabalho primoroso e diligente, estendendo esses agradecimentos a todos os estudantes de graduação e de pós-graduação que, de alguma forma, contribuíram para a construção do conteúdo deste livro.

Registramos, também, nossos profundos agradecimentos a todos os pacientes que nos confiaram sua reabilitação oral e que, por meio do registro fotográfico, viabilizaram as inestimáveis ilustrações clínicas presentes ao longo desta obra.

Aqueles que participaram da construção deste livro tiveram grande parte de sua formação na Unesp, mais especificamente na FOAr, e, portanto, registramos, em nome de toda a equipe, profundo agradecimento por essa instituição, que nos acolheu e nos proporcionou todas as oportunidades para o nosso pleno desenvolvimento acadêmico, científico, profissional e pessoal.

Carlos Eduardo Vergani
Ana Cláudia Pavarina
Janaina Habib Jorge
Ewerton Garcia de Oliveira Mima

Sumário

1

Introdução à prótese parcial removível e classificações de arcos parcialmente desdentados

Rosangela Seiko Seo Yamada
Ewerton Garcia de Oliveira Mima

Mundialmente, tem-se observado um crescimento substancial da população idosa em razão do aumento da expectativa de vida,[1] decorrente da melhora nas condições de vida e dos avanços terapêuticos na medicina.[2] A Organização Mundial da Saúde (OMS) estima que, até 2050, a população mundial com mais de 60 anos atingirá 2 bilhões de pessoas.[3] No Brasil, de acordo com o Instituto Brasileiro de Geografia e Estatística (IBGE), a população de idosos com mais de 65 anos tende a aumentar de 9,83%, em 2020, para 21,87%, em 2050.[4] Portanto, o desafio de envelhecer com qualidade deve ser uma prioridade global. Nesse contexto, a saúde bucal exerce um papel imprescindível na qualidade de vida do indivíduo, uma vez que a perda dentária por problemas periodontais ou cáries afeta diretamente a interação social, a fala, o sorriso e a autoestima do indivíduo.

No Brasil, o último levantamento realizado pelo Ministério da Saúde, em 2010, revelou que, na faixa etária de 65 a 74 anos, 23,5% dos idosos não utilizavam nenhum tipo de prótese superior e 46,1%, prótese inferior.[5] O estudo ainda revelou que, nessa mesma faixa etária, 34,2% dos indivíduos necessitavam de prótese parcial maxilar; 20,1%, de prótese parcial dupla; 17,9%, de prótese total em pelo menos um maxilar; e 15,4%, de prótese total dupla.

De forma geral, os estudos têm demonstrado uma redução no número da população totalmente edêntula[6] e um aumento na proporção de adultos parcialmente desdentados.[6,7] Tais fatores têm sido associados à prevenção de doenças bucais e aos avanços nas condutas técnicas e tecnológicas da área odontológica.[8] No entanto, é indispensável considerar que a perda dentária é um problema não apenas entre os idosos, mas também para indivíduos de todas as faixas etárias.

No Brasil, na população entre 35 e 44 anos, 67,3% dos indivíduos parcialmente desdentados examinados no levantamento supracitado[5] não utilizavam próteses dentárias no arco superior e 89,9% não as utilizavam no arco inferior. Nessa faixa etária, entre os indivíduos que utilizavam algum tipo de prótese, 16% utilizavam prótese parcial removível (PPR) superior e 5,3%, PPR inferior.[5] No estudo de revisão de literatura de Zitzmann et al., a frequência de uso das PPR na Europa variou entre 10 e 19%, sendo a maior prevalência de PPR em indivíduos idosos que moravam em zonas rurais e tinham menor grau instrucional.[9]

Assim, a reabilitação protética desses arcos desdentados tem um determinante papel no restabelecimento da qualidade de vida do indivíduo. Várias opções de tratamentos têm sido propostas para reabilitar os pacientes parcialmente desdentados, como as PPR, as próteses parciais fixas e as próteses sobre implantes. Essas alternativas devem contemplar a condição financeira do indivíduo e as limitações de cada caso, visto que as condições sistêmicas, do arco e da área edêntula (qualidade e quantidade de remanescente ósseo e condições, número e distribuições de seus dentes pilares) influenciam diretamente o sucesso do caso clínico.

Segundo Zitzmann et al., indivíduos adultos jovens tendem a reabilitar o arco com próteses parciais fixas.[9] Os autores relataram também um aumento nos tratamentos com implante, porém, seu percentual ainda foi baixo (entre 2 e 4%). Quando comparadas à reabilitação do arco por meio dos implantes e próteses parciais fixas, as PPR apresentam-se como uma alternativa viável, pois permitem um tratamento minimamente invasivo, reversível e com ótimo custo-benefício.[10] Outras vantagens são a facilidade de higienização e de manutenção do posicionamento dental, impedindo a extrusão dos dentes pilares,[10] e a sua capacidade de oferecer suporte horizontal aos dentes pilares em caso de doença periodontal.[11] Recentemente, as resoluções dos casos com PPR em associação com os implantes ou por meio do sistema CAD-CAM (*computer-aided design* e *computer-aided manufacturing*, respectivamente – em português, desenho assistido por computador e manufatura assistida por computador) têm se mostrado alternativas de tratamentos. Entretanto, o custo do uso do sistema CAD-CAM ainda é elevado e poucos profissionais têm acesso a ele; além disso, a fresagem de sua infraestrutura é de difícil processamento.[7]

BASES PARA A PRÁTICA CLÍNICA, NÍVEIS DE EVIDÊNCIA E RECOMENDAÇÕES

Terminologia

As PPR são aparelhos protéticos que visam a substituir os elementos perdidos, como o osso alveolar, a gengiva e os dentes, de modo a reabilitar o indivíduo de forma global, devolvendo função, estética e fonética. Essas próteses são conhecidas como pontes móveis, próteses removíveis ou dentaduras parciais, mas a terminologia mais adequada é prótese parcial removível (PPR). Tal denominação é indicada porque essas próteses podem ser removidas da boca, sendo passíveis de higienização, e, posteriormente, reposicionadas, sem ocasionar danos aos dentes remanescentes.[12]

Outras terminologias empregadas que merecem compreensão estão associadas ao sistema de suporte da PPR, que, basicamente, é constituído por elementos mecânicos e biológicos.

Os elementos mecânicos de suporte da prótese, responsáveis por receber e transmitir as forças mastigatórias, são constituídos por apoios, grampos de retenção, grampos de oposição, conectores maiores, conectores menores, selas e dentes artificiais e, por fim, retentores indiretos (Figura 1). As características individuais de cada elemento serão discriminadas em capítulos posteriores com mais detalhes.

Os elementos biológicos têm a capacidade de transmitir as forças mastigatórias e são caracterizados pela fibromucosa, pelos dentes pilares e pelo rebordo residual da área desdentada, denominado espaço protético.

Os dentes pilares são os remanescentes dentais que dão suporte à PPR, podendo ser classificados em pilares diretos ou indiretos. Compreende-se como pilar direto o remanescente dental vizinho ao espaço protético que servirá como elemento de suporte biológico (Figuras 2 e 3) e, como pilar indireto, o remanescente dental que não se situa vizinho ao espaço protético, mas que irá receber elementos da prótese e participará de forma ativa, contribuindo favoravelmente para a biomecânica da prótese (Figura 3).

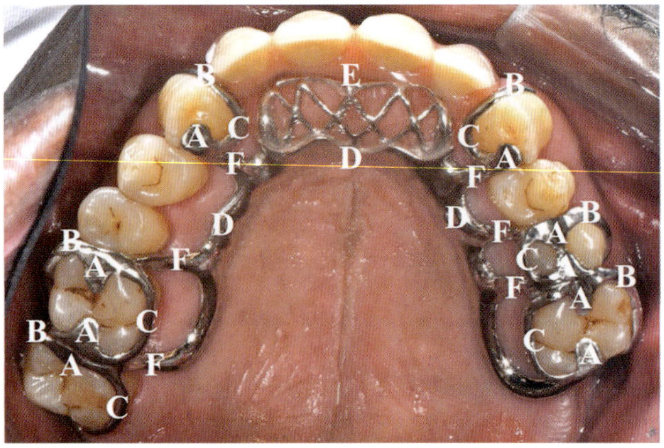

Figura 1 PPR superior: apoios (A), grampos de retenção (B), grampos de oposição (C), conector maior (D), sela e dentes artificiais (E) e conectores menores (F).
Fonte: Disciplina de Prótese Parcial Removível – FOAr-Unesp.

Por fim, o espaço protético pode ser intercalado ou de extremidade livre. Quando está situado em uma área desdentada com presença de dentes remanescentes anterior e posteriormente à área edêntula, é chamado de espaço intercalado (Figura 2). Em situação em que não há dentes remanescentes posteriormente ao espaço protético, tem-se a chamada extremidade livre (Figura 3).

Indicações

Em geral, as PPR são indicadas para todos os tipos de arcos parcialmente desdentados, porém seu prognóstico varia de acordo com a distribuição e o número de dentes remanescentes no arco, a qualidade e a quantidade de fibromucosa e do osso alveolar e a extensão da área edêntula.

Em situações de arco reduzido inferior, em indivíduos com boas condições periodontais e preservação

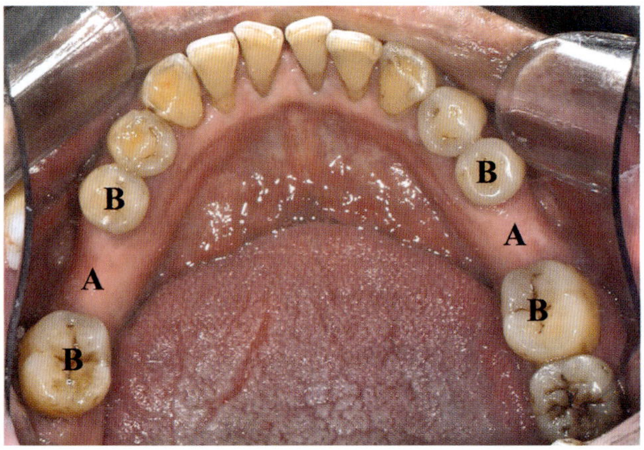

Figura 2 Arco parcialmente desdentado, com espaço protético do tipo intercalado (A) e dentes pilares diretos (B).
Fonte: Disciplina de Prótese Parcial Removível – FOAr-Unesp.

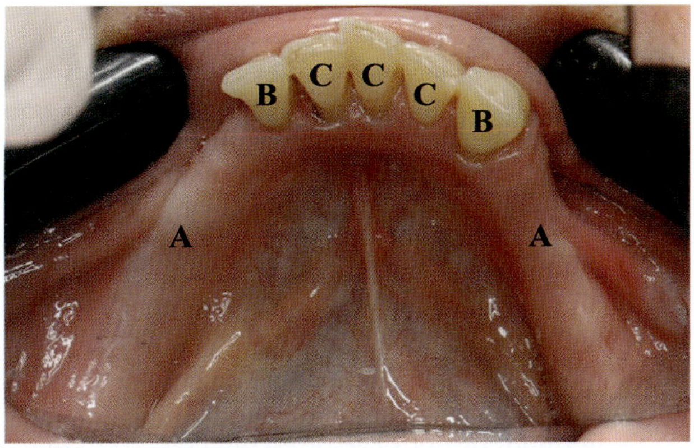

Figura 3 Arco parcialmente desdentado, com espaço protético do tipo extremidade livre (A) e dentes pilares diretos (B) e indiretos (C).
Fonte: Disciplina de Prótese Parcial Removível – FOAr-Unesp.

de dentes remanescentes até os segundos pré-molares, a reabilitação com PPR deve ser ponderada, uma vez que a eficiência mastigatória pouco se altera com a colocação de uma prótese até os primeiros molares.[1] Esse planejamento deve se basear na relação custo-benefício, esquadrinhando as necessidades estéticas, fonéticas e uma análise oclusal minuciosa de cada indivíduo. Uma opção de reabilitação oral para esses casos é o implante dentário.

Limitações

Não há contraindicação para a utilização de uma PPR, porém, em caso de arcos anteriores parcialmente desdentados em indivíduos com alta exigência estética, outras alternativas de tratamentos devem ser estudadas, no sentido de otimizar o resultado estético e o grau de satisfação do paciente. No entanto, as PPR também têm grampos mais estéticos, que visam a ocultar as pontas ativas dos grampos de retenção, bem como alternativas que dispensem a utilização de grampos convencionais.

Além disso, alterações sistêmicas e locais, como o diabetes e a xerostomia, podem provocar desconforto durante o uso da PPR em decorrência do trauma mecânico induzido pela redução do fluxo salivar.[10] Casos mais raros são as respostas alérgicas ao metal da infraestrutura metálica (Kern citado por Wöstmann et al.).[10] Outras limitações incluem indivíduos com pouca coordenação motora, higiene deficiente e problemas mentais.[11]

Elementos constituintes da prótese parcial removível

Quando a biomecânica de uma PPR não é respeitada, quebra-se a homeostasia do sistema estomatognático, o que pode resultar em danos aos tecidos moles e duros. Assim, a qualidade final de todo trabalho reabilitador depende diretamente do conhecimento dos princípios biomecânicos e do domínio do profissional sobre o correto planejamento de todos os elementos constituintes de uma PPR.

Apoios

Os apoios são elementos rígidos da PPR que têm as funções de transmitir as forças mastigatórias ao longo eixo do dente pilar e impedir o deslocamento da prótese no sentido ocluso-cervical. Esses componentes se localizam nas superfícies oclusais dos dentes posteriores (Figura 4A) e nas incisais ou em cíngulos dos dentes anteriores (Figura 4B). No entanto, os apoios incisais são pouco utilizados, visto que o material me-

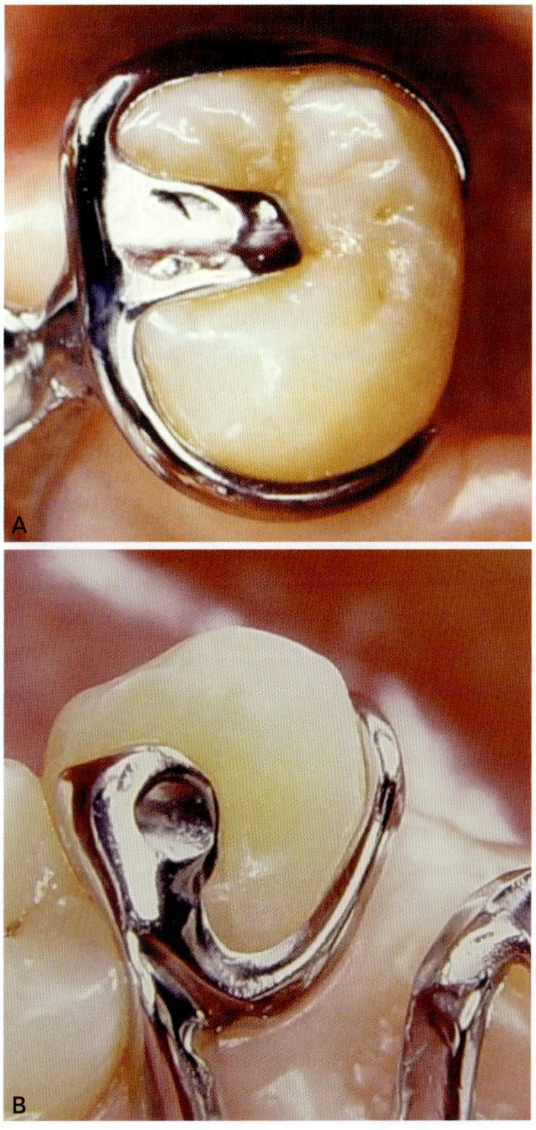

Figura 4 Em (A), apoio oclusal; em (B), apoio em cíngulo.
Fonte: Disciplina de Prótese Parcial Removível – FOAr-Unesp.

tálico permanece visível sobre os elementos dentais e apresenta uma estética desfavorável.

Grampos

Os grampos, elementos de retenção e estabilização da PPR, são compostos por um braço de retenção e um de oposição, sendo que ambos têm funções específicas e importantes dentro do planejamento de uma PPR.

Grampo de retenção

Os grampos de retenção conferem retenção à PPR e evitam o seu deslocamento cérvico-oclusal a partir da posição de assentamento final (Figura 5). A quantidade de retenção mecânica de uma PPR é resultado da somatória da retenção obtida por todos os grampos de retenção planejados e deve ser a mínima possível para manter a prótese em posição durante a mastigação. O grampo de retenção é o único componente mecânico da prótese que tem flexibilidade, e tal característica permite que a sua ponta ativa permaneça em área retentiva do dente pilar.

Na literatura, há uma extensa gama de grampos de retenção, porém, buscando simplificar os planejamentos em PPR, os mais utilizados são o circunferencial, o T de Roach e o MDL modificado. Basicamente, de acordo com sua origem e morfologia, os grampos de retenção são divididos em ação de ponta e ação de abraçamento. Os grampos circunferenciais se iniciam nos apoios e têm seu terço final localizado em área retentiva, estando em contato com o dente pilar em todo o seu percurso e apresentando uma ação de abraçamento. Por outro lado, os grampos de ação de ponta se iniciam na barra e somente suas pontas ativas mantêm contato com o dente pilar na região de áreas retentivas, sendo o grampo T de Roach o mais utilizado.

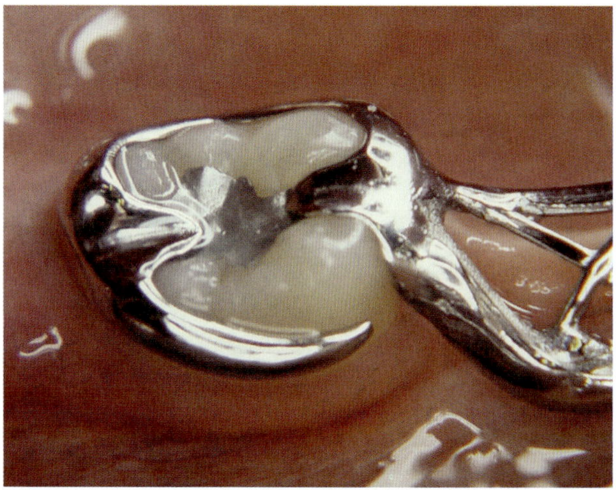

Figura 5 Grampo circunferencial de retenção.
Fonte: Disciplina de Prótese Parcial Removível – FOAr-Unesp.

Grampo de oposição

Os grampos de oposição devem ser planejados na face livre oposta ao grampo de retenção, em área não retentiva. São os componentes rígidos da prótese que atuam na neutralização de forças laterais nocivas, geradas pelos grampos de retenção no dente pilar durante o assentamento e a remoção da prótese (Figura 6). No entanto, para que essas forças sejam corretamente neutralizadas, é primordial respeitar os princípios de reciprocidade horizontal e vertical, que serão discutidos no Capítulo 4.

Os grampos de oposição de escolha são: o circunferencial, o MDL e o MDL modificado. No grampo MDL modificado, a porção inicial do grampo, localizada na região do cíngulo, atua como braço de oposição.

Conectores

Conectores maiores

Os conectores maiores, também denominados barras ou conexões maiores, são componentes rígidos da PPR que unem os elementos constituintes da prótese de um hemiarco ao hemiarco oposto (Figura 7). Sua função é propiciar uma melhor distribuição de forças pelo arco durante a ação mastigatória, permitindo correta condição de suporte, retenção e estabilidade da prótese.

As características e os tipos de conectores maiores divergem entre os arcos superior e inferior, e sua indicação deve ser respeitada para a obtenção de uma correta biomecânica da prótese. No arco superior, o mais comum é a utilização da barra anteroposterior, que é indicada para todos os casos, exceto quando há presença de tórus palatino volumoso (Figura 7). Outras

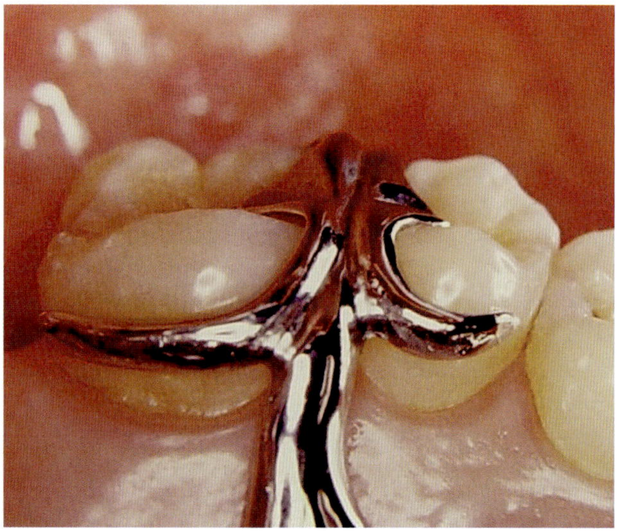

Figura 6 Grampos circunferenciais de oposição do tipo geminado.
Fonte: Disciplina de Prótese Parcial Removível – FOAr-Unesp.

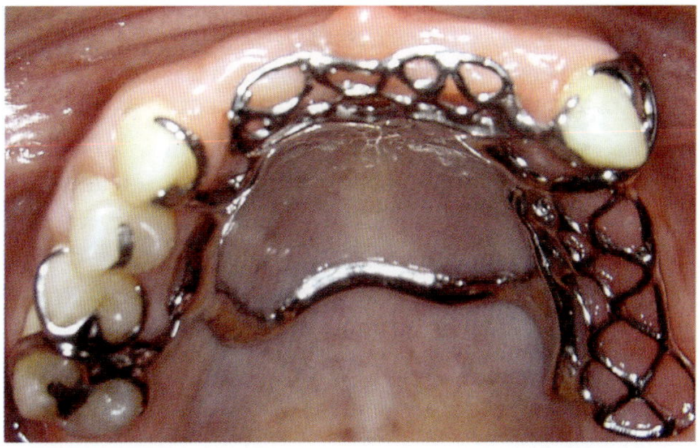

Figura 7 Conector maior superior do tipo barra anteroposterior.
Fonte: Disciplina de Prótese Parcial Removível – FOAr-Unesp.

opções de tratamentos são as barras em "U", a cobertura total de palato e a barra palatina única. Nos arcos desdentados inferiores, têm-se duas opções de barra: a barra lingual (Figura 8) e a placa lingual (Figura 9).

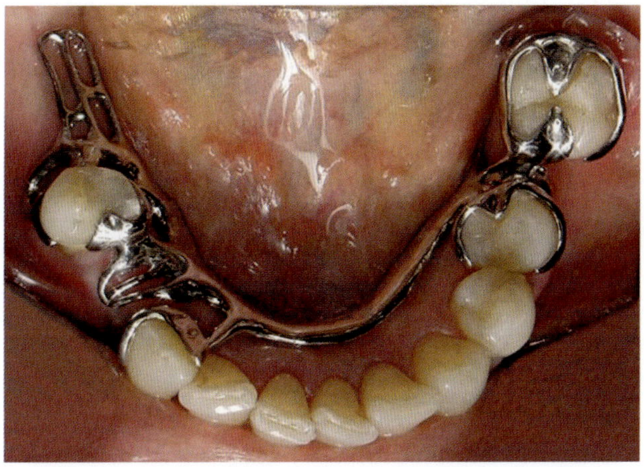

Figura 8 Conector maior inferior do tipo barra lingual.
Fonte: Disciplina de Prótese Parcial Removível – FOAr-Unesp.

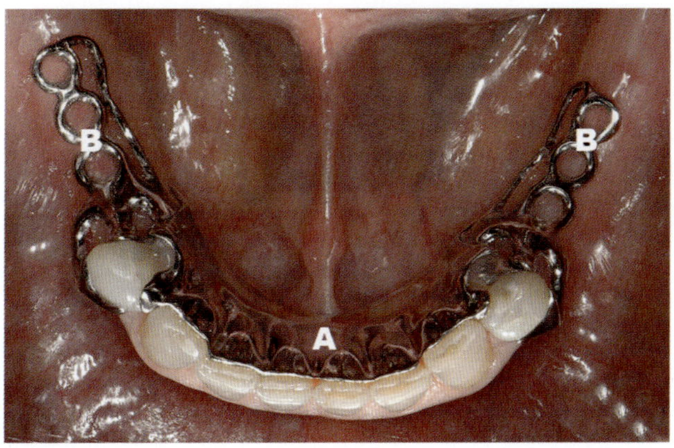

Figura 9 Conector maior tipo placa lingual (A) e sela no arco inferior (B).
Fonte: Disciplina de Prótese Parcial Removível – FOAr-Unesp.

Conectores menores

Os conectores menores são elementos rígidos, em formato triangular, que se unem à barra. Essas estruturas metálicas unem os elementos situados sobre os dentes pilares (apoios e grampos de retenção e oposição) à conexão maior e atuam na distribuição de força às estruturas de suporte (Figura 10). Em alguns casos, têm a função de planos guia.

Selas

A sela é o elemento da PPR que preenche o espaço protético, substituindo o osso alveolar perdido e servindo como base para a fixação da resina acrílica e para a montagem dos dentes artificiais (Figura 9).

Em próteses intercaladas, a sela tem a função somente de preenchimento, evitando a impacção alimentar e auxiliando a fonética. No entanto, em próteses de extremidades livres, sua função é preencher e transmitir forças mastigatórias ao rebordo residual.

A sela pode ser metálica ou metaloplástica. Selas metálicas em forma de pino são indicadas para espaços intermaxilares reduzidos ou pequenos espaços protéticos intercalados. As selas metaloplásticas são indicadas para:

- próteses de extremidades livres;
- espaços protéticos anteriores, cujo fator estético seja significativo, já que a sela em resina acrílica proporciona melhor acabamento e contorno das superfícies vestibulares e linguais em rebordos residuais irregulares e reabsorvidos;
- próteses intercaladas com amplo espaço desdentado.

Dentes artificiais

Dentes artificiais são elementos da PPR que substituem os dentes naturais perdidos e devolvem a estética, a fonética e a função mastigatória do indivíduo.

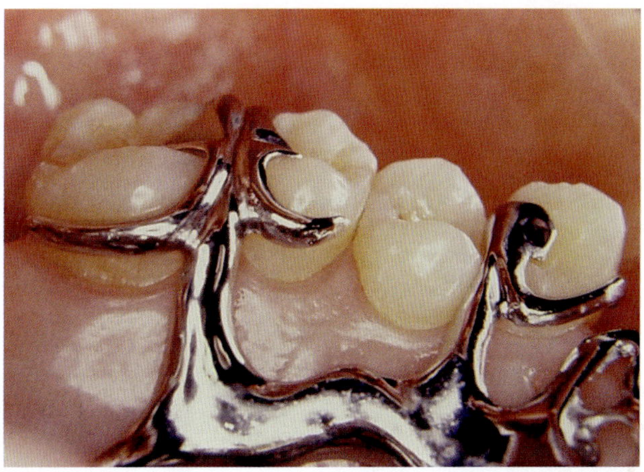

Figura 10 Conectores menores com origem no apoio e término na conexão maior.
Fonte: Disciplina de Prótese Parcial Removível – FOAr-Unesp.

A seleção de dentes artificiais deve ser fundamentada nos tipos de material, na forma, na anatomia oclusal e na cor. Os dentes artificiais mais comumente utilizados são os pré-fabricados em resina acrílica, por sua facilidade de união química à base acrílica, de montagem e de ajustes oclusais. Além dos dentes artificiais em resinas acrílicas, outras opções são a resina composta e a porcelana.

Em indivíduos parcialmente desdentados, o cumprimento dos padrões estéticos é sempre um desafio, pois geralmente a perda dos elementos dentais promove extrusões e/ou pequenas movimentações dentárias, podendo dificultar o reposicionamento do elemento artificial. Em área com pouco espaço interoclusal ou mesiodistal, os dentes artificiais podem ser confeccionados com resina acrílica de forma indireta, em laboratório. Embora pouco usual atualmente, os dentes metálicos ou com oclusais metálicas podem ser indicados para casos de bruxismo, mantendo-se a dimensão vertical.

Retentores indiretos

Os retentores indiretos são componentes protéticos que conferem estabilidade às PPR e visam a impedir a movimentação da prótese em torno de uma linha imaginária, denominada linha de fulcro, durante a mastigação (Figura 11). A linha de fulcro está presente em arcos que apresentam extremidades livres uni ou bilaterais e também nos espaços protéticos intercalados que cruzam a linha média.

Classicamente, os retentores indiretos são planejados no ponto mais distante possível da linha de fulcro, traçando-se uma linha perpendicular a ela, aumentando, dessa forma, o braço de resistência e promovendo estabilidade à prótese. Entretanto, a coroa e o suporte periodontal do dente pilar também devem ser cogitados. Os apoios e o conector menor são comumente utilizados como retentores indiretos.

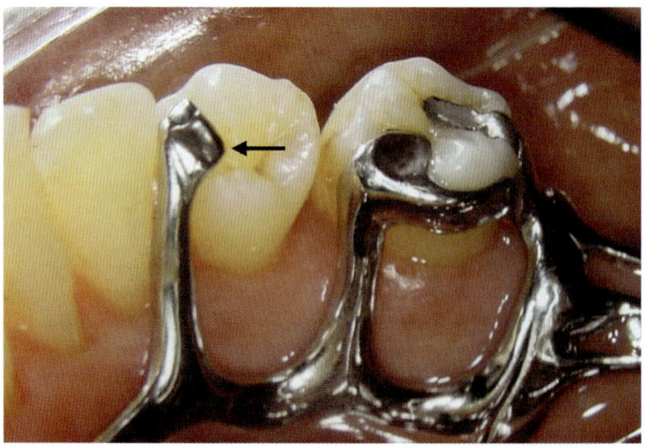

Figura 11 Retentor indireto no elemento 44.
Fonte: Disciplina de Prótese Parcial Removível – FOAr-Unesp.

Classificação dos arcos parcialmente desdentados de acordo com a via de transmissão de força

A correta compreensão acerca do comportamento das forças oclusais aplicadas sobre os dentes pilares e os efeitos de sua distribuição pelas estruturas de suporte são essenciais para o correto planejamento de uma PPR. Nesse contexto, as PPR podem ser classificadas, quanto ao tipo de via de transmissão de força, em dentossuportadas e dentomucossuportadas. Em situações de edentulismo total, a prótese é denominada mucossuportada (prótese total), na qual a transmissão de forças mastigatórias sobre a prótese é absorvida pela fibromucosa e transmitida totalmente ao rebordo residual. Nessas condições, a qualidade e a quantidade da fibromucosa e do osso alveolar influenciam diretamente o prognóstico do caso e devem ser avaliadas rigorosamente.

Prótese parcial removível dentossuportada

Em PPR dentossuportada, as forças mastigatórias que incidem sobre a prótese são decompostas em vetores (F1 e F2) e transmitidas ao osso alveolar somente por via dental, através dos apoios oclusais aos dentes pilares (Figura 12). As forças geradas são transmitidas paralelamente ao longo do eixo dos dentes pilares, que, por meio dos ligamentos periodontais, geram forças de tração, promovendo estímulo positivo à manutenção do osso alveolar. Nesse caso, a fibromucosa, que reveste o rebordo residual, não participa da transmissão de forças.

Prótese parcial removível dentomucossuportada

As PPR dentomucossuportadas são caracterizadas pela ausência de dente pilar na extremidade posterior do arco dentário (extremidade livre) e podem ser uni ou bilaterais. Durante a mastigação, as forças mastigatórias incidem sobre os dentes artificiais da prótese e se decompõem em dois vetores (F1 e F2). Dessa forma, uma parte das forças é transmitida pelo apoio oclusal e a outra, através da sela à fibromucosa que reveste o rebordo residual (Figura 13).

No entanto, em razão das características do dente e da fibromucosa que reveste o osso alveolar, ambos os vetores irão se comportar de forma diferente durante a absorção dos esforços mastigatórios. Esse comportamento gera um movimento de rotação da prótese, provocando movimentos laterais (horizontais) e uma descompensação biomecânica, que, consequentemente, pode ocasionar mobilidade ao dente pilar.

O vetor F1 que incide sobre o dente pilar é transmitido ao ligamento periodontal, gerando forças de

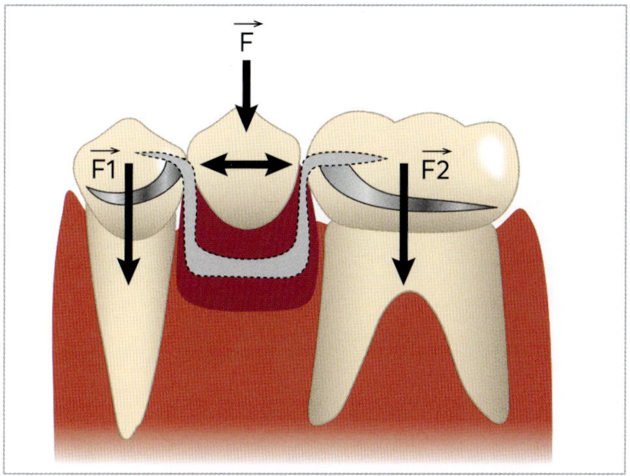

Figura 12 Prótese parcial removível dentossuportada.
Fonte: acervo pessoal da Profa. Dra. Rosangela Seiko Seo Yamada.

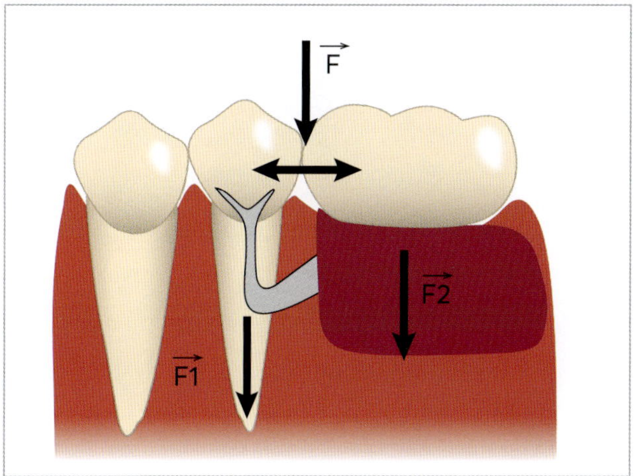

Figura 13 Prótese parcial removível dentomucossuportada.
Fonte: acervo pessoal da Profa. Dra. Rosangela Seiko Seo Yamada.

tração ao osso alveolar (estímulo positivo). No entanto, na área edêntula, o vetor F2, que incide sobre a fibromucosa que reveste o rebordo alveolar, tem uma parte absorvida pela fibromucosa e outra transmitida ao osso alveolar, sob a forma de compressão. Essa ação compressiva, quando não controlada, pode acelerar o processo de reabsorção fisiológica do rebordo residual. Em caso de prótese dentomucossuportada, o seu correto planejamento permite a obtenção de uma biomecânica adequada e, consequentemente, a estabilização da prótese pela distribuição de forças oclusais.[13] Sabe-se que, quanto maior for a reabsorção óssea do espaço protético, a resiliência da fibromucosa e a extensão da área desdentada, maiores serão os movimentos e a instabilidade da prótese.[14] Assim, a correta extensão do limite da área chapeável e a obtenção de uma moldagem funcional adequada são imprescindíveis para o sucesso de uma prótese dentomucossuportada.

Além disso, as condições sistêmicas do indivíduo devem ser avaliadas durante o exame clínico, visto que algumas doenças podem afetar diretamente o prognóstico do caso. Quadros clínicos, como pacientes diabéticos descompensados ou com osteoporose, podem levar a uma reabsorção patológica do rebordo residual, o que torna imprescindível, nesses casos, o acompanhamento periódico para a manutenção da boa adaptação entre a sela e o rebordo residual.

Classificação das próteses parciais removíveis

Estima-se que haja mais de 65.000 possibilidades de combinações de arcos parcialmente desdentados. Portanto, uma classificação desses arcos, visando a uma comunicação universal, é essencial para a discussão, a previsibilidade, a comunicação e o planejamento de cada caso clínico.

Existem várias formas de classificação dos arcos parcialmente desdentados,[15-18] que objetivam simplificar e melhorar a comunicação entre dentistas, graduandos e técnicos de laboratório.

Entre as classificações dos arcos parcialmente desdentados, a proposta por Eduard Kennedy[16] é a mais amplamente aceita, por facilitar a visualização imediata do arco e por possibilitar uma comunicação universal.

A classificação de Kennedy é feita de acordo com os aspectos anatomotopográficos e divide os arcos parcialmente desdentados em quatro Classes básicas elementares, representadas sempre por algarismos romanos:

- Classe I – área desdentada bilateral posterior, tipo extremidade livre (Figura 14A);
- Classe II – área desdentada unilateral posterior, tipo extremidade livre (Figura 14B);
- Classe III – área desdentada posterior, com presença de dentes pilares anterior e posteriormente ao espaço protético (Figura 14C);
- Classe IV – área desdentada anterior em espaço intercalado, cruzando a linha média (Figura 14D).

Outros espaços protéticos, além daquele que fundamenta a classificação, são chamados de modificações ou subdivisões. A fim de facilitar a melhor compreensão dos arcos, Applegate[19] definiu oito regras para as classificações de Kennedy, objetivando auxiliar os casos mais complexos. É importante salientar que essas regras devem ser aplicadas somente após adequação do meio bucal (periodontias, dentísticas, endodontia, tratamentos de lesões e cirurgias).

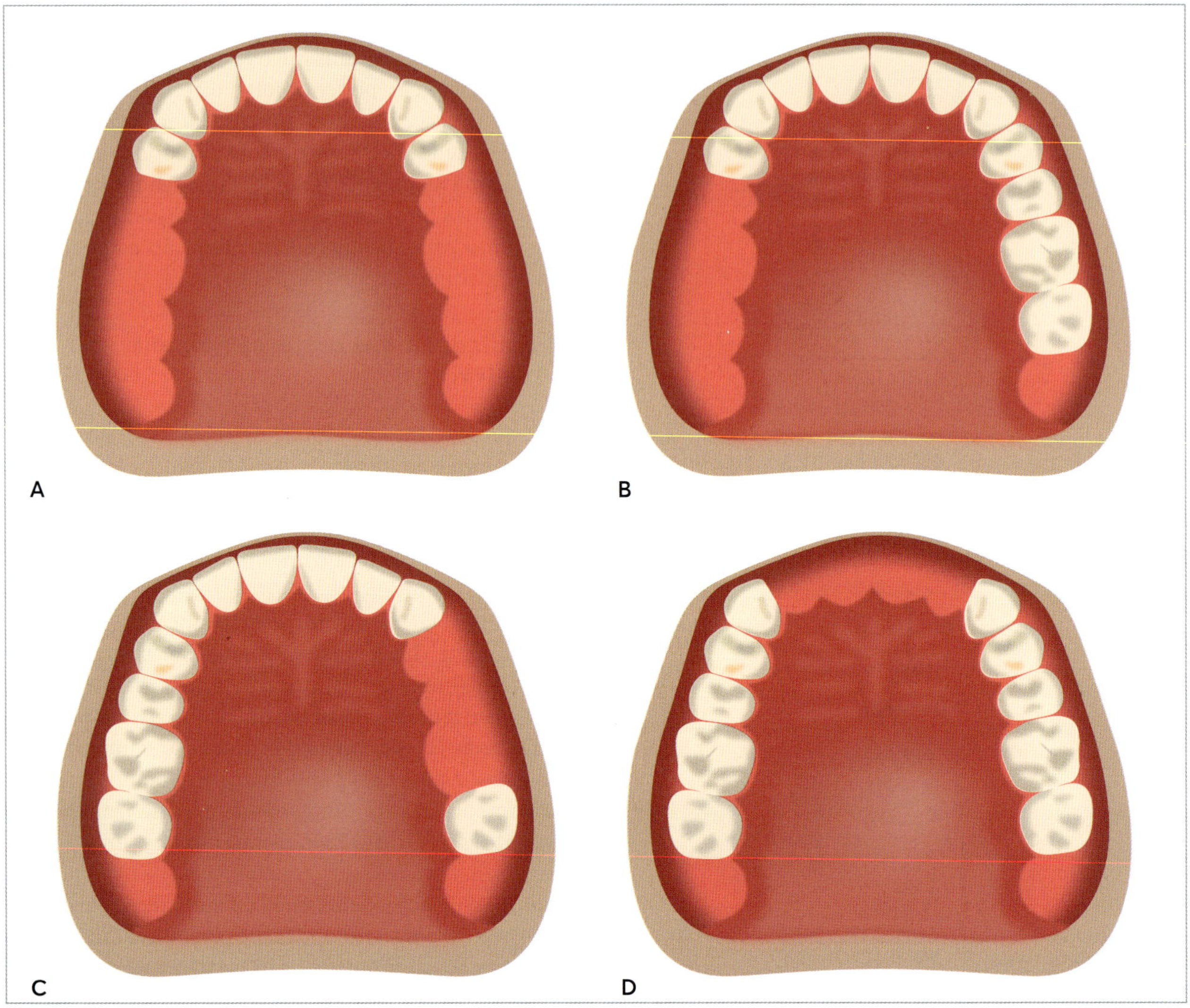

Figura 14 Arcos Classe I (A), Classe II (B), Classe III (C) e Classe IV (D) de Kennedy.
Fonte: acervo pessoal da Profa. Dra. Rosangela Seiko Seo Yamada.

Regras de Applegate para as classificações de Kennedy

1. A classificação deve ser realizada após exodontias que alterem a classificação original do arco.
2. O terceiro molar ausente não deve ser considerado na classificação.
3. O terceiro molar só deverá ser considerado na classificação se planejado como suporte para a PPR.
4. Quando o segundo molar estiver presente, mas não for considerado no planejamento, ele também não deve ser considerado na classificação.
5. Os espaços desdentados mais posteriores regem a classificação.
6. Os espaços protéticos, além daquele que determina a classificação, são considerados áreas de modificações e devem ser descritos em algarismos arábicos (p.ex.: modificação 1, 2, 3 etc.).
7. As modificações independem de sua extensão e são caracterizadas pelo número de espaços protéticos no arco além daquele que determinou a classificação.
8. A Classe IV não aceita modificações. Em caso de arco com presença de espaço protético anterior e outra área desdentada posterior ao espaço, a área desdentada mais posterior é a que determina a classificação.

Dessa forma, um paciente desdentado bilateral posterior que tem um espaço intercalado anterior é denominado Classe I modificação 1 (Figura 15A). Quando, além da extremidade livre bilateral, há dois espaços intercalados, caracteriza-se como Classe I modificação 2 (Figura 15B).

Como exercício de fixação do conteúdo, têm-se, na Figura 16, seis arcos de diferentes conformações para determinação da classificação dos arcos parcialmente desdentados.

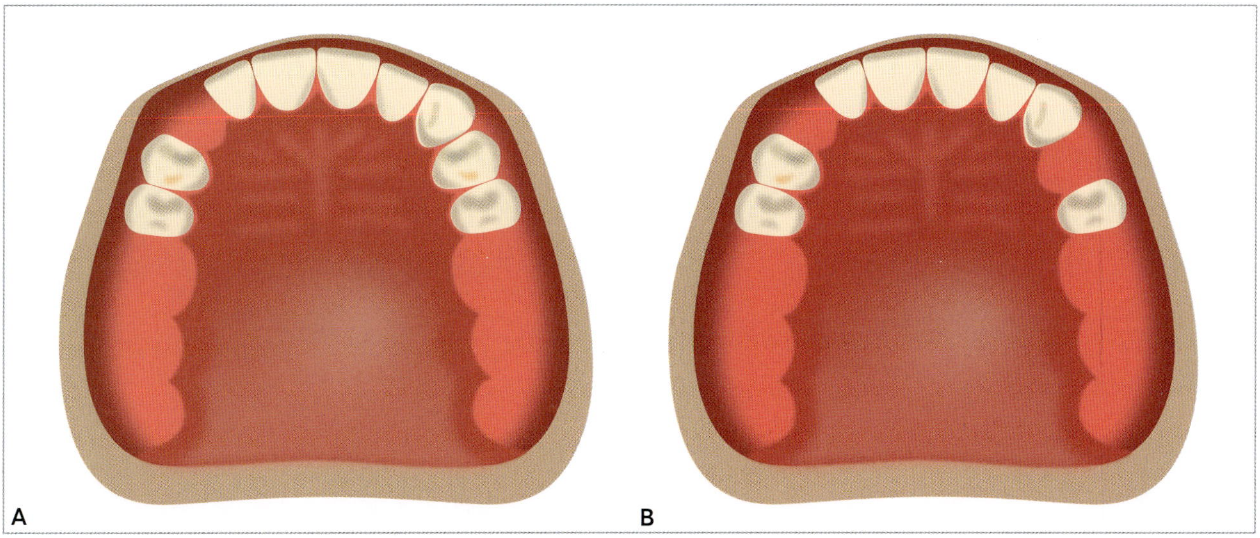

Figura 15 Arcos Classe I modificação 1 (A) e Classe I modificação 2 (B).
Fonte: acervo pessoal da Profa. Dra. Rosangela Seiko Seo Yamada.

Prevalência das Classes de Kennedy em pacientes parcialmente desdentados

Em seu estudo, Curtis et al. observaram maior prevalência de confecção de PPR Classe I de Kennedy (40%), seguida de Classe II (33%), Classe III (18%) e Classe IV (9%).[20] Entre essas próteses, as mandibulares estavam em maior número em comparação com as maxilares. Zlatarić et al. verificaram maior prevalência da Classe I de Kennedy em ambos os maxilares, seguida das Classes II, III e IV.[21] Nesse estudo, 26% dos indivíduos eram homens e 74% eram mulheres. No estudo de Niarchou et al.,[6] foi observada maior frequência das Classes I (70% e 50,5%) e II (21% e 32%) de Kennedy nos arcos inferior e superior, respectivamente. A Classe com menor prevalência foi a Classe IV, tanto no arco superior (3%) quanto no inferior (1,5%). Entre os indivíduos parcialmente edêntulos, 62% eram homens e 38%, mulheres. Em estudos desenvolvidos no Brasil, Pellizer et al.[22] encontraram maior prevalência de arcos parcialmente desdentados em mulheres do que em homens. Esse estudo demonstrou maior frequência de Classe I mandibular na população da faixa etária entre 40 e 60 anos e de Classe III maxilar nos indivíduos entre 41 e 50 anos de idade. Os resultados corroboram com os de Souza et al.,[23] que também verificaram maior incidência de arcos parcialmente desdentados em mulheres, sendo mais prevalente a Classe I, seguida da Classe III mandibulares. Para os pacientes Classe I de Kennedy, a média de idade foi de 51 a 80 anos; para a Classe III de Kennedy, entre 31 e 50 anos. Moreno et al. observaram um maior uso de PPR em mulheres em ambos os arcos, sendo a Classe I de Kennedy mandibular o achado mais comum.[24]

Em contrapartida, outros países têm demonstrado uma maior prevalência de Classes III.[25-27] Bharathi et al.,[25] em estudo desenvolvido na Índia, observou uma maior prevalência de Classe III (66% maxila e 59% mandíbula), seguida de Classe I (16% maxila e 20% mandíbula), Classe II (9% e 12% mandíbula) e Classe IV (9% tanto na maxila como na mandíbula). Nesse estudo, ao contrário de outros apresentados, houve maior frequência de arco parcialmente desdentado superior do que inferior.

Pode-se observar que as diferenças nos padrões de arcos parcialmente edêntulos diferem em cada país. Vários estudos têm avaliado a correlação entre edentulismo parcial e fatores como padrão socioeconômico,[9,28] idade,[9,23,26,28] grau de instrução[2,9] e gênero.[2,6,21-24, 27,28]

Embora não seja consenso mundial, a incidência de arcos parcialmente desdentados inferiores parece ser maior do que de arcos superiores.[28] Segundo Curtis et al., essa predominância de PPR inferiores é ocasionada pelo padrão geral de perda dos elementos dentais e pela relutância dos profissionais em indicar próteses totais.[20] Os indivíduos adultos jovens tendem a apresentar Classes III e IV de Kennedy, enquanto pacientes mais idosos, Classes I e II de Kennedy. No Brasil, entre os estudos citados, há uma maior incidência de indivíduos do sexo feminino apresentando arcos parcialmente desdentados, assim como uma maior incidência de Classe I de Kennedy. Ao comparar as diferentes faixas etárias, a Classe III foi mais frequente em adultos jovens em comparação à Classe I de Kennedy. No entanto, ainda há poucos estudos investigando o

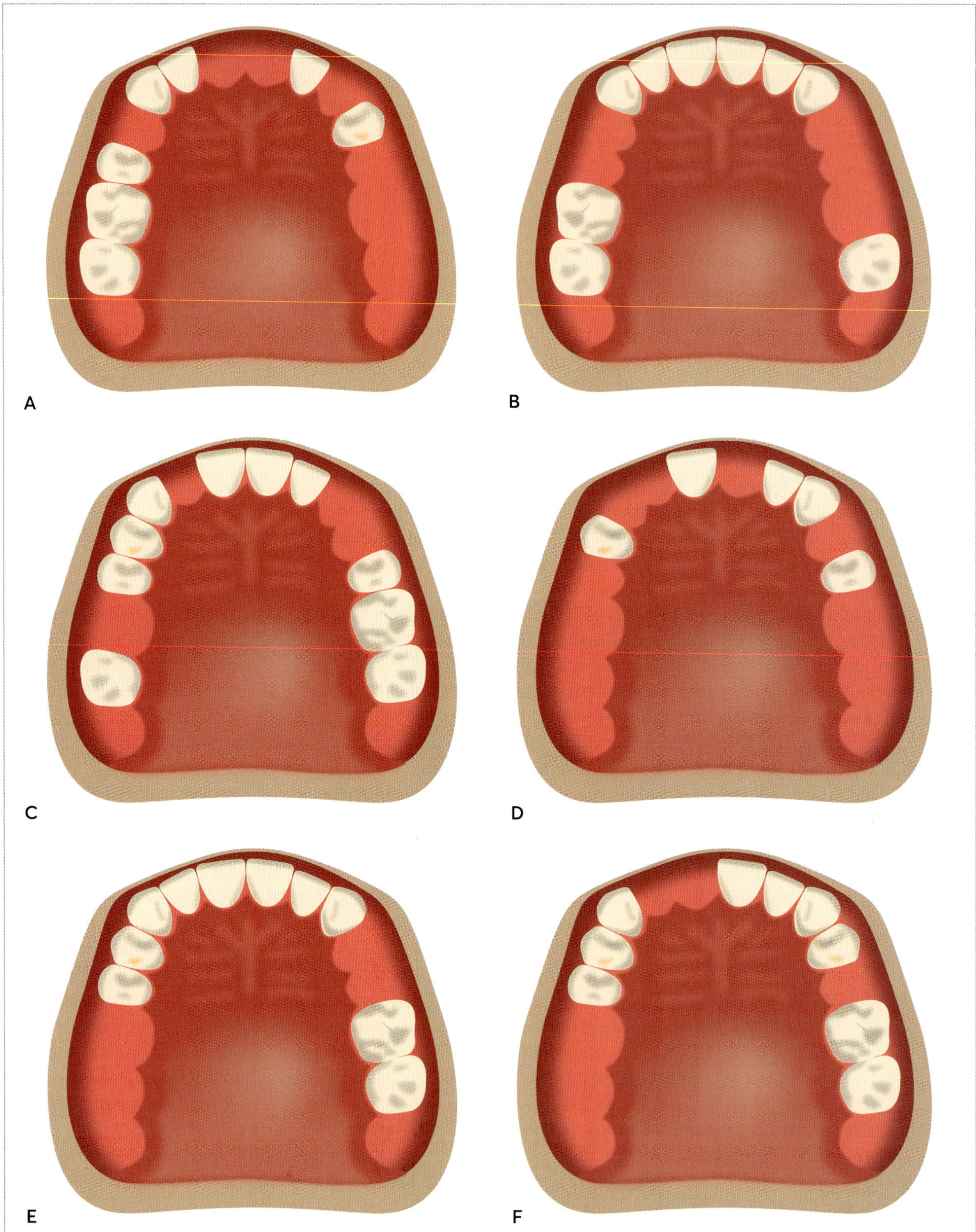

Figura 16 Exercício de fixação (gabarito ao final do capítulo).
Fonte: acervo pessoal da Profa. Dra. Rosangela Seiko Seo Yamada.

padrão dos arcos parcialmente desdentados no país, o que permite apenas uma visão limitada em razão do número de indivíduos em cada estudo.

A Classe IV é a menos frequente em ambos os arcos.[26] Segundo Niarchou et al., a incidência de PPR Classe IV de Kennedy é menor porque normalmente os pacientes preferem a reabilitação com próteses parciais fixas ou implantes.[6] Os estudos indicam que as extremidades livres (Classes I e II de Kennedy) são comumente reabilitadas com PPR, e as Classes III, com próteses parciais fixas[27] ou implantes.

CONSIDERAÇÕES FINAIS

A escolha do tipo adequado de prótese para cada arco parcialmente desdentado depende da qualidade do suporte dental e da fibromucosa, influenciando diretamente o prognóstico e o planejamento do caso. Situações de arcos com extremidades livres uni ou bilaterais não podem ser resolvidas com próteses parciais fixas. Além disso, para a indicação de uma prótese, deve-se avaliar a expectativa e os anseios do paciente. A perda de elementos dentais, principalmente envolvendo as regiões anteriores, promove um impacto negativo na condição psicossocial do indivíduo. Portanto, o plano de tratamento deve ser baseado na condição psicossocioeconômica e nas condições sistêmicas e clínicas apresentadas. Entre as alternativas atuais de reabilitação de arcos parcialmente desdentados, a PPR tem demonstrado ser efetiva e resolutiva, sendo um tratamento acessível, com bom custo-benefício, pouco invasivo e reversível. Além disso, quando bem planejada e executada, a PPR auxilia na manutenção dos remanescentes dentais e dos tecidos adjacentes.[13]

Gabarito do exercício de fixação (Figura 16)

- Classe II modificação 3 (Figura 16A)
- Classe III modificação 1 (Figura 16B)
- Classe III modificação 2 (Figura 16C)
- Classe I modificação 3 (Figura 16D)
- Classe II modificação 1 (Figura 16E)
- Classe II modificação 2 (Figura 16F)

FLUXOGRAMAS DE CUIDADOS

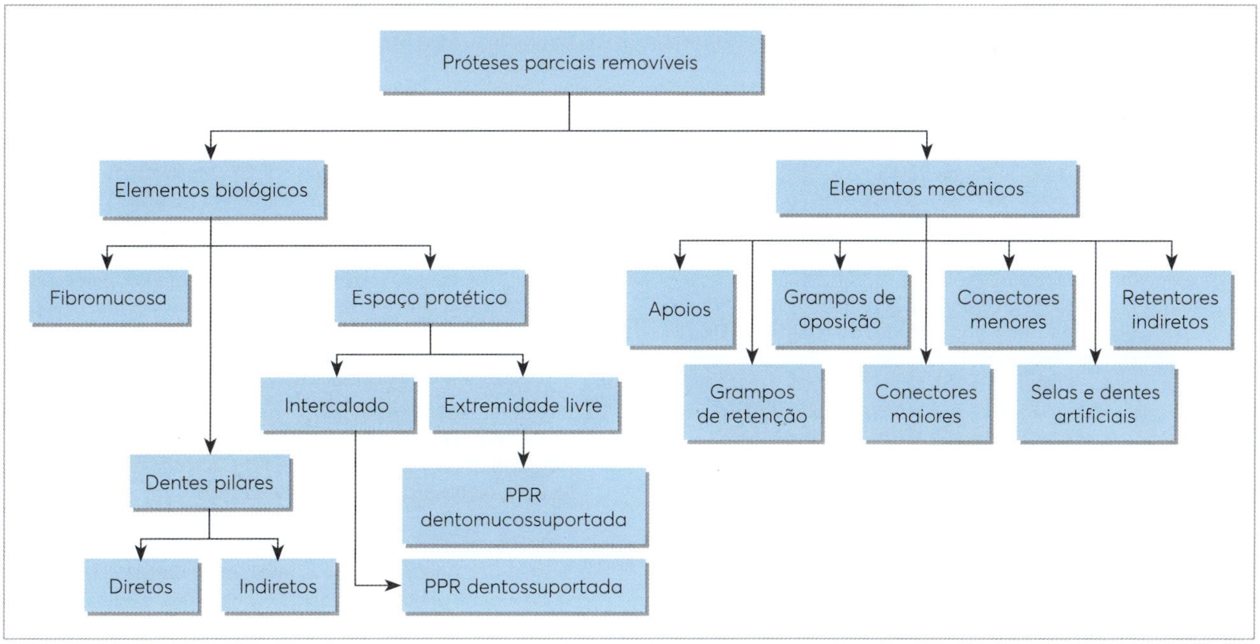

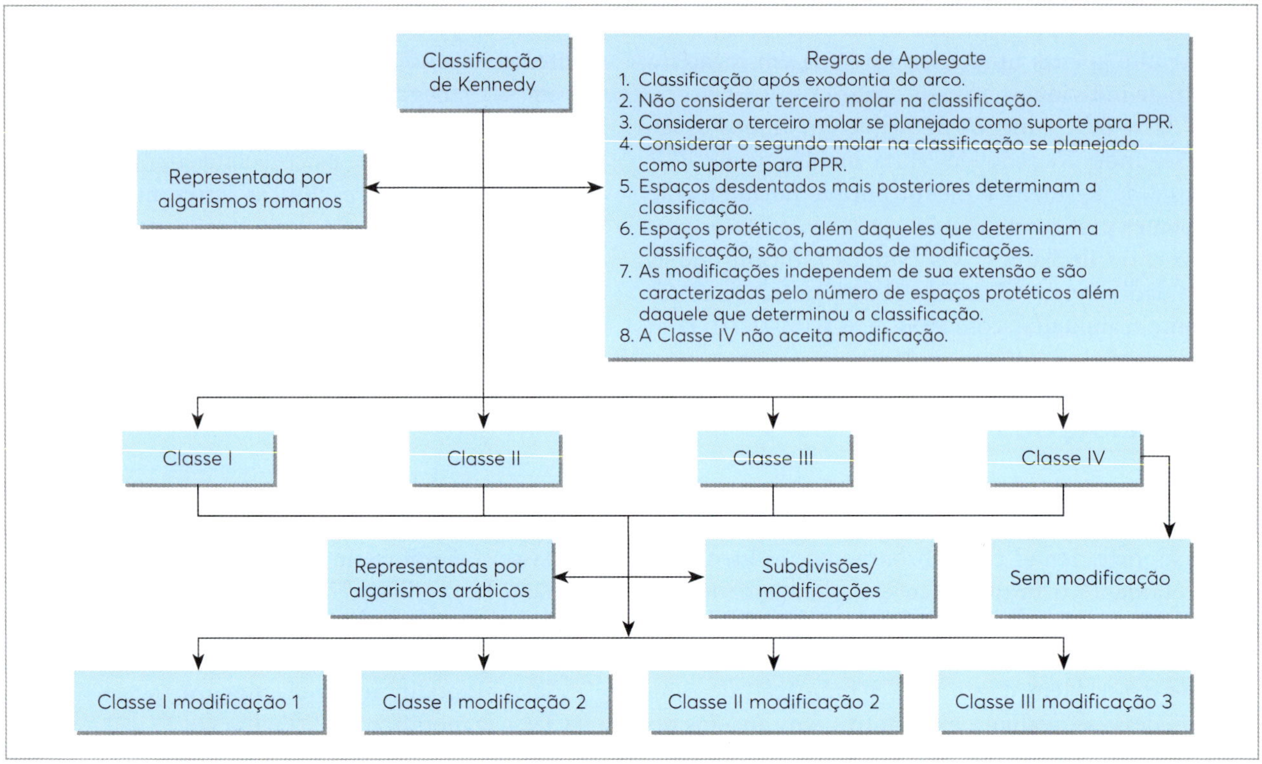

REFERÊNCIAS BIBLIOGRÁFICAS

1. Carr AB, Brown DT. McCracken – prótese parcial removível. 12.ed. Rio de Janeiro: Elsevier, 2011.
2. Ferreira RC, Magalhães CS, Moreira AN. Tooth loss, denture wearing and associated factors among an elderly institutionalized Brazilian population. Gerodontology. 2008;25(3):168-178. doi.org/10.1111/j.1741-2358.2008.00214.x.
3. Organização Mundial da Saúde (OMS). Ageing and health. 5 fev. 2018. Genebra: WHO, 2018. Disponível em: <https://www.who.int/news-room/fact-sheets/detail/ageing-and-health>. Acesso em: 8 jun. 2021.
4. Instituto Brasileiro de Geografia e Estatística (IBGE). Projeção da população do Brasil e das unidades da federação. Disponível em: <https://www.ibge.gov.br/apps/populacao/projecao/>. Acesso em: 8 jun. 2021.
5. Brasil. Ministério da Saúde. Pesquisa nacional de saúde bucal – resultados principais. Projeto SB Brasil 2010. Brasília: Ministério da Saúde, 2012. 116 p.
6. Niarchou AP, Ntala PC, Karamanoli EP, Polyzois GL, Frangou MJ. Partial edentulism and removable partial denture design in dental school population: a survey in Greece. Gerodontology. 2011;28(3):177-183. doi.org/10.1111/j.1741-2358.2010.00382.x.
7. Campbell SD, Cooper L, Craddock H, Hyde TP, Nattress B, Pavitt SH et al. Removable partial denture: the clinical need for innovation. J Prosthet Dent. 2017;118(3):273-280. doi.org/10.1016/j.prosdent.2017.01.008.
8. Müller F. Interventions for edentate elders – what is the evidence? Gerodontology. 2014;31(Suppl 1):44-51. doi.org/10.1111/ger.12083.
9. Zitzmann NU, Hagmann E, Weiger R. What is the prevalence of various type of prosthetic dental restorations in Europe? Clin Oral Impl Res. 2007;18(Suppl 3):20-33. doi.org/10.1111/j.1600-0501.2007.01435.x.
10. Wöstmann B, Budtz-Jørgensen E, Jepson N, Mushimoto E, Palmqvist S, Sofou A et al. Indications for removable partial dentures: a literature review. Int J Prosthodont. 2005;18(2):139-145.
11. Todescan R, Silva EEB, Silva OJ. Atlas de prótese parcial removível. 6.ed. São Paulo: Santos, 2012.
12. The Academy of Prosthodontics. The glossary of prosthodontics terms. Ninth edition. J Prosthet Dent. 2017;117(Suppl 5):e1-e105. doi.org/10.1016/j.prosdent.2016.12.001.
13. Jorge JH, Quishida CCC, Vergani CE, Machado AL, Pavarina AC, Giampaolo ET. Clinical evaluation of failures in removable partial dentures. J Oral Sci. 2012;54(4):337-342. doi.org/10.2334/josnusd.54.337.
14. Rocha E, Martini AP, Anchieta RB, Almeida EO. Biomecânica em prótese parcial removível. In: Russi S, Rocha E (eds). Prótese total e prótese parcial removível. 1.ed. São Paulo: Artes Médicas, 2015. p.91-114.
15. Applegate OC. The rationale of partial denture choice. J Prosthet Dent. 1960;10(5):891-907.
16. Kennedy E. Partial denture construction. Dent Items Interest. 1925;47(1):23-35.
17. McGarry TJ, Nimmo A, Skiba JF, Ahlstrom RH, Smith CR, Kounjiam JH et al. Classification system for partial edentulism. J Prosthodont. 2002;11(3):181-193.
18. Skinner CN. A classification of removable partial dentures based upon the principles of anatomy and physiology. J Prosthet Dent. 1959;9:240-246.
19. Applegate OC. Elementos de protesis de dentaduras parciales removibles. Buenos Aires: Editorial Bibliográfica, 1959. p.1-13.
20. Curtis DA, Curtis TA, Wagnild GW, Finzen FC. Incidence of various Classes of removable partial dentures. J Prosthet Dent. 1992;67(5):664-667. doi.org/10.1016/0022-3913(92)90167-9.
21. Zlatarić DK, Čelebić A, Valentić-Peruzović M, Jerolimov V, Pandurić J. A survey of treatment outcomes with removable partial dentures. J Oral Rehabil. 2003;30(8):847-54. doi.org/10.1046/j.1365-2842.2003.01039.x.

22. Pellizer EP, Almeida DAF, Fálcon-Antenucci RM, Sánchez DMIK, Zuim PRJ, Verri FR. Prevalence of removable partial denturers users treated at the Araçatuba Dental School – UNESP. Gerodontology. 2012;29(2):140-144. doi.org/10.1111/j.1741-2358.2012.00653.x.
23. Souza FN, Gomes CS, Rodrigues ARC, Tiossi R, Gouvêa CVD, Almeida CC. Partially edentulous arches: a 5-year survey of patients treated at the fluminense federal university removable prosthodontics clinics in Brazil. J Prosthodont. 2015;24(6):447-451. doi.org/10.1111/jopr.12225.
24. Moreno A, Haddad MF, Goiato MC, Rocha EP, Assunção WG, Genari-Filho H et al. Epidemiological data and survival rate of removable partial dentures. J Clin Diagn Res. 2016;10(5):ZC-84-ZC87. doi.org/10.7860/JCDR/2016/16638.7816.
25. Bharathi M, Babu KRM, Reddy G, Gupta N, Misuriya A, Vinod V. Partial edentulism based on Kennedy's classification: an epidemiological study. J Contemp Dent Pract. 2014;15(2):229-231. doi.org/10.5005/jp-journals-10024-1520.
26. Charyeva OO, Altynbekov KD, Nyzanova BZ. Kennedy classification and treatment options: a study of partially edentulous patients being treated in specialized prosthetic clinic. J Prosthodont. 2012;21(3):177-180. doi.org/10.1111/j.1532-849X.2011.00809.x.
27. Fouda SM, Al-Harbi FA, Khan SQ, Virtanen JI, Raustia A. Missing teeth and prosthetic treatment in patients treated at College of Dentistry, University of Dammam. Int J Dent. 2017;1-6. doi.org/10.1155/2017/7593540.
28. Jeyapalan V, Khrishnan CS. Partial edentulism and its correlation to age, gender, socio-economic status and incidence of various Kennedy's Classes – a literature review. J Clin Diagn Res. 2015;9(6):ZE14-ZE7. doi.org/10.7860/JCDR/2015/13776.6124.

2

Delineamento de arcos parcialmente desdentados

Paula Volpato Sanitá
Carlos Eduardo Vergani

A prótese parcial removível (PPR) é uma modalidade de reabilitação oral para substituição de dentes e tecidos de pacientes parcialmente desdentados, contendo elementos retentivos e estabilizadores, que permitem que o próprio paciente retire e reposicione a prótese na boca sem causar danos aos dentes remanescentes, às suas estruturas de suporte e aos próprios componentes da prótese. Para que esses mecanismos atuem de forma adequada, tanto a inserção quanto a remoção da prótese devem ser realizadas seguindo as trajetórias de inserção e remoção da PPR. A trajetória de inserção é a direção que a prótese deve seguir desde o momento em que suas partes metálicas iniciam o primeiro contato com os dentes pilares até o seu assentamento final. A trajetória de remoção é a direção que a prótese deve seguir desde sua posição de assentamento final, ou seja, até que seus componentes metálicos não mais estejam em contato com os dentes pilares.[1-3] Uma vez que vários elementos rígidos das próteses mantêm íntimo contato com as superfícies axiais dos dentes pilares, as trajetórias de inserção e remoção da PPR devem apresentar uma única direção, que será determinada pelo cirurgião-dentista, durante o planejamento inicial da prótese, em um aparelho denominado delineador.

O delineador ou paralelômetro é um aparelho essencial para o diagnóstico e o planejamento das PPR. Sua utilização na determinação do eixo de inserção e remoção tem sido discutida desde o início do século XX, quando era realizada de maneira empírica com a utilização de dois lápis. Já na década de 1920, o Dr. Herman E. S. Chayes foi o primeiro pesquisador a descrever a importância do paralelismo no planejamento de próteses bucais e, com isso, desenvolveu o primeiro delineador intrabucal.[4] Desde então, vários delineadores foram desenvolvidos e têm sido utilizados na prática odontológica.

O uso dos delineadores no planejamento da PPR apresenta diferentes funções, dentre as quais podem ser citadas a determinação do paralelismo entre faces axiais dos dentes pilares, a localização de áreas retentivas para colocação das pontas ativas dos grampos de retenção, a verificação de áreas de interferências ósseas, mucosas e/ou dentais, a análise da estética e a orientação dos preparos dos dentes pilares por meio de recontornos prévios nos modelos de estudo.[3,5] Para isso, algumas técnicas têm sido sugeridas na literatura.[2,3] O método de Roach, também chamado de método dos três pontos, é o mais fácil e mais utilizado, porém o mais empírico e limitado, pois não pondera isoladamente cada caso e suas peculiaridades, muitas vezes resultando em preparos excessivos e invasivos dos dentes remanescentes.[3] O método das bissetrizes é o mais trabalhoso, pois se baseia na inclinação dos longos eixos dos dentes pilares. Além disso, apesar de contemplar a inclinação dos dentes de suporte, desconsidera o contorno da coroa de cada dente e outras regiões anatômicas que podem apresentar interesse protético, como as características do rebordo residual.[3] O método seletivo de Applegate, também conhecido como método das tentativas,[6] proposto por Henderson e Steffell,[7] é o mais científico, pois se fundamenta no equilíbrio dos planos guia, das retenções, das interferências e da estética. Por meio da utilização desse método, o eixo de inserção e remoção da prótese a ser determinado será aquele que fornece mais vantagens de paralelismo entre os dentes, retenção adequada, melhor favorecimento estético e menor interferência das estruturas orais. Dessa forma, esse método será detalhadamente descrito neste capítulo.

Apesar de haver pequenas diferenças entre os diversos modelos de delineador e técnicas de delineamento, seu uso permite a confecção de próteses adequadas para o restabelecimento das funções mastigatória, estética e fonética do paciente parcialmente desdentado, mantendo-as satisfatórias a longo prazo e preservando os dentes pilares, suas estruturas de suporte periodontal e também o rebordo residual remanescente. Dessa maneira, todo profissional envolvido na área de reabilitação oral deve conhecer as partes constituintes e os acessórios do delineador, além de dominar sua técnica de utilização.

BASES PARA A PRÁTICA CLÍNICA, NÍVEIS DE EVIDÊNCIA E RECOMENDAÇÕES

Partes constituintes

O delineador convencional utilizado atualmente é constituído por: (I) delineador propriamente dito, (II) platina ou mesa reclinável e (III) acessórios.

O delineador propriamente dito tem cinco partes constituintes, ilustradas na Figura 1: (1) haste vertical móvel; (2) haste horizontal móvel; (3) haste vertical fixa; (4) mandril; e (5) base ou plataforma. Além disso, há parafusos para fixação das hastes.

A platina ou mesa reclinável tem quatro partes constituintes, ilustradas na Figura 2: (1) mesa porta-modelos e garras; (2) parafuso das garras; (3) junta universal; e (4) base da platina e parafuso da junta universal.

Os acessórios que acompanham o delineador são: faca de corte lateral, faca de corte na extremidade, discos calibradores, discos calibradores modificados, ponta exploradora ou analisadora, calha para apreensão de grafite e braçadeira. Os discos calibradores modificados são milimetrados e têm anéis móveis com diâmetros iguais aos respectivos discos (Figura 3). A braçadeira é utilizada para acoplar o micromotor no delineador (Figura 4).

Técnica de emprego

Segundo estudos de Applegate[6] e de Henderson e Steffell,[7] há quatro fatores determinantes do eixo de

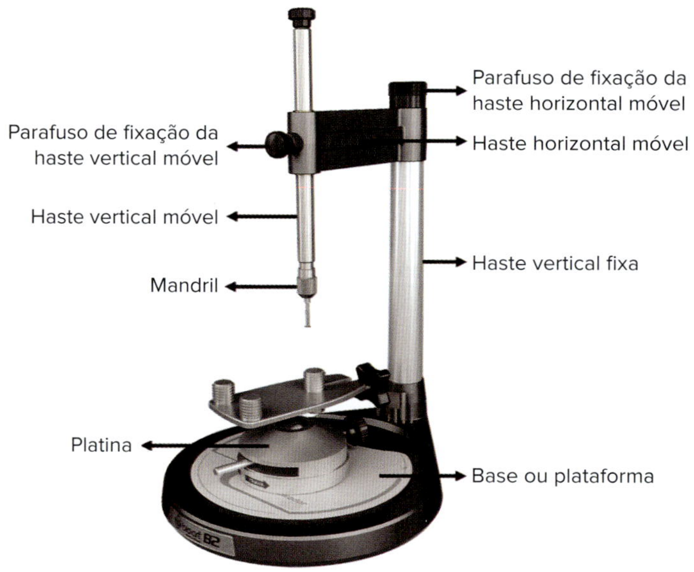

Figura 1 Imagem ilustrativa do delineador propriamente dito, com as cinco partes constituintes e parafusos de fixação das hastes e da platina.
Fonte: Bio-Art Equipamentos Odontológicos Ltda.

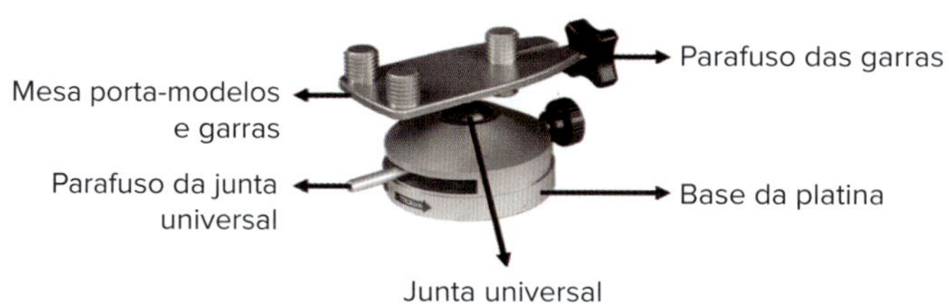

Figura 2 Imagem ilustrativa da platina (ou mesa reclinável) e suas partes constituintes.
Fonte: Bio-Art Equipamentos Odontológicos Ltda.

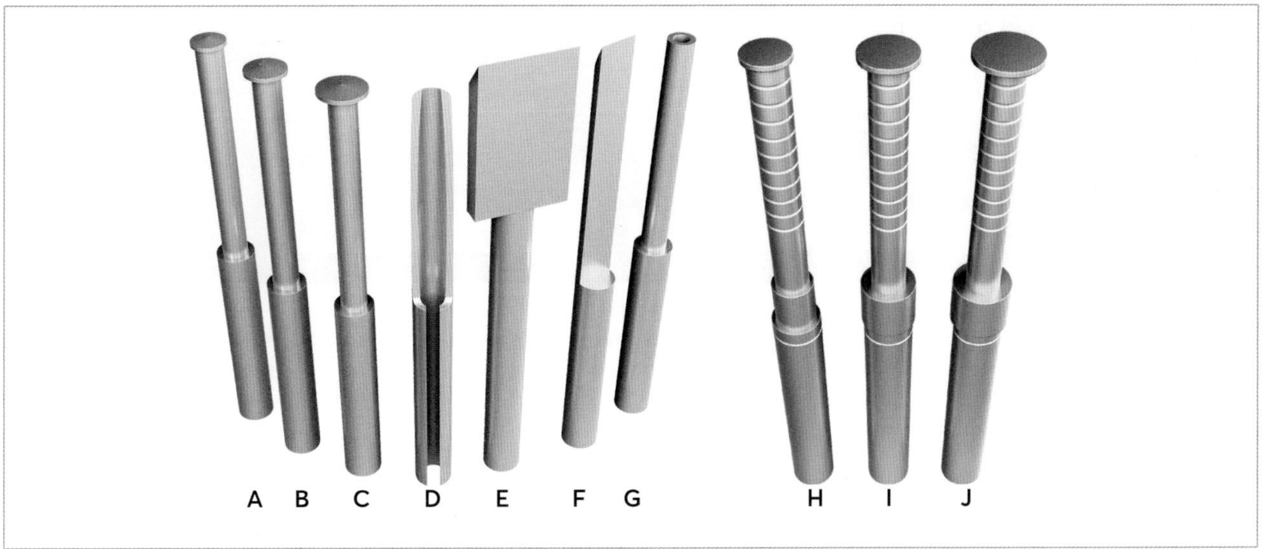

Figura 3 Imagem ilustrativa dos acessórios que acompanham o delineador. Em (A), (B) e (C), discos calibradores de 0,25, 0,50 e 0,75 mm, respectivamente; em (D), calha para apreensão de grafite; em (E), faca de corte na extremidade; em (F), faca de corte lateral; em (G), ponta exploradora ou analisadora; em (H), (I) e (J), discos calibradores modificados de 0,25, 0,50 e 0,75 mm, respectivamente.
Fonte: Bio-Art Equipamentos Odontológicos Ltda.

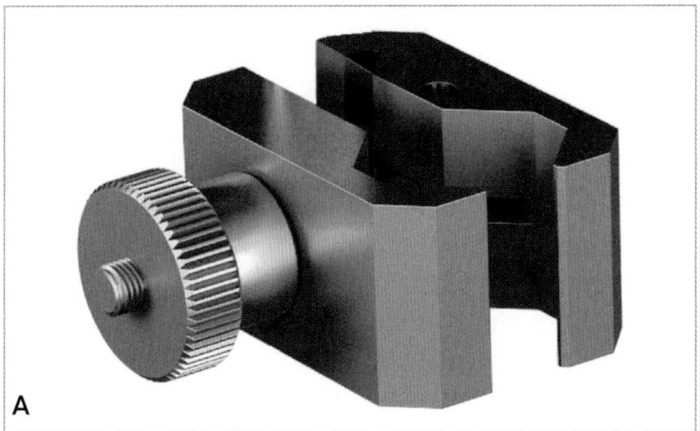

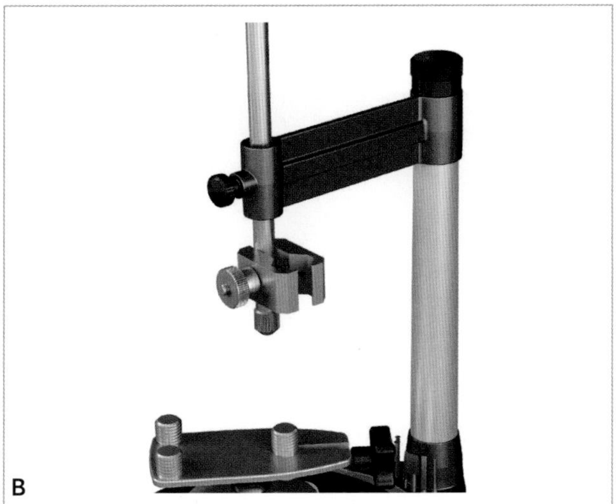

Figura 4 Imagens ilustrativas da braçadeira (A) e sua utilização acoplada à haste vertical móvel do delineador (B).
Fonte: Bio-Art Equipamentos Odontológicos Ltda.

inserção e remoção das PPR. Por meio da adequada análise desses fatores, torna-se possível preparar planos guia nas superfícies axiais dos dentes pilares, obter áreas de retenção equivalentes para os grampos de retenção em todos os dentes pilares, evitar regiões de interferência ósseas, mucosas e/ou dentais que dificultem ou impeçam a inserção e a remoção da prótese, e planejar grampos em regiões que favoreçam a estética.

Vale lembrar que um prévio planejamento da estrutura metálica deve ser realizado para que a análise dos dentes pilares em delineador seja feita de acordo com os componentes metálicos planejados. Além disso, a determinação do eixo de inserção e remoção da PPR deve iniciar pela análise do modelo de estudo em delineador. Após os preparos dos dentes pilares (ver Capítulo 11) e a obtenção do modelo mestre (ver Capítulo 10), uma nova análise em delineador do modelo mestre deve ser realizada para confirmar se os preparos foram feitos adequadamente e seguindo o planejamento preestabelecido no modelo de estudo. Dessa forma, como descrito na técnica de Henderson e Steffell,[7] a análise de modelos em delineador deve estar de acordo com a sequência descrita a seguir.

Análise de planos guia

Planos guia são superfícies paralelas entre si, localizadas nas faces axiais de dentes pilares íntegros, restaurados ou com coroas protéticas. A obtenção desse paralelismo é indispensável para guiar ou orientar a

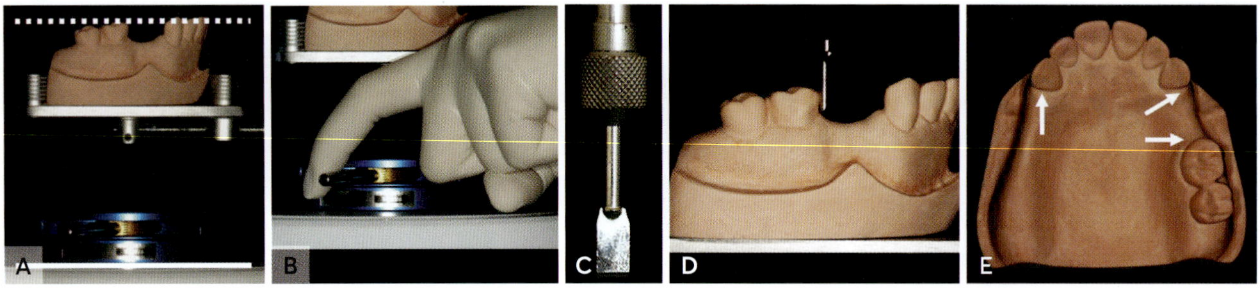

Figura 5 Imagens ilustrativas do início da análise em delineador. Em (A), modelo de estudo posicionado com sua superfície oclusal paralela à base horizontal do delineador; em (B), travamento do parafuso da junta universal da platina; em (C), faca de corte na extremidade no mandril; em (D), faca em contato com o terço médio-oclusal da superfície proximal do dente pilar; em (E), todas as superfícies proximais dos dentes vizinhos aos espaços protéticos do modelo de estudo em análise.
Fonte: Disciplina de Prótese Parcial Removível – FOAr-Unesp.

colocação e a retirada da prótese pelo paciente.[2,3] Realiza-se a avaliação desse paralelismo em delineador, utilizando-se a faca com corte na extremidade como acessório (Figura 3E).

Para isso, o modelo de estudo é inicialmente fixado na mesa porta-modelos da platina, por meio de ajuste do parafuso das garras, e, com a junta universal solta, o conjunto modelo/mesa é posicionado de modo que o plano oclusal do arco dental fique paralelo à base horizontal do delineador, travando, a seguir, o parafuso da junta universal da platina (Figura 5A e B). Posteriormente, a faca é fixada no mandril da haste vertical móvel (Figura 5C), e sua superfície lateral mais longa é levada ao encontro das superfícies proximais de todos os dentes pilares vizinhos aos espaços protéticos. Ressalta-se que a superfície lateral da faca deve tocar apenas a região dos terços médio e oclusal/incisal das superfícies proximais, visto que o terço cervical é sempre aliviado com o objetivo de evitar injúrias aos tecidos gengivais (Figura 5D). Durante essa análise, o ideal seria que todas as superfícies apresentassem a mesma inclinação e, portanto, paralelismo entre elas (Figuras 5E e 6A e B).

Entretanto, em função da anatomia e da inclinação dos dentes pilares, obter esse paralelismo nem sempre é possível (Figura 6). Dessa forma, quando a situação ideal de paralelismo entre todas as superfícies proximais voltadas para os espaços protéticos não for encontrada, o parafuso da junta universal da platina deverá ser solto, e movimentos no sentido anterior e/ou posterior deverão ser realizados visando a obter esse paralelismo (Figura 7). Vale destacar que a decisão do movimento no sentido anterior ou posterior deve ser tomada com o intuito de obter a melhor condição de paralelismo entre as superfícies. Como mostra a Figura 6 A e B, é possível verificar paralelismo entre as superfícies proximais distais dos dentes 13 e 23, estando o modelo na posição inicial de análise, com o plano oclusal paralelo à base do delineador. Entretanto, a superfície mesial do dente 26 encontra-se retentiva em relação à faca e, portanto, em

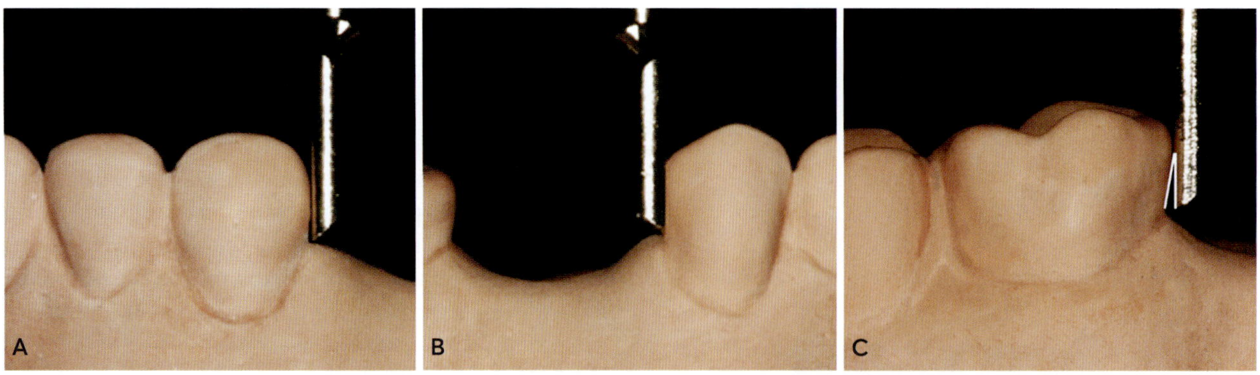

Figura 6 Imagens ilustrativas da situação inicial das superfícies axiais dos dentes pilares do modelo de estudo. Em (A), terços médio e incisal da superfície distal do dente 13, paralelos à faca de corte na extremidade; em (B), terços médio e incisal da superfície distal do dente 23, paralelos à faca de corte na extremidade; em (C), terços médio e oclusal da superfície mesial do dente 26, retentivos em relação à faca de corte na extremidade.
Fonte: Disciplina de Prótese Parcial Removível – FOAr-Unesp.

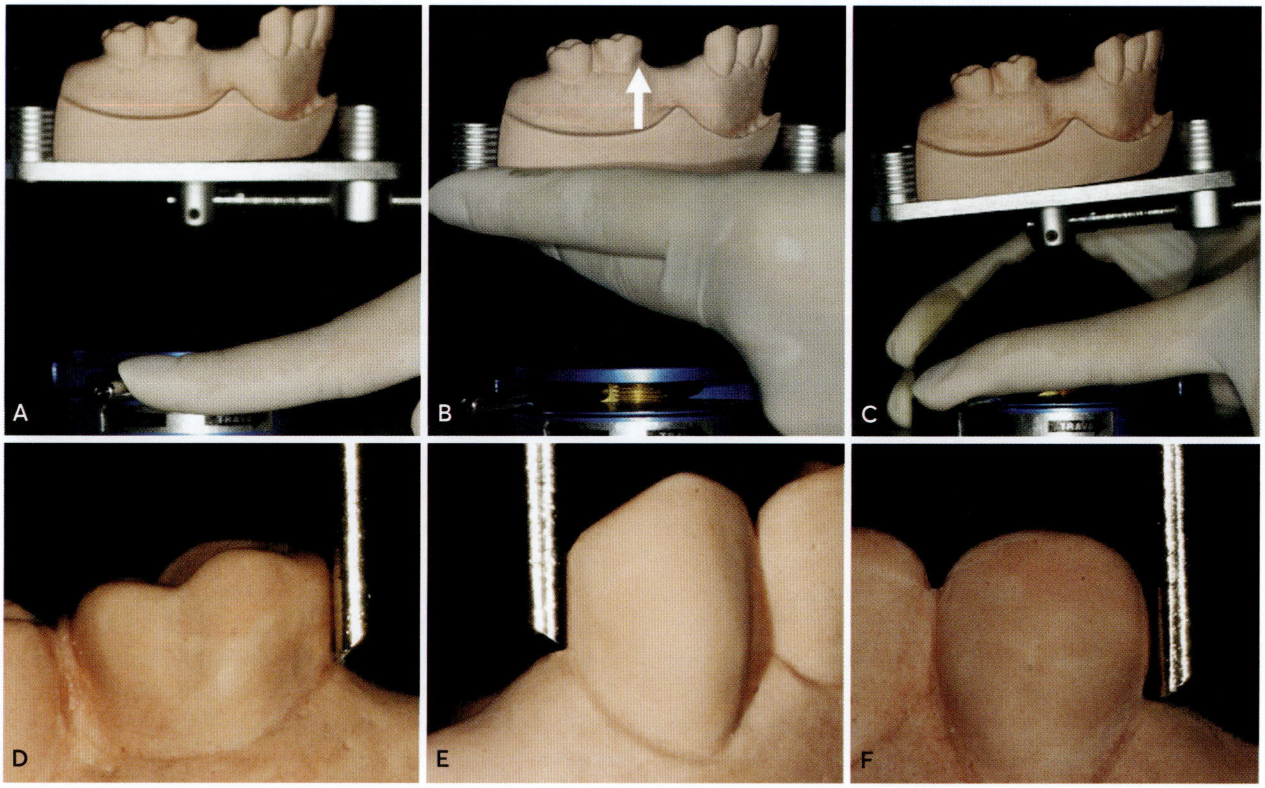

Figura 7 Imagens ilustrando movimento do conjunto mesa porta-modelos/modelo de estudo no sentido anteroposterior, com a finalidade de obter paralelismo entre todas as faces proximais em análise. Em (A), parafuso da junta universal sendo destravado; em (B), região retentiva no dente 26 (seta branca); em (C), movimentação realizada no sentido posterior; em (D) e (E), terços médio e oclusal da superfície mesial do dente 26 e terços médio e incisal da superfície distal do dente 23, respectivamente, paralelos em relação à faca de corte na extremidade; em (F), terços médio e incisal da superfície distal do dente 13, retentivos em relação à faca de corte na extremidade. Fonte: Disciplina de Prótese Parcial Removível – FOAr-Unesp.

relação ao eixo de inserção e remoção que está sendo estabelecido (Figura 6C). Caso o operador decida manter essa posição, é preciso ter em mente que, para obtenção de paralelismo entre as três superfícies, será necessário realizar um desgaste do esmalte da superfície proximal do dente 26.[8] Caso esse desgaste seja excessivo e haja risco de exposição dentinária, a mesa porta-modelos da platina, contendo o modelo de estudo, poderá ser deslocada no sentido posterior (Figura 7C), diminuindo a extensão da área retentiva e, portanto, a quantidade de desgaste exigida. Com uma amplitude maior do movimento no sentido posterior, é possível obter o paralelismo desejado, ou seja, o contato da faca com os terços médio e oclusal da superfície proximal do dente 26 (Figura 7D). Após esse movimento, o parafuso da junta universal deve ser novamente fixado e todas as superfícies previamente analisadas devem ser verificadas mais uma vez, utilizando-se a faca, pois o movimento irá alterar a inclinação também das demais superfícies, podendo gerar áreas retentivas em superfícies que, anteriormente, se apresentavam paralelas, como no caso do dente 13 (Figura 7F).

Assim, observa-se que, apesar da possibilidade de movimentação nos sentidos anterior ou posterior, existem casos, como o do modelo de estudo ilustrado na Figura 7, em que o paralelismo não é obtido para todas as superfícies proximais dos dentes pilares, havendo a necessidade de realização de desgastes. Como mencionado anteriormente, esses desgastes devem ser limitados estritamente ao esmalte dentário. Por isso, é essencial que o profissional use o bom senso durante a movimentação da platina no sentido anteroposterior, planejando, criteriosamente, as superfícies que serão desgastadas. É preferível uma situação em que menores desgastes sejam planejados em um número maior de dentes, em vez de um cenário em que haja a necessidade de um desgaste profundo em apenas um único elemento dental, com alto risco de exposição dentinária. As técnicas de realização desses desgastes[8] estão descritas detalhadamente no Capítulo 11.

Análise de áreas retentivas equivalentes

Após a obtenção dos planos guia, deve ser analisada a presença de áreas retentivas equivalentes nas regiões dos dentes pilares, onde estarão localizadas as pontas ativas dos grampos de retenção. Esse fator, também determinante do eixo de inserção e remoção da prótese, deve ser verificado utilizando-se o disco calibrador de 0,25 mm (Figura 3H), o qual é o recomendável em razão do fato de a retenção fornecida por ele ser compatível com os limites de tolerância biológica dos dentes contra a força horizontal, exercida pela ponta ativa do grampo de retenção, durante a colocação e a remoção da prótese e, ainda, por ser compatível com o limite de flexibilidade da liga de cobalto-cromo, usualmente utilizado para a fundição da estrutura metálica.[3,9]

Todo grampo de retenção planejado deve ter sua ponta ativa localizada em área retentiva, caracterizada pela formação de um triângulo entre a extremidade do disco calibrador, a haste vertical do disco e a superfície do dente (Figura 8). Durante a análise, em busca desse triângulo (situação ideal), há duas situações comumente observadas. A primeira é aquela em que se verifica o toque apenas da extremidade do disco calibrador na superfície do dente, com ausência de toque de sua haste vertical (Figura 9A). Nessa situação, no local em que a análise está sendo realizada, não há área retentiva satisfatória, ou seja, a superfície do dente encontra-se com retenção insuficiente ou expulsiva. Caso a PPR seja planejada nessas condições, o grampo de retenção fornecerá retenção menor do que a necessária para que a prótese não se desloque no sentido cérvico-oclusal. Por outro lado, a segunda situação ocorre quando se observa apenas o toque da haste vertical do disco na superfície dentária, com ausência de toque da sua extremidade (Figura 9B). Nessa circunstância, a área retentiva existente é maior do que 0,25 mm, ou seja, essa região do dente encontra-se excessivamente retentiva. Assim, caso o grampo de retenção seja planejado nessas condições, haverá interferência durante a sua inserção, gerando uma flexão excessiva que produzirá forças horizontais deletérias aos dentes pilares, além de possível deformação permanente do grampo. Portanto, ambas as situações descritas são insatisfatórias, sendo necessário analisar outras regiões da superfície dentária com o objetivo de localizar a retenção ideal.

A análise de áreas retentivas equivalentes deve ser realizada em todas as superfícies de todos os dentes que receberão grampos de retenção,[2,3] planejados antecipadamente no modelo de estudo (Figura 10A). Para verificar a presença dessas áreas, com o modelo de estudo na posição determinada pela análise dos planos guia, deve-se fixar o disco calibrador de 0,25 mm no mandril da haste vertical móvel do delineador

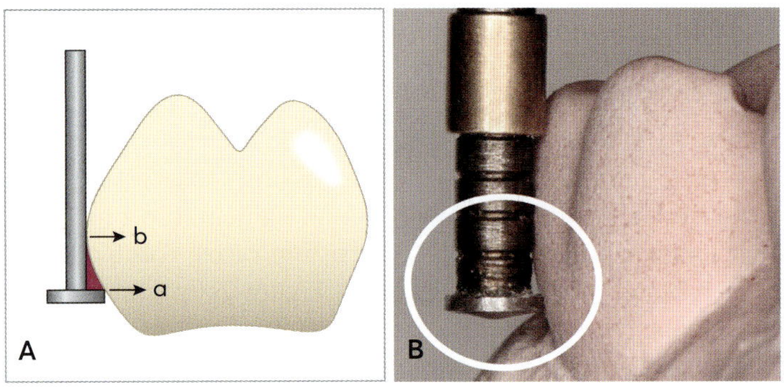

Figura 8 Esquema ilustrativo de retenção ideal, obtida com o disco calibrador de 0,25 mm, em que (a) a extremidade e (b) a haste vertical do disco tocam simultaneamente a superfície do dente, formando o triângulo (A). Em imagem ilustrativa de análise em delineador, verifica-se a área retentiva do triângulo formado em destaque (B).
Fonte: Disciplina de Prótese Parcial Removível – FOAr-Unesp.

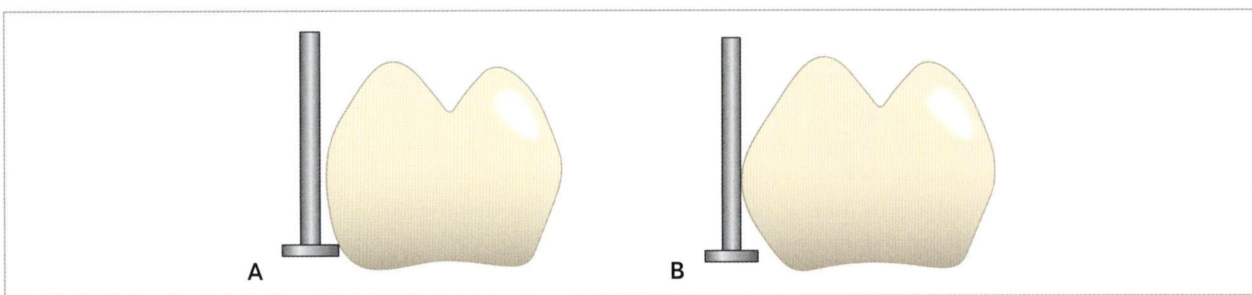

Figura 9 Esquemas ilustrativos demonstrando ausência de área retentiva (A) e área retentiva maior que 0,25 mm (B).
Fonte: Disciplina de Prótese Parcial Removível – FOAr-Unesp.

e, em seguida, posicionar o disco e sua haste vertical de modo a tocarem simultaneamente a superfície mesiovestibular e/ou distovestibular do dente, buscando a formação do mencionado triângulo (Figura 10B a F).

Entretanto, nem sempre é possível obter todas as áreas retentivas equivalentes na posição em que o modelo de estudo se encontra logo após a análise de planos guia (Figura 10B e C). Dessa forma, no caso de ausência de área retentiva em alguma região, deve-se soltar o parafuso da junta universal e movimentar o conjunto mesa/modelo lateralmente, em direção ao dente que não apresenta retenção, com o intuito de obter a retenção requerida (Figura 11).

Após a movimentação, todas as áreas retentivas dos dentes de ambos os hemiarcos devem ser reavaliadas, pois podem ter sido alteradas ou perdidas. Esses movimentos laterolaterais devem ser realizados cuidadosamente, evitando-se movimentos anteroposteriores, para que os planos guia previamente estabelecidos não sejam alterados. Além disso, ao final da análise das áreas retentivas, todos os planos guia devem ser novamente conferidos com o auxílio da faca, para que se possa verificar se houve alguma alteração.

Como ilustrado na Figura 11, existem casos em que, mesmo após a movimentação lateral do modelo na platina, uma ou mais áreas retentivas podem não ser obtidas. Nesses casos, deve-se realizar modificações no contorno da superfície do dente pilar por meio de técnicas[9,10] que estão descritas detalhadamente no Capítulo 11.

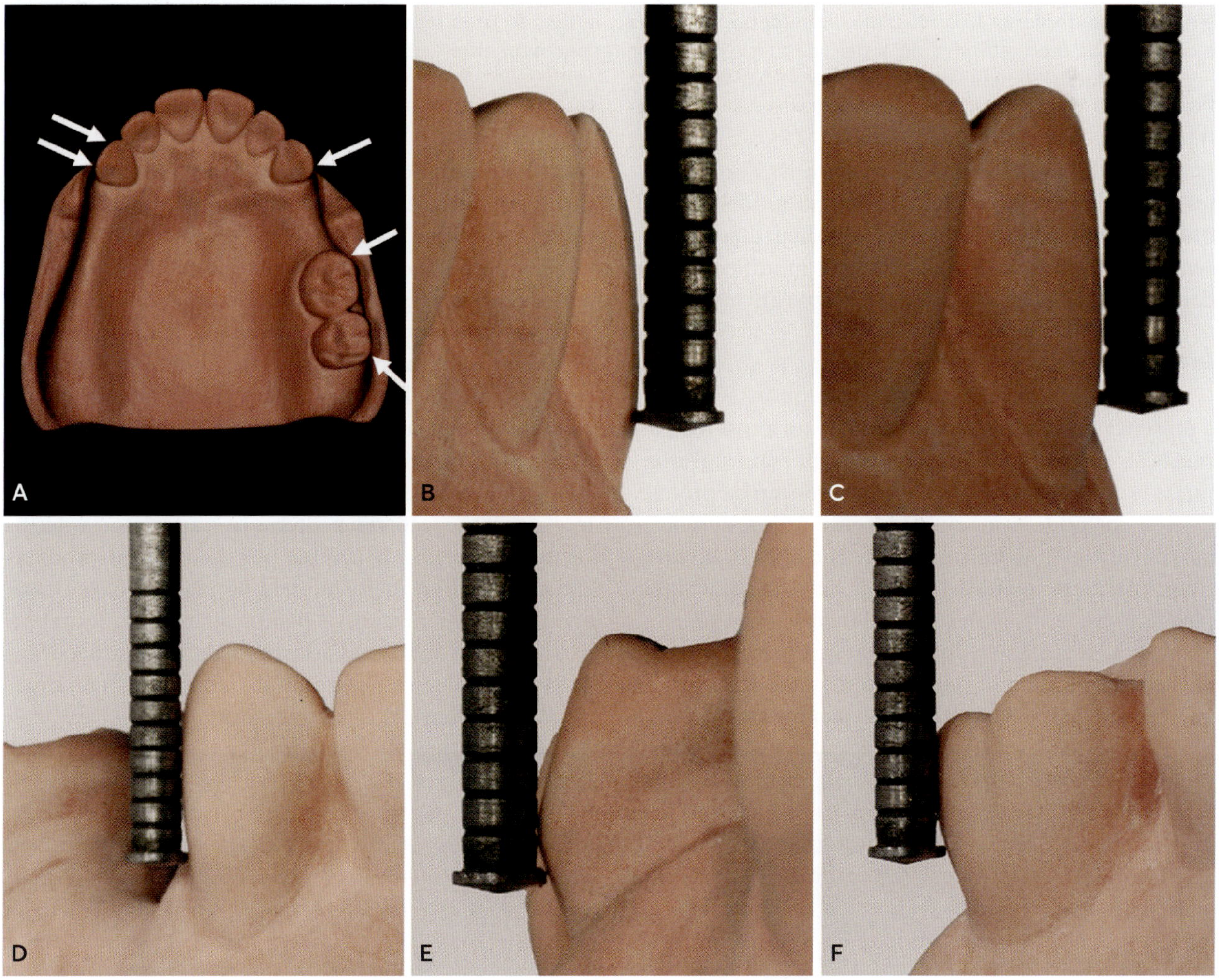

Figura 10 Imagens ilustrativas de início de análise de áreas retentivas. Em (A), dentes que receberão grampos de retenção no modelo de estudo: dente 13, grampo T de Roach com duas áreas retentivas; dente 23, grampo MDL modificado com uma área retentiva; dentes 26 e 27, grampo circunferencial geminado com uma área retentiva em cada dente; em (B) e (C), análise das regiões mesiovestibular e distovestibular do dente 13, respectivamente, mostrando ausência de área retentiva em ambas as regiões; em (D), área retentiva ideal na superfície distovestibular do dente 23; em (E) e (F), áreas retentivas ideais nas superfícies mesiovestibular do dente 26 e distovestibular do dente 27, respectivamente.
Fonte: Disciplina de Prótese Parcial Removível – FOAr-Unesp.

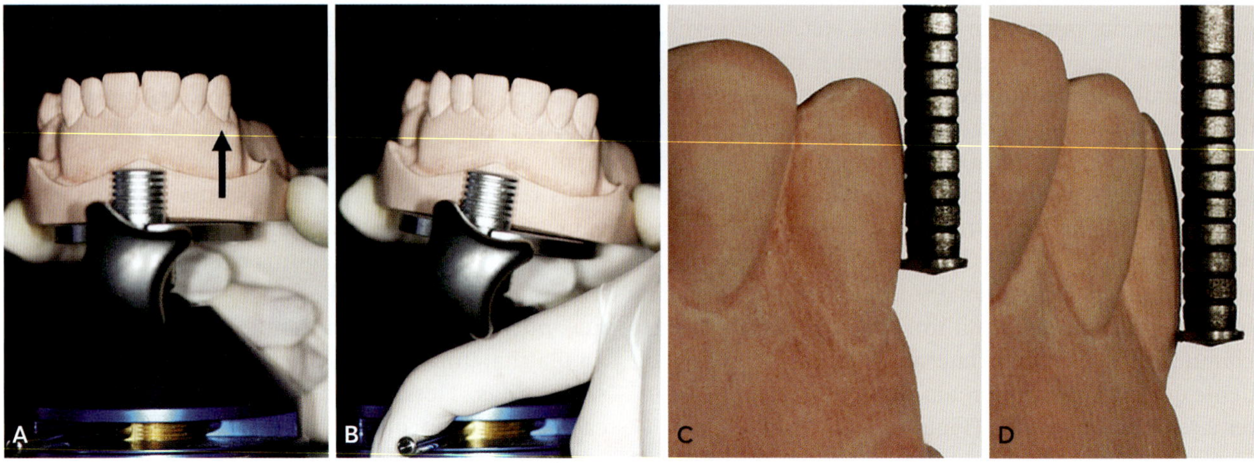

Figura 11 Imagens ilustrando movimento da platina no sentido lateral com a finalidade de obter áreas retentivas em todos os dentes em análise. Em (A), destaque ao dente 13, com ausência de áreas retentivas no modelo de estudo em análise; em (B), movimento lateral da platina em direção ao dente 13 e travamento do parafuso da junta universal; em (C) e (D), análise do dente 13 após a movimentação, tendo sido verificada área retentiva ideal na superfície distovestibular e ausência de área retentiva na superfície mesiovestibular, respectivamente.

Fonte: Disciplina de Prótese Parcial Removível – FOAr-Unesp.

Ao final da análise das áreas retentivas equivalentes, é aconselhável fazer marcações no modelo de estudo, evidenciando as áreas encontradas e as regiões sem retenção adequada, nas quais as modificações de contorno devem ser realizadas (Figura 12).

Áreas de interferências

Após a análise das áreas retentivas, deve-se verificar a presença de áreas de interferência para a inserção e a remoção da PPR ou, ainda, áreas que possam sofrer injúrias no momento de colocação e remoção da prótese. Essas áreas podem ser rígidas, como as interferências ósseas (tórus) e dentárias (dentes inclinados, girovertidos, mal posicionados no arco), ou mucosas (hiperplasias, freios e inserções musculares) (Figura 13).[2,3]

A análise de áreas de interferência no modelo de estudo é efetuada por meio do toque lateral da faca de corte na extremidade, que representa o eixo de inserção e remoção, em superfícies que irão receber componentes rígidos da prótese, ou seja, locais onde estarão situados a conexão maior, os conectores menores, o braço do grampo de Roach, entre outros. Para essa análise, após a obtenção das áreas retentivas, coloca-se, novamente, a faca no mandril da haste vertical móvel e realiza-se a análise de possíveis áreas de interferência na trajetória de inserção e remoção que está sendo estabelecida (Figura 14).

Caso alguma interferência seja observada, deve-se, inicialmente, recorrer à alteração na trajetória de inserção e remoção da prótese por meio de movimentação do conjunto mesa/modelo na platina. Nesse caso, após a movimentação, os planos guia e as áreas retentivas deverão ser reavaliados. Em algumas situações, é possível recorrer à realização de alívios em cera, espe-

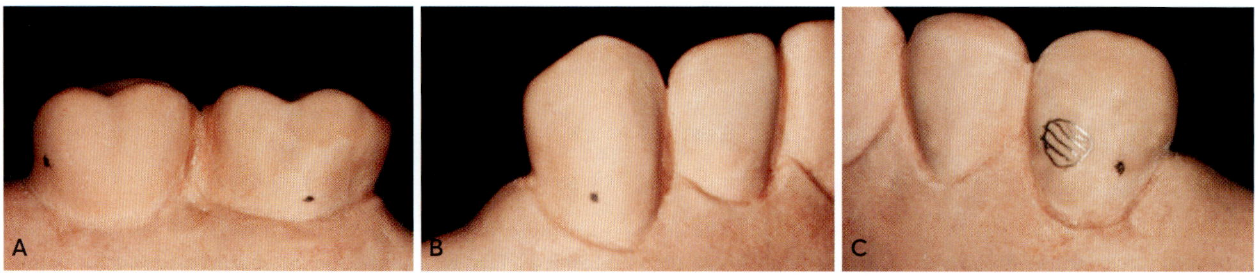

Figura 12 Imagens ilustrando as áreas retentivas equivalentes no modelo de estudo. Em (A), áreas retentivas nas superfícies distovestibular do dente 27 e mesiovestibular do dente 26, no qual está planejado um grampo circunferencial geminado de retenção; em (B), área retentiva na superfície distovestibular do dente 23, em que está planejado um grampo MDL modificado; em (C), ausência de área retentiva ideal na superfície mesiovestibular e área retentiva na superfície distovestibular do dente 13, onde está planejado um grampo T de Roach.

Fonte: Disciplina de Prótese Parcial Removível – FOAr-Unesp.

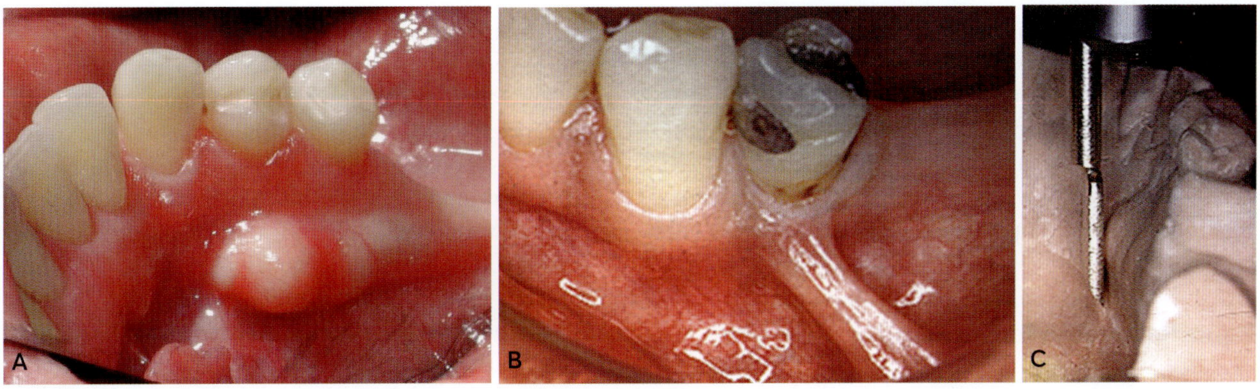

Figura 13 Imagens clínicas ilustrativas de tórus mandibular (A) e inserção muscular (B), que podem atuar como áreas de interferência, impedindo a colocação da PPR, ou podem sofrer injúrias durante sua utilização. Em (C), imagem de tórus mandibular em modelo de estudo.

Fonte: Disciplina de Prótese Parcial Removível – FOAr-Unesp.

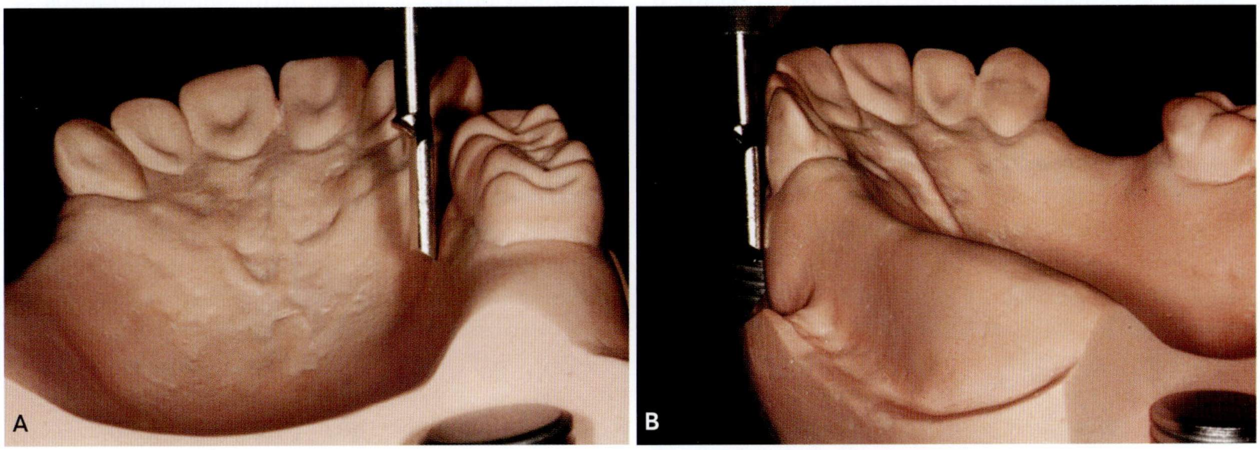

Figura 14 Imagens ilustrativas do contato da faca de corte na extremidade em superfícies que podem interferir na colocação e remoção da PPR.

Fonte: Disciplina de Prótese Parcial Removível – FOAr-Unesp.

cialmente quando as interferências são reduzidas. Há casos, porém, de áreas de interferência mais pronunciadas, nas quais a alteração de eixo e/ou a realização de alívios não são suficientes para permitir a inserção e a remoção da prótese. Assim, algumas interferências dentárias podem exigir desgastes dos dentes, que devem ser limitados ao esmalte dentário, ou, então, a realização de restaurações indiretas, no caso de o desgaste promover a exposição dentinária. Nas interferências ósseas e mucosas mais severas, pode haver a necessidade de remodelações cirúrgicas para permitir a correta acomodação dos componentes da prótese.

Estética

Apesar de não ser o aspecto mais significativo no planejamento de uma PPR, a estética é um dos fatores determinantes do eixo de inserção e remoção da prótese. A preservação dos dentes remanescentes e das estruturas de suporte é mais relevante em relação à estética, que não deve, de forma alguma, influenciar negativamente a biomecânica da prótese.[2,3] De fato, seria contraditório planejar uma prótese extremamente estética, com todos os seus grampos não aparentes na cavidade oral, mas com retenção insuficiente, não se mantendo em posição durante a execução das funções fisiológicas, e suporte inadequado, gerando sobrecarga nos dentes pilares e tecidos fibromucosos.[3] Dessa forma, nos casos em que há o envolvimento de espaços protéticos e/ou de dentes pilares anteriores, a estética deve ser esquadrinhada durante a análise em delineador para a determinação do eixo de inserção e remoção da prótese, podendo ser executadas mudanças de planejamento que a favoreçam, sem, contudo, prejudicar sua função.

Para favorecer a estética na reabilitação de espaços protéticos anteriores, pode-se, por exemplo, utilizar o grampo MDL modificado nos dentes pilares anteriores. Para isso, é preciso distanciar o apoio oclusal do espaço protético nesses dentes, possibilitando a colocação do grampo. Como pode ser verificado na Figura 15, o grampo percorre toda a face lingual, no cíngulo do dente em que é planejado, e a face proximal, expondo apenas sua ponta ativa na região cervical da face vestibular. Esse grampo será detalhadamente descrito no Capítulo 4.

Equador anatômico e equador protético

Todos os dentes apresentam uma linha na região de maior convexidade, dividindo a coroa dental em duas partes, uma superior e outra inferior. Quando um dente é analisado isoladamente, em posição vertical, e uma linha é traçada sobre o maior diâmetro, determina-se o equador anatômico desse dente. Assim, o equador anatômico divide o dente em duas áreas: uma superior, chamada de expulsiva ou ocluso-equatorial, e outra inferior, denominada retentiva ou cérvico-equatorial.[2,3] Esse conceito pode ser mais bem entendido com a ajuda do esquema apresentado na Figura 16A, em que ovos, representando estruturas coronárias de dentes pilares, são posicionados com seus longos eixos paralelos entre si; e, com a utilização de grafite posicionado na calha fixada no mandril da haste vertical do delineador, os equadores anatômicos são demarcados, indicando as áreas retentivas e expulsivas.

Entretanto, o equador anatômico não tem interesse protético, visto que considera a análise do dente isoladamente. No planejamento de uma PPR, ao determinar sua trajetória de inserção e remoção, todos os dentes são contemplados ao mesmo tempo e são demarcadas as linhas equatoriais que delimitam áreas retentivas e expulsivas, denominadas equadores protéticos.[2,3] Assim, a cada movimento da platina durante a análise em delineador, os equadores protéticos dos dentes são alterados, conforme pode ser observado na Figura 16B. Além disso, é pouco provável que todos os dentes pilares se apresentem com seus longos eixos paralelos entre si, sendo muito comum encontrar diferentes inclinações em relação ao eixo de inserção e remoção da prótese (Figura 16C). Dessa forma, o equador protético dos dentes depende, além do seu posicionamento na arcada, do eixo de inserção e remoção que está sendo determinado.

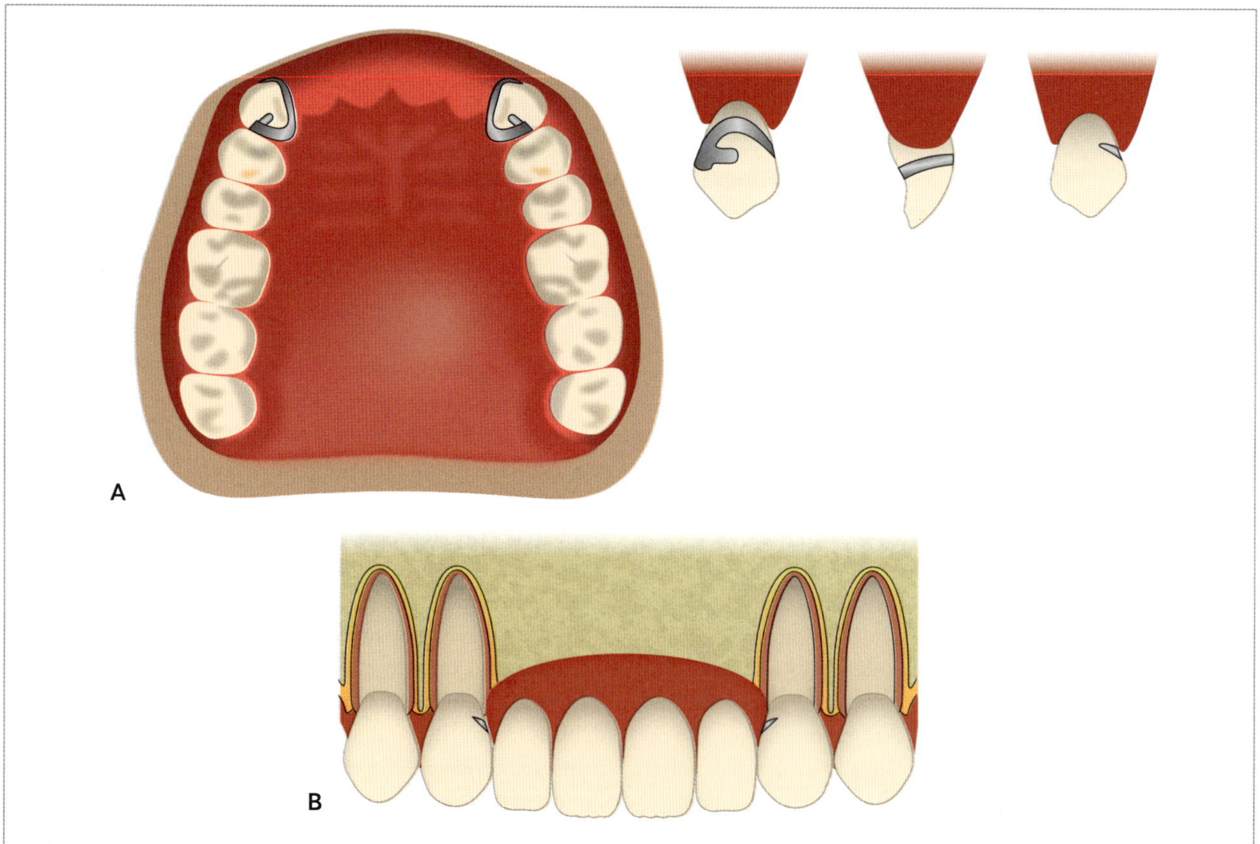

Figura 15 Esquemas ilustrativos de um espaço intercalado anterior com o planejamento de grampos MDL modificados nos caninos (A), com suas pontas ativas o mais cervical possível, favorecendo a estética (B).
Fonte: Disciplina de Prótese Parcial Removível – FOAr-Unesp.

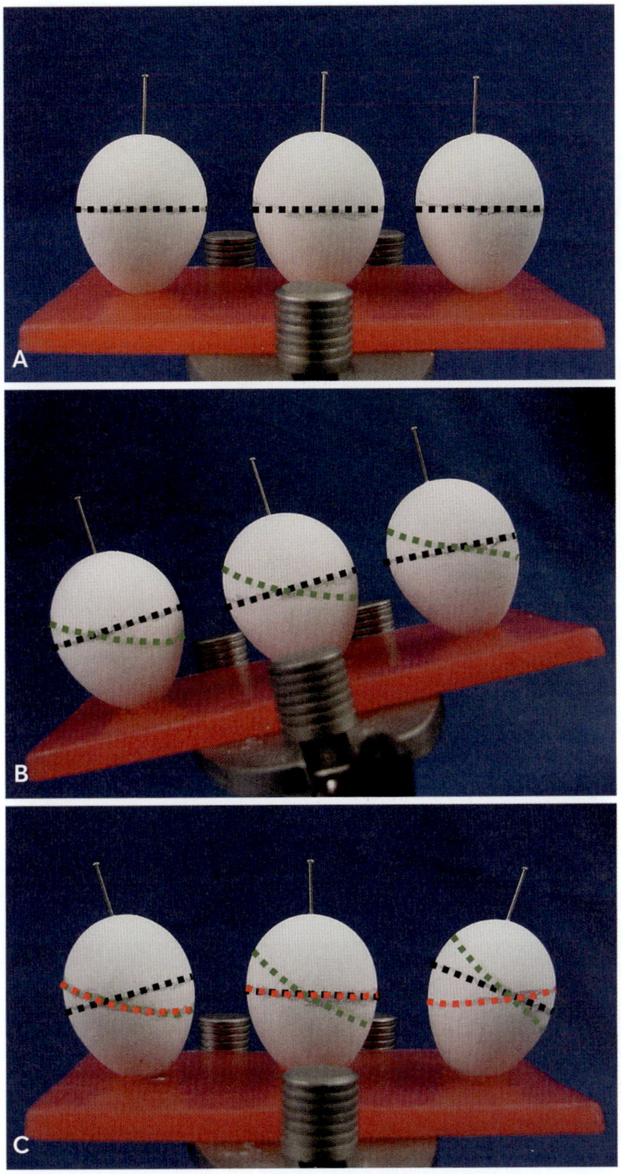

Figura 16 Esquema ilustrativo da delimitação das áreas expulsiva e retentiva pelo equador anatômico (linha traçada em cinza, em A) e equador protético (linhas traçadas em verde e vermelho, em B e C) dos dentes representados pelos ovos.
Fonte: Disciplina de Prótese Parcial Removível – FOAr-Unesp.

A verificação do equador protético dos dentes pilares e remanescentes é importante por sua relação com a determinação das áreas retentivas e expulsivas, visto que os grampos de oposição são rígidos e devem, necessariamente, estar localizados em áreas não retentivas, enquanto os grampos de retenção devem estar com suas pontas ativas em áreas retentivas. Portanto, é essencial que o equador protético seja sempre demarcado após a determinação do eixo de inserção e remoção da prótese, para que seja visualizada a necessidade de alívios, correções por meio de desgastes, restaurações, coroas ou, ainda, de um novo eixo de inserção e remoção.

Para o traçado do equador protético, após a análise de todos os fatores determinantes do eixo de inserção e remoção da prótese, um grafite inserido no acessório denominado calha deve ser fixado no mandril da haste vertical móvel do delineador; dessa forma, as faces axiais dos dentes pilares são contornadas, circunscrevendo o perímetro de maior diâmetro (Figura 17).

Registro do eixo de inserção e remoção da prótese

Uma vez finalizada a análise dos quatro fatores determinantes do eixo de inserção e remoção da prótese, deve-se obter o registro dessa posição. Esse registro tem, por finalidade, possibilitar o reposicionamento do modelo de estudo na platina de forma reprodutível e rápida, tanto para a execução dos preparos e recontornos planejados pelo cirurgião-dentista quanto para a confecção de guias de transferências, utilizadas na orientação dos preparos axiais dos dentes pilares (ver Capítulo 11). Quando em modelo mestre, o registro é necessário para guiar as fases laboratoriais demandadas para a confecção da estrutura metálica.

De acordo com a literatura,[2,3] há três métodos para realizar esse registro: por traços feitos no modelo, pela seleção de três pontos e pela cimentação de um pino metálico no modelo – este, por ser conceituado como o método mais preciso, será descrito a seguir.

Com o modelo fixado na platina, na posição final de análise em delineador, uma perfuração deve ser realizada em uma região mais posterior da base do modelo (Figura 18A). Essa perfuração pode ser realizada com broca esférica grande e deve ter largura (aproximadamente 0,5 cm) e profundidade (1 a 1,5 cm) suficientes para a inserção de um pino metálico e da resina acrílica que irá fixá-lo (Figura 18B). Retenções podem ser confeccionadas nesse pino metálico para favorecer sua fixação ao modelo (Figura 18C).[2] Em seguida, o pino metálico é fixado no mandril da haste vertical móvel do delineador, com as retenções voltadas para o modelo (Figura 18D), e a resina acrílica,[10] devidamente proporcionada e manipulada, é inserida na perfuração do modelo de estudo (Figura 18E). A haste vertical móvel deve, então, ser abaixada até que o pino metálico penetre a perfuração e fique envolto pela resina acrílica (Figura 18F), que pode ser complementada para refinar e finalizar a fixação do pino. Todo o conjunto deve ser mantido imóvel até a completa polimerização da resina. Ao final desse processo, o mandril é solto, e o pino metálico, fixado na base do modelo, passa a representar o eixo de inserção e remoção da prótese (Figura 18G).

Esse registro permite que o modelo possa, a qualquer momento, retornar ao delineador na posição

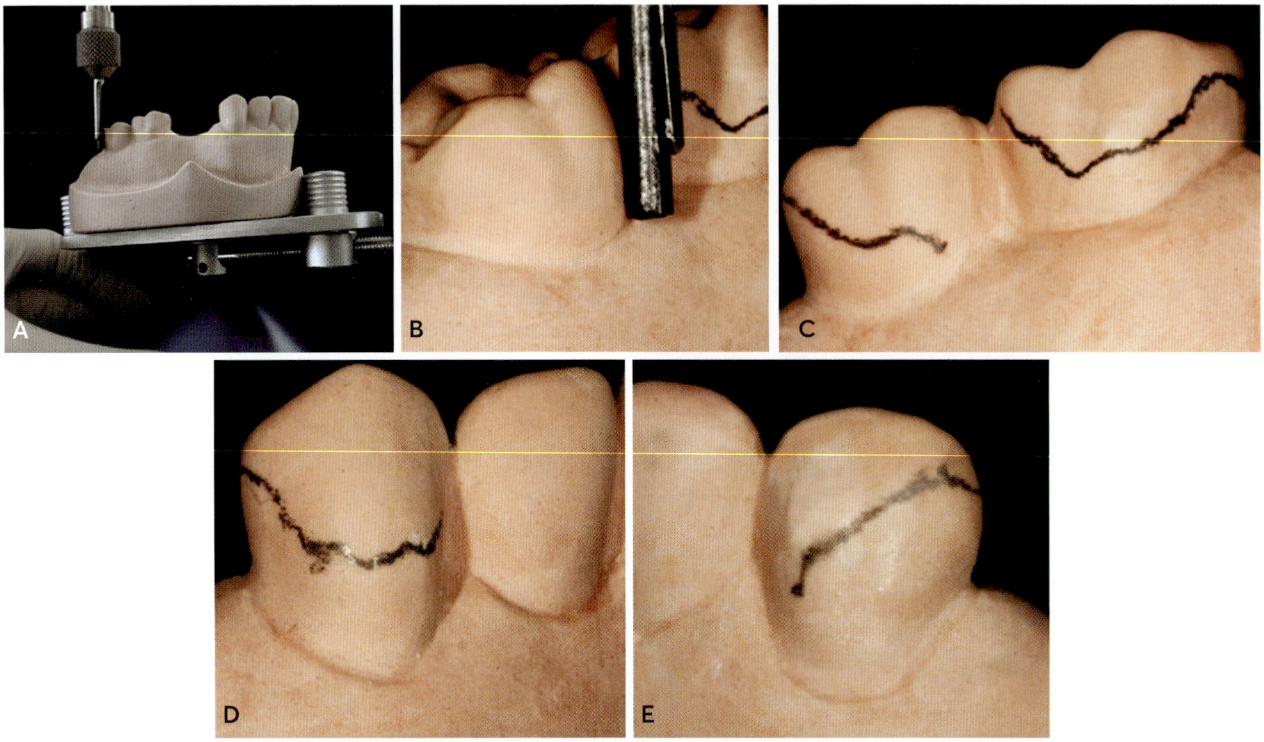

Figura 17 Imagens demonstrativas do traçado do equador protético em delineador (A e B) e equadores protéticos dos dentes 27 e 26 (C), 23 (D) e 13 (E).

Fonte: Disciplina de Prótese Parcial Removível – FOAr-Unesp.

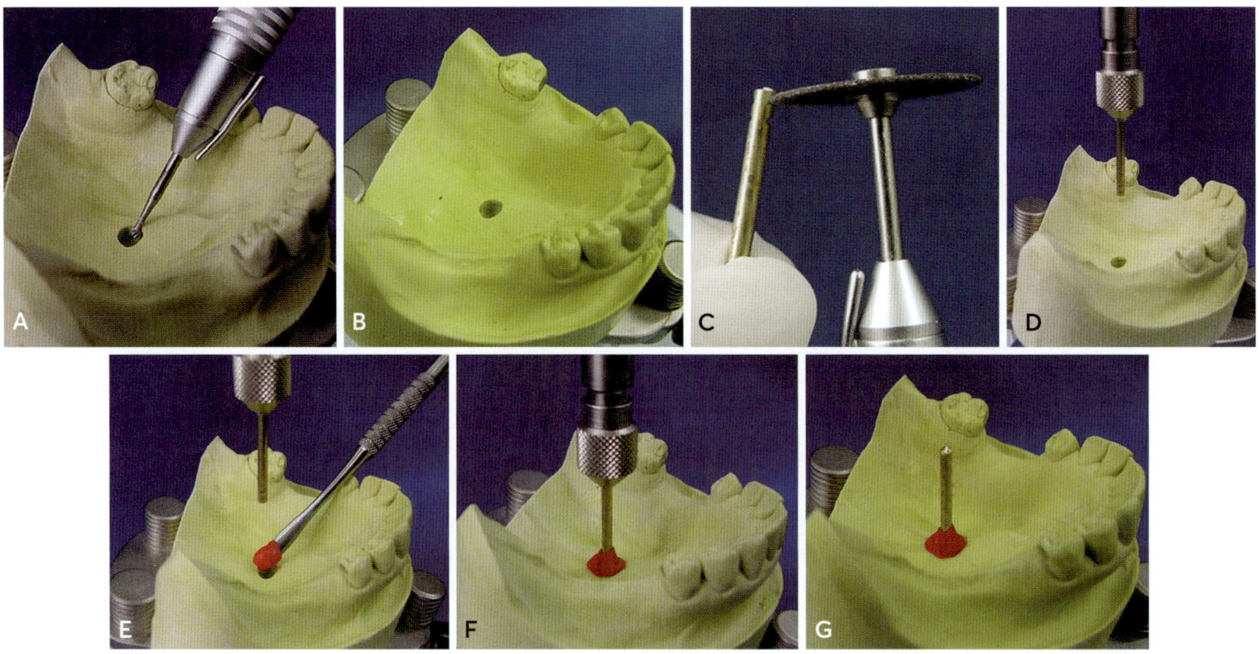

Figura 18 Imagens ilustrativas do registro do eixo de inserção e remoção da prótese. Em (A) e (B), perfuração realizada com broca esférica grande na região central da base do modelo; em (C), retenções sendo confeccionadas em uma das extremidades do pino metálico; em (D), o pino é fixado no mandril da haste vertical móvel; em (E), a resina acrílica é inserida na perfuração; em (F), o pino metálico é abaixado e envolto pela resina acrílica; em (G), o pino metálico é fixado no modelo, registrando o eixo de inserção e remoção da prótese.

Fonte: Disciplina de Prótese Parcial Removível – FOAr-Unesp.

exata em que o eixo de inserção e remoção foi determinado. Para isso, o modelo é fixado à mesa porta-modelos da platina e, com a junta universal solta, o pino metálico é posicionado e fixado ao mandril da haste vertical do delineador (Figura 19A). Ao abaixar a haste vertical do delineador, a base da platina se adapta à plataforma e, então, a junta universal é travada (Figura 19B). Dessa forma, o modelo retorna à posição em que se encontrava após a determinação do eixo de inserção e remoção da prótese.

CONSIDERAÇÕES FINAIS

Como discutido no decorrer deste capítulo, o uso do delineador é imprescindível no planejamento das PPR para que elas promovam a reabilitação oral dos pacientes, preservando a integridade dos dentes pilares, suas estruturas de suporte e o rebordo residual desses indivíduos. Além disso, em vista da complexidade da técnica de utilização e do conhecimento biomecânico mandatório ao planejamento das próteses, o uso do delineador para a determinação do eixo de inserção e remoção das próteses deve ser de responsabilidade dos cirurgiões-dentistas e não deve, de forma alguma, ser delegado aos técnicos de laboratório.

Quando o uso do delineador é negligenciado pelo cirurgião-dentista, há ampla possibilidade de fracasso no tratamento reabilitador, com possíveis consequências devastadoras para os dentes pilares, para suas estruturas de suporte periodontal e também para o rebordo residual remanescente. Dessa maneira, todo profissional envolvido na área de reabilitação oral deve estar familiarizado com as técnicas e os conceitos apresentados.

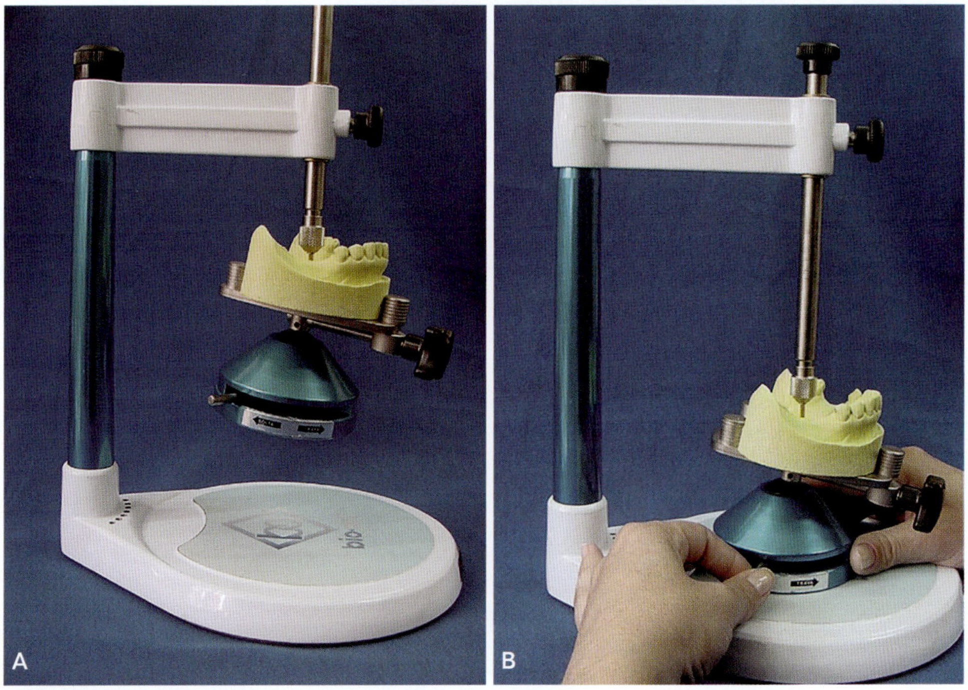

Figura 19 Imagens ilustrativas da sequência do reposicionamento do modelo no delineador. Em (A), o modelo é fixado à mesa porta-modelos da platina e, com a junta universal solta, o pino metálico é posicionado e fixado ao mandril da haste vertical do delineador; em (B), a haste vertical móvel do delineador é abaixada até a adaptação da base da platina à plataforma do delineador e, então, a junta universal é travada.
Fonte: Disciplina de Prótese Parcial Removível – FOAr-Unesp.

FLUXOGRAMA DE CUIDADOS

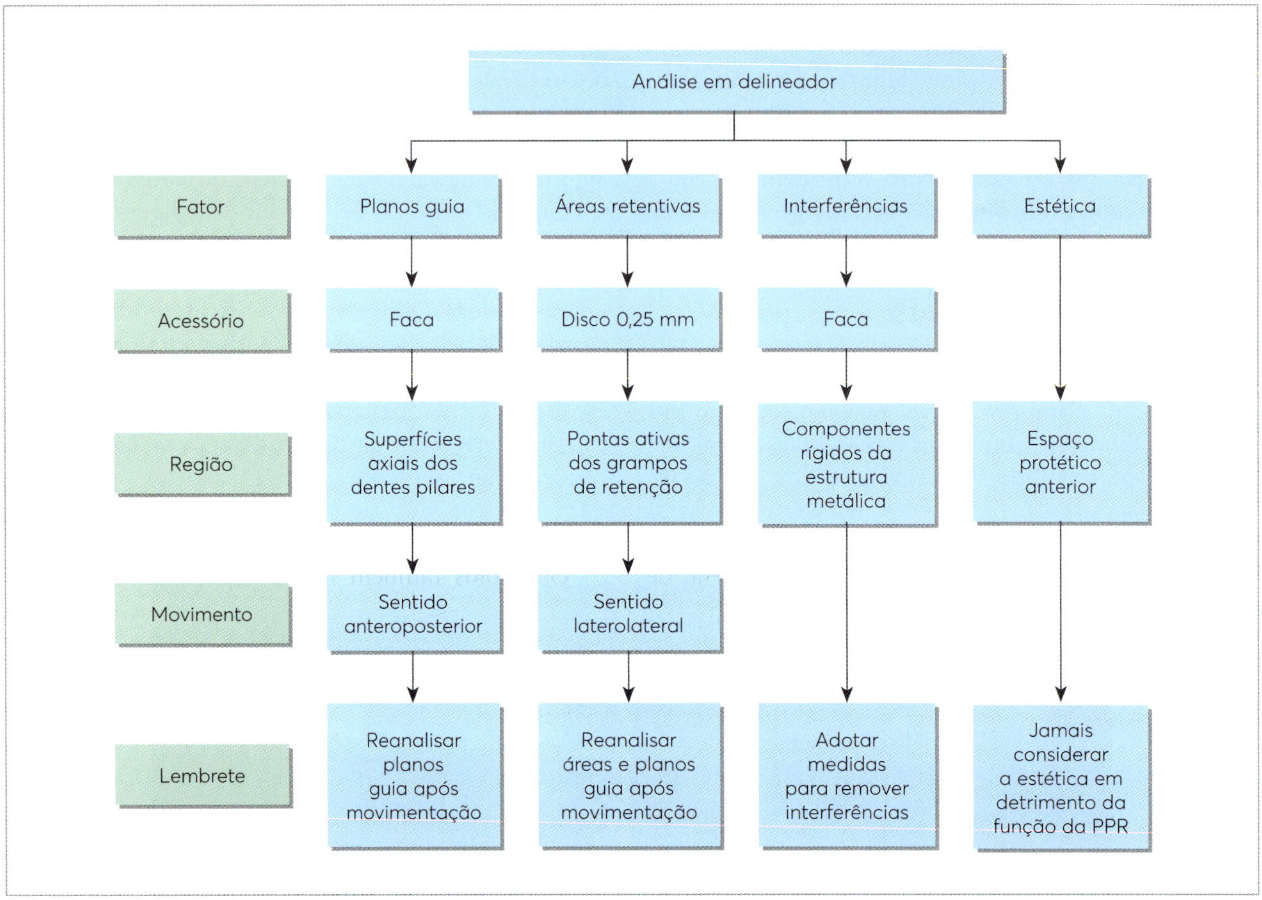

REFERÊNCIAS BIBLIOGRÁFICAS

1. McGivney GP, Castleberry DJ. McCracken's removable partial prosthodontics. 9.ed. Saint Louis: Mosby, 1995.
2. Fiori SR, Lourenção AR. Prótese parcial removível – Fundamentos bioprotéticos. 1.ed. São Paulo: Pancast Editorial, 1989.
3. Kliemann C, Oliveira W. Manual de prótese parcial removível. São Paulo: Santos, 1999.
4. Chayes HES. What constitutes an ideal partial denture. J Am Dent Assoc. 1929;16(5):902-913. doi.org/10.14219/jada.archive.1929.0119.
5. Carr AB, Brown DT. McCracken prótese parcial removível. 12.ed. São Paulo: Elsevier, 2012.
6. Applegate OC. Essentials of removable partial denture prosthesis. Philadelphia: W.B. Saunders, 1965.
7. Henderson D, Steffel V. Protesis parcial removible según McCracken. Buenos Aires: Mundi, 1974.
8. Jorge JH, Vergani CE, Giampaolo ET, Machado AL, Pavarina AC. Preparos de dentes pilares para prótese parcial removível. Rev Odontol UNESP. 2006;35(3):215-222.
9. Pavarina AC, Machado AL, Vergani CE, Giampaolo ET. Preparation of composite retentive areas for removable partial denture retainers. J Prosthet Dent. 2002;88(2):218-220.
10. Carreiro AFP, Batista AUD. Prótese parcial removível contemporânea. São Paulo: Santos, 2013.

3

Apoios e nichos

André Ulisses Dantas Batista
Ana Cláudia Pavarina

Para que possam repor com sucesso os dentes perdidos, os elementos constituintes das próteses parciais removíveis (PPR) devem atuar da forma correta, de acordo com os princípios biomecânicos, devolvendo a estética e a função de maneira a preservar os dentes remanescentes.[1] Dentre esses elementos, os apoios são os primeiros a serem planejados, tendo em vista seu papel no suporte vertical da PPR e na transmissão de forças aos dentes remanescentes.

Inicialmente, é importante diferenciar os conceitos de apoio e nicho. Segundo o *The glossary of prosthodontic terms* (GPT-9), apoio é definido como "uma extensão rígida de uma PPR que entra em contato com a superfície oclusal, incisal, de cíngulo ou lingual de um dente ou restauração, cuja superfície é comumente preparada para recebê-lo",[2] enquanto nicho é definido como "a superfície preparada em um dente ou restauração desenvolvida para receber o apoio oclusal, incisal, de cíngulo ou lingual".[2] Dessa forma, é basilar lembrar que apoio é o elemento da estrutura metálica da prótese, enquanto nicho é a superfície do dente (ou restauração direta ou indireta) preparada para alojar o apoio.

BASES PARA A PRÁTICA CLÍNICA, NÍVEIS DE EVIDÊNCIA E RECOMENDAÇÕES

Importância e funções dos apoios

Os apoios exercem múltiplas funções e são elementos de extrema relevância para assegurar o adequado desempenho biomecânico das PPR. Por serem elementos rígidos, sua função básica é proporcionar suporte vertical à prótese no sentido ocluso-cervical, transmitindo e direcionando as forças mastigatórias aos dentes pilares e, consequentemente, ao periodonto de sustentação, por meio do seu contato com os nichos preparados na superfície funcional desses pilares.[1]

Os apoios também têm a finalidade de impedir que a prótese se desloque no sentido ocluso-cervical e comprima os tecidos moles e duros (mucosa, gengiva e osso de suporte). Além disso, promovem proteção da papila gengival contra o impacto direto do bolo alimentar, evitam a extrusão de dentes que não tenham antagonista, restauram o plano oclusal em dentes que se encontram com alterações (infraoclusão ou mesializados, por exemplo, quando há perda de contato com o dente antagonista), mantêm os grampos de retenção em posição adequada em relação às áreas retentivas e podem atuar como retentores indiretos.[1,3,4]

Para que possam desempenhar adequadamente suas funções, os apoios devem apresentar características específicas (forma, espessura, extensão, angulação, entre outras) em locais corretos nos dentes pilares, além de contar com nichos adequados para alojá-los. Os nichos têm como funções básicas alojar o apoio, orientar o direcionamento da força mastigatória e proporcionar suporte vertical e estabilização para a prótese. A ausência do preparo de nichos para alojar os apoios poderá causar sérios prejuízos à biomecânica das PPR, comprometendo negativamente os tecidos de suporte. A Figura 1 apresenta a imagem de um apoio inserido em um nicho preparado na superfície oclusal do dente posterior (Figura 1A) e na região do cíngulo de dente anterior (Figura 1B).

Em dentes posteriores, a ausência do preparo de nichos resultará na colocação dos apoios sobre a face oclusal dos dentes pilares, ocasionando contato prematuro ou interferência oclusal com o dente antagonista (Figura 2A a C). Esse contato poderá resultar em traumatismo, reabsorção óssea, mobilidade e/ou fratura dos dentes envolvidos (Figura 3A e B). Além disso,

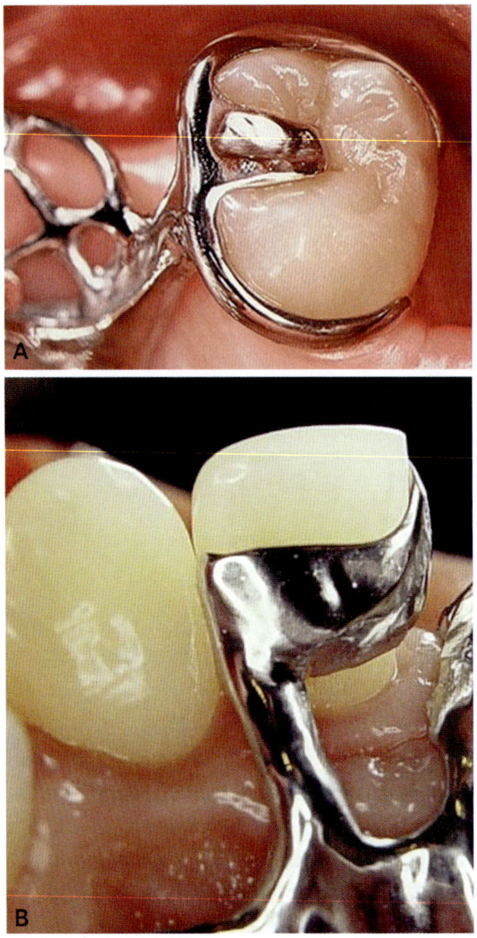

Figura 1 Imagens clínicas ilustrando apoio. Em (A), apoio em nicho oclusal de molar superior; em (B), apoio em nicho na região do cíngulo de dente anterior.

Fonte: Disciplina de Prótese Parcial Removível – FOAr-Unesp.

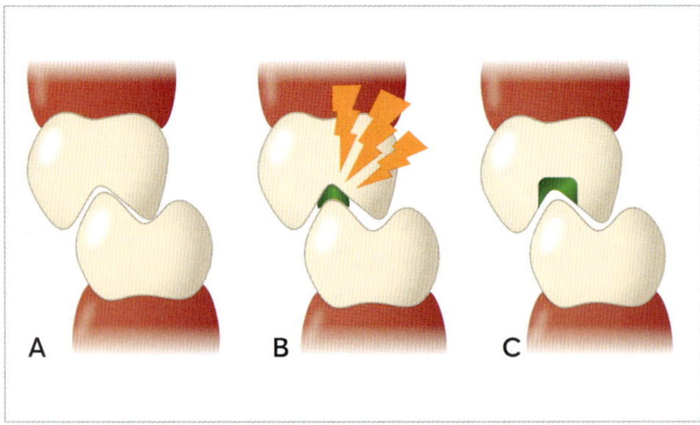

Figura 2 Esquemas ilustrando a importância do preparo de nichos. Em (A), dentes hígidos sem preparo; em (B), apoio oclusal colocado sem o preparo de nicho na superfície oclusal do molar superior, resultando em contato prematuro; em (C), apoio oclusal posicionado sobre nicho confeccionado na superfície oclusal do molar superior, proporcionando uma relação oclusal adequada.

Fonte: Disciplina de Prótese Parcial Removível – FOAr-Unesp.

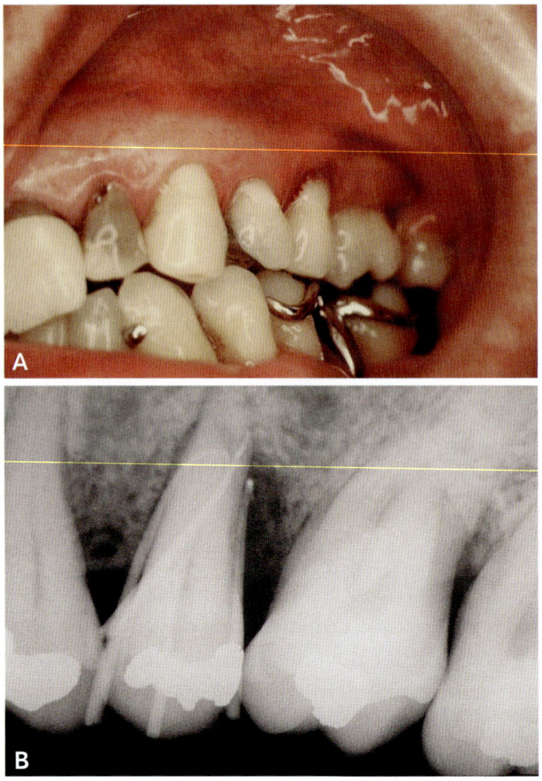

Figura 3 Imagens ilustrativas de caso clínico em que foi colocada uma PPR sem o preparo de nichos. Em (A), apoio oclusal colocado na superfície oclusal dos dentes posteriores sem o preparo dos nichos; em (B), imagem radiográfica demonstrando a presença de reabsorção óssea, bolsa periodontal e mobilidade no dente antagonista.

Fonte: Disciplina de Prótese Parcial Removível – FOAr-Unesp.

caso o profissional tente ajustar a estrutura metálica para remover o contato prematuro, ocorrerá a diminuição da espessura do apoio, o que provavelmente causará sua fratura durante a função, com consequente perda de suporte da prótese.[1] Dessa forma, o planejamento e a confecção de nichos nos dentes pilares para alojar os apoios asseguram um relacionamento oclusal adequado, garantindo que os apoios possam desempenhar corretamente as suas funções (Figura 4A e B).

Nos dentes anteriores, a ausência do preparo de nicho resulta em transmissão de forças em plano inclinado (face lingual ou palatina), as quais se decompõem em vetores, originando forças laterais sobre os dentes pilares, causando trauma oclusal e mobilidade do dente.[1] O esquema da Figura 5 ilustra o contato entre dois planos inclinados: o triângulo superior, representando o apoio, e o triângulo inferior, representando a superfície dental sem preparo de nicho. A força mastigatória que incide sobre os planos inclinados, representada pela letra F, é transmitida, em parte, no mesmo sentido da aplicação (F_1), porém, também é decomposta em resultantes laterais (F_2, em direção ao dente, e F_3, des-

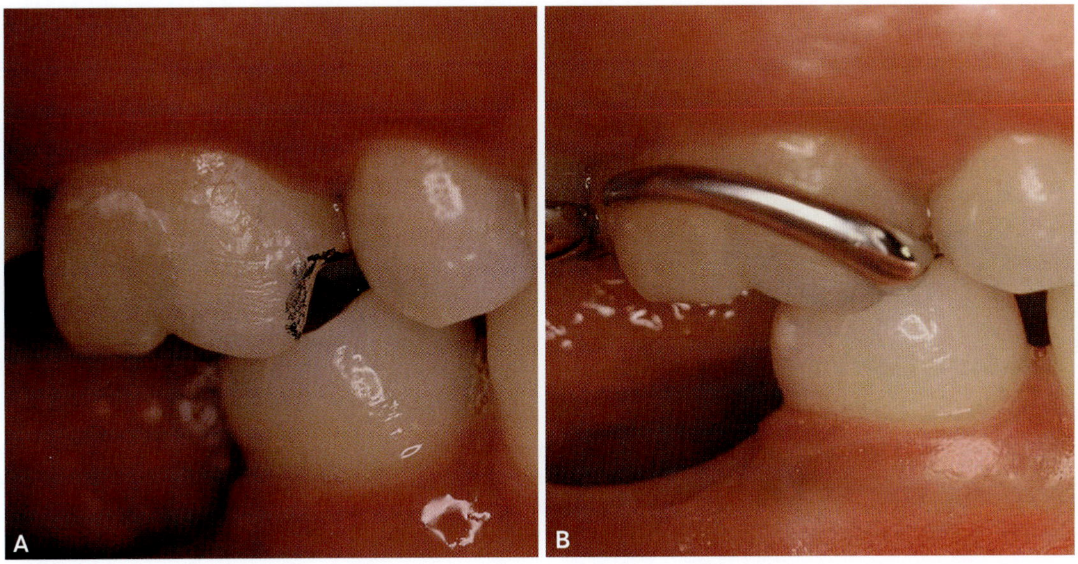

Figura 4 Imagens clínicas ilustrando o preparo do nicho em dentes posteriores. Em (A), preparo de nicho e saída de grampo de retenção na superfície oclusal do molar; em (B), adequado relacionamento oclusal do apoio após a colocação da PPR com o nicho e a saída do grampo preparados.

Fonte: Disciplina de Prótese Parcial Removível – FOAr-Unesp.

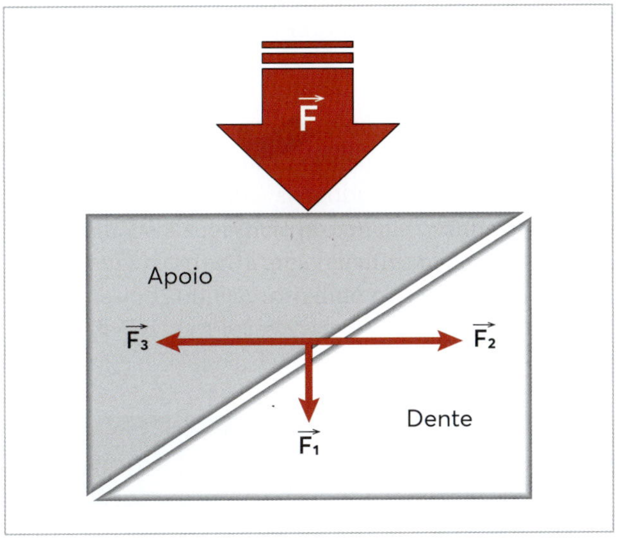

Figura 5 Esquema ilustrativo dos vetores de força atuando no apoio em superfície inclinada, sem o preparo do nicho. F: força oclusal; F_1, F_2 e F_3: vetores de decomposição da força.

Fonte: elaboração dos autores.

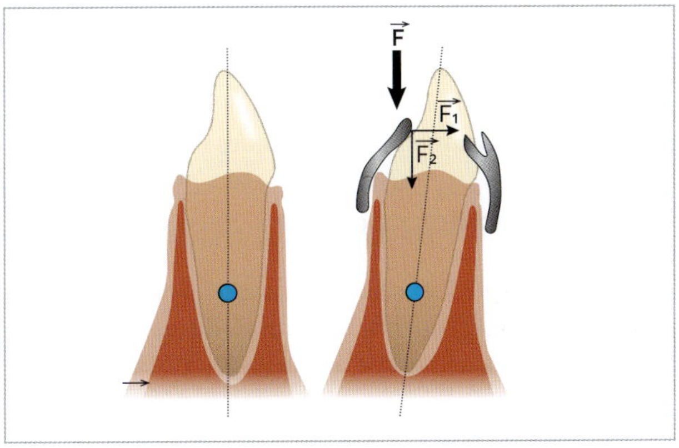

Figura 6 Esquema ilustrativo de forças atuando em dente anterior com apoio localizado no cíngulo, sem o preparo de nicho.

Fonte: Disciplina de Prótese Parcial Removível – FOAr-Unesp.

locando a prótese na direção oposta). Clinicamente, isso resultaria em forças laterais que, em geral, não são bem toleradas pelas fibras do ligamento periodontal dos dentes pilares, especialmente se houver histórico de doença periodontal prévia, com perda de inserção.[5]

A Figura 6 apresenta um esquema ilustrativo das possíveis consequências ao dente pilar da ausência de preparo de nichos para alojar os apoios nos dentes anteriores. Durante a incidência da força mastigatória (F) sobre o apoio colocado em superfície não preparada (plano inclinado), este desliza sobre a superfície lingual do dente e, com isso, ocorre a formação de um vetor de força para a direção anterior (sentido língue-vestibular), que pode gerar a deformação permanente do grampo de retenção (que é flexível), com consequente movimentação do dente pilar para a direção vestibular. Simultaneamente, em razão da perda de suporte vertical da prótese, pode acontecer compressão dos tecidos moles pelo conector menor, com trauma e instalação de um processo inflamatório nos tecidos periodontais de proteção (Figura 7A e B). Com a repetição do movimento, é possível que ocorra a deformação plástica do grampo de retenção, causando fadiga no material e con-

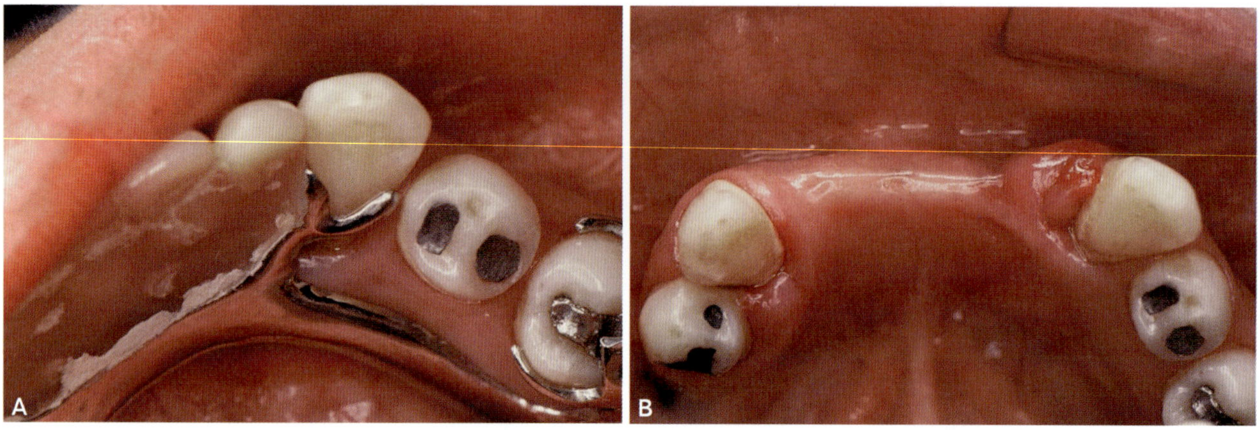

Figura 7 Imagens clínicas ilustrativas de PPR colocada sem o preparo de nichos: em (A), dente sem o preparo de nicho para alojar o apoio na região do cíngulo; em (B), dentes pilares e tecidos periodontais traumatizados em decorrência da atuação de forças laterais e compressão dos tecidos de sustentação pela estrutura metálica.

Fonte: Disciplina de Prótese Parcial Removível – FOAr-Unesp.

sequente desadaptação da estrutura dentária, o que resulta em perda de retenção da prótese e migração dentária para vestibular (semelhante a uma movimentação ortodôntica).[5] Portanto, a confecção de nichos na região do cíngulo dos dentes pilares anteriores é fundamental para a preservação dos dentes remanescentes e a transmissão de forças, bem como para que os apoios desempenhem adequadamente suas funções (Figura 8A e B).

Classificação dos apoios

Os apoios podem ser classificados de acordo com sua localização (superfície oclusal de dentes posteriores, cíngulo e incisais de dentes anteriores), em relação à superfície de colocação (sobre o esmalte dentário, restaurações diretas de amálgama ou resina composta e restaurações indiretas, como *onlays* ou coroas totais)[1,3] e conforme a transmissão dos esforços (espaço intercalado ou extremidade livre), como será descrito a seguir.

Quanto à localização dos apoios

Superfície oclusal dos dentes posteriores

Os apoios localizados na superfície oclusal dos dentes posteriores (pré-molares e molares) devem apresentar características específicas para que possam desempenhar adequadamente suas funções. Em uma visão oclusal, os apoios devem apresentar a forma de

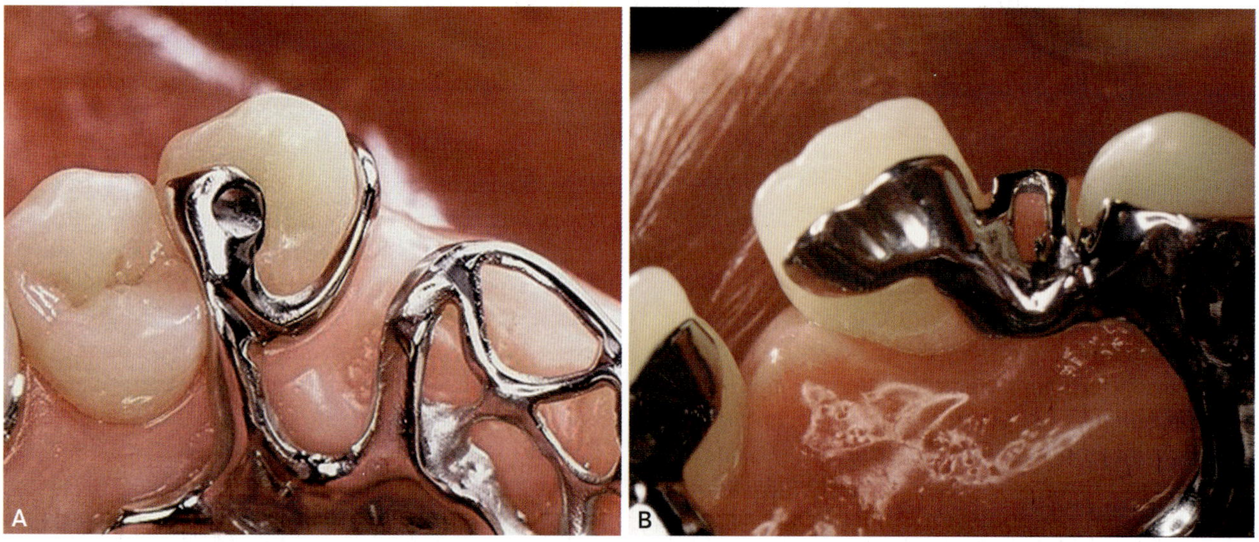

Figura 8 Imagens clínicas ilustrativas de apoio em cíngulo: apoio posicionado em nicho preparado na região do cíngulo de dente pilar anterior.

Fonte: Disciplina de Prótese Parcial Removível – FOAr-Unesp.

um triângulo, com a base localizada na crista marginal e o vértice arredondado voltado em direção ao centro do dente. Sua conexão com o conector menor deve ser arredondada e formar um ângulo de 90º, para, assim, possibilitar o direcionamento das forças no sentido do longo eixo do dente (Figura 9A).[5-10]

No que se refere às dimensões, vistos por oclusal no sentido mesiodistal, os apoios oclusais em dentes monorradiculares devem abranger pelo menos metade da raiz (Figura 10A); em dentes com mais de uma raiz, devem englobar pelo menos uma delas (Figura 10B). A extensão adequada dos apoios oclusais permite o direcionamento de forças o mais próximo possível do longo eixo do dente. Já no sentido vestíbulo-lingual, sua extensão aproximada deve ser de ⅓ a ½ da largura vestíbulo-lingual, considerando a distância de uma cúspide à outra. A espessura deve ser de, aproximadamente, 1 a 1,5 mm.[1,3,5-9,11] A Figura 11 (A e B) apresenta imagens ilustrativas de apoios com dimensões adequadas em dentes posteriores.

Em uma vista por proximal, os nichos, nos quais se alojam os apoios, devem apresentar forma triangular, paredes circundantes (vestibular e lingual) expulsivas, parede de fundo plana e ângulos internos arredondados (Figura 12A).[1,3,5-9,11] Visto por oclusal, os nichos devem ter as mesmas características dos apoios descritas anteriormente (Figura 12B).

Além dessa forma padrão, podem também ser empregados os apoios longos (retos ou com forma de "cauda de andorinha"), indicados para PPR rotacional ou em situações de inclinação dentária (Figuras 13, 14 e 15). No caso de molares inclinados para a mesial, um apoio oclusal longo pode ser desenhado abrangendo mais de uma raiz do dente pilar, com o objetivo de prevenir futuras inclinações e assegurar que as forças sejam direcionadas o mais próximo possível do longo eixo do dente. No sentido vestíbulo-lingual, esse apoio deve abranger mais da metade da distância intercuspídica.[5,11]

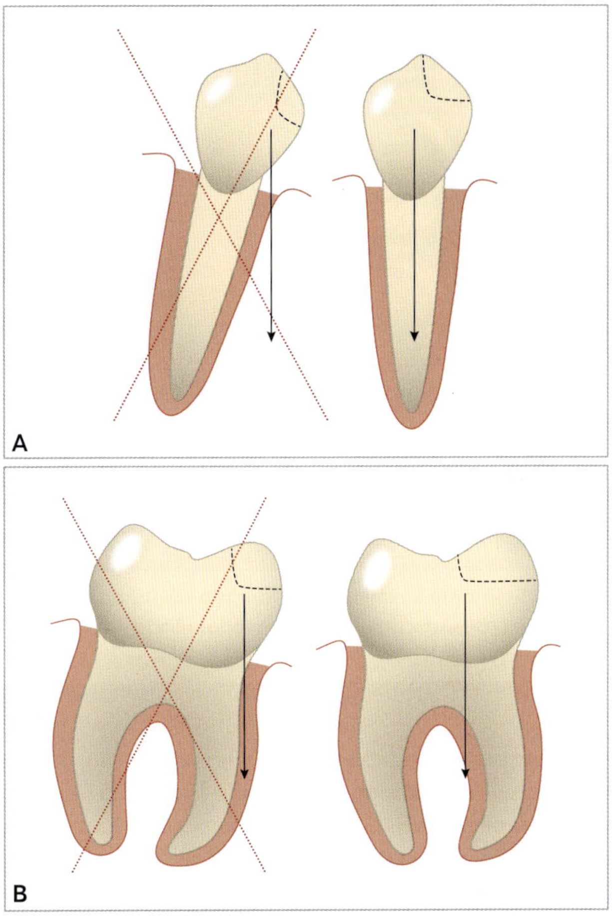

Figura 10 Esquema ilustrativo da extensão mesiodistal do apoio: (A) em dente monorradicular, deve abranger pelo menos metade da raiz; (B) em dente com mais de uma raiz, deve abranger pelo menos uma raiz.
Fonte: Disciplina de Prótese Parcial Removível – FOAr-Unesp.

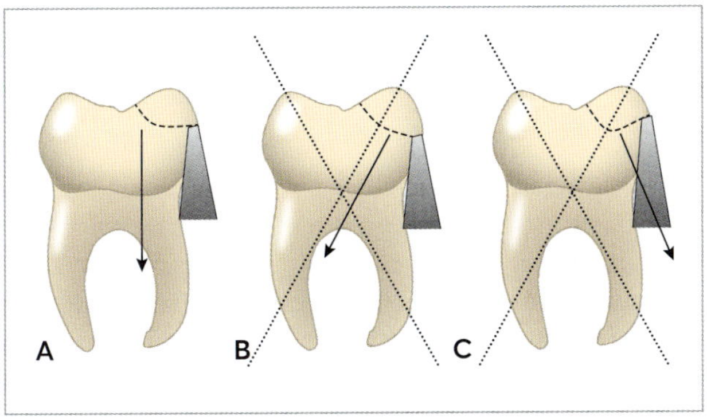

Figura 9 Esquema ilustrativo da angulação do apoio: em (A), o apoio forma um ângulo de 90° com o conector menor, para possibilitar o direcionamento das forças no sentido do longo eixo do dente; em (B), o apoio forma um ângulo maior que 90°, proporcionando um direcionamento oblíquo da força resultante; em (C), um ângulo menor que 90° é formado, resultante de forças no sentido lateral.
Fonte: Disciplina de Prótese Parcial Removível – FOAr-Unesp.

Cíngulo de dentes anteriores

Os apoios de cíngulo são os mais indicados para dentes anteriores. Inicialmente, sua utilização era restrita aos caninos e incisivos superiores, pelo fato de sua maior espessura de esmalte na região do cíngulo, o que favoreceria o preparo do nicho por desgaste, evitando a exposição de dentina.[5,12] Atualmente, em dentes com espessura reduzida de esmalte, os nichos podem ser confeccionados em resina composta.

Os nichos preparados por desgaste nos cíngulos dos dentes anteriores devem apresentar parede cervical plana e perpendicular ao longo eixo do dente,

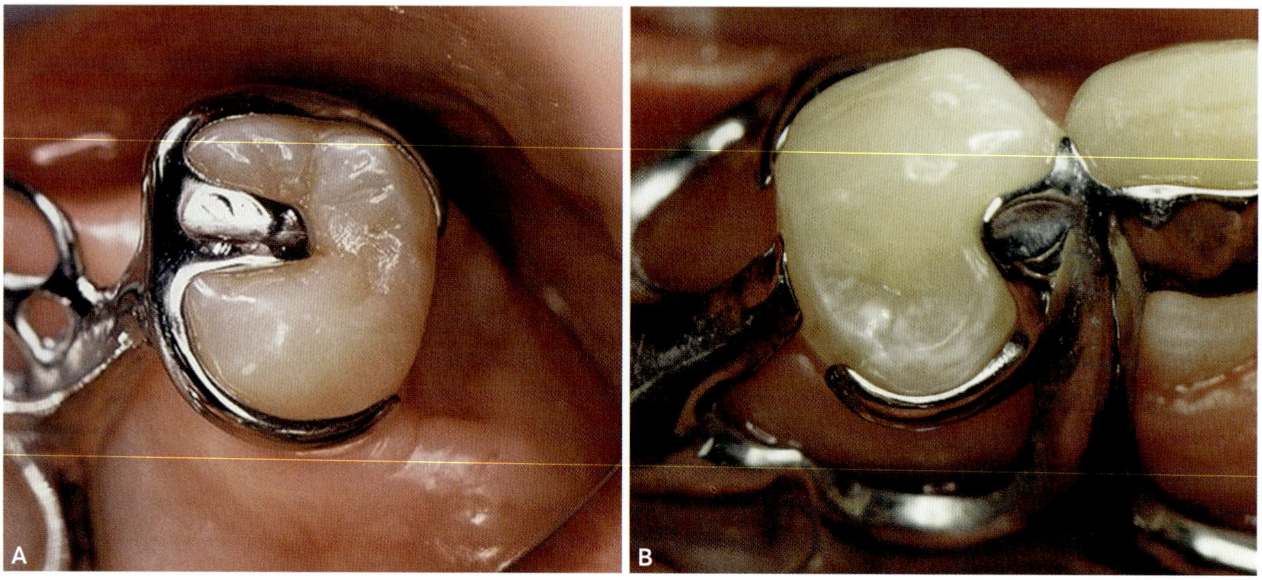

Figura 11 Imagens clínicas ilustrando o apoio oclusal: em (A), vista oclusal do apoio localizado na superfície oclusal do molar; em (B), vista oclusal do apoio localizado na superfície oclusal do pré-molar.

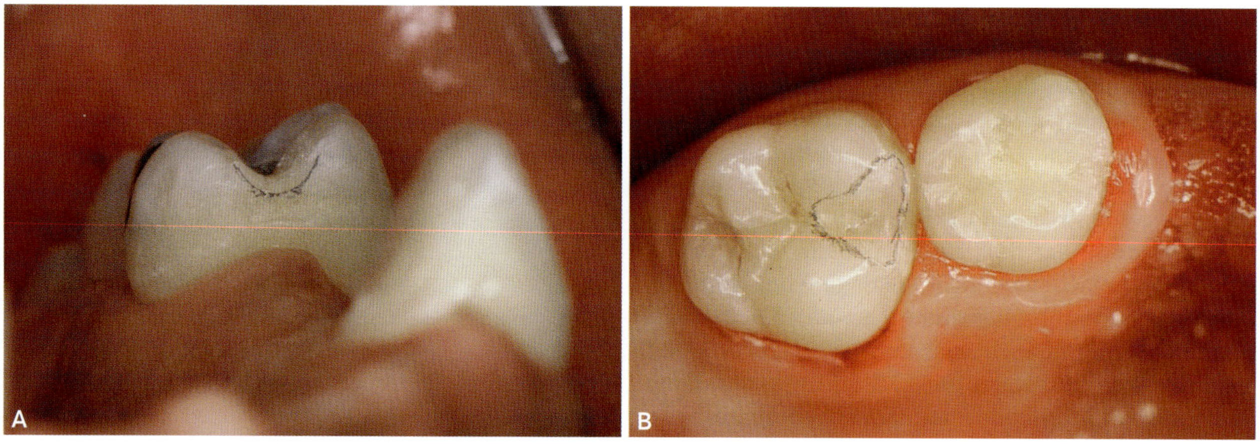

Figura 12 Imagens clínicas ilustrativas de nichos preparados sobre a superfície oclusal de molar superior: em (A), vista proximal de nicho oclusal preparado para receber apoio oclusal em dente posterior, paredes vestibular e lingual expulsivas e profundidade em torno de 1,5 mm; em (B), vista oclusal de nicho oclusal preparado em dente posterior, mostrando a saída de grampos para receber apoio oclusal (forma triangular, ângulos internos arredondados).
Fonte: Disciplina de Prótese Parcial Removível – FOAr-Unesp.

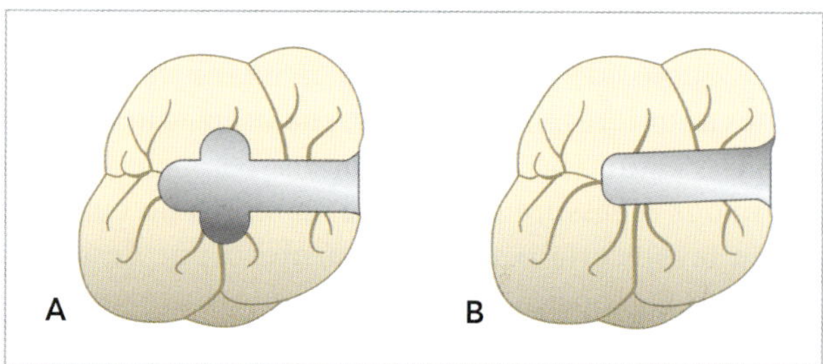

Figura 13 Esquema representativo de preparos de nichos longos: em (A), forma de "cauda de andorinha"; em (B), nicho longo.
Fonte: adaptada de Rudd et al.[5]

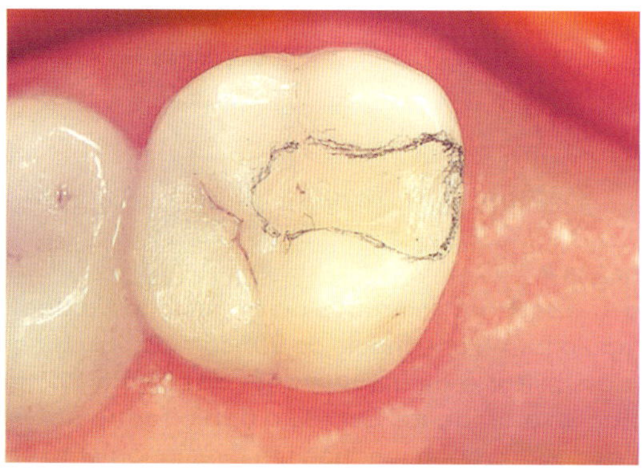

Figura 14 Imagem clínica ilustrativa de nicho longo com forma de "cauda de andorinha".
Fonte: Disciplina de Prótese Parcial Removível – FOAr-Unesp.

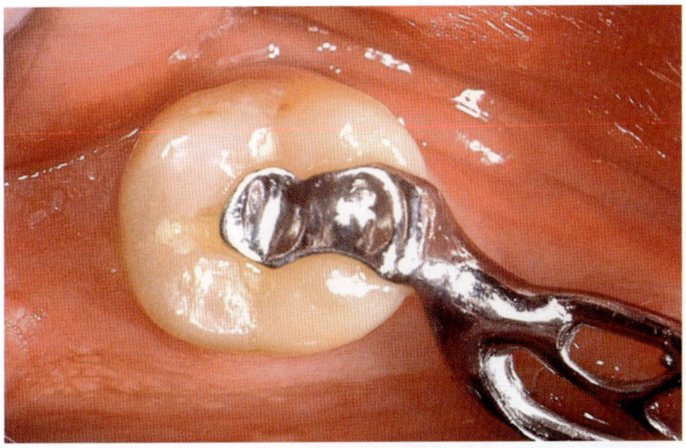

Figura 15 Imagem clínica ilustrando apoio longo alojado sobre nicho com forma de "cauda de andorinha".
Fonte: Disciplina de Prótese Parcial Removível – FOAr-Unesp.

ângulos internos arredondados e parede interna ligeiramente expulsiva, sem retenções que possam resultar em interferências no eixo de inserção e remoção da prótese (Figura 16). A espessura do desgaste dependerá do relacionamento oclusal do dente com o seu antagonista e dos transpasses vertical (*overbite*) e horizontal (*overjet*), uma vez que os apoios devem apresentar espessura mínima de 1 a 1,5 mm para não sofrerem deformações durante a função.[1,3,5-9,11]

Em um estudo in vitro, foi avaliada a espessura do esmalte remanescente na região de cíngulo de caninos preparados e observou-se que, de acordo com a espessura média do esmalte encontrado nessa região (1,15 mm), não seria possível preparar adequadamente os nichos de acordo com as dimensões preconizadas, havendo uma grande tendência de subpreparos nessa região.[13] Como alternativa, foi proposta a confecção de nichos em resina composta na face lingual/palatina dos dentes,[14] a qual tem, cada vez mais, sido previsível e viável, tendo em vista a evolução dos materiais restauradores resinosos e sistemas adesivos.[15]

Essa técnica mostra algumas vantagens, como baixo custo, efetividade, simplicidade e estética. Adicionalmente, apresenta uma característica conservadora, pois elimina a necessidade de desgaste do esmalte e reduz a possibilidade de exposição da dentina durante o preparo, o que poderia gerar cáries secundárias e sensibilidade dentinária.[16] Os questionamentos mais comuns a respeito da confecção de nichos em resina composta estão relacionados à possível ocorrência de falhas restauradoras (deslocamento da resina, desgaste prematuro ou manchamento), bem como ao risco dessa restauração resultar em danos aos tecidos periodontais pelo possível sobrecontorno do preparo na região cervical, dificultando a higienização pelos pacientes.[16] Além disso, é indispensável realizar uma avaliação criteriosa da oclusão quando os nichos correspondentes aos apoios de cíngulo forem confeccionados por acréscimo de resina na face palatina dos dentes anteriores superiores, em razão do risco de interferência oclusal.[1]

Durante o preparo de nichos em resina composta, o profissional deve ter os cuidados comumente observados durante a confecção de restaurações em resina composta, como controle de umidade e utilização de isolamento absoluto, visando a reduzir os riscos de falhas adesivas. A Figura 17 apresenta nichos confeccionados em cíngulo por acréscimo de resina composta para receberem os apoios da PPR. Esses nichos devem apresentar características semelhantes àqueles preparados em esmalte na região do cíngulo.

Estudos clínicos têm demonstrado que os apoios de cíngulo posicionados sobre nichos confeccionados em resina composta apresentam longevidade adequada e índices de sucesso superiores a 90%.[16,17] Além disso,

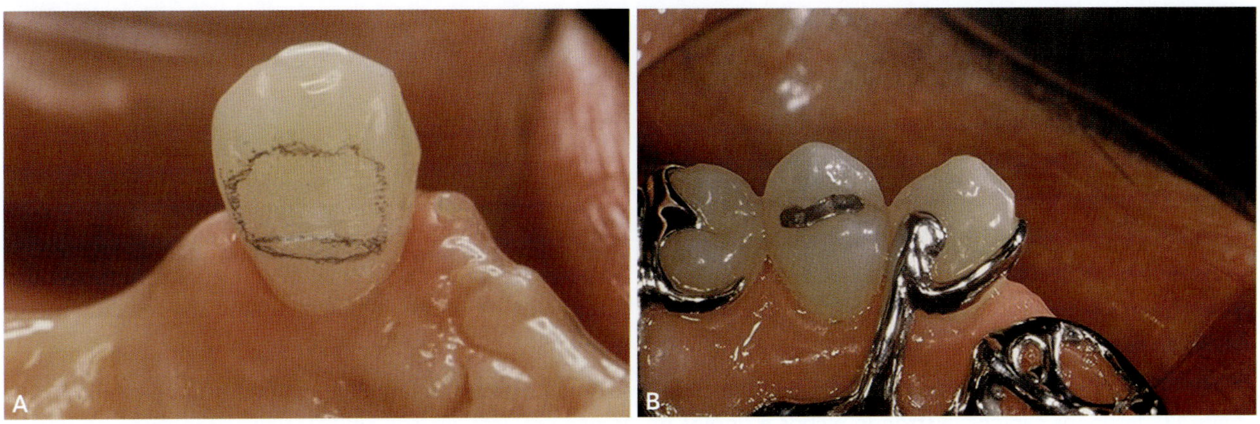

Figura 16 Imagens clínicas ilustrativas de nicho e apoio em dentes anteriores: em (A), nicho preparado por desgaste na região de cíngulo no canino superior; em (B), apoio localizado em nicho preparado em esmalte no cíngulo.
Fonte: Disciplina de Prótese Parcial Removível – FOAr-Unesp.

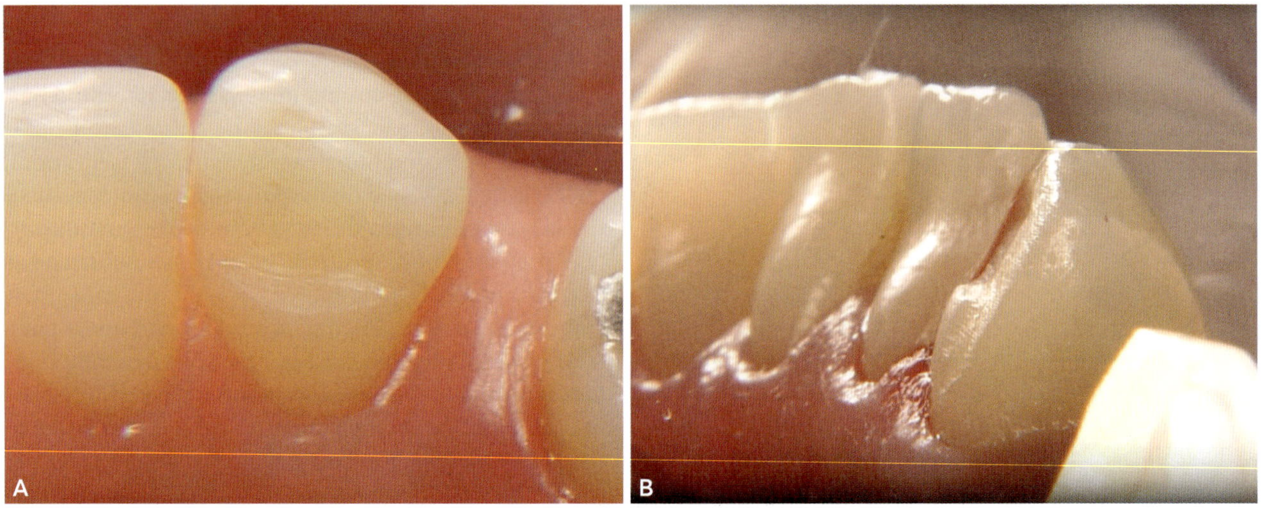

Figura 17 Imagens clínicas ilustrando nichos confeccionados em resina composta na região do cíngulo: em (A), vista lingual de nicho confeccionado em resina composta em canino inferior; em (B), vista lateral de nicho confeccionado em resina composta em canino inferior.

Fonte: Disciplina de Prótese Parcial Removível – FOAr-Unesp.

não foram encontradas alterações periodontais significativas quando os dentes pilares e não pilares foram comparados.[16] Caso venham a se desgastar ou fraturar, os nichos de resina composta podem ser refeitos, utilizando-se a superfície interna dos apoios da estrutura metálica da PPR como molde.[18] Em vista dos aspectos enumerados, os nichos confeccionados por acréscimo na face palatina ou lingual de dentes anteriores podem ser usados com segurança.[1,19]

Incisal de dentes anteriores

Os apoios incisais foram utilizados por muito tempo em dentes anteriores, especialmente mandibulares, em função da espessura insuficiente de esmalte para a confecção de apoios em cíngulo por desgaste e das propriedades deficientes dos materiais restauradores resinosos e sistemas adesivos.[1,14] Esses apoios se localizam nos ângulos próximo-incisais dos dentes anteriores, para os quais os nichos são preparados por desgaste, com profundidade média de 1,5 a 2 mm (Figura 18A).[5] Suas desvantagens incluem a questão estética, principalmente pela exposição do metal na face vestibular (Figura 18B), as interferências na oclusão e a formação de um maior braço de alavanca sobre o dente pilar, com maior potencial da incidência de forças laterais (Figuras 19 e 20). Em função das desvantagens apontadas, os nichos/apoios incisais não são mais indicados atualmente.[11]

Quanto à superfície de colocação

Em relação à superfície em que estão posicionados, os apoios podem ser colocados sobre nichos confeccionados em esmalte dentário, em restaura-

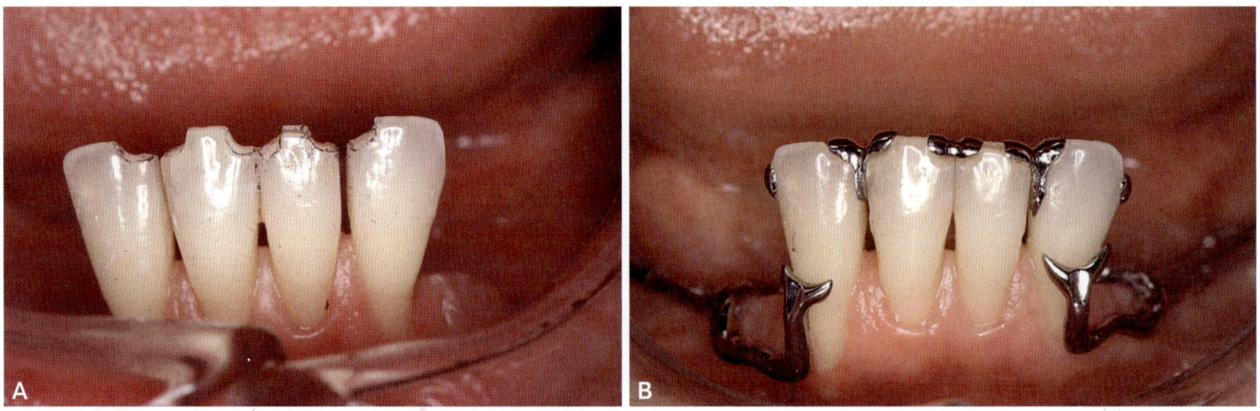

Figura 18 Imagens clínicas ilustrando nichos e apoios no ângulo próximo-incisal: em (A), nicho preparado no ângulo próximo-incisal dos dentes anteriores inferiores; em (B), apoio incisal alojado em nicho preparado no ângulo próximo-incisal em dentes anteriores inferiores.

Fonte: Disciplina de Prótese Parcial Removível – FOAr-Unesp.

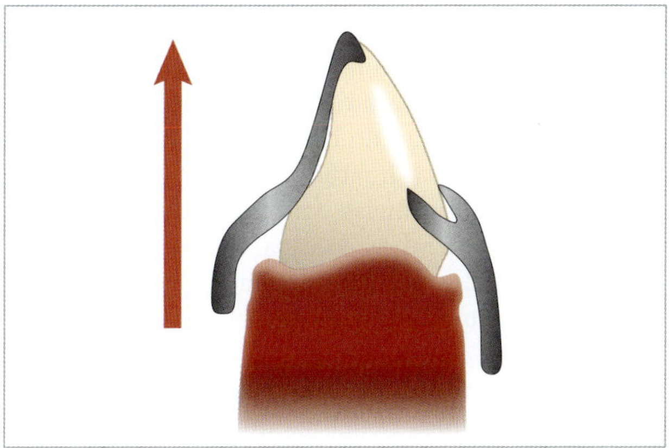

Figura 19 Esquema ilustrativo de apoio incisal: a extensão do braço de alavanca (seta vermelha) é maior se comparada ao apoio no cíngulo.
Fonte: adaptada de Batista e Carreiro.[1]

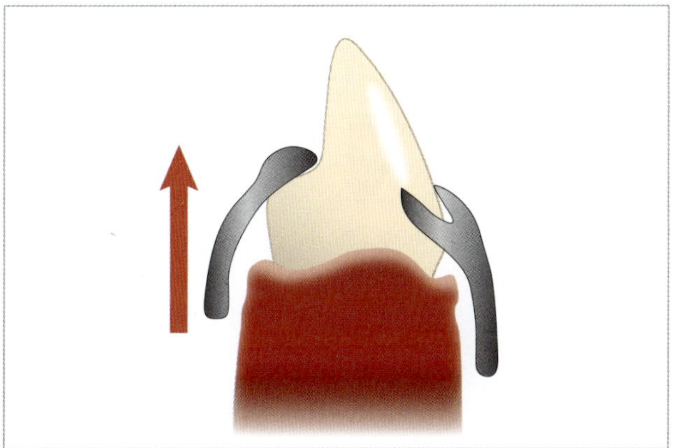

Figura 20 Esquema ilustrativo de apoio de cíngulo: proporciona menor braço de alavanca se comparado ao apoio incisal (seta vermelha).
Fonte: adaptada de Batista e Carreiro.[1]

ções diretas de amálgama ou resina composta ou em restaurações indiretas, como *onlays* ou coroas totais metálicas ou estéticas.[1,3]

Os nichos preparados em esmalte íntegro devem apresentar as dimensões adequadas para alojar os apoios, já descritas anteriormente (Figura 12A e B). Quanto à utilização de materiais restauradores diretos, existem poucos estudos comparando a longevidade de apoios localizados em nichos sobre restaurações de amálgama ou de resina composta. Atualmente, as restaurações de amálgama têm sido cada vez menos utilizadas na prática clínica, especialmente em virtude dos avanços contínuos das resinas compostas, que proporcionaram simplicidade técnica e bom resultado estético. Dessa forma, tornou-se mais comum a confecção de nichos sobre restaurações Classes I e II de resina composta. Independentemente do material restaurador selecionado para abrigar o apoio oclusal, uma espessura de pelo menos 1 mm do material deve ser deixada entre a margem da restauração e a margem do preparo do nicho, de forma que o material tenha resistência adequada (Figura 21).

Embora estudo in vitro tenha demonstrado diferenças no comportamento entre os dois materiais, com o amálgama apresentando melhores propriedades mecânicas (resistência à fratura, resistência ao desgaste e adaptação marginal) quando comparado a diferentes compósitos,[20] clinicamente, foi verificado que restaurações Classe II confeccionadas com ambos os materiais mostraram longevidade semelhante após 10 anos de uso.[21] Além disso, não foram observadas diferenças significativas nas taxas de sobrevivência de nichos confeccionados em esmalte (96,4%), resina composta (92,6%) e a amálgama (82,9%) após dois anos de avaliação, embora amálgama tenha apresentado menores taxas de sobrevivência.[17] Dessa forma, a seleção do material restaurador direto fica a critério do profissional, que deve ponderar diversos fatores para sua escolha, como custo, necessidade estética, possibilidade de realizar um controle adequado da umidade, risco de cárie e capacidade de higienização do paciente.[21]

Em dentes pilares com grande destruição coronária e ausência de forma e contorno para receber retentores, pode ser necessário o emprego de restaurações indiretas, como *onlays* ou coroas totais. Essas restaurações, conhecidas como restaurações fresadas ou delineadas, são planejadas para receber os apoios e os grampos da PPR.[5] Nichos, planos guia e demais áreas para assentamento adequado da PPR são encerados e fundidos em metal ou metalocerâmicas, proporcionando características e dimensões favoráveis para a obtenção de suporte, retenção e estabilidade para a prótese (Figura 22).

Com o advento dos materiais cerâmicos reforçados – também conhecidos como *metal-free* ou cerâmicas puras – e o aperfeiçoamento da composição e das técnicas de processamento das cerâmicas, incluindo o uso de técnicas de escaneamento digital e processamento auxiliado por computador (CAD/CAM), tornou-se possível a opção pela confecção de coroas totalmente cerâmicas como pilares de PPR.[22-24] Embora relativamente recentes, relatos de caso e estudos in vitro e in vivo têm avaliado o prognóstico dessas coroas como suporte para apoios de PPR. Em estudo in vitro,[25] foi observado que as coroas de zircônia foram duas vezes mais resistentes que as de dissilicato de lítio. Em um estudo clínico retrospectivo,[23] que avaliou a longevidade de coroas *veneer* de zircônia por um período médio de 4,2 anos, as falhas mais encontradas foram fraturas da porcelana de recobrimento (11% dos casos) e do nicho oclusal (3% dos casos), sem sinais de

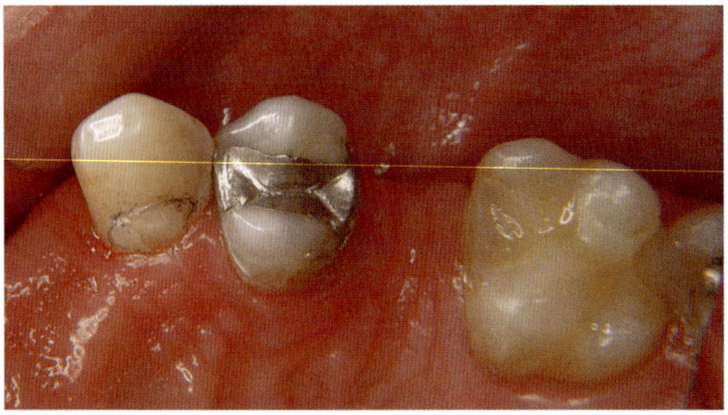

Figura 21 Imagem clínica ilustrativa de nicho oclusal preparado em restauração de amálgama (dente 24) e resina composta (dente 26).
Fonte: Disciplina de Prótese Parcial Removível – FOAr-Unesp.

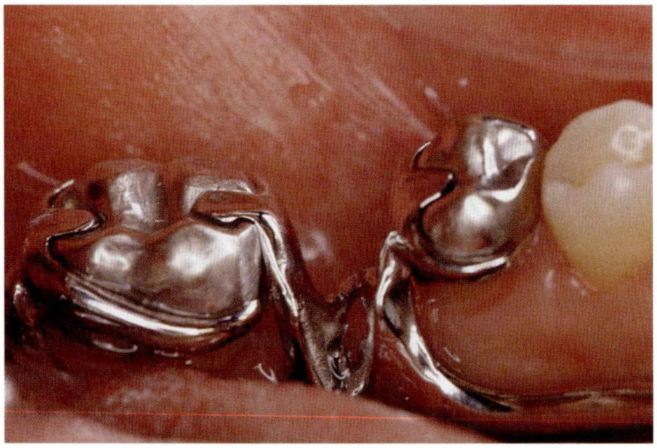

Figura 22 Imagem clínica ilustrativa de apoios e grampos alojados sobre coroas totais fresadas (dentes 35 e 37).
Fonte: Disciplina de Prótese Parcial Removível – FOAr-Unesp.

desgaste nas coroas. Dessa forma, conclui-se que coroas de zircônia podem ser usadas em dentes pilares para PPR retidas por grampos como alternativa às metalocerâmicas convencionais, porém mais estudos clínicos são necessários para definir o prognóstico dessas coroas em períodos mais longos de avaliação.[23]

Quanto à transmissão dos esforços

A localização dos apoios pode variar de acordo com a via de transmissão dos esforços que incidem sobre a PPR, contemplando o espaço protético existente, conforme descrito a seguir.

Localização do apoio em espaços intercalados

Em regiões de espaços intercalados, ou seja, com a presença de dentes pilares em ambas as extremidades do espaço protético, a transmissão de esforços ocorre totalmente por via dental, isto é, sem a participação do rebordo alveolar. Nessas situações, o apoio deve ser planejado na superfície dental vizinha ao espaço protético, permitindo que o conector menor seja posicionado na superfície proximal dos elementos dentários, atuando como plano guia (ou seja, guiando a via de inserção e remoção da prótese) e protegendo a papila marginal da impacção do bolo alimentar.[1] As Figuras 23 e 24 ilustram essa situação.

Existem circunstâncias em que a regra de colocação dos apoios vizinhos ao espaço protético para espaços intercalados pode ser alterada, seja por razões biomecânicas ou estéticas, como:

- *Em função da localização da área retentiva:* é comum que os elementos dentários que não têm contatos proximais sofram inclinações em direção ao espaço protético. Por exemplo, o 2º molar inferior se inclina para mesial na ausência do 1º molar. Nessa situação, a área retentiva está localizada na região mesial do 1º molar, por vestibular ou por lingual. Se o apoio for

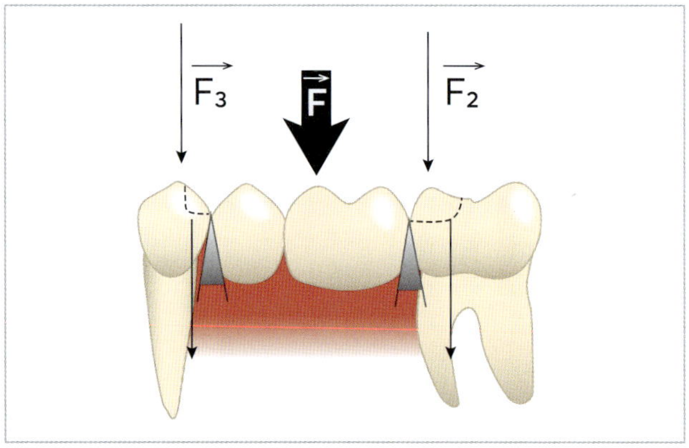

Figura 23 Esquema ilustrativo de apoio oclusal vizinho ao espaço protético. A força mastigatória (F) é transmitida aos elementos dentários pelos apoios posicionados nos nichos (F_2 e F_3).
Fonte: Disciplina de Prótese Parcial Removível – FOAr-Unesp.

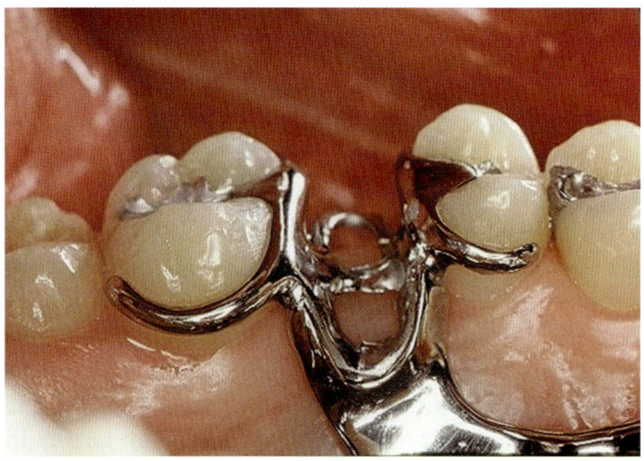

Figura 24 Imagem clínica ilustrativa de apoios localizados nas regiões de crista marginal distal do elemento 15 e mesial do elemento 17 (vizinhas ao espaço protético).
Fonte: Disciplina de Prótese Parcial Removível – FOAr-Unesp.

planejado segundo a regra, ou seja, na região mesial, o grampo de retenção fica com um comprimento muito curto, reduzindo a flexibilidade necessária desse componente e tornando-o rígido. Essa rigidez pode causar forças laterais excessivas nos dentes de suporte.[1] Além disso, se houver apenas apoio na mesial, a resultante de forças fica direcionada distante do centro de rotação do dente e pode ocasionar forças laterais nocivas ao pilar (Figura 25).

Nesse caso, um apoio oclusal adicional deve ser planejado na superfície distal, permitindo que o grampo de retenção tenha origem nesse apoio da região distal para atingir, com sua ponta ativa, a área retentiva na mesial. A localização desse segundo apoio a distância do espaço protético proporciona, também, a incidência das forças resultantes mais próximas ao centro de rotação do dente (Figuras 26 e 27). Salienta-se que o apoio oclusal na região mesial deve ser mantido, pois, nessa região, o apoio é unido ao conector menor, cuja função é atuar como plano guia para a inserção e a remoção da prótese e como proteção da papila gengival contra a impacção alimentar.[1]

- *Em função da estética:* nos casos de espaços intercalados com dentes pilares anteriores, a regra de colocação do apoio pode ser alterada por finalidade estética. Nessas situações, está indicado o uso do grampo de retenção MDL modificado. Esse grampo começa no apoio localizado na região de cíngulo, contorna a lingual e a superfície proximal (vizinha ao espaço protético) e atinge a área retentiva na distovestibular ou mesiovestibular, tornando o grampo mais estético. Além de favorecer a estética, a extensão do grampo para vestibular proporciona um comprimento adequado para que ele possa exercer corretamente suas funções. Assim, um único grampo exerce as funções de oposição (porção lingual, rígida) e retenção (porção vestibular, flexível), associando, dessa forma, a função com a estética (Figuras 28, 29 e 30).[1]

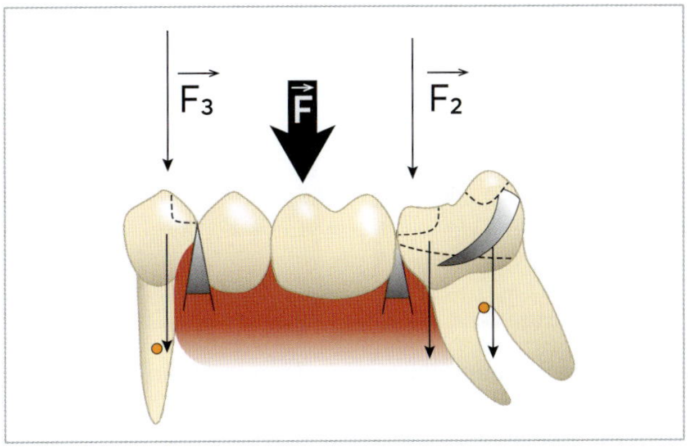

Figura 26 Esquema ilustrativo de apoio oclusal em dente posterior inclinado para o espaço protético: apoio oclusal adicional deve ser planejado a distância do espaço protético no molar (distal). O grampo de retenção circunferencial posicionado de distal para a mesial apresenta adequado comprimento e flexibilidade. A força mastigatória (F) é transmitida aos elementos dentários pelos apoios, estando mais próxima do centro de rotação do dente.
Fonte: Disciplina de Prótese Parcial Removível – FOAr-Unesp.

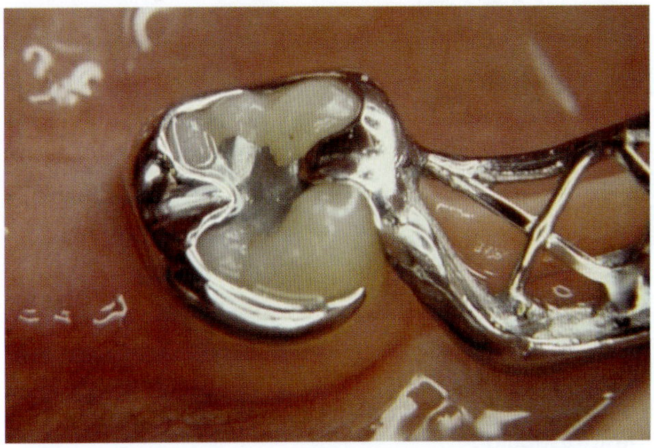

Figura 27 Imagem clínica ilustrando o apoio adicional na região distal do molar (distante do espaço protético), em decorrência de a área retentiva estar localizada na região mesiolingual. O apoio oclusal na região mesial deve ser mantido para a preservação da papila gengival.
Fonte: Disciplina de Prótese Parcial Removível – FOAr-Unesp.

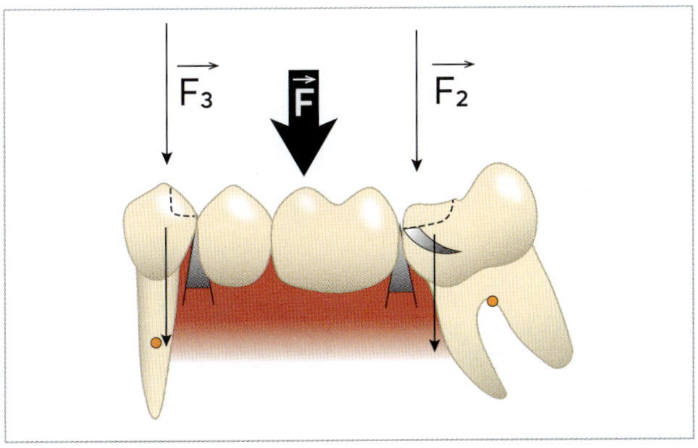

Figura 25 Esquema ilustrativo de localização de apoio oclusal em dente posterior inclinado para o espaço protético: com o apoio oclusal planejado vizinho ao espaço protético, o grampo de retenção circunferencial fica muito curto e rígido, e a força mastigatória (F) é transmitida distante do centro de rotação do dente pilar.
Fonte: Disciplina de Prótese Parcial Removível – FOAr-Unesp.

Localização do apoio em extremidade livre

Em próteses de extremidade livre, o dente pilar na região distal do espaço protético está ausente. Nesse caso, a transmissão dos esforços ao osso alveolar é feita tanto pelo dente pilar como pelo rebordo residual, por meio dos apoios e da sela acrílica da PPR. Em razão

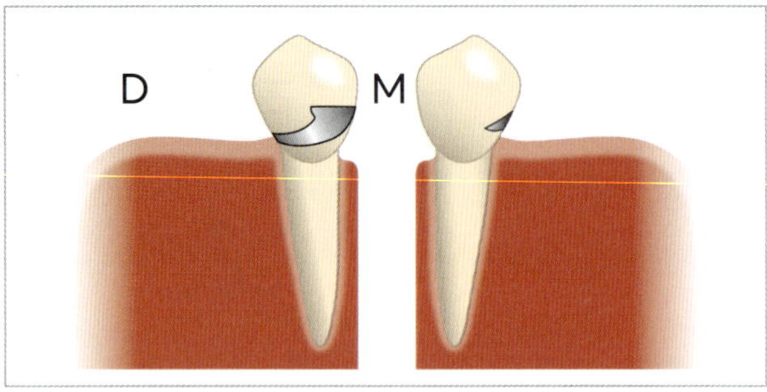

Figura 28 Esquema ilustrativo da colocação do apoio a distância do espaço protético em um canino. Na esquerda, vista da face lingual, com o apoio no cíngulo na mesiolingual, e o grampo MDL modificado se estendendo para a distal. Na direita, vista vestibular com ponta ativa do grampo MDL modificado, localizada na região distovestibular.
Fonte: Disciplina de Prótese Parcial Removível – FOAr-Unesp.

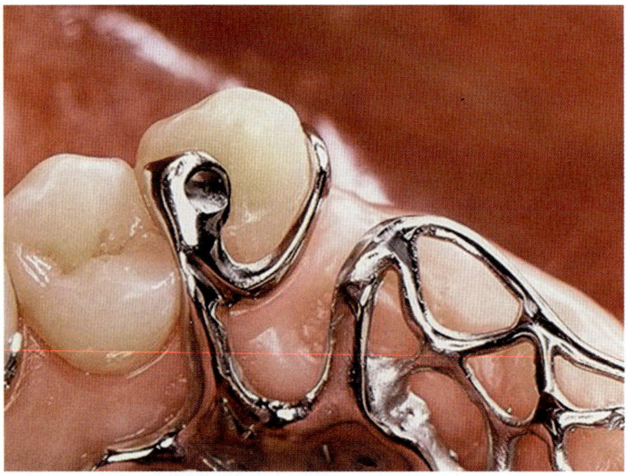

Figura 29 Imagem clínica ilustrando o grampo MDL modificado. Apoio posicionado na distolingual (cíngulo), grampo contornando a lingual e a proximal com a ponta ativa na mesiovestibular.
Fonte: Disciplina de Prótese Parcial Removível – FOAr-Unesp.

da existência de diferenças entre a elasticidade das fibras do ligamento periodontal dos dentes de suporte e a resiliência da fibromucosa que reveste o rebordo alveolar, a prótese fica instável. Como consequência, os apoios alojados nos nichos dos dentes vizinhos ao espaço edêntulo se tornam o fulcro de um movimento de rotação, que pode ser direcionado ao rebordo ou ao lado oposto. Dessa maneira, quando há aplicação da força mastigatória na região da sela da PPR, existe uma tendência de que os elementos posicionados distalmente ao fulcro se desloquem na direção do movimento, aproximando-se do rebordo, e os que se localizam mesialmente ao fulcro se desloquem na direção oposta, afastando-se do rebordo. Por outro lado, quando algum tipo de alimento pegajoso ou a força muscular promover o movimento de afastamento da sela dos tecidos, ocorre o movimento inverso, ou seja, os elementos posicionados distalmente ao fulcro se deslocam em direção ao movimento, afastando-se do rebordo, e os que se localizam mesialmente ao fulcro se deslocam na direção oposta, aproximando-se do rebordo.[1,4]

Assim, a localização do apoio no dente de suporte principal, no caso de extremidades livres, está definida por um sistema de alavancas. Quando o ponto de apoio está situado entre a resistência e a potência, é formada uma alavanca do 1º gênero (Figura 31), ou seja, a resistência e a potência se deslocam em sentidos opostos, como no funcionamento de uma gangorra (Figura 32).[1,4]

Caso o ponto de apoio seja deslocado para uma das extremidades, de forma que a resistência e a potência fiquem do mesmo lado, forma-se uma alavanca do 2º gênero, ou seja, a resistência (R) e a potência (P) caminham no mesmo sentido (Figura 33). Um exemplo desse tipo de alavanca é o carrinho de mão carregado por um operador (Figura 34).[1,4]

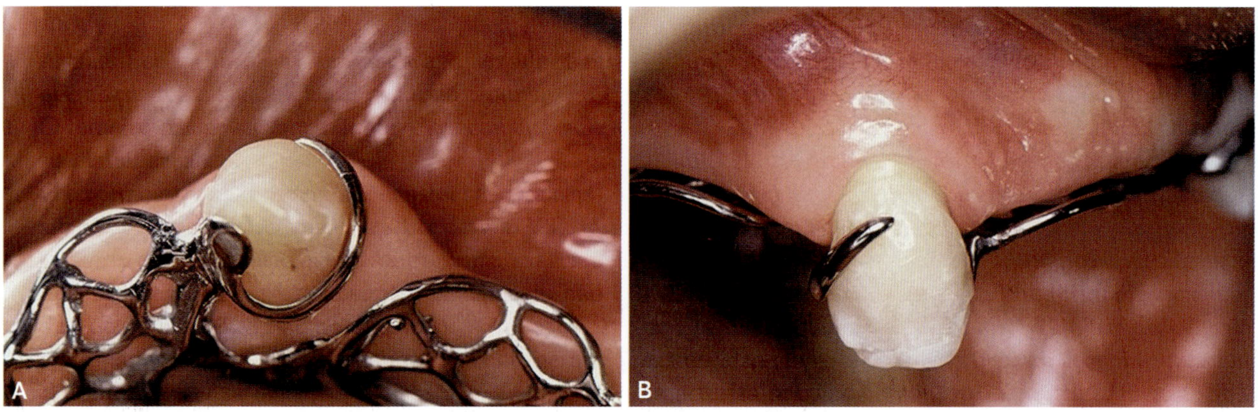

Figura 30 Imagens clínicas ilustrativas de grampo MDL modificado: em (A), vista oclusal do apoio localizado no cíngulo na mesiolingual, em que o grampo MDL modificado se estende para a região distovestibular; em (B), vista vestibular do grampo MDL modificado, com ponta ativa localizada na região distovestibular.
Fonte: Disciplina de Prótese Parcial Removível – FOAr-Unesp.

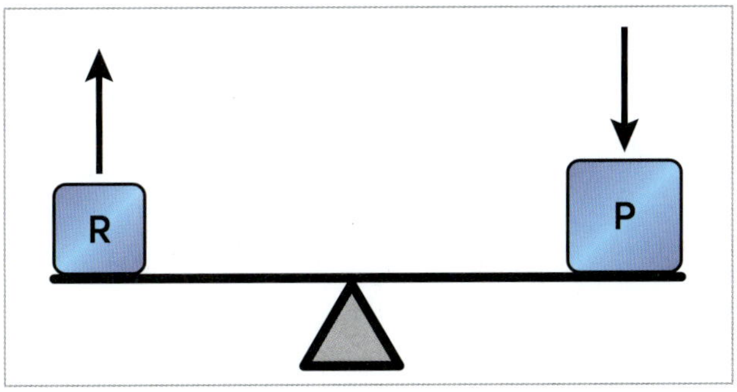

Figura 31 Esquema ilustrativo de alavanca do 1° gênero. P: potência; R: resistência; Δ: fulcro da alavanca (representado pelo apoio).

Fonte: Disciplina de Prótese Parcial Removível – FOAr-Unesp.

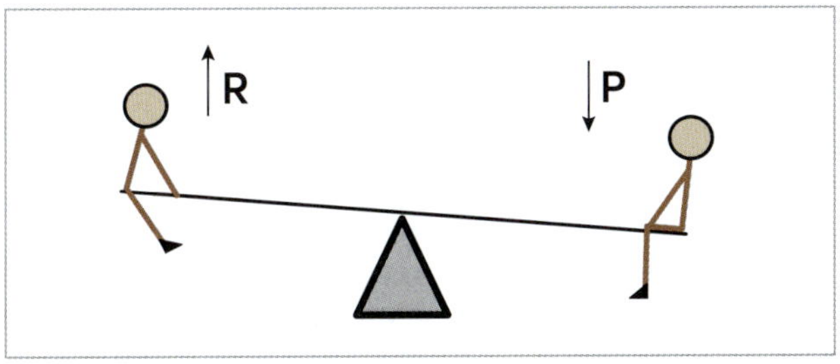

Figura 32 Esquema ilustrativo de alavanca do 1° gênero: um exemplo desse tipo de alavanca é a gangorra.

Fonte: Disciplina de Prótese Parcial Removível – FOAr-Unesp.

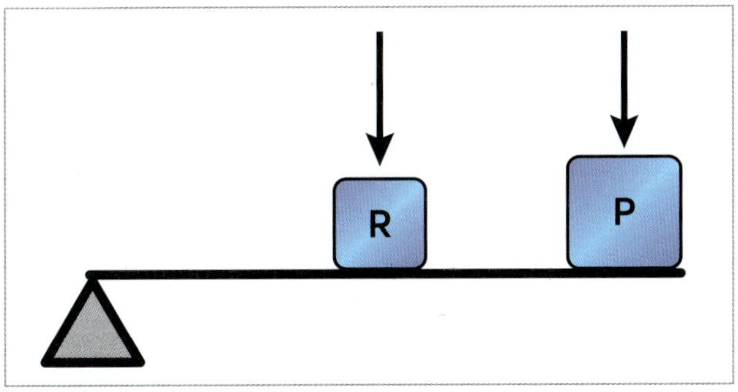

Figura 33 Esquema ilustrativo da alavanca do 2° gênero. P: potência; R: resistência; Δ: fulcro da alavanca (representado pelo apoio).

Fonte: Disciplina de Prótese Parcial Removível – FOAr-Unesp.

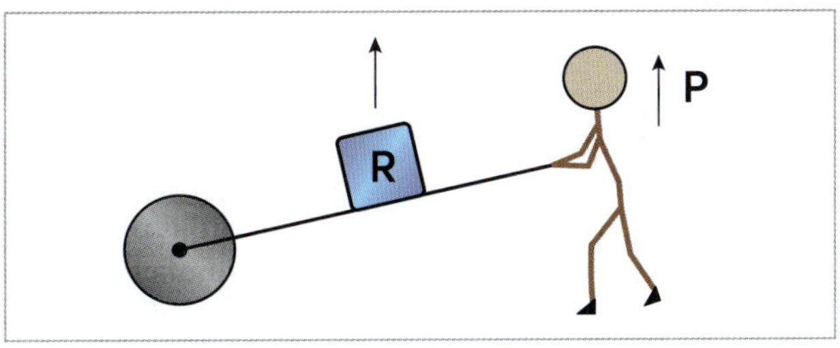

Figura 34 Esquema ilustrativo de alavanca do 2° gênero: um exemplo desse tipo de alavanca é o carrinho de mão.

Fonte: Disciplina de Prótese Parcial Removível – FOAr-Unesp.

Se essas considerações forem relacionadas com as alavancas criadas na PPR, podem-se obter as seguintes situações:

- **1ª situação:** em um dente vizinho à extremidade livre, se o apoio for planejado na região distal, ocorre a formação de uma alavanca do 1° gênero. Desse modo, quando uma força mastigatória (braço de potência) incide sobre a prótese, tentando aproximá-la dos tecidos, o grampo de retenção (braço de resistência) caminha em sentido contrário, ou seja, movimenta-se em direção ao equador protético, tornando-se ativo (Figura 35). Essa situação é indesejável, pois, nesse momento, a resultante de forças que incide sobre o dente pilar é prejudicial e desnecessária.

Quando, porém, forças cérvico-oclusais tentam deslocar a prótese – p.ex., durante ação muscular ou ação pegajosa dos alimentos (potência) –, o grampo de retenção (resistência) atua em sentido contrário, ou seja, afasta-se do equador protético e se torna passivo (Figura 36). Portanto, nesse tipo de prótese, o apoio vizinho ao espaço protético não promove a resistência desejada ao seu deslocamento mediante as forças que tendem a removê-la, como seria de se esperar.[1,26]

- **2ª situação:** no caso de o apoio ser planejado a distância do espaço protético, na mesial do dente pilar, é formada uma alavanca do 2° gênero. Nesse caso, quando uma força mastigatória incide sobre a prótese (potência), o grampo de retenção (resistência) caminha no mesmo sentido, isto é, em direção contrária ao equador protético, tornando-se passivo (Figura 37).[1,26] Assim, durante a mastigação, o grampo ficará passivo, reduzindo a formação de forças nocivas aos dentes pilares e preservando o periodonto de sustentação.[1,26]

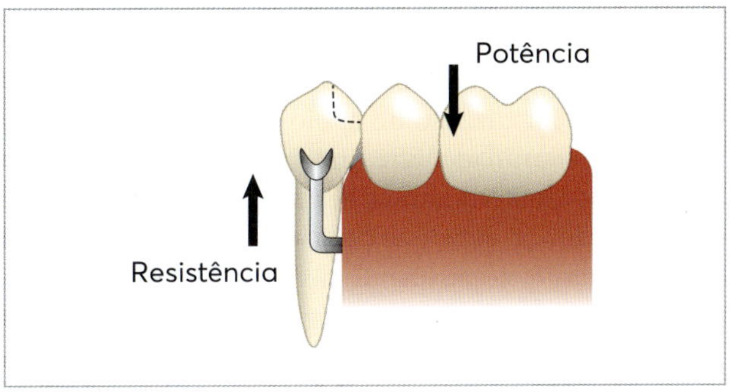

Figura 35 Esquema ilustrativo de alavanca de 1° gênero resultante da colocação de apoio na distal do dente vizinho à extremidade livre: o grampo se torna ativo mediante a ação de uma força oclusal, que aproxima a sela dos tecidos.

Fonte: Disciplina de Prótese Parcial Removível – FOAr-Unesp.

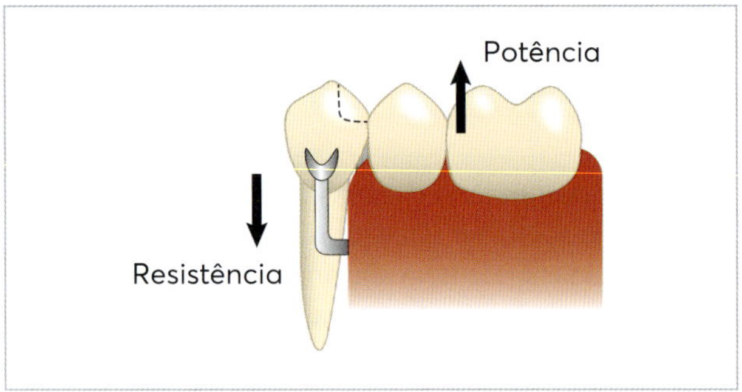

Figura 36 Esquema ilustrativo de alavanca do 1° gênero resultante da colocação de apoio na distal do dente vizinho à extremidade livre: o grampo se torna passivo frente a uma força que afasta a sela dos tecidos.
Fonte: Disciplina de Prótese Parcial Removível – FOAr-Unesp.

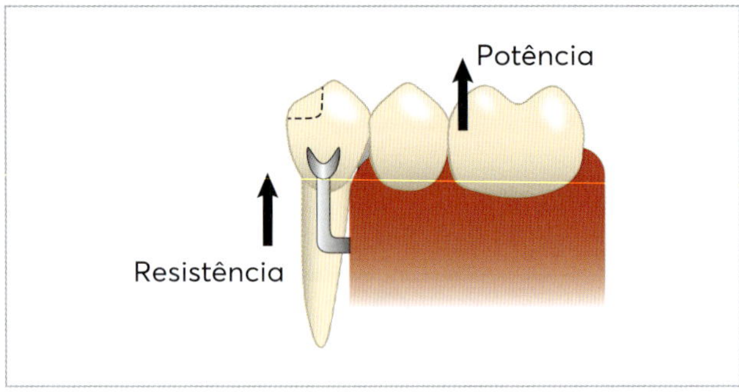

Figura 38 Esquema ilustrativo de alavanca do 2° gênero resultante da colocação de apoio na mesial do dente vizinho à extremidade livre: o grampo torna-se ativo frente a uma força que afasta a sela dos tecidos.
Fonte: Disciplina de Prótese Parcial Removível – FOAr-Unesp.

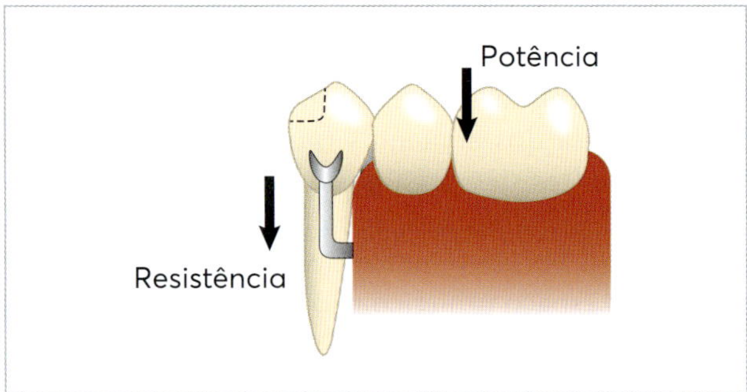

Figura 37 Esquema ilustrativo de alavanca do 2° gênero resultante da colocação de apoio na mesial do dente vizinho à extremidade livre: o grampo torna-se passivo frente a uma força oclusal que aproxima a sela dos tecidos.
Fonte: Disciplina de Prótese Parcial Removível – FOAr-Unesp.

Da mesma forma, quando uma força tende a deslocar a prótese da sua posição de assentamento final, o grampo se move no mesmo sentido, ou seja, em direção ao equador protético, tornando-se ativo, como desejável (Figura 38). Essa situação é ideal, pois o grampo de retenção somente se torna ativo, gerando forças sobre o dente, quando a prótese estiver sendo deslocada de sua posição de assentamento final.

Assim, a localização do apoio em dentes pilares vizinhos à extremidade livre, independentemente de ser anterior ou posterior, deve ser sempre a distância do espaço protético, para que haja a formação de alavanca do 2° gênero e, consequentemente, a minimização de forças prejudiciais ao dente (Figura 39).[1,11,26]

Técnicas de confecção dos nichos

Como já visto anteriormente, os apoios devem estar alojados nos nichos, os quais precisam ser preparados sobre as superfícies funcionais dos dentes pilares (oclusal dos dentes posteriores e cíngulo ou incisal dos dentes anteriores). Os nichos devem proporcionar espaço adequado para a colocação dos apoios, impedindo que atuem como contato prematuro ou interferência oclusal e possibilitando a transmissão das forças mastigatórias no sentido do longo eixo dos dentes pilares. Assim, é necessário que o preparo dos nichos seja realizado de maneira criteriosa para que os apoios possam cumprir adequadamente suas funções. As características e técnicas de confecção de nichos serão discutidas no Capítulo 11, que descreve as técnicas para a realização dos diferentes preparos nos dentes pilares, a fim de receber a estrutura metálica de uma PPR de acordo com os princípios biomecânicos que regem o seu planejamento.

CONSIDERAÇÕES FINAIS

Como foi possível observar no transcorrer deste capítulo, o conhecimento a respeito dos apoios e ni-

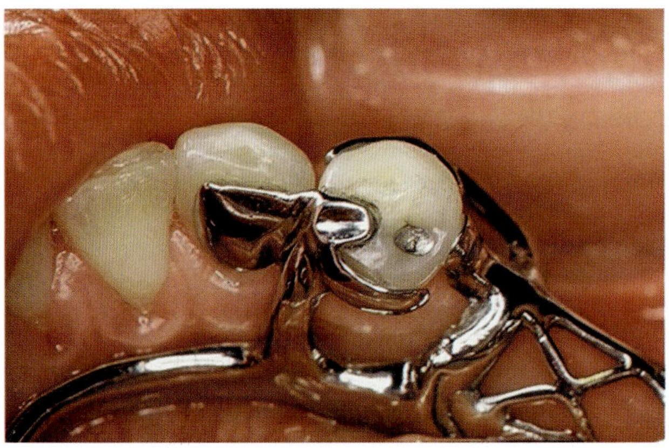

Figura 39 Imagem clínica ilustrativa de apoio oclusal a distância do espaço protético em dente vizinho à extremidade livre.
Fonte: Disciplina de Prótese Parcial Removível – FOAr-Unesp.

chos, bem como suas funções e características, é primordial para um adequado planejamento e a correta execução das PPR. Infelizmente, não é raro encontrar na literatura estudos demonstrando que, mesmo na atualidade, o preparo de nichos, que poderia ser considerado o mais básico dos preparos de boca necessários para a confecção de PPR, ainda seja negligenciado ou realizado de forma incorreta.[8,27-29] Estudos realizados no Brasil encontraram que 63%[29] e 70%[28] dos modelos avaliados em laboratórios de prótese não apresentavam preparos de nichos. Mesmo em países desenvolvidos, observou-se que 70% dos modelos não tinham preparos de nichos e que 49% das PPR foram produzidas sem apoios.[8] Outro estudo, realizado nos Estados Unidos, demonstrou que uma em cada cinco PPR confeccionadas não tinha apoios.[27] Além disso, um estudo[7] constatou que pós-graduados e professores de prótese têm a tendência de preparar nichos mais adequados do que clínicos gerais, o que enfatiza a premência da educação continuada para uma prática clínica adequada.

Com base no que foi apresentado e discutido durante este capítulo, fica clara a necessidade de aprimorar o ensino da PPR com ênfase em tópicos como planejamento do tratamento, preparo de boca, delineamento e princípios de desenho, assim como de enfatizar os riscos apresentados por desenhos de próteses inadequados e de baixa qualidade para a saúde bucal dos pacientes.[7,8,29] A aplicação adequada do conhecimento a respeito dos apoios e nichos repercute positivamente na prática clínica dos profissionais que reabilitam seus pacientes com PPR, devolvendo a eles a função e a estética, bem como mantendo a saúde dos tecidos remanescentes.

FLUXOGRAMA DE CUIDADOS

Critérios para determinar a localização do apoio de acordo com a transmissão de esforços no arco parcialmente edêntulo

Espaços intercalados

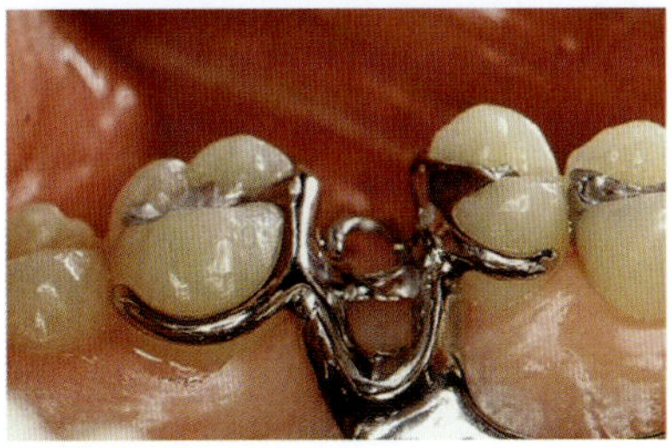

1. Apoio **preferencialmente** planejado na superfície dental vizinha ao espaço protético.
2. Possíveis razões de modificações dessa posição: **localização da área retentiva** ou **necessidade estética**.

Extremidade livre

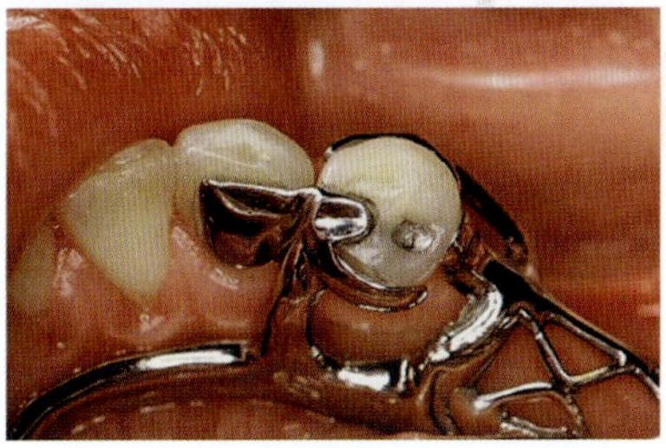

1. Apoio **sempre** planejado na superfície dental distante do espaço protético.
2. Evitar **alavanca de 1° gênero**, com possíveis efeitos nocivos sobre os elementos de suporte.

REFERÊNCIAS BIBLIOGRÁFICAS

1. Batista AUD, Carreiro AFP. Componentes das próteses parciais removíveis. In: Carreiro AFP, Batista AUD (eds). Prótese parcial removível contemporânea. 1.ed. São Paulo: Santos, 2013. p.25-50.
2. Driscoll CF, Freilich MA, Guckes AD, Knoernschild KL, Mcgarry TJ. The glossary of prosthodontic terms. J Prosthet Dent. 2017;117(5S):e1-e105.
3. Carr AT, Brown DT. Prótese parcial removível de McCracken. 12.ed. St Louis: Elsevier, 2012. 400p.
4. Avant WE. Indirect retention in partial denture design. J Prosthet Dent. 2003;90(1):1-5.
5. Rudd RW, Bange AA, Rudd KD, Montalvo R. Preparing teeth to receive a removable partial denture. J Prosthet Dent. 1999;82(5):536-549.
6. Sampaio-Fernandes MAF, Sampaio-Fernandes MM, Fonseca PA, Almeida PR, Reis-Campos JC, Figueiral MH. Evaluation of

occlusal rest seats with 3D technology in dental education. J Dent Educ. 2015;79(2):166-176.

7. Culwick PF, Howell PGT, Faigenblum MJ. The size of occlusal rest seats prepared for removable partial dentures. Br Dent J. 2000;189(6):318-322.
8. Rice JA, Lynch CD, McAndrew R, Milward PJ. Tooth preparation for rest seats for cobalt-chromium removable partial dentures completed by general dental practitioners. J Oral Rehabil. 2011;38(1):72-78.
9. Dunham D, Brudvik JS, Morris WJ, Plummer KD, Cameron SM. A clinical investigation of the fit of removable partial dental prosthesis clasp assemblies. J Prosthet Dent. 2006;95(4):323-326.
10. Sato Y, Shindoi N, Koretake K, Hosokawa R. The effect of occlusal rest size and shape on yield strength. J Prosthet Dent. 2003;89(5):503-507.
11. Kim JJ. Revisiting the removable partial denture. Dent Clin North Am. 2019;63(2):263-278.
12. Ivanhoe JR. Alternative cingulum rest seat. J Prosthet Dent. 1985;54(3):395-396.
13. Zanetti AL, Mengar MA, Novelli MD, Laganá DC. Thickness of the remaining enamel after the preparation of cingulum rest seats on maxillary canines. J Prosthet Dent. 1998;80(3):319-322.
14. Latta GH. A technique for preparation of lingual rest seats in light-cured composite. J Prosthet Dent. 1988;60(1):127.
15. Lopes JFS, Vergani CE, Giampaolo ET, Pavarina AC, Machado AL. Shear bond strength fatigue limit of rest seats made with dental restoratives. J Adhes Dent. 2007;9(2):203-208.
16. Maeda Y, Kinoshita Y, Satho H, Yang TC. Influence of bonded composite resin cingulum rest seats on abutment tooth periodontal tissues: a longitudinal prospective study. Int J Prosthodont. 2008;21(1):37-39.
17. Aquino ARL, Barreto AO, Aquino LMM, Ferreira AMF, Carreiro AFP. Longitudinal clinical evaluation of undercut areas and rest seats of abutment teeth in removable partial denture treatment. J Prosthodont. 2011;20(8):639-642.
18. Bohnenkamp DM. Removable partial dentures. Dent Clin North Am. 2014;58(1):69-89.
19. Jorge JH, Vergani CE, Giampaolo ET, Machado AL, Pavarina AC. Preparos de dentes pilares para prótese parcial removível. Rev Odontol Unesp. 2006;35(3):215-222.
20. Pospiech P, Nagel F, Gebhart F, Nothdurft FP, Mitov G. In vitro investigation of the performance of different restorative materials under cast circumferential clasps for removable dental prostheses. Clin Oral Investig. 2012;16(6):1659-1667.
21. Laske M, Opdam NJM, Bronkhorst EM, Braspenning JCC, Huysmans MCDNJM. Ten-year survival of class II restorations placed by general practitioners. JDR Clin Transl Res. 2016;1(3):292-299.
22. Kancyper S, Sierraalta M, Razzoog ME. All-ceramic surveyed crowns for removable partial denture abutments. J Prosthet Dent. 2000;84(4):400-402.
23. Pihlaja J, Näpänkangas R, Kuoppala R, Raustia A. Veneered zirconia crowns as abutment teeth for partial removable dental prostheses: a clinical 4-year retrospective study. J Prosthet Dent. 2015;114(5):633-636.
24. Yoon TH, Chang WG. The fabrication of a CAD/CAM ceramic crown to fit an existing partial removable dental prosthesis: a clinical report. J Prosthet Dent. 2012;108(3):143-146.
25. Manchester JA, Chung KH, Brudvik JS, Ramos V, Chen YW. Fracture resistance of cingulum rest seats in CAD-CAM tooth-colored crowns for removable partial denture abutments. J Prosthet Dent. 2019;121(5):828-835.
26. Kratochvil FJ. Influence of occlusal rest position and clasp design on movement of abutment teeth. J Prosthet Dent. 1963;13(1):114-124.
27. Pun DK, Waliszewski MP, Waliszewski KJ, Berzins D. Survey of partial removable dental prosthesis (partial RDP) types in a distinct patient population. J Prosthet Dent. 2011;106(1):48-56.
28. Batista AUD, Sales JPLA, Farias-Neto A, Carreiro AFP. Avaliação do planejamento de prótese parcial removível em modelos recebidos por laboratórios de João Pessoa, PB. Pesqui Bras Odontopediatria Clin Integr. 2011;11(1):53-58.
29. Farias-Neto A, Silva RSG, Diniz AC, Batista AUD, Carreiro AFP, Silva RSG et al. Ethics in the provision of removable partial dentures. Braz J Oral Sci. 2012;11(1):19-24.

4

Retentores diretos extracoronários: grampos de retenção e de oposição

Paula Volpato Sanitá
Carlos Eduardo Vergani

Para que as próteses parciais removíveis (PPR) possam restabelecer, de forma adequada, as funções fisiológicas dos pacientes parcialmente desdentados, é fundamental a obtenção de suporte, retenção e estabilidade. A retenção é a capacidade da prótese de resistir às forças que tendem a deslocá-la no sentido cérvico-oclusal/incisal a partir de sua posição de assentamento final, ou seja, que tendem a removê-la.[1-3]

Durante a função de uma PPR, o suporte é obtido pelo correto planejamento de apoios oclusais; no caso de próteses dentomucosssuportadas, isso acontece também pela adaptação da base da prótese aos tecidos de suporte. Por outro lado, a retenção é obtida, primordialmente, pela ação mecânica dos retentores diretos extracoronários, pela retenção friccional entre os demais componentes da PPR e os tecidos rígidos (dentários) do paciente e pela ação conjunta de forças físicas inerentes às bases das próteses removíveis (adesão, coesão e pressão atmosférica) e de elementos biológicos intrínsecos ao paciente (como seu controle muscular na adaptação dos músculos da língua e da bochecha sobre as superfícies polidas da base da prótese). Os retentores diretos extracoronários mantêm contato com os dentes pilares, resistindo às forças que tendem a deslocar a prótese no sentido cérvico-oclusal/incisal, sendo esses elementos denominados **grampos de retenção**. Como as pontas ativas desses grampos são localizadas em áreas retentivas dos dentes pilares, quando em função, esses elementos geram forças horizontais que, dependendo do planejamento realizado, podem ser prejudiciais às estruturas biológicas de suporte dos dentes. Assim, para o controle dessas forças nocivas, deve-se planejar elementos estabilizadores,[2] denominados **grampos de oposição**.

O adequado planejamento desses retentores diretos extracoronários é, portanto, essencial tanto para promover a retenção das PPR quanto para a sua estabilidade. A escolha de quais retentores devem ser utilizados, bem como sua localização, é de responsabilidade do cirurgião-dentista, que deve conhecer detalhadamente os tipos de grampos de retenção e de oposição, suas características, indicações e funções.

BASES PARA A PRÁTICA CLÍNICA, NÍVEIS DE EVIDÊNCIA E RECOMENDAÇÕES

Grampos de retenção

Os grampos de retenção são os únicos componentes flexíveis da estrutura metálica de uma PPR. Todos os demais elementos são rígidos. A flexibilidade dos grampos de retenção permite que eles se deformem quando submetidos a alguma força, possibilitando que ultrapassem o equador protético dos dentes (área de maior convexidade) em direção à cervical e recuperem suas dimensões, fornecendo a retenção.[1-3]

A quantidade de retenção de uma PPR deve ser a mínima necessária para manter a prótese em posição estável durante sua utilização pelo paciente. Essa quantidade é fornecida, primordialmente, pela somatória da retenção de todos os grampos de retenção planejados para cada caso (Figura 1). Esses grampos são planejados em delineador, determinando-se sua localização em uma área retentiva ideal, obtida com o disco calibrador de 0,25 mm. A quantidade de retenção deve respeitar o limite de tolerância biológica do periodonto de suporte dos dentes pilares contra as forças laterais originadas pela flexão da ponta ativa do grampo de retenção e também o limite de flexibilidade das ligas de cobalto-cromo (Co-Cr), frequentemente utilizadas na confecção das estruturas metálicas.[4,5]

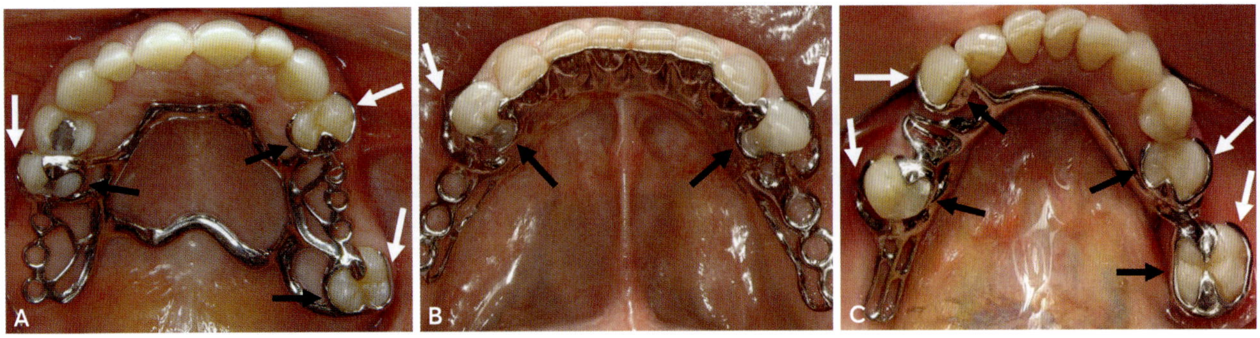

Figura 1 Imagens clínicas de estruturas metálicas assentadas em arcos parcialmente desdentados e planejadas com retenção adquirida pela ação conjunta de todos os grampos de retenção (setas brancas) e estabilização adquirida pela ação conjunta dos grampos de oposição (setas pretas). Em (A), arco superior de Classe II modificação 1; em (B) e (C), arcos inferiores de Classe I e Classe II modificação 1, respectivamente.

Fonte: Disciplina de Prótese Parcial Removível – FOAr-Unesp.

O limite de flexibilidade dos grampos de retenção depende diretamente de quatro fatores fundamentais:[1,2,6]

- Comprimento do grampo: quanto maior o comprimento de um grampo, maior sua flexibilidade, ou seja, o comprimento do grampo é diretamente proporcional à sua flexibilidade (Figura 2A). Assim, um grampo circunferencial em um molar será mais flexível do que em um pré-molar, desde que as outras variáveis sejam constantes e equivalentes. Além disso, devem ser comtemplados os planos de curvatura dos grampos. Quanto mais planos de curvatura estiverem presentes no desenho de um grampo, menor será sua flexibilidade. Por exemplo, um grampo de ação de pontas que apresenta mais planos de curvatura é menos flexível do que um grampo circunferencial, que apresenta menos planos de curvatura (Figura 2B).
- Espessura do grampo: quanto mais espesso for o grampo, menor será sua flexibilidade (Figura 2C). Assim, a espessura é inversamente proporcional à flexibilidade do grampo de retenção. Quando a espessura de um grampo é diminuída à metade, sua flexibilidade é aumentada em até oito vezes.[7]
- Secção transversal do grampo: os grampos obtidos por enceramento e fundição apresentam secção transversal em forma de meia-cana, o que determina menor flexibilidade em relação aos grampos com secção transversal circular (estes, inclusive, flexionam-se igualmente em todas as direções) (Figura 2D). Os grampos com secção transversal em forma de meia-cana são os mais utilizados por apre-

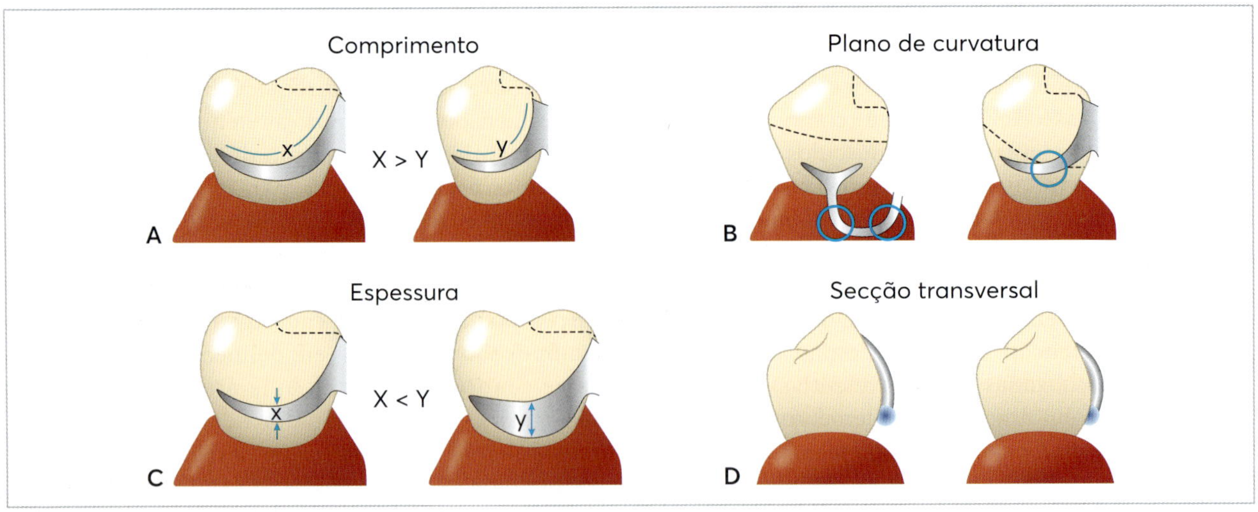

Figura 2 Esquemas demonstrativos dos fatores que influenciam a flexibilidade do grampo de retenção: em (A), quanto maior o comprimento, maior a flexibilidade; em (B), quanto maior o número de planos de curvatura, menor a flexibilidade; em (C), quanto maior a espessura, menor a flexibilidade; em (D), secção transversal em forma de meia-cana, com menor flexibilidade em relação à forma circular.

Fonte: Disciplina de Prótese Parcial Removível – FOAr-Unesp.

sentarem flexibilidade suficiente para seu adequado desempenho, bem como facilidade de confecção e flexão satisfatória no sentido horizontal.

- Tipo de liga: as ligas mais comumente utilizadas para a confecção das estruturas metálicas das PPR são as de Co-Cr. Essas ligas apresentam alto módulo de elasticidade (rigidez), resistência à corrosão (efeito passivador do cromo), baixo custo e técnica laboratorial bem definida.[4] As ligas de ouro, além do alto custo, apresentam, aproximadamente, o dobro da flexibilidade, o que, muitas vezes, dificulta seu emprego em PPR, principalmente quando se trata da obtenção de componentes rígidos da estrutura metálica. Atualmente, as ligas de titânio vêm sendo bastante estudadas.[4] Embora apresentem propriedades favoráveis, como baixa densidade, alta resistência e biocompatibilidade, algumas características desfavoráveis, como o processo de fundição, diretamente associado à incorporação de porosidades, devem ser mais bem avaliadas. Além disso, apresentam limitações referentes ao elevado custo e à maior flexibilidade, o que exige maior espessura em áreas rígidas.[8]

Tipos de grampos de retenção

De acordo com a origem e a morfologia, os grampos de retenção, descritos a seguir, podem ser classificados em circunferenciais, tipo barra (Roach), MDL ou Y modificado e de cíngulo. Quando se conhece os princípios básicos desses tipos de grampos, suas variações morfológicas são facilmente compreendidas.

Grampos circunferenciais

Os grampos circunferenciais de retenção se originam nos apoios oclusais e apresentam ação por abraçamento, formando menor ângulo com a superfície dental. São divididos em terços, de acordo com sua flexibilidade (Figura 3):

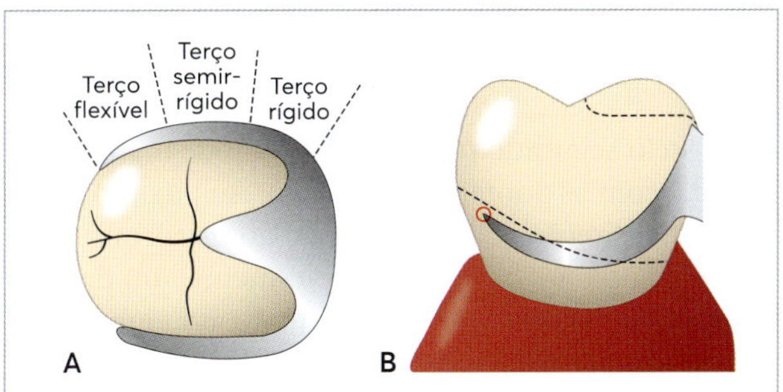

Figura 3 Esquema ilustrativo de grampo circunferencial de retenção por vista oclusal (A), que mostra sua origem em apoio oclusal e a divisão em terços, e por vista vestibular (B), que mostra o terço flexível afilado, com ponta localizada em área retentiva abaixo do equador protético (linha tracejada). Fonte: Disciplina de Prótese Parcial Removível – FOAr-Unesp.

- o primeiro terço, ou porção inicial, é rígido, unido ao apoio oclusal e localiza-se em área não retentiva;
- o segundo terço, ou porção intermediária, cruza o equador protético e é semirrígido;
- o último terço, ou porção final, é flexível e situa-se em área retentiva planejada durante análise em delineador.

Dessa forma, o grampo circunferencial atinge área retentiva em sentido oclusocervical. Como esse grampo atua por abraçamento, sem que sua ponta ativa forme ângulo em relação à superfície dentária (Figura 4), a sua ação retentiva é inferior àquela dos grampos tipo barra (Roach), conforme será descrito mais adiante. Além disso, esse grampo recobre boa parte da superfície axial do dente pilar e, por isso, não é considerado estético. Por essas razões, os grampos de retenção circunferenciais são indicados para dentes pilares posteriores, vizinhos a espaços protéticos intercalados.[2,3,6,9]

Na maior parte dos casos, os grampos circunferenciais de retenção são planejados na superfície vestibular dos dentes pilares. No entanto, em função da morfologia coronária e da inclinação do dente pilar, a área retentiva pode estar localizada na superfície lingual. Quando isso acontece, o grampo de retenção deve ser planejado nessa superfície (Figura 4).

Dependendo do número e da distribuição dos dentes remanescentes, no planejamento de arcos Classes II, III e IV de Kennedy,[2,6,10] deve ser indicado o grampo circunferencial geminado ou gêmeo, que se caracteriza pela união de dois grampos circunferenciais por meio dos apoios oclusais, na região interdental de dois dentes posteriores (molares e/ou pré-molares) (Figura 5).[2,6]

Grampos tipo barra (Roach)

Os grampos tipo barra foram idealizados por Finnie Ewing Roach em cinco formas básicas: T, U, L, I e C,[2] sendo o formato em T o mais utilizado (Figura 6).[3] Esses grampos originam-se na conexão maior (ou barra) e, quando ultrapassam a margem gengival, atingem a área retentiva da superfície dental no sentido cérvico-oclusal. Assim como o circunferencial, o grampo de Roach também é dividido em terços, dos quais os terços rígido e semirrígido são localizados em áreas de mucosa e, portanto, devem ser aliviados nessas áreas. Em comparação aos circunferenciais, os grampos tipo barra têm maior número de planos de curvatura, o que contribui para aumentar sua resistência à deformação (flexão).

Esses grampos podem apresentar duas pontas ativas (T) ou apenas uma (meio T ou I – apesar de a última ser pouco utilizada). Como somente suas pontas ativas mantêm contato com a superfície dental, um maior ân-

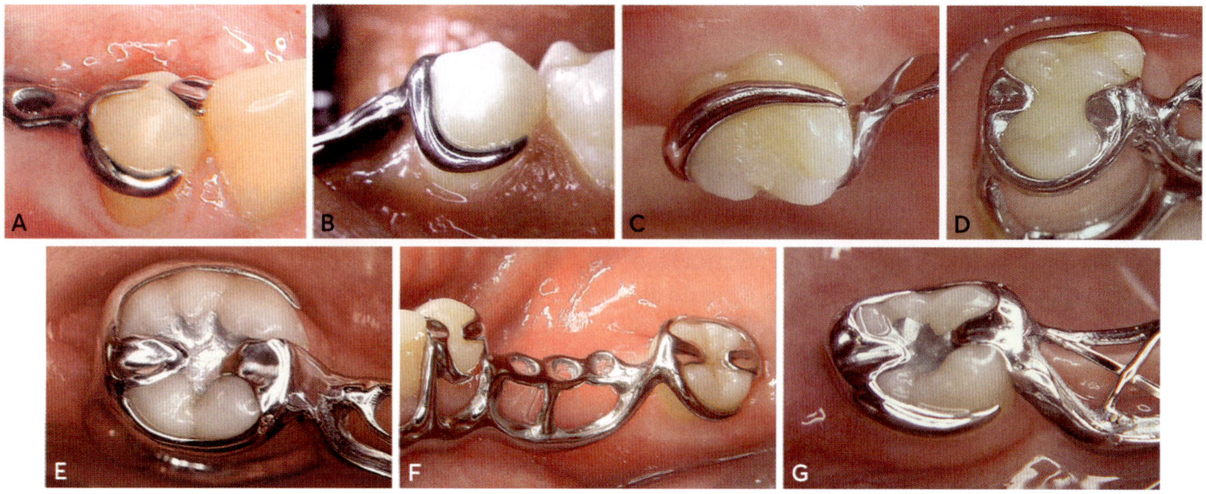

Figura 4 Imagens clínicas demonstrativas de grampo circunferencial de retenção, localizado nas faces vestibulares de pré-molares (A e B) e molares (C, D e E). Em (D) e (E), imagens oclusais que ilustram o contato do grampo em toda a superfície dental e a ação por abraçamento; em (F) e (G), grampo circunferencial de retenção, localizado nas faces linguais de molares.

Fonte: Disciplina de Prótese Parcial Removível – FOAr-Unesp.

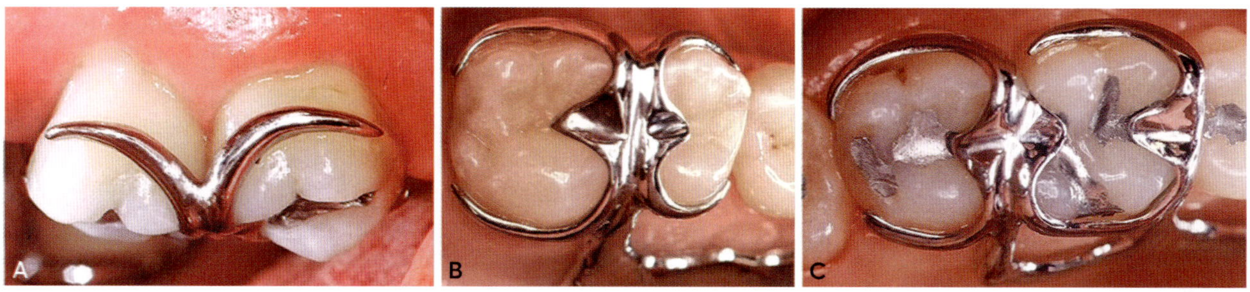

Figura 5 Imagens clínicas demonstrativas de grampo geminado em dois molares vizinhos (A) e em um molar e um pré-molar vizinhos (B). Em (C), grampo geminado em dois molares vizinhos, mas com os grampos de retenção por vestibular originando de apoios diferentes, em razão da localização das áreas retentivas. Na vista vestibular, em (A), destaque para as saídas dos grampos pelos apoios oclusais e pontas afiladas localizadas em áreas retentivas; na vista oclusal, em (B), ação por abraçamento em ambos os dentes.

Fonte: Disciplina de Prótese Parcial Removível – FOAr-Unesp.

gulo é formado com a superfície, quando comparado ao dos grampos circunferenciais. Dessa forma, durante o assentamento da PPR, as pontas ativas desses grampos se flexionam e deslizam sobre a superfície dos dentes de suporte, sem que haja resistência a esse deslocamento. Por outro lado, na remoção da prótese pelo paciente ou durante a atuação de forças mastigatórias ou musculares que tendem a deslocar a prótese no sentido cérvico-oclusal/incisal, as pontas desses grampos resistem ao movimento por meio de ação de tropeçamento.

A ação mecânica de tropeçamento pode ser facilmente exemplificada por meio da comparação com um rastelo segurado por um indivíduo de maneira inclinada, com as pontas junto ao solo. Ao puxar o rastelo em sua direção, o indivíduo não observa resistência ao deslocamento, havendo, simplesmente, um deslizamento das pontas no solo. Entretanto, ao empurrar o rastelo em sentido oposto, o indivíduo percebe uma maior dificuldade de movimentação, pois suas pontas "tropeçam" no solo e resistem ao deslocamento (Figura 7). Esse tipo de ação mecânica confere maior retenção aos grampos de Roach, que, portanto, são mais indicados em dentes pilares, anteriores ou posteriores, vizinhos às extremidades livres.[2,3,6,9,10]

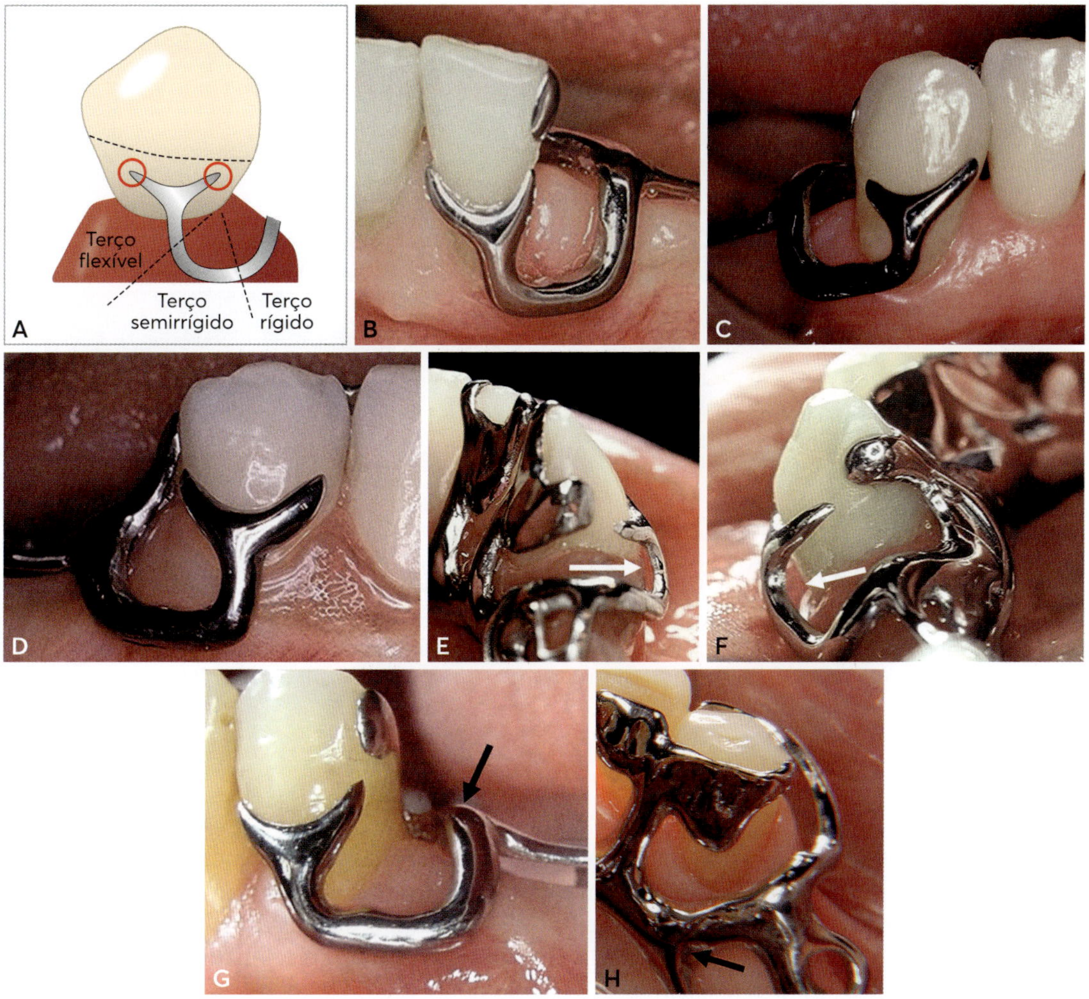

Figura 6 Em (A), esquema ilustrativo do grampo T de Roach, por vista vestibular, com sua divisão em terços e a presença de duas áreas retentivas; em (B), (C) e (D), imagens clínicas de grampos T de Roach em vista vestibular de dentes pilares anteriores (B e C) e posterior (D); em (E) e (F), vista lateral de grampos T de Roach mostrando contato apenas das pontas ativas e, nas setas brancas, formação de maior ângulo com o dente, além da presença de alívio na margem gengival; em (G) e (H), vista de grampos de Roach evidenciando sua origem nas conexões maiores (setas pretas).
Fonte: Disciplina de Prótese Parcial Removível – FOAr-Unesp.

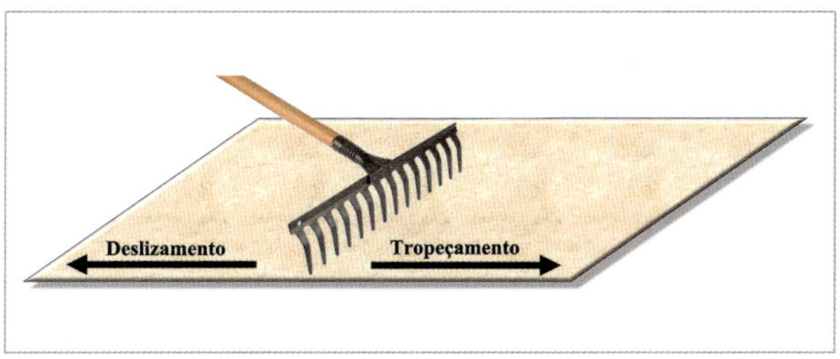

Figura 7 Esquema ilustrativo da ação de tropeçamento do grampo T de Roach. Durante a colocação da prótese, ilustrada pelo movimento do rastelo para a esquerda, não há resistência ao deslocamento, havendo somente um deslizamento de suas pontas. Por outro lado, durante a remoção da prótese, ilustrada pelo movimento do rastelo para a direita, há maior dificuldade de movimentação, pois suas pontas "tropeçam" e resistem ao deslocamento.
Fonte: Disciplina de Prótese Parcial Removível – FOAr-Unesp.

Grampo MDL ou Y modificado

Usualmente, o grampo MDL, também conhecido por grampo "Y", é indicado como grampo de oposição para dentes anteriores e abrange as superfícies mesial, distal e lingual (MDL) do dente pilar. Entretanto, diante de um espaço protético intercalado, no qual os dentes pilares são anteriores, esse grampo pode ser modificado para atuar como grampo de retenção e de oposição simultaneamente.[3] Para isso, é confeccionada uma pequena extensão do braço do grampo, vizinha ao espaço protético intercalado, atingindo área retentiva na região mésio ou distovestibular (Figura 8). Por esse motivo, o grampo MDL modificado é considerado mais estético que o grampo circunferencial e o de Roach. A atuação desse tipo de grampo ocorre no sentido inciso-cervical e, assim como o circunferencial, ele apresenta ação por

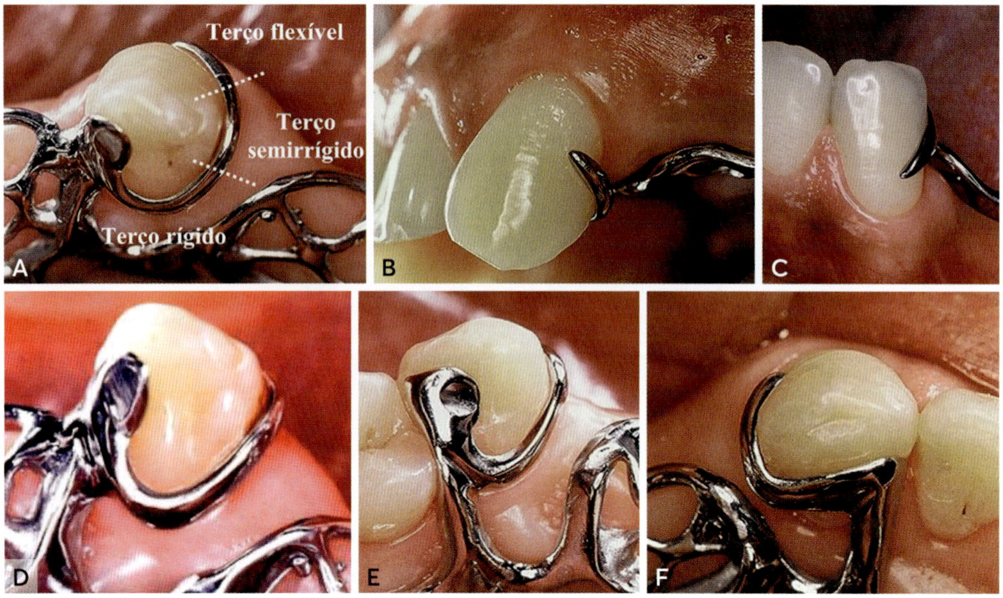

Figura 8 Em (A), imagens clínicas demonstrativas do grampo MDL modificado com sua divisão em terços; em (B) e (C), imagens ilustram a aparência das pontas ativas dos grampos por vestibular, favorecendo a estética; em (D) e (E), vista lingual de grampos MDL modificados, demonstrando sua origem no apoio oclusal; em (F), vista oclusal do grampo, que apresenta a sua ação por abraçamento.
Fonte: Disciplina de Prótese Parcial Removível – FOAr-Unesp.

abraçamento e forma menor ângulo com a superfície dental em comparação ao grampo de Roach. Também é dividido em terços de acordo com sua flexibilidade, sendo o primeiro terço rígido e unido ao apoio oclusal, o segundo terço semirrígido e o último terço flexível, atingindo a área retentiva. Da mesma forma que os grampos circunferenciais, o MDL modificado tem menor ação retentiva que o grampo de Roach e, portanto, somente é indicado para casos de dentes pilares anteriores, vizinhos a espaços intercalados.

Como pode ser observado na Figura 8, a porção semirrígida do grampo MDL modificado faz contato com a superfície proximal do dente pilar, que deve se encontrar paralela ao eixo de inserção e remoção da PPR, em razão da necessidade de se obter um plano guia. Assim, pelo contato do terço intermediário do grampo MDL modificado com a superfície dental proximal devidamente preparada, obtém-se, também, retenção friccional.

Grampos de cíngulo (cingulum clasp)

Os grampos de cíngulo podem ser indicados com o objetivo de favorecer a estética em casos de dentes pilares anteriores vizinhos a espaço protético intercalado, que serão restaurados com coroa total.[11] Nesse tipo de retentor, os elementos rígido e retentivo são posicionados na superfície lingual. Para isso, a coroa deve apresentar determinadas características, que serão definidas durante a fase de enceramento, com a utilização do delineador.

O grampo de cíngulo é constituído por dois componentes que se relacionam com a superfície lingual do dente pilar. Um deles é o grampo de retenção propriamente dito, com características semelhantes a um grampo circunferencial; o outro se trata de um apoio no cíngulo que, além do suporte vertical, promove a estabilização das forças horizontais geradas pela atuação do grampo de retenção (Figuras 9 e 10).

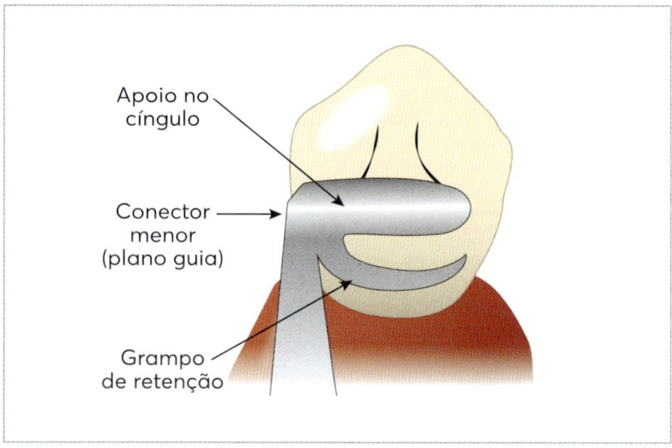

Figura 9 Esquema ilustrativo de grampo de cíngulo que demonstra, em vista lingual, apoio na região de cíngulo, conector menor em superfície de plano guia e braço de retenção.
Fonte: Disciplina de Prótese Parcial Removível – FOAr-Unesp.

Nesse grampo, o apoio é adaptado a um nicho confeccionado na superfície lingual da coroa protética (Figura 10A). Em uma vista proximal, esse nicho deve ser esculpido em forma de V durante o enceramento, de modo a obter um ângulo agudo entre suas paredes vestibular e lingual (Figura 10E). A ponta do braço de retenção situa-se em área retentiva, no terço cérvico-lingual (Figura 10B). As paredes convergentes do nicho direcionam as forças horizontais em sentido vertical, próximas ao longo eixo do dente. Além disso, as forças horizontais geradas pela flexão da ponta ativa do braço de retenção, de lingual para vestibular, são neutralizadas por meio do conjunto rígido formado pelo apoio oclusal e pelo conector menor. O apoio do grampo é unido à barra por meio de um conector menor, que mantém íntimo contato com um plano guia na superfície proximal, vizinha ao espaço protético. Esse conector promove a estabilização do dente pilar no sentido mésio-distal durante a ativação do grampo de retenção. Em virtude da ausência de grampo de retenção na superfície vestibular, o resultado estético obtido é mais favorável.[11]

Em vista da facilidade de planejamento e confecção e de atenderem os requisitos exigidos na maioria dos casos, os grampos de retenção mais utilizados no planejamento de PPR são o circunferencial, o de Roach e o MDL modificado. O grampo de cíngulo é uma opção adicional, que atende às necessidades de casos específicos, mas que deve ser planejado com cautela por exigir técnica apurada de preparo dentário ou confecção de coroa fresada. Dessa maneira, é possível notar que poucos tipos de grampo de retenção e suas variações são exigidos para o adequado planejamento das PPR. A seleção do tipo de grampo não se limita apenas aos seus aspectos morfológicos, mas também inclui o conhecimento de sua ação biomecânica na tríade retenção, suporte e estabilidade da prótese durante a função.

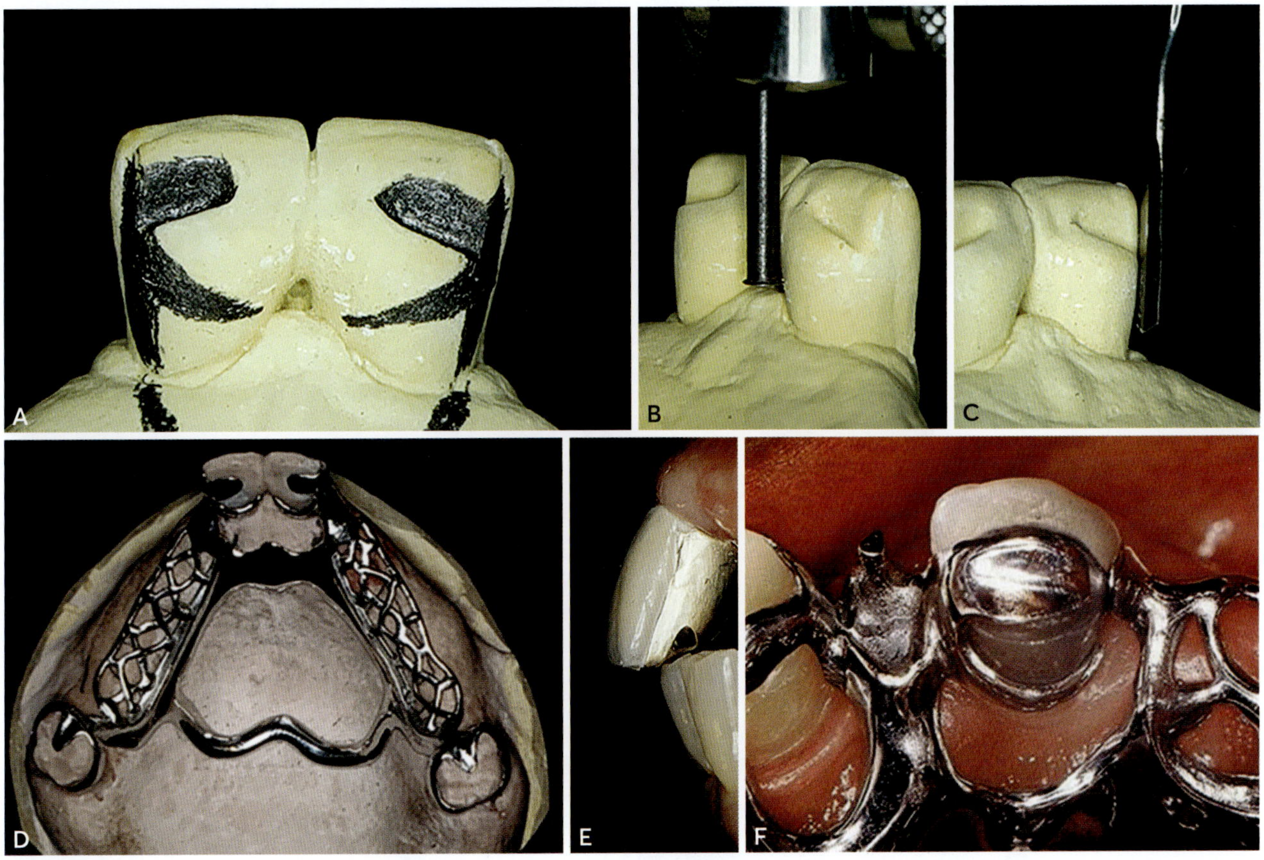

Figura 10 Em (A), imagem de modelo mestre com desenho de grampo de cíngulo que evidencia apoio oclusal e grampo de retenção; em (B) e (C), análise de modelo mestre em delineador com verificação de área retentiva e plano guia, respectivamente; em (D), estrutura metálica fundida posicionada sobre modelo mestre, com grampos de cíngulos nos dentes pilares anteriores; em (E), vista proximal de coroa fresada, esculpida de acordo com a morfologia ideal para grampo de cíngulo, com nicho planejado de forma a obter um ângulo agudo entre suas paredes vestibular e lingual; em (F), imagem clínica ilustrativa de grampo de cíngulo por vista lingual.

Fonte: Disciplina de Prótese Parcial Removível – FOAr-Unesp.

Métodos para obtenção de áreas retentivas

Uma vez que todos os grampos de retenção discutidos requerem, obrigatoriamente, que suas pontas ativas se localizem em áreas retentivas dos dentes remanescentes, a determinação dessas áreas deve acontecer durante a análise em delineador. Nesse momento, é feito o planejamento da PPR, quando se determinam a localização e o número de áreas retentivas em função dos grampos de retenção planejados, da inclinação dos dentes pilares e da quantidade de retenção exigida. Apesar da criteriosa análise, são frequentes os casos clínicos em que essas áreas retentivas não são obtidas em todos os dentes que receberão os grampos de retenção (Figura 11A). Quando isso acontece, devem ser realizadas modificações de contorno nas superfícies dos dentes com o objetivo de que as áreas retentivas sejam obtidas. Para isso, vários métodos têm sido descritos,[12,13] com destaque para o recontorno do dente com resina composta ou facetas em porcelana, o desgaste seletivo em esmalte e a confecção de coroas totais (Figura 11B a E).

Por ser rápido, eficaz, reversível e não invasivo, além de ter excelente durabilidade e estética, o método mais indicado é o recontorno do dente com resina composta.[12,13] Os métodos mais invasivos e irreversíveis são utilizados somente quando estritamente necessário. Essas técnicas de modificação na superfície dos dentes para obtenção de áreas retentivas estão descritas detalhadamente no Capítulo 11.

Grampos de oposição

Os grampos de oposição são componentes da estrutura metálica planejados na superfície dental oposta à dos grampos de retenção. Têm como principal função a neutralização de forças horizontais prejudiciais, geradas pelos grampos de retenção durante a inserção e a remoção das PPR e também ao longo das funções mastigatórias. Com a neutralização dessas forças prejudiciais, o grampo de oposição mantém o dente pilar estável e, assim, preserva a integridade dos tecidos periodontais. Para isso, os grampos de oposição devem ser rígidos e, ao contrário dos grampos de retenção, que têm um afilamento, apresentar espessura e largura uniformes em todo o seu comprimento, além de, preferencialmente, manter íntimo contato com a superfície do dente pilar.[2,3,6]

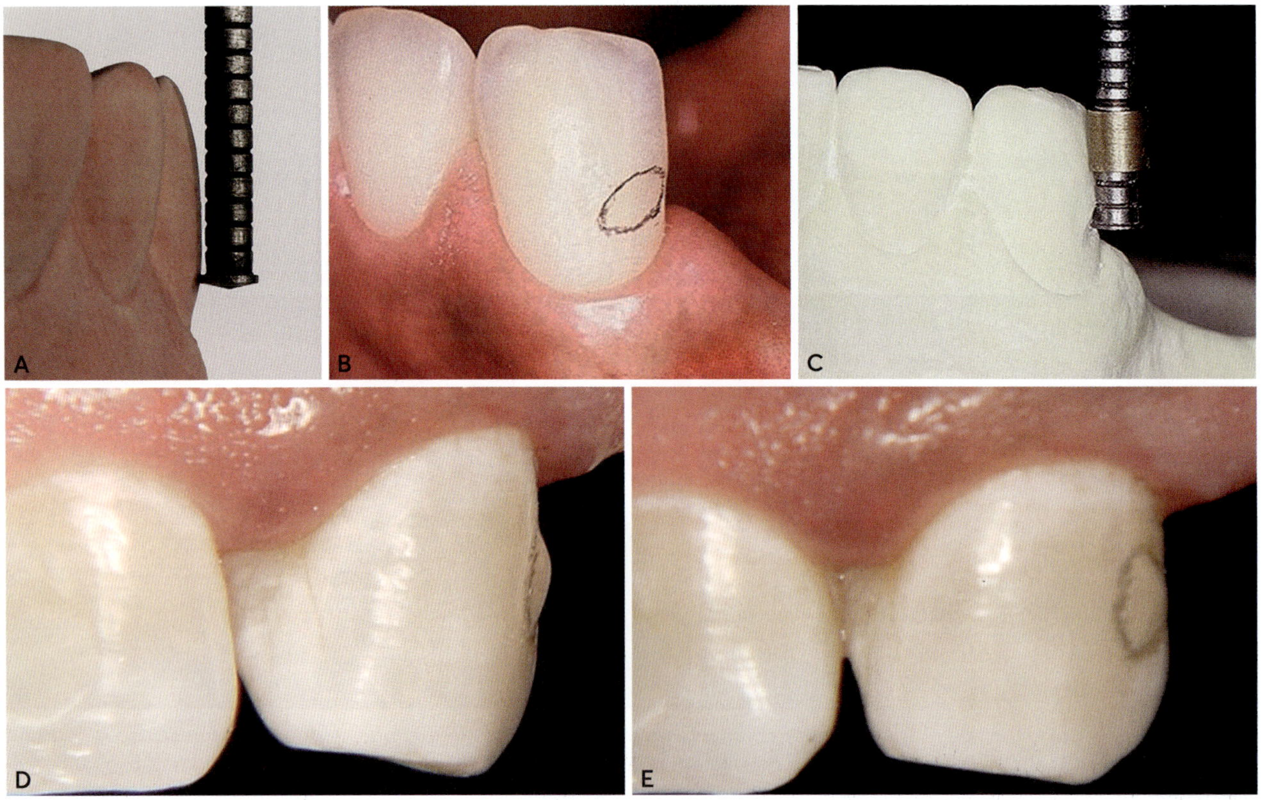

Figura 11 Em (A), ausência de área retentiva verificada com disco calibrador de 0,25 mm em análise em delineador; em (B) e (C), recontorno dental para obtenção de área retentiva por meio de desgaste seletivo em esmalte; em (D) e (E), recontorno dental com resina composta para obtenção de área retentiva.
Fonte: Disciplina de Prótese Parcial Removível – FOAr-Unesp.

Para que os grampos de oposição exerçam corretamente sua função de neutralização de forças horizontais e promovam estabilidade ao dente pilar, o princípio de reciprocidade deve ser respeitado. De acordo com esse princípio, forças iguais em sentidos opostos se anulam. Portanto, durante o planejamento e desenho do grampo de oposição, o dente pilar deve ser analisado de duas maneiras para garantir reciprocidade: (1) por oclusal, para a obtenção de reciprocidade horizontal; e (2) por proximal, para a obtenção de reciprocidade vertical.[3]

Reciprocidade horizontal

De acordo com esse princípio, para a correta estabilização do dente pilar e neutralização das forças laterais que atuam sobre ele, os grampos de retenção e de oposição devem ser desenhados de forma a circundar mais da metade da circunferência dentária. Assim, ao analisar um dente pela vista oclusal, considerando seu contorno como se fosse uma circunferência (360°), os grampos de retenção e de oposição devem ultrapassar a linha dos 180°, uma linha imaginária traçada no sentido vestíbulo-lingual (Figura 12A). Dessa forma, as forças laterais, provenientes do grampo de retenção, são neutralizadas pelo grampo rígido de oposição, com resultante igual a zero, obtendo-se, assim, a reciprocidade horizontal (Figuras 12B e 13).[2,3]

Caso os grampos sejam desenhados sem ultrapassar a linha dos 180°, esses componentes podem gerar forças nocivas que, somadas, convertem-se em resultante horizontal, que promove a movimentação do dente pilar no sentido oposto ao de atuação dessas forças, causando perda de suporte periodontal ao longo do tempo (Figura 12C).[2]

Reciprocidade vertical

A colocação de um grampo de oposição rígido na superfície dental oposta àquela onde está situado o grampo de retenção, mesmo respeitando a reciprocidade horizontal, não é suficiente para promover a neutralização completa das forças horizontais e a estabilização dos dentes pilares. Para isso, deve-se fazer uma análise adicional desses dentes por proximal para garantir que todas as forças laterais sejam neutralizadas pelo correto posicionamento vertical dos grampos de oposição.

De acordo com o princípio de reciprocidade vertical, para a estabilização adequada do dente pilar durante a inserção e a remoção da PPR, os grampos de retenção e de oposição devem atuar simultaneamente sobre as respectivas superfícies dos dentes pilares.[2,3] Dessa forma, o toque inicial do grampo de retenção na superfície vestibular do dente deve coincidir com o primeiro toque do grampo de oposição na superfície lingual/palatina, e ambos os grampos devem percorrer trajetórias equivalentes para que, assim, a reciprocidade vertical seja obtida (Figura 14).[2] Logo, grampos de retenção e de oposição devem, no assentamento final, estar nivelados para a obtenção da reciprocidade vertical. Para isso, a superfície em que o grampo de oposição é posicionado deve estar paralela ao eixo de inserção e remoção da PPR.

Entretanto, em razão das variações da morfologia das superfícies axiais dos dentes pilares, a superfície de colocação do grampo de oposição nem sempre se encontra paralela ao eixo de inserção e remoção da PPR. Uma situação frequentemente observada durante a análise em delineador está relacionada à presença de convexidade na superfície axial do dente em que

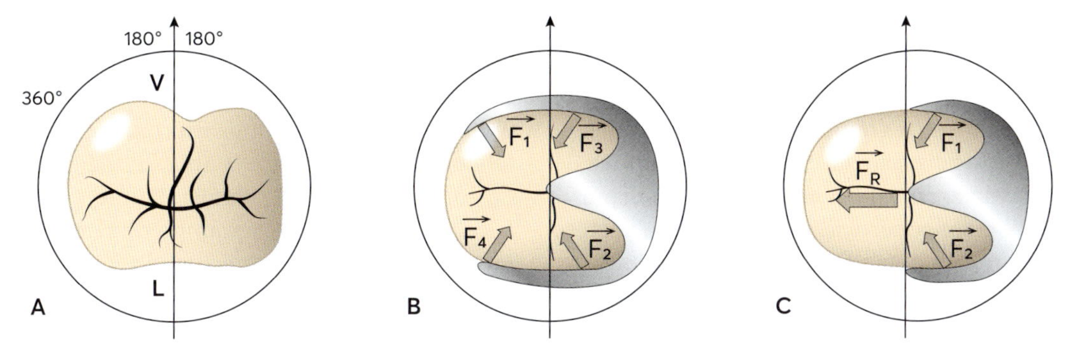

Figura 12 Esquema ilustrativo de vista oclusal de um molar: em (A), esquema do dente como uma circunferência de 360°, com linha traçada no sentido vestíbulo-lingual, dividindo-o em duas semicircunferências de 180°; em (B), forças F_1 e F_3, exercidas pelo grampo de retenção, sendo neutralizadas, respectivamente, pelas forças F_2 e F_4, exercidas pelo grampo de oposição; em (C), instabilidade gerada pelas forças F_1 e F_2, exercidas pelos grampos de retenção e de oposição, respectivamente, que produzem resultante F_R horizontal ($F_1 + F_2$), promovendo o deslocamento do dente para o sentido oposto.
Fonte: Disciplina de Prótese Parcial Removível – FOAr-Unesp.

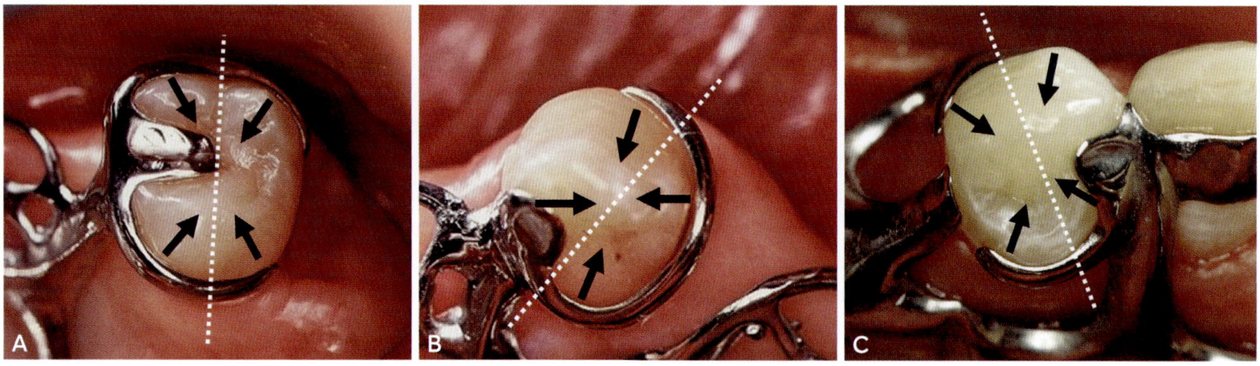

Figura 13 Imagens de três diferentes situações clínicas ilustrativas de reciprocidade horizontal, verificada por vista oclusal. As linhas pontilhadas brancas dividem os dentes em duas semicircunferências de 180°, enquanto as setas pretas representam as forças geradas pelos grampos. Em (A), planejamento de grampo em molar, ilustrando que as forças geradas pelo grampo circunferencial de retenção são neutralizadas pelas forças exercidas pelo grampo circunferencial de oposição; em (B), planejamento de grampo em canino, ilustrando que as forças geradas pelos terços semirrígido e flexível do grampo MDL modificado são neutralizadas pelas forças geradas pelo terço rígido desse grampo; em (C), planejamento de grampo em pré-molar, ilustrando que as forças geradas pelo grampo de retenção T de Roach são neutralizadas pelas forças exercidas pelo grampo circunferencial de oposição.

Fonte: Disciplina de Prótese Parcial Removível – FOAr-Unesp.

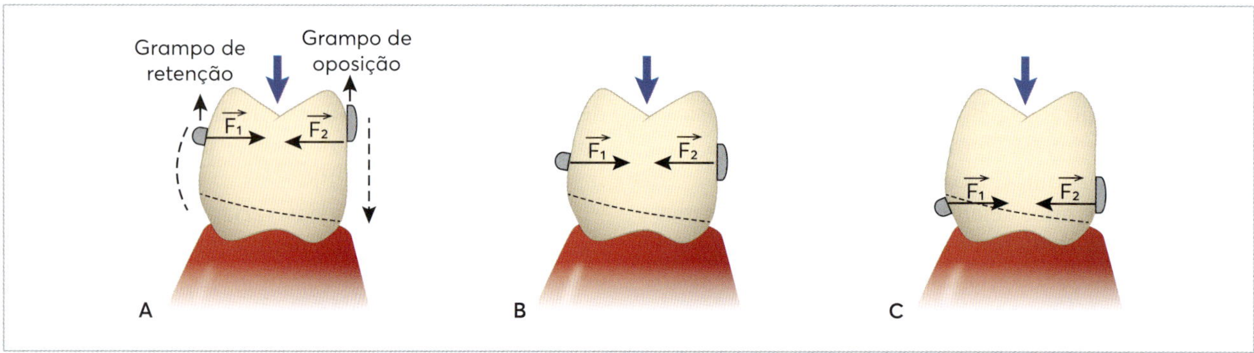

Figura 14 Ilustrações da reciprocidade vertical adequada. Em (A), simultaneamente ao primeiro toque do grampo de retenção na superfície vestibular, ocorre o toque do grampo de oposição na superfície lingual, o que resulta em forças horizontais F_1 e F_2 em sentidos contrários, anulando-se; em (B) e (C), a sequência de colocação da prótese até seu assentamento final — como a superfície lingual do grampo de oposição encontra-se paralela ao eixo de inserção da PPR, em todo o trajeto, as forças horizontais geradas pelos grampos se anulam, estabilizando o dente pilar.

Fonte: Disciplina de Prótese Parcial Removível – FOAr-Unesp.

será posicionado o grampo de oposição. Nesse caso, diante da rigidez que o grampo deve necessariamente apresentar, sua localização deverá ser acima da área de maior convexidade do dente, ou seja, em área expulsiva, mais próxima à superfície oclusal. Caso a prótese seja confeccionada mantendo essas condições, em uma análise proximal, os grampos de retenção e de oposição estarão localizados em posições distintas verticalmente, ou seja, desnivelados, com o de retenção posicionado mais para cervical e o de oposição, mais para oclusal. Assim, durante a inserção da prótese, quando o grampo de retenção toca o dente, gerando a força F_1 no sentido vestíbulo-lingual, não terá havido ainda o toque do grampo de oposição com a superfície dental oposta e, dessa forma, a força F_1 não será neutralizada (Figura 15A). À medida que a prótese é inserida, o grampo de retenção atinge e ultrapassa o equador protético, que corresponde à área de maior convexidade da coroa dental (Figura 15B). Durante esse percurso, a força F_2 exercida pelo grampo de retenção apresenta intensidade máxima e, não sendo neutralizada, tende a movimentar o dente pilar no mesmo sentido (Figura 15C). Nessa condição, em vez de ocorrer a flexão do grampo de retenção para vestibular, o dente pilar desloca-se para lingual, até que ocorra o toque inicial do grampo de oposição.[2] Apesar de o grampo de oposição manter contato com o dente no assentamento final do grampo de retenção, o seu posicionamento não é adequado para a completa neutralização das forças horizontais. Quando a prótese está totalmente inserida, a

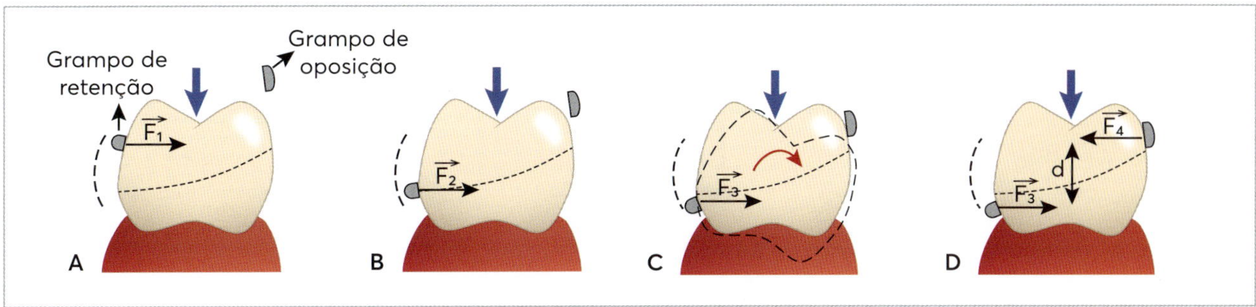

Figura 15 Vista proximal de molar na inserção da prótese. Em (A), o momento do primeiro toque do grampo de retenção na superfície vestibular do dente, originando a força horizontal F_1, mas com ausência de toque do grampo de oposição; em (B), o grampo de retenção ultrapassa o equador protético e gera a força horizontal F_2, não neutralizada, pois ainda não há toque do grampo de oposição na superfície oposta; em (C), momento em que o grampo de retenção ultrapassa a área de maior convexidade do dente (força de intensidade máxima) e o grampo de oposição inicia um toque sutil na superfície dentária oposta — nesse instante, a resultante de força horizontal gerada pelo grampo de retenção ainda não é neutralizada e tende a deslocar o dente em direção à superfície oposta; em (D), assentamento final da prótese, com o grampo de oposição em completo contato com a superfície dental, e as resultantes de forças horizontais geradas (F_1 e F_2) em sentidos opostos, com desnível entre elas, o que ocasiona a formação de um momento de força (d), prejudicial ao dente pilar.

Fonte: Disciplina de Prótese Parcial Removível – FOAr-Unesp.

força exercida pelo grampo de retenção (F_3) encontra uma força contrária, gerada pelo grampo de oposição (F_4). Entretanto, o desnível existente entre os pontos de atuação dessas forças nas superfícies vestibular e lingual permite a formação de um momento de força (representado pela distância d), o que resulta em forças laterais nocivas ao dente pilar (Figura 15D). Com a atuação frequente dessas forças, lesões no periodonto de sustentação podem ocorrer, ocasionando mobilidade e, até mesmo, perda do dente pilar.[2] Salienta-se, adicionalmente, que, à medida que a mobilidade do dente pilar aumenta, a PPR perde suas propriedades mecânicas de suporte, retenção e estabilidade.

Para evitar a condição desfavorável ilustrada na Figura 15 e facilitar a obtenção da reciprocidade vertical, o primeiro passo é analisar a trajetória de um grampo de retenção sobre um dente pilar durante a inserção da PPR. A Figura 16A ilustra essa trajetória com o contato inicial do grampo de retenção na superfície vestibular do dente (a). A partir desse primeiro contato, o grampo desliza em direção ao equador protético (b), flexiona-se horizontalmente, até ultrapassar essa região de maior convexidade, e finaliza sua trajetória na posição de assentamento final (c), em área retentiva. A distância vertical percorrida do contato inicial (a) até o equador protético (b) é denominada **campo de ação expulsivo** do grampo de retenção (e). A distância vertical percorrida do equador protético (b) até a posição de assentamento final (c) é chamada de **campo de ação retentivo** do grampo de retenção (r). A soma dessas duas distâncias, que equivale à trajetória vertical total do grampo de retenção, é denominada **campo de ação global** do grampo de retenção (g = e + r). A reciprocidade vertical adequada é obtida quando a distância vertical percorrida pelo grampo de oposição (o) é igual ou maior àquela percorrida pelo grampo de retenção (g) (Figura 16C).

Dessa forma, para que seja possível obter reciprocidade vertical, esses aspectos relativos ao grampo de retenção devem ser analisados no dente pilar do modelo de gesso, com auxílio do delineador e do **disco calibrador modificado de 0,25 mm**. Nessa análise, o disco calibrador modificado deve ser posicionado de tal forma que seu disco horizontal e sua haste vertical milimetrada toquem, simultaneamente, a superfície dental, formando um triângulo, que indica a área retentiva da superfície. Em seguida, o anel móvel do disco calibrador modificado, que também apresenta diâmetro de 0,25 mm, deve ser liberado até seu contato com a superfície dental acima do equador protético. A leitura dessa análise deve ser realizada como ilustrado na Figura 16B: o contato do anel móvel com a superfície dental indica o primeiro toque do grampo de retenção (a); o contato da haste vertical milimetrada com a superfície dental, o equador protético (b); e o contato do disco horizontal com a superfície do dente, o local de assentamento final do grampo de retenção (c).

O disco calibrador modificado é milimetrado, ou seja, cada marcação na haste vertical móvel corresponde a 1 mm. Assim, nessa análise, é possível medir, em milímetros, a distância de **a** até **b** (e = campo de ação expulsivo = 2,5 mm) e de **b** até **c** (r = campo de ação retentivo = 2 mm). A soma dessas duas medidas é o campo de ação global **g** (2,5 + 2 = 4,5 mm) (Figura 16B). Para obter a reciprocidade vertical, a distância percorri-

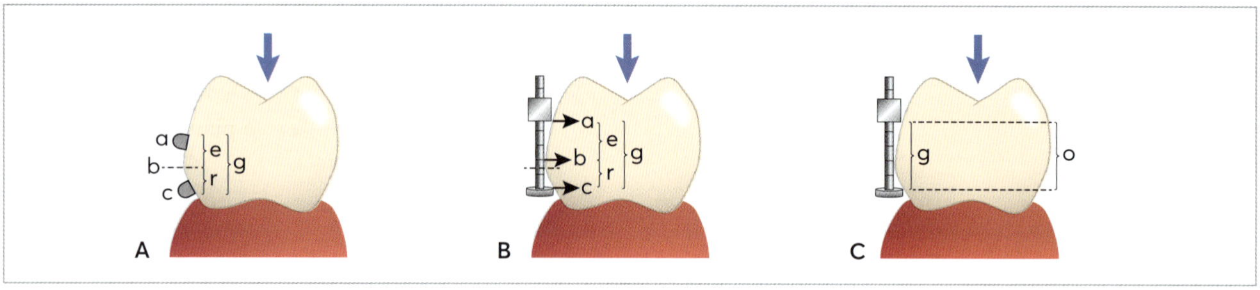

Figura 16 Em (A), trajetória de um grampo de retenção com seu contato inicial na superfície vestibular do dente pilar (a), sua passagem pelo equador protético (b) e a posição de assentamento final (c), com as distâncias equivalentes aos campos de ação expulsivo (e), de ação retentivo (r) e de ação global (g) do grampo de retenção; em (B), ilustração das medidas realizadas com disco calibrador modificado milimetrado, em que e = 2,5 mm, r = 2 mm e g = 4,5 mm; em (C), ilustração de reciprocidade vertical obtida quando o for igual ou maior que g, ou seja, o ≥ 4,5 mm.
Fonte: Disciplina de Prótese Parcial Removível – FOAr-Unesp.

da pelo grampo de oposição na superfície oposta **o** deve ser igual ou maior ao campo de ação global do grampo de retenção (o ≥ 4,5 mm). Na Figura 16C, observa-se que, apesar de essa distância ser obtida na superfície lingual, parte dela encontra-se em área retentiva, sugerindo que a superfície deveria ser preparada de maneira que o grampo rígido de oposição pudesse percorrer a superfície sem qualquer interferência. Assim, com o disco calibrador nivelado na altura da área retentiva encontrada, a superfície lingual deve ser sempre analisada para que se possa verificar se ela apresenta condições favoráveis para que o grampo de oposição tenha uma trajetória vertical **o** igual ou maior que **g** (Figura 16C). Nos dentes naturais, muitas vezes, os equadores protéticos das faces vestibular e lingual não estão na mesma altura. Geralmente, na face vestibular, o equador protético desses dentes tende a se situar do terço médio para o terço cervical ou, então, no próprio terço cervical. Por outro lado, na face lingual, o equador protético tende a se situar no terço médio ou ligeiramente para oclusal.[2] Essa situação, ilustrada detalhadamente na Figura 15, é comum na prática clínica. Nesses casos, o desnível (d, na Figura 15D) existente entre os pontos de atuação das forças geradas pelos grampos de retenção e de oposição leva, conforme já descrito, ao aparecimento de forças laterais nocivas sobre os dentes de suporte. Para corrigir essas situações clínicas e, consequentemente, obter reciprocidade vertical, é necessária a realização de preparos das superfícies dos dentes pilares que receberão grampos de oposição, eliminando áreas retentivas indesejáveis e, idealmente, tornando a superfície paralela ao eixo de inserção e remoção da prótese.[2] O passo a passo detalhado das técnicas de preparos dentais para obtenção de reciprocidade vertical está descrito detalhadamente no Capítulo 11 deste livro.

Como visto anteriormente, durante essa análise do modelo de gesso em delineador, o posicionamento do disco calibrador modificado no dente pilar deve formar um triângulo entre a superfície do dente, o disco horizontal e a haste vertical milimetrada (Figura 17). O ângulo formado nesse triângulo é diretamente proporcional ao grau de retenção que o grampo de retenção irá proporcionar – grau que é influenciado pela retenção horizontal, representada pela distância, em milímetros, entre a haste vertical e a ponta do disco, e pela retenção vertical, representada pela distância, também em milímetros, do campo de ação retentivo (distância de **b** até **c**, Figura 16).

A retenção horizontal, proporcionada pelo disco calibrador de 0,25 mm, é recomendável, pois o deslocamento horizontal é compatível com os limites de tolerância biológica das estruturas de suporte periodontal diante da atuação de forças laterais exercidas sobre o dente pilar. Além disso, essa retenção horizontal respeita os limites de flexibilidade das ligas de Co-Cr, permitindo a flexão do grampo de retenção exigida

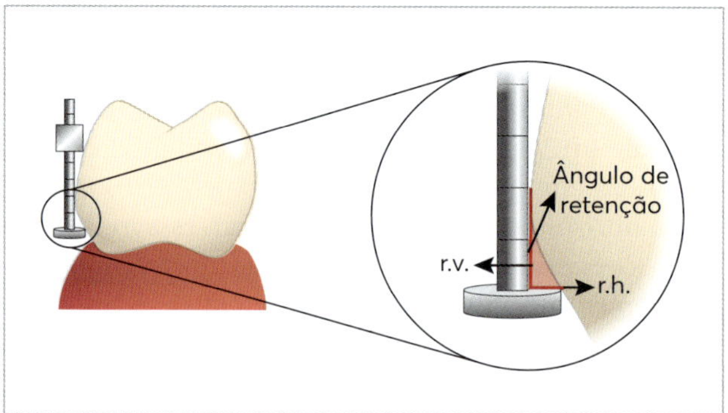

Figura 17 Esquema ilustrativo do triângulo de retenção formado pelo disco (retenção horizontal – r.h.), haste vertical milimetrada (retenção vertical – r.v.) e superfície dentária, cujo ângulo fornece o grau de retenção proporcionado pelo grampo de retenção.
Fonte: Disciplina de Prótese Parcial Removível – FOAr-Unesp.

para ultrapassar o equador protético sem que ocorra a deformação permanente ou a fratura desses grampos. Assim, mantendo o valor dessa retenção horizontal constante (0,25 mm), pode-se obter, por meio de cálculos trigonométricos, o grau de retenção (ângulo do triângulo) que será obtido com diferentes retenções verticais, ou seja, diversas medidas de campo de ação retentivo do grampo de retenção (Tabela 1).

De acordo com a Tabela 1, verifica-se que, quando a distância percorrida pelo grampo de retenção entre o equador protético e sua posição de assentamento final (campo de ação retentivo ou retenção vertical) é menor que 1 mm, o grau de retenção obtido é muito acentuado, o que pode gerar forças laterais excessivas sobre o dente pilar. Por outro lado, quando essa distância é maior que 2,5 mm, o ângulo de retenção tende a diminuir, mas com pequenas variações. O grande problema com distâncias maiores que 2,5 mm está na dificuldade de se obter a reciprocidade vertical, pois ainda deve ser somada a medida do campo de ação expulsivo, o que resulta em campo de ação global muito elevado, difícil de ser obtido na superfície oposta em que estará localizado o grampo de oposição. Com base nisso, quando o grampo de retenção estiver sendo planejado na análise em delineador, o campo de ação retentivo desse grampo, ou a retenção vertical, deve ser de, no mínimo, 1 mm a, no máximo, 2,5 mm (Tabela 1).[2]

TABELA 1 Diferentes valores de grau de retenção obtidos a partir de uma mesma retenção horizontal e diferentes valores de retenção vertical.[2]

Retenção horizontal (mm)	Retenção vertical (mm)	Grau de retenção (°)
0,25	0,50	26°34′
0,25	**1,00**	**14°3′**
0,25	**1,50**	**9°58′**
0,25	**2,00**	**7°8′**
0,25	**2,50**	**5°24′**
0,25	3,00	4°46′
0,25	3,50	4°5′
0,25	4,00	3°34′

Uma outra situação frequentemente observada durante a análise em delineador está relacionada à presença de expulsividade na superfície de colocação do grampo de oposição. Assim, nos casos em que essa superfície estiver totalmente expulsiva em relação ao eixo de inserção e remoção determinado, o contato do grampo de oposição na superfície do dente ocorrerá apenas no momento do assentamento final da prótese, e não durante a trajetória de inserção. Nessa situação, durante a inserção da prótese, o grampo de retenção atuará isoladamente em grande parte do trajeto, gerando forças horizontais sobre os dentes que não são neutralizadas. Com isso, em vez de o grampo de retenção se flexionar para vestibular, ele induz o dente pilar a se movimentar para a superfície oposta[2,3] até encontrar a resistência do grampo de oposição. Vale ressaltar que essas forças horizontais geradas no momento de colocação e remoção da PPR são transitórias e dentro dos limites de tolerância biológica do periodonto, visto que a retenção horizontal utilizada é de 0,25 mm. Mesmo assim, objetivando minimizar essas forças, é importante que os grampos de oposição sejam planejados mais largos, o mais para cervical possível e no mesmo nível dos grampos de retenção, neutralizando as forças horizontais geradas pelos grampos de retenção durante as funções mastigatórias (Figura 18). Assim como os grampos de retenção e oposição são planejados da forma mais nivelada possível, não há o surgimento do momento de força detalhado na Figura 15. Quando esse momento de força existe, as resultantes horizontais

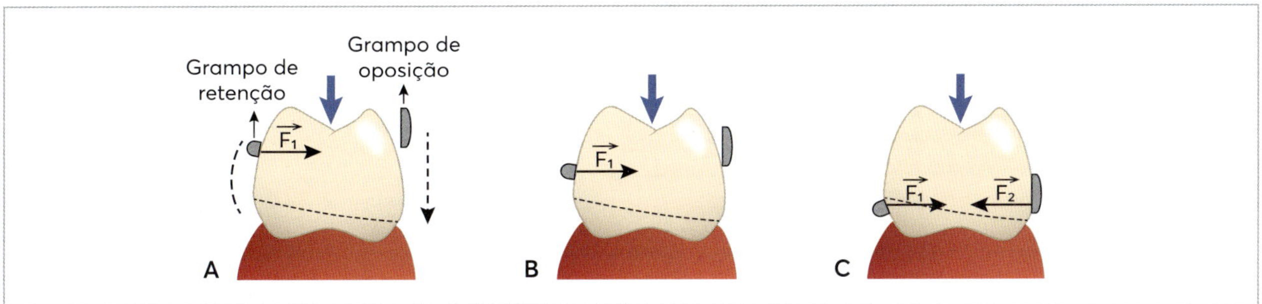

Figura 18 Ilustrações da colocação de uma PPR em dente pilar com superfície lingual expulsiva em relação ao eixo de inserção e remoção da prótese. Em (A), no momento do primeiro toque do grampo de retenção na superfície vestibular, há ausência de toque do grampo de oposição na superfície lingual expulsiva, o que resulta em força horizontal F_1 não neutralizada; em (B), na sequência de colocação da prótese, o grampo de retenção segue com atuação isolada; em (C), que é o momento do assentamento final, o grampo de oposição, planejado mais largo, atua na mesma direção do grampo de retenção e gera a força F_2, que neutraliza a força F_1 produzida pelo grampo de retenção.

Fonte: Disciplina de Prótese Parcial Removível – FOAr-Unesp.

prejudiciais atuam constantemente, tanto na colocação e na remoção da PPR quanto durante a função mastigatória. Por isso, a eliminação do momento de força é mais relevante do que o deslocamento que o dente sofre durante a inserção e a remoção da PPR em casos de reciprocidade apenas no assentamento final, nos quais o movimento é transitório e dentro da tolerância biológica do periodonto. Nesses casos, a reciprocidade vertical não é a ideal, sendo apenas obtida no momento do assentamento final da PPR.

A situação clínica supracitada é muito comum em dentes anteriores (Figura 19), pois a morfologia de sua concavidade lingual/palatina torna essa superfície sempre expulsiva. Com isso, conforme descrito anteriormente, não há reciprocidade vertical durante a inserção e a remoção da prótese, o que ocorre apenas no seu assentamento final. Ressalta-se que, diferentemente dos dentes posteriores, os dentes anteriores apresentam estruturas de suporte periodontal mais preparadas para neutralizar forças horizontais, haja vista serem constantemente submetidos a impactos laterais durante os movimentos fisiológicos da mandíbula na mastigação e na fonação.

Tipos de grampos de oposição

A seleção dos grampos adequados para cada caso de reabilitação com PPR é dependente, entre outros fatores, do posicionamento, da localização e do número de dentes pilares e remanescentes, e da localização, da extensão e do número de espaços protéticos. Assim, em vista dessas diferentes condições e do que foi planejado como grampo de retenção, há alguns tipos de grampos de oposição que podem ser utilizados.

Grampos de oposição para dentes posteriores

Para dentes posteriores, o grampo circunferencial de oposição é o mais indicado. Esse grampo apresenta algumas características iguais às do grampo circunferencial de retenção: origem no apoio oclusal, ação por abraçamento com o elemento dental e menor ângulo com essa superfície. No entanto, para que consigam atuar como grampos de oposição estabilizadores, os grampos circunferenciais de oposição devem apresentar diâmetro maior que os grampos circunferenciais de retenção, além de espessura e largura uniformes em toda a sua extensão, para que apresentem rigidez (Figura 20). O grampo circunferencial de oposição pode ser indicado tanto para dentes pilares posteriores vizinhos a um espaço intercalado, neutralizando as forças geradas pelo grampo circunferencial de retenção, como para dentes pilares posteriores vizinhos a uma extremidade livre, fazendo oposição ao grampo de Roach.

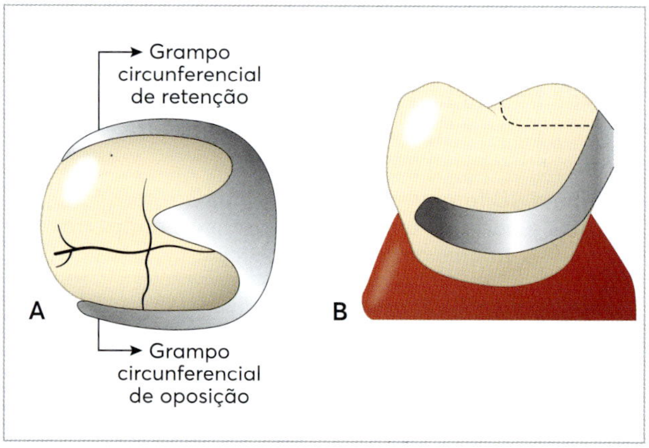

Figura 20 Em (A), a vista oclusal mostra origem dos grampos circunferenciais de retenção e de oposição em apoio oclusal e maior diâmetro e espessura uniforme do grampo circunferencial de oposição; em (B), a vista lingual demonstra a largura uniforme do grampo de oposição em toda sua extensão.
Fonte: Disciplina de Prótese Parcial Removível – FOAr-Unesp.

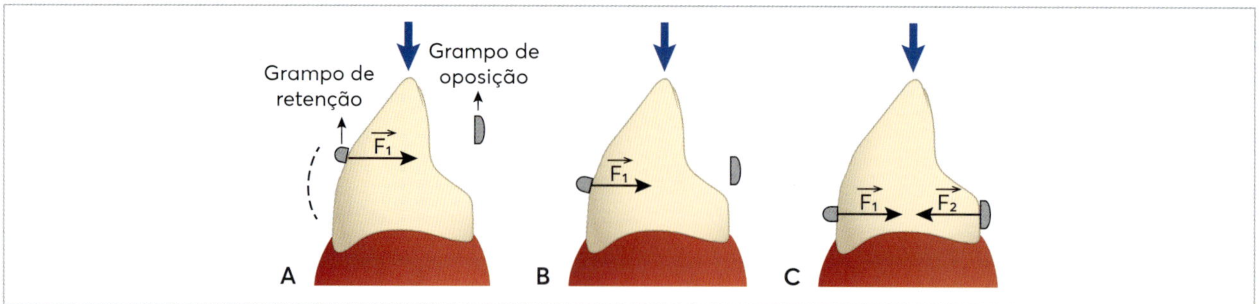

Figura 19 Colocação de uma PPR em dente pilar anterior, que tem morfologia com superfície lingual/palatina expulsiva em relação ao eixo de inserção e remoção da prótese. Em (A) e (B), durante o primeiro toque do grampo de retenção na superfície vestibular e na sequência de colocação da PPR, há ausência de toque do grampo de oposição na superfície lingual, gerando força horizontal F_1 não neutralizada; em (C), no momento do assentamento final, o grampo de oposição atua na mesma direção do grampo de retenção, mas em sentido oposto, e gera a força F_2, que neutraliza a força F_1 gerada pelo grampo de retenção.
Fonte: Disciplina de Prótese Parcial Removível – FOAr-Unesp.

A localização dos grampos circunferenciais de oposição no dente pilar depende da superfície em que o grampo de retenção estiver situado. De forma geral, os grampos de oposição situam-se nas superfícies linguais ou palatinas (Figura 21A, B, E, F e G), mas também podem estar na face vestibular, nos casos em que a localização da área retentiva esteja na face lingual ou palatina do dente pilar (Figura 21C e D). Além disso, nos casos em que a área retentiva se localiza próxima ao espaço protético, o planejamento passa a exigir dois apoios oclusais (ver Capítulo 3), um na disto-oclusal e outro na mésio-oclusal. Nesses casos, o grampo circunferencial de oposição une-se aos dois apoios, favorecendo ainda mais a sua rigidez (Figura 21B a D).

Grampos de oposição para dentes anteriores

O grampo de oposição para dentes anteriores é o mesiodistolingual (MDL), também conhecido como grampo Y. Para que esse grampo exerça a função de estabilização do dente pilar, ele precisa ser rígido e, para isso, deve apresentar espessura uniforme em toda a extensão. Esse grampo também apresenta ação por abraçamento.

Em sua morfologia original, o grampo MDL se origina em apoio incisal mesial, contorna a lingual próximo à cervical e termina em apoio incisal distal. Nessa morfologia, a estética é bastante prejudicada pela visibilidade dos apoios oclusais nas incisais dos dentes anteriores (Figura 22A e B). Dessa forma, para favorecer a estética, pode ser feita uma variação morfológica em que o grampo contorna toda a superfície lingual do dente pilar, de mesial a distal, de maneira que esteja associado a um apoio oclusal no cíngulo, que pode estar deslocado em função da localização do espaço protético (Figura 22C).

O grampo MDL é indicado para dentes pilares anteriores vizinhos a uma extremidade livre e, portanto, sempre faz oposição ao grampo de Roach. Nesses casos, ele apresenta uma extensão para proximal, na superfície vizinha ao espaço protético, que exerce também a função de plano guia (Figura 22D a F).

Os grampos MDL podem, ainda, ser de dois tipos:

- Grampo MDL ou Y modificado: como já descrito anteriormente, nos espaços protéticos intercalados em que um ou mais dentes pilares forem anteriores, o grampo MDL modificado atua como grampo de retenção e de oposição simultaneamente (Figura 8).[3] A parte que atua como grampo de oposição é aquela situada na superfície lingual, que apresenta diâmetro uniforme e, portanto, é rígida. O terço intermediário semirrígido atua na proximal do dente e age como plano guia. O prolongamento que atinge a superfície vestibular apresenta diminuição gradativa do seu diâmetro, proporcionando flexibilidade e ação retentiva. Esse tipo de grampo é utilizado com o objetivo de associar função e estética (Figura 8).
- Placa lingual: esse tipo de conector maior, descrito detalhadamente no Capítulo 5, é planejado de forma a englobar vários grampos MDL unidos entre si, atuando como grampo de oposição nos dentes pilares que têm grampos de retenção (Figura 23).

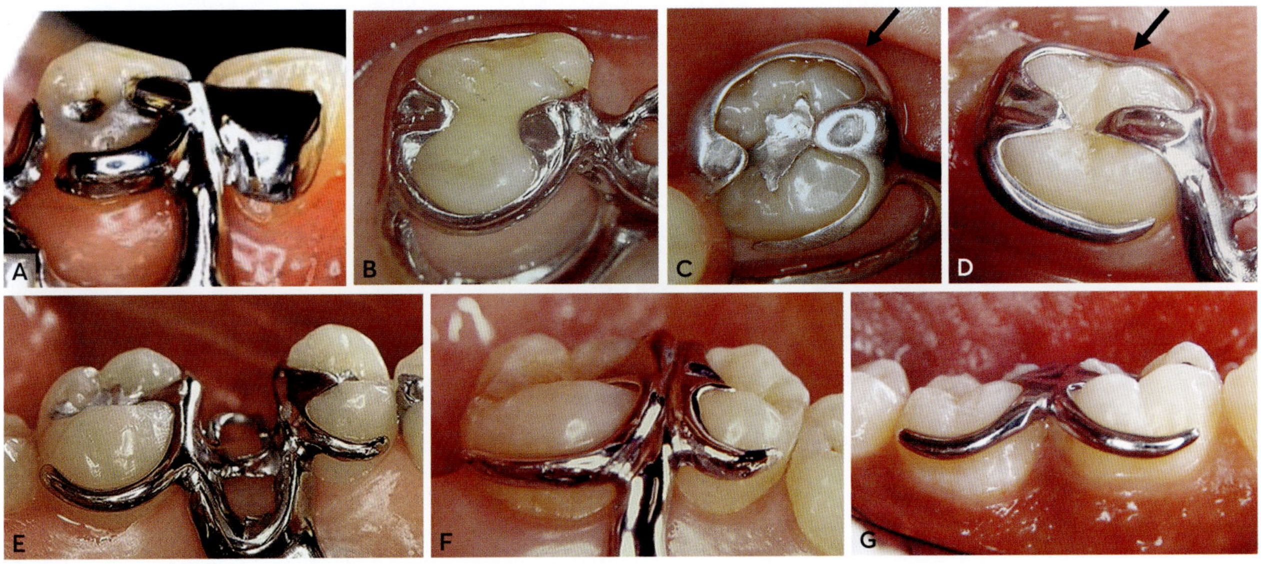

Figura 21 Imagens clínicas demonstrativas de grampo circunferencial de oposição em diversas situações clínicas: em (A) e (B), nas superfícies linguais de pré-molar e molar; em (C) e (D), nas superfícies vestibulares de molares (setas pretas); em (E), grampos circunferenciais de oposição nas superfícies linguais de molar e pré-molar; em (F) e (G), grampos geminados de oposição entre molar e pré-molar e entre molares, respectivamente.

Fonte: Disciplina de Prótese Parcial Removível – FOAr-Unesp.

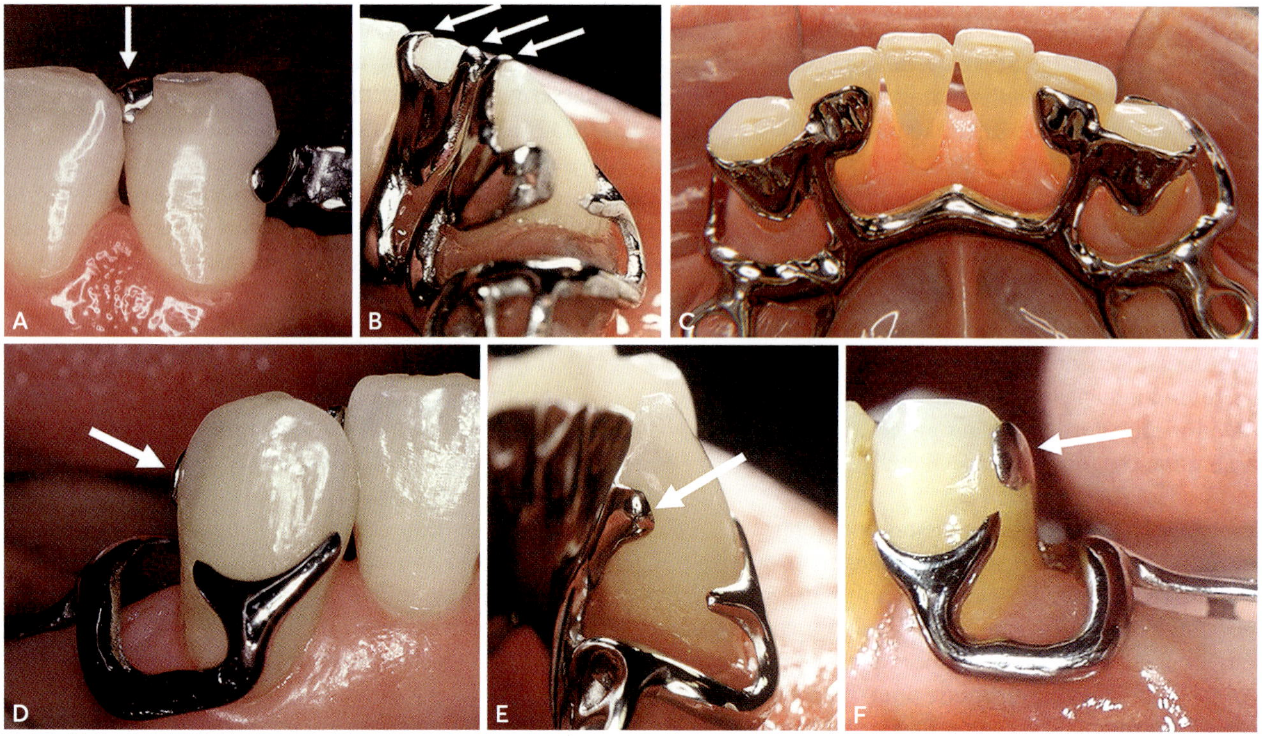

Figura 22 Imagens clínicas representativas do grampo MDL de oposição com suas variações: em (A) e (B), vistas vestibular e lateral de dentes com grampos MDL originários de apoios oclusais nas incisais (setas brancas), que prejudicam a estética; em (C), vista lingual de estrutura metálica com grampos MDL originários de apoios oclusais nos cíngulos dos caninos inferiores; em (D), vista vestibular de dente pilar com grampo de oposição MDL na lingual, originário de apoio oclusal em cíngulo (observar o favorecimento da estética, pois esse grampo fica apenas com uma porção muito discreta da sua extensão para proximal aparente — seta branca); em (E) e (F), imagens clínicas da extensão para proximal do grampo MDL (setas brancas), que tem a função de plano guia.
Fonte: Disciplina de Prótese Parcial Removível – FOAr-Unesp.

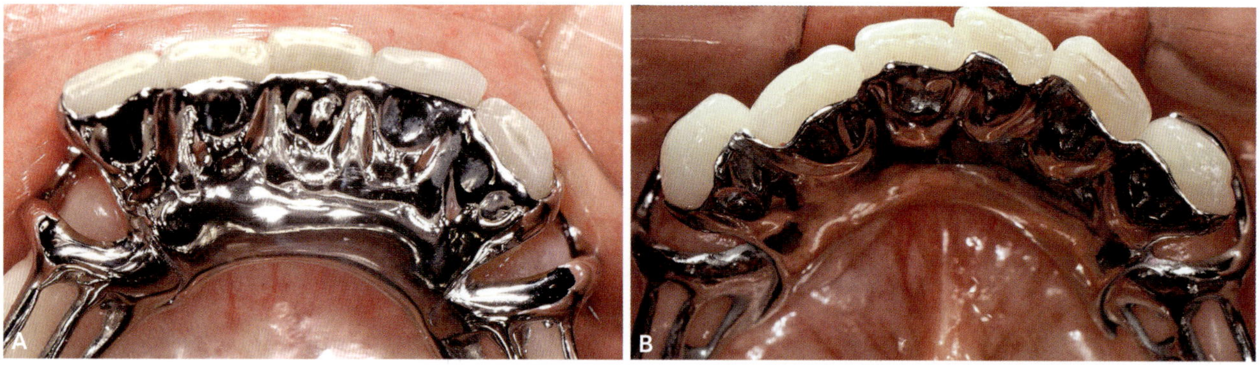

Figura 23 Imagens clínicas ilustrativas de placas linguais englobando todos os dentes remanescentes de arcos inferiores de Classe I: em (A), do dente 32 ao 43; em (B), do dente 33 ao 43.
Fonte: Disciplina de Prótese Parcial Removível – FOAr-Unesp.

CONSIDERAÇÕES FINAIS

Os retentores extracoronários são compostos de elementos de retenção e de oposição que têm funções e características distintas. Uma vez que esses elementos apresentam íntimo contato com as superfícies dos dentes pilares, gerando forças horizontais, é primordial que os cirurgiões-dentistas dominem a técnica de delineamento para que sejam determinadas condições de atuação mais favoráveis dos retentores durante a colocação, a remoção e a utilização da prótese pelo paciente. Seu planejamento deve ser fundamentado em princípios biomecânicos que promovam a retenção adequada da prótese e, prioritariamente, a preservação dos tecidos remanescentes do paciente.

A seleção e a localização ideal dos grampos de retenção para cada caso deve ser feita individualmente, com base nas características de cada paciente e na adequação à necessidade de retenção da PPR. Já o grampo de oposição selecionado deve ser planejado de forma a estabilizar o dente pilar durante a atuação do grampo de retenção. Assim, a análise da atuação simultânea desses grampos é imprescindível para a estabilização e a preservação da saúde dos dentes pilares.

Independentemente do tipo de retentor que o profissional indique, os princípios biomecânicos descritos neste capítulo devem ser ponderados ao reabilitar pacientes parcialmente desdentados com PPR.

FLUXOGRAMA DE CUIDADOS

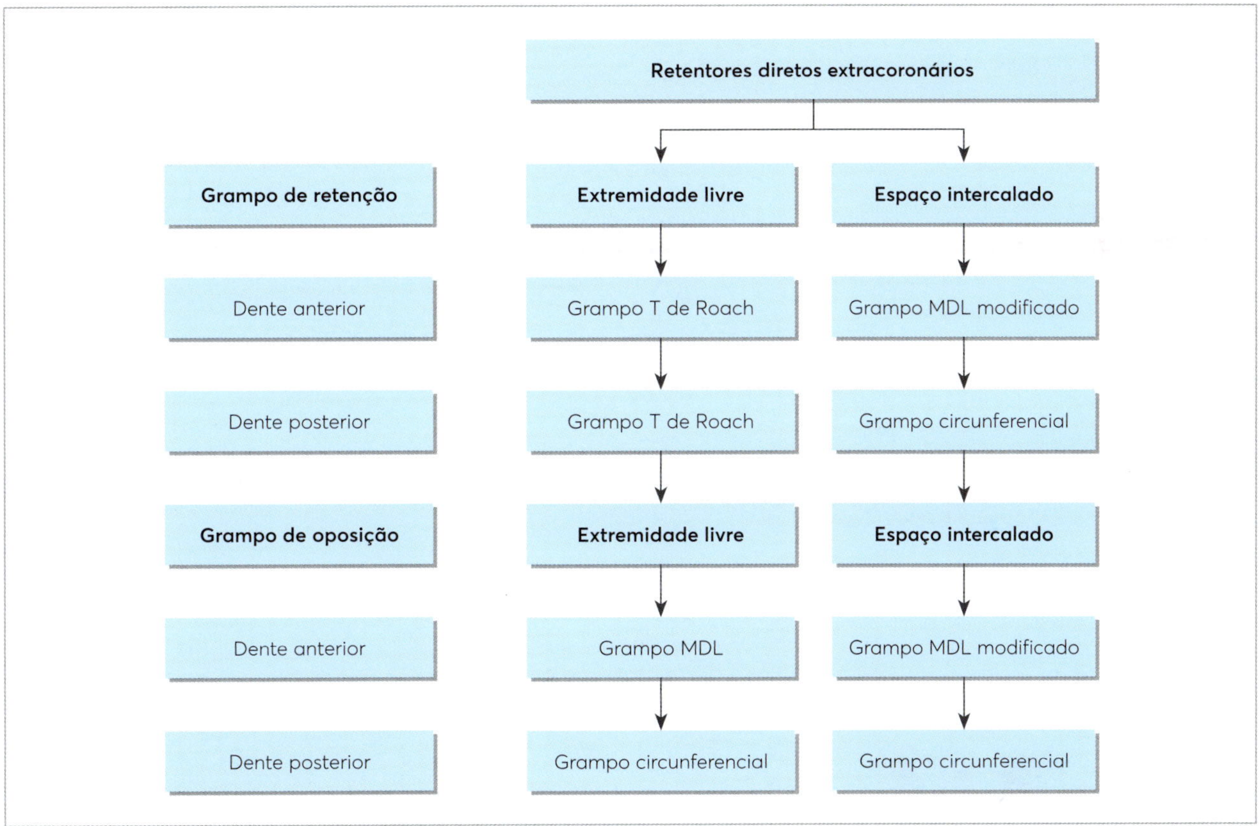

REFERÊNCIAS BIBLIOGRÁFICAS

1. McGivney GP, Castleberry DJ. McCracken's removable partial prothodontics. 9.ed. Saint Louis: Mosby, 1995.
2. Fiori SR, Lourenção AR. Prótese parcial removível – Fundamentos bioprotéticos. 1.ed. São Paulo: Pancast Editorial, 1989.
3. Carreiro AFP, Machado AL, Giampaolo ET, Santana IL, Vergani CE. Dual path: a concept to improve the esthetic replacement of missing anterior teeth with a removable partial denture. J Prosthodont. 2008;17(7):586-590. doi.org/10.1111/j.1532-849X.2008.00332.x.
4. Campbell SD, Cooper L, Craddock H, Hyde TP, Nattress B, Pavitt SH et al. Removable partial dentures: the clinical need for innovation. J Prosthet Dent. 2017;118(3):273-280. doi.org/10.1016/j.prosdent.2017.01.008.
5. Kim JJ. Revisiting the removable partial denture. Dent Clin North Am. 2019;63(2):263-278. doi.org/10.1016/j.cden.2018.11.007.
6. Carr AB, Brown DT. McCracken prótese parcial removível. 12.ed. São Paulo: Elsevier, 2012.
7. Bates JF. Studies on the retention of cobalt-chromium partial dentures. Br Dent J. 1968;125(3):97-102.
8. Torres EM, Carreiro AFP, Lira CMN, Ribeiro RF. Utilização do titânio na confecção de estruturas metálicas em prótese parcial removível. RGO. 2007;55(2):65-72.
9. Kliemann C, Oliveira W. Manual de prótese parcial removível. São Paulo: Santos, 1999.
10. Todescan R, Silva EEB, Silva OJ. Atlas de prótese parcial removível. São Paulo: Santos, 1998.
11. Miller EL. The cingulum clasp. J Prosthet Dent. 1972;28(4):369-372. doi.org/10.1016/0022-3913(72)90237-5.
12. Jorge JH, Vergani CE, Giampaolo ET, Machado AL, Pavarina AC. Preparos de dentes pilares para prótese parcial removível. Rev Odontol UNESP. 2006;35(3):215-222.
13. Pavarina AC, Machado AL, Vergani CE, Giampaolo ET. Preparation of composite retentive areas for removable partial denture retainers. J Prosthet Dent. 2002;88(2):218-220.

5

Barras ou conexões maiores superiores e inferiores

Vanessa Migliorini Urban
Ana Cláudia Pavarina

Como ressaltado nos capítulos anteriores, todos os componentes da estrutura metálica da prótese parcial removível (PPR) devem ser rígidos — exceção feita apenas para os terços semirrígido e flexível do grampo de retenção — para que a transmissão das forças ocorra de maneira eficaz,[1-3] sem causar danos às estruturas periodontais de suporte e ao osso residual. Nesse sentido, o conhecimento dos requisitos e das características das barras é basilar para o planejamento das PPR, pois esses conectores devem ser os componentes de maior rigidez da estrutura metálica da prótese. Outros componentes, como apoios, grampos de retenção e retentores indiretos, somente serão eficazes se a conexão maior for suficientemente rígida.[4,5]

As barras, também denominadas conexões maiores ou conectores maiores, são os componentes da estrutura metálica da PPR que unem direta ou indiretamente todos os demais elementos da prótese localizados em ambos os hemiarcos (Figura 1).[1,3,4,6-9] Para que a conexão maior possa exercer adequadamente suas funções, sem provocar efeitos deletérios às estruturas anatômicas remanescentes, ela deve apresentar os seguintes requisitos ou funções:[3-5,8,10]

- rigidez;
- suporte;
- estabilidade;
- conforto ao paciente.

A rigidez é a principal característica da barra, uma vez que possibilita ampla distribuição dos esforços aplicados a qualquer parte da prótese por toda a área de

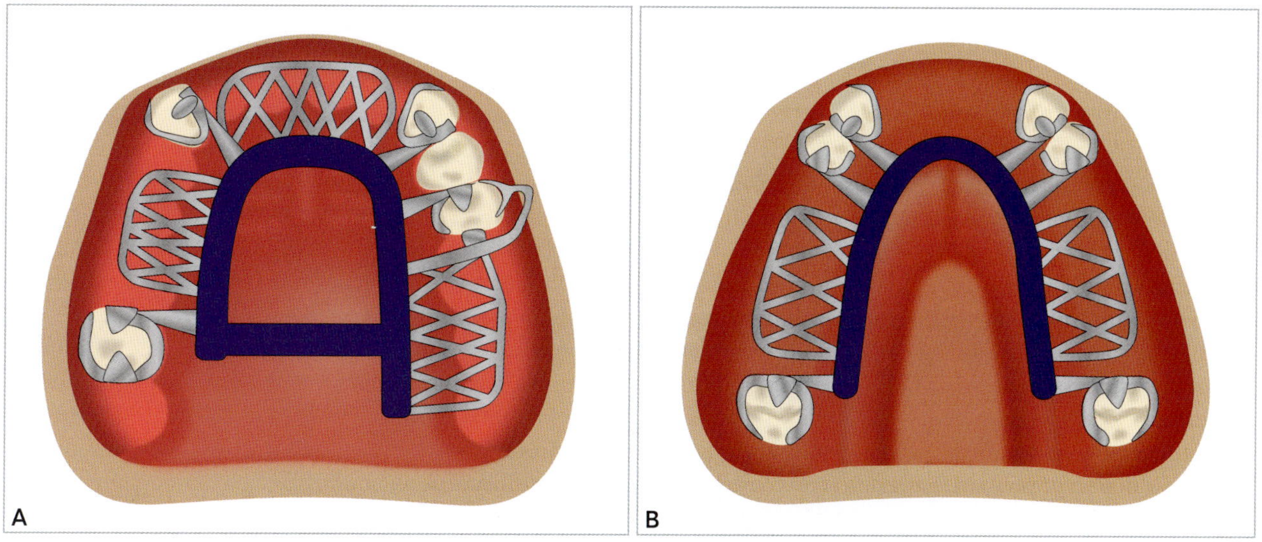

Figura 1 Esquemas representativos do planejamento de estruturas metálicas de PPR com destaque (cor azul) para as conexões maiores superior e inferior, respectivamente. Em (A), esquema de estrutura metálica superior com conexão maior anteroposterior; em (B), esquema de estrutura metálica inferior com barra lingual.
Fonte: Disciplina de Prótese Parcial Removível – FOAr-Unesp.

sustentação (Figura 2A).[3,11] Essa característica também determina que as forças laterais sejam transmitidas ao longo eixo de todos os dentes pilares e, portanto, assegura um bom desempenho biomecânico à prótese, aliado à preservação dos tecidos remanescentes e ao conforto do paciente.[2,10,12] Uma conexão maior flexível permite que as forças se concentrem em um determinado dente pilar, acarretando mobilidade ou perda desse dente (Figura 2B),[4] ou em pequenos segmentos do rebordo residual, causando reabsorção e, consequentemente, prejuízo para o suporte das bases da prótese.[5,9,13]

A função de suporte da conexão maior, especificamente para a superior, ocorre a partir de um íntimo contato com a fibromucosa subjacente, obtido por meio da moldagem para modelo mestre ou da moldagem funcional de transferência (ver Capítulo 10), assim como da subsequente adaptação da estrutura metálica (ver Capítulo 12). Associado à proteção aos tecidos moles, o suporte será possível a partir do planejamento e do desenho criterioso das barras, respeitando seus limites de extensão, uma vez que a gengiva marginal livre é altamente vascularizada e suscetível a lesões por pressão contínua.[5] Sob hipótese nenhuma a gengiva marginal deve receber forças compressivas. Essas forças, quando existentes e associadas à presença de biofilme, propiciam uma situação favorável para que se instale a doença periodontal.[11,15]

A conexão maior, decorrente de sua extensão bilateral e configuração, também proporciona estabilidade para as PPR, prevenindo movimentos rotacionais.[15] Em próteses de extremidades livres, a ausência do pilar posterior permite que a PPR realize movimento de rotação no sentido vestíbulo-lingual em torno do rebordo. A rigidez do conector maior impede esse tipo de movimento.

Finalmente, as barras devem promover conforto ao paciente. Para isso, as bordas de um conector maior devem ser contornadas (lisas e arredondadas), a fim de que se integrem melhor aos tecidos bucais.[5] A barra anterior de uma conexão maior superior deve terminar em área de depressão entre as rugosidades palatinas, para não interferir na fonética e no conforto do paciente,[5] além de ser menos perceptível à língua.[10] A barra posterior das conexões maxilares também deve ser disposta de modo a considerar sua função e o conforto do paciente, ou seja, deve ser posicionada à frente da linha vibratória (limite palato duro/palato mole). Ainda para atender ao requisito de conforto, as barras devem apresentar características de simetria, cruzar a linha média palatina em ângulo reto, contornar áreas de tórus, quando não for possível sua remoção cirúrgica, e não resultar em áreas de impacção alimentar,[5] especialmente no caso de conectores mandibulares.

Neste capítulo, serão descritos detalhadamente os requisitos e as características das conexões maiores superiores e inferiores, com o objetivo de capacitar o cirurgião-dentista a escolher o melhor componente de acordo com a situação clínica a ser reabilitada. Apesar da variedade de opções disponíveis na literatura, a filosofia abordada seguirá o princípio da simplificação, recomendando componentes seletos que possam reabilitar todos os casos possíveis de arcos parcialmente edêntulos.

BASES PARA A PRÁTICA CLÍNICA, NÍVEIS DE EVIDÊNCIA E RECOMENDAÇÕES

Conexões maiores superiores

As barras utilizadas para os arcos maxilares devem apresentar relação de contato com a fibromucosa pala-

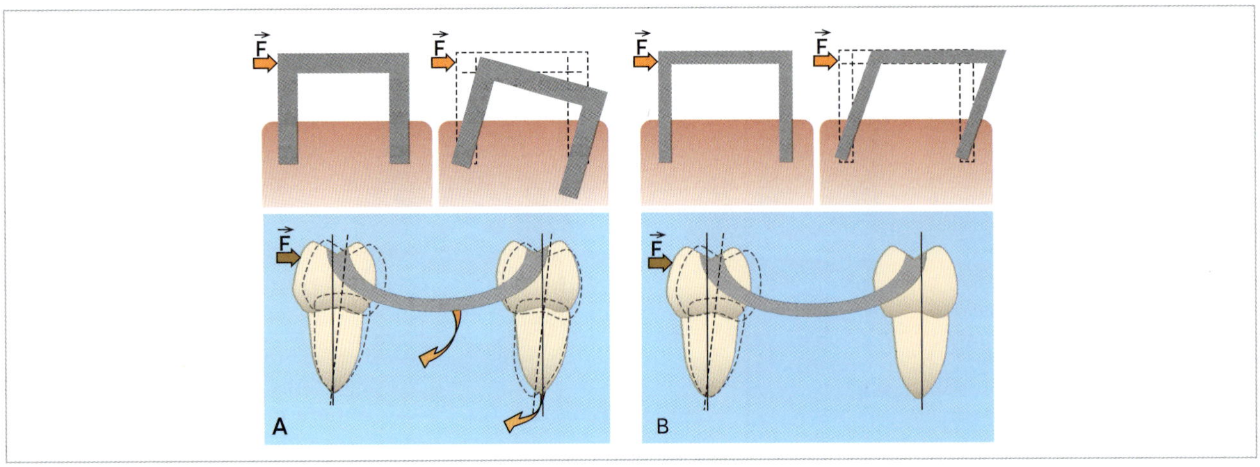

Figura 2 Esquemas representativos da transmissão de esforços à área de suporte a partir de uma barra rígida (A) ou de uma barra flexível (B).
Fonte: adaptada de Weinberg, 1969.[14]

tina, em razão da própria constituição histológica desse tecido, que é denso, espesso e firmemente aderido ao osso, além de sua inervação e irrigação serem mais profundas.[3,9,11,15] Dessa forma, não há necessidade de alívio para os conectores superiores.[10] Essas características, além do fator comodidade, possibilitam que o palato possa ser utilizado como suporte secundário para as próteses, condição particularmente importante em situações de poucos dentes pilares remanescentes ou mal distribuídos na maxila. O contato da barra com os tecidos, nesses casos, não é prejudicial, desde que o conector maior seja suficientemente rígido e adequadamente suportado pelos apoios.[10] Na ausência de um suporte adequado, a fibromucosa é lesionada (Figura 3).

Barra palatina anteroposterior

A barra anteroposterior é a conexão maior palatina que apresenta maior rigidez estrutural.[4,9,11] A flexão é praticamente inexistente nesse tipo de conexão maior,[11,15] uma vez que cada parte da estrutura evita que as demais sejam submetidas a torque e flexão.[11,15] Isso decorre de sua configuração geométrica, que possibilita que esse conector seja posicionado em diferentes planos, o que resulta em um efeito de viga em forma de "L".[4,8,16] Essa conexão apresenta a forma de um paralelogramo aberto no centro, composto por uma barra anterior, duas fitas laterais e uma barra posterior (Figura 4).[9,15,17] A barra palatina anteroposterior tem tanto as características dos conectores maiores do tipo barra como as do tipo placa palatina.[5] A barra anterior

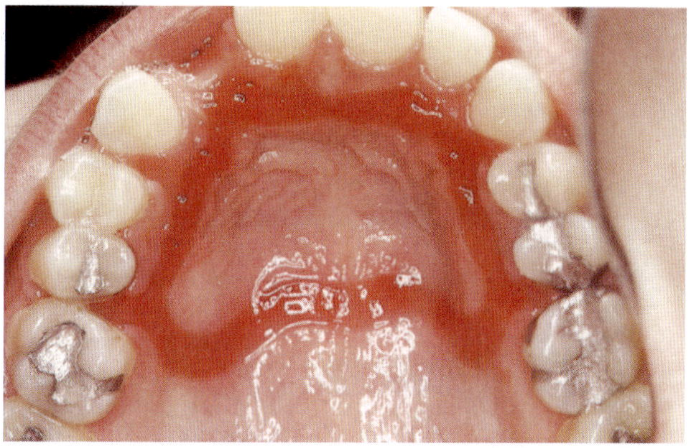

Figura 3 Imagem clínica representativa que evidencia falta de planejamento adequado para a confecção da estrutura metálica da PPR superior. Pode ser notada a ausência de preparo de nichos para os apoios e, portanto, suporte oclusal inadequado, o que resulta em contato excessivo da conexão maior com o palato. Além disso, não foi respeitada a distância de 5 a 6 mm entre a margem gengival e o início da barra.

Fonte: Disciplina de Prótese Parcial Removível – FOAr-Unesp.

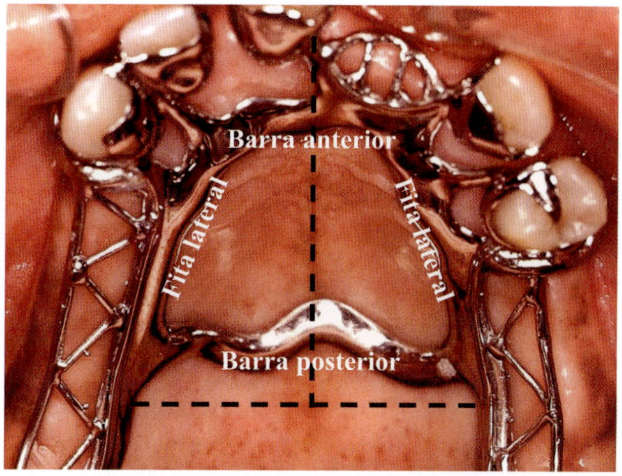

Figura 4 Imagem clínica ilustrando a conexão maior palatina tipo barra anteroposterior, composta por uma barra anterior, uma barra posterior e duas fitas laterais, formando um paralelogramo. A barra posterior fica localizada à frente do limite palato duro/palato mole. A imagem evidencia as características de simetria e do cruzamento pelas barras anterior e posterior da linha média palatina em 90°.

Fonte: Disciplina de Prótese Parcial Removível – FOAr-Unesp.

e as fitas laterais são relativamente planas, apresentam uma fina secção transversal e devem ter largura de, aproximadamente, 6 mm.[5,9,11,15] A barra posterior une-se às duas fitas laterais e tem secção transversal em forma de meia-cana, o que proporciona maior rigidez a essa conexão.[9,11,15]

As bordas externas da barra anterior e das fitas laterais devem distar de 5 a 6 mm da gengiva marginal livre.[9,11,15] A barra anterior deve seguir os contornos das rugosidades palatinas, e suas bordas devem terminar em área de depressão entre as rugosidades (Figura 5).[5,11,15,16]

O limite da barra posterior deverá ser de 1 a 2 mm aquém da linha vibratória (limite palato duro/palato mole). As barras devem ser simétricas e cruzar a linha mediana palatina em ângulo de 90° (Figura 4).[9]

Em virtude das características dessa conexão, incluindo maior rigidez, sua indicação é universal,[4] ou seja, é indicada para todos os casos parcialmente edêntulos maxilares (Classes I, II, III e IV, com ou sem modificações). Somente é contraindicada para pacientes que apresentam tórus maxilar volumoso e inoperável que atinja o limite entre palato duro e palato mole.[9,11,15]

Em extremidades livres, o limite posterior das fitas laterais deve ser o final do rebordo, uma vez que, em virtude da relação de contato, essa fita participará da transmissão de forças para o osso subjacente (Figura 4).[11,15] Em hemiarcos dentados ou com espaços protéticos intercalados, o limite posterior da fita lateral deve ser o último apoio oclusal planejado.[9,11,15] A Figura 6 ilustra planejamentos de estruturas metálicas de PPR

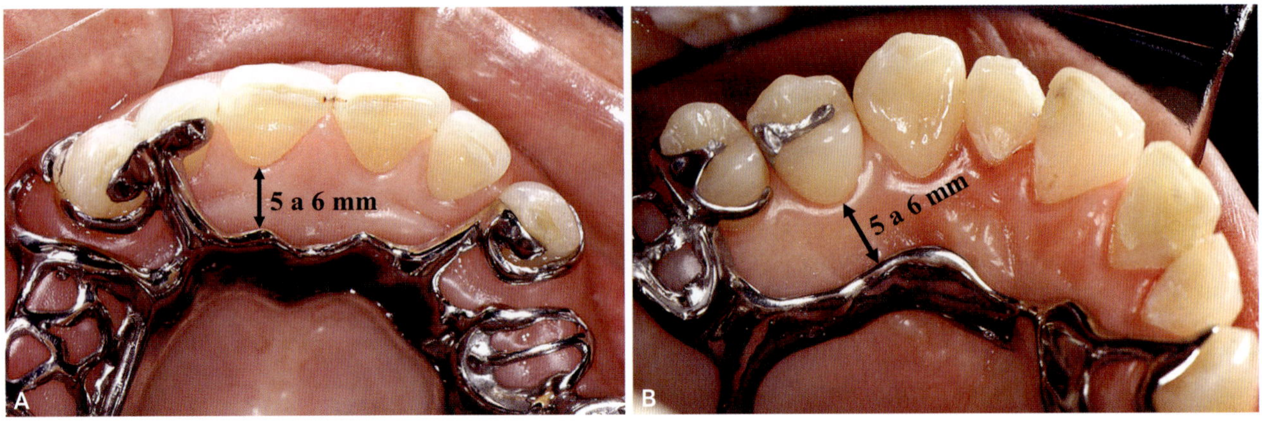

Figura 5 Imagens clínicas ilustrando a distância de 5 a 6 mm da margem gengival ao início da barra anterior. Em (A), a barra anterior cruza a rugosidade palatina em ângulo reto e dista de 5 a 6 mm da margem gengival; em (B), a fita lateral da barra também deve manter a distância de 5 a 6 mm da margem gengival.

Fonte: Disciplina de Prótese Parcial Removível – FOAr-Unesp.

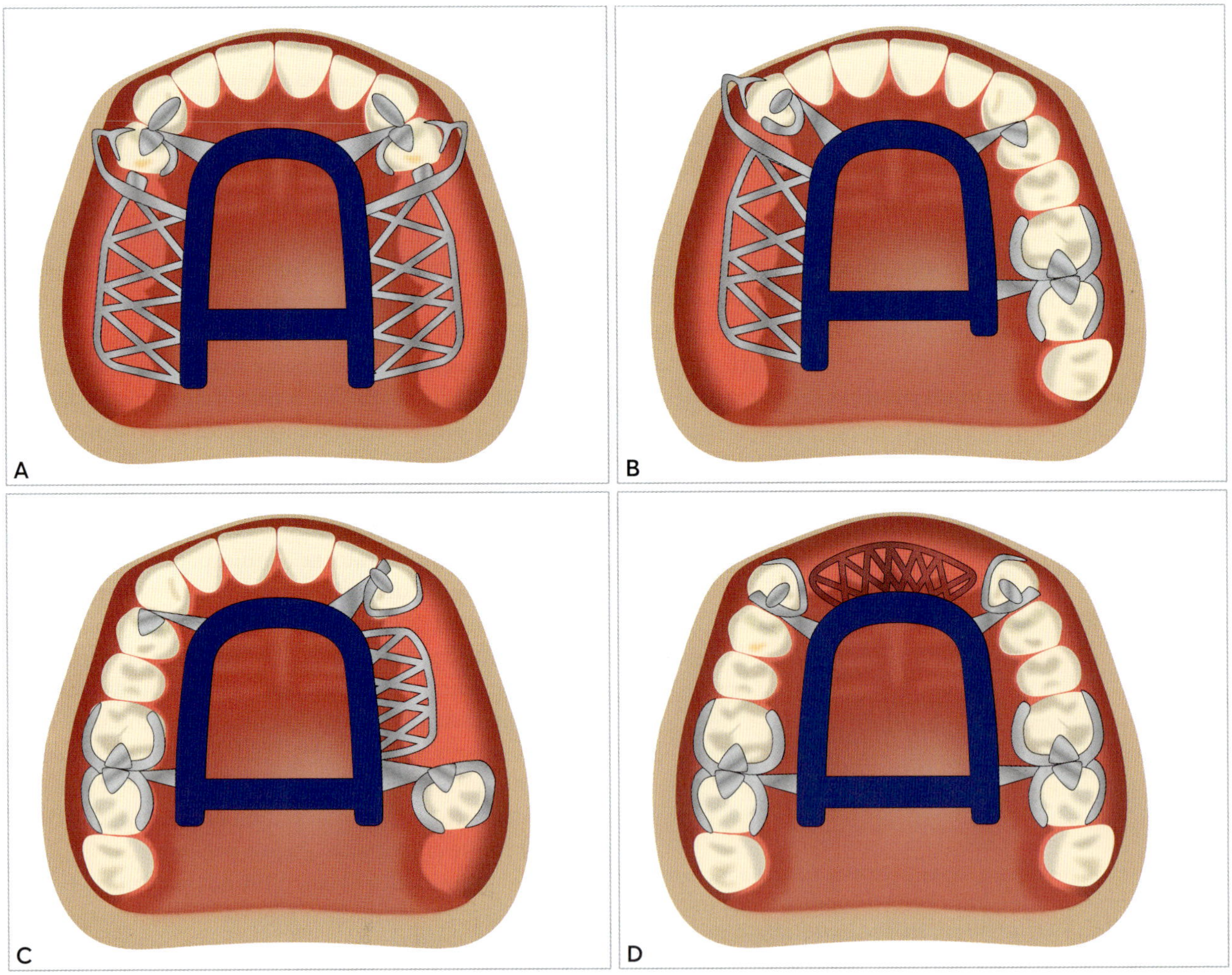

Figura 6 Esquemas representativos de estruturas metálicas com conexão maior superior tipo anteroposterior. Em (A), arco Classe I, as fitas laterais se estendem até o final do rebordo; em (B), arco Classe II, do lado desdentado, as fitas laterais se estendem até o final do rebordo e, no lado dentado, até o último apoio oclusal; em (C) e (D), arcos Classe III e Classe IV, respectivamente, as fitas laterais se estendem até o último apoio oclusal.

Fonte: Disciplina de Prótese Parcial Removível – FOAr-Unesp.

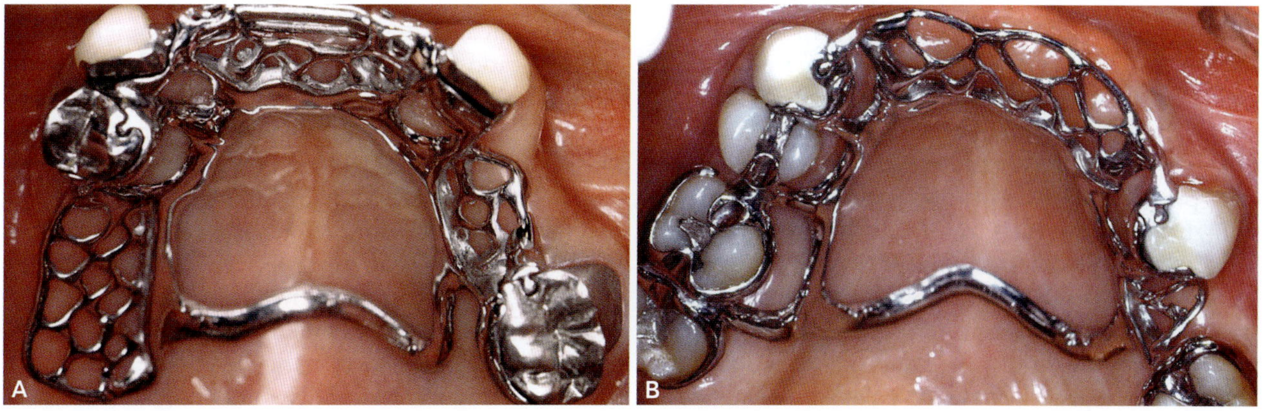

Figura 7 Imagens clínicas representativas da barra anteroposterior. Em (A), estrutura metálica adaptada em arco parcialmente desdentado Classe II modificação 2 – do lado da extremidade livre, a fita lateral se estende até o final do rebordo e, do lado dentado, até a região do último apoio oclusal; em (B), estrutura metálica adaptada em arco parcialmente desdentado Classe III modificação 1 – nesse caso, as fitas laterais se estendem até o último apoio oclusal.
Fonte: Disciplina de Prótese Parcial Removível – FOAr-Unesp.

para arcos maxilares Classes I, II, III e IV. Nas Classes I e II (hemiarco da extremidade livre), a(s) fita(s) se estende(m) até o final do rebordo (Figura 6A e B). Nas Classes II (hemiarco dentado), III e IV, a(s) fita(s) se estende(m) até os últimos apoios oclusais (Figura 6B a D). Em arcos parcialmente edêntulos com espaços protéticos de modificações, os princípios para o planejamento e o desenho das estruturas metálicas são os mesmos (Figura 7).

A principal vantagem dessa barra é sua rigidez. A barra anteroposterior minimiza o recobrimento dos tecidos moles, além de promover excelente resistência à deformação.[5] Esse tipo de conexão maior superior pode ser desconfortável para os pacientes, em razão de seu volume, seu contorno e também do posicionamento da barra anterior, que pode interferir na fonética.[5,16]

Barra palatina em forma de "U"

O conector maior tipo barra em "U" é constituído por uma barra anterior e duas fitas laterais (Figura 8).[9] A ausência da barra posterior em forma de meia-cana permite que esse tipo de conexão apresente maior flexibilidade.[4] Assim, para proporcionar maior rigidez estrutural, as fitas laterais devem ter maior largura (10 a 12 mm).[11,15]

A localização dessa conexão em relação à margem gengival, seus contornos e o limite posterior de extensão das fitas laterais são semelhantes aos da barra anteroposterior.[9,11]

A rigidez que essa barra proporciona é suficiente para indicá-la apenas em casos de espaços intercalados posteriores (Classe III) e/ou anteriores (Classe IV) pequenos, em arcos que apresentem pelo menos dois molares em cada hemiarcada (Figura 8) ou em situações de tórus palatino inoperável, que atinja o limite palato duro/palato mole.[9,11,15,17]

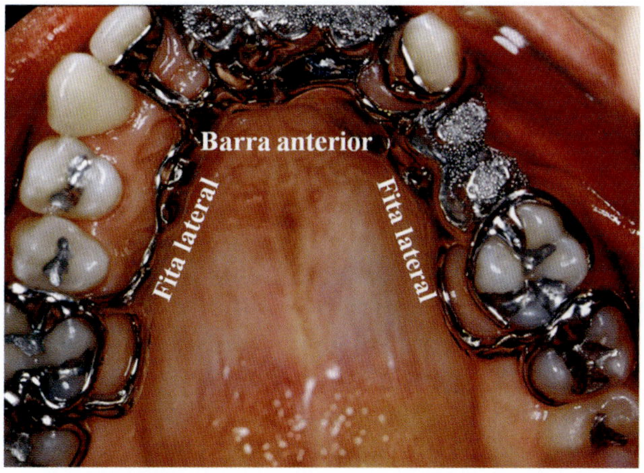

Figura 8 Imagem clínica representativa da conexão maior superior tipo barra em "U", composta por uma barra anterior e duas fitas laterais. As fitas se estendem até o último apoio oclusal, localizado nos molares.
Fonte: Disciplina de Prótese Parcial Removível – FOAr-Unesp.

A barra em "U" apresenta a vantagem de ser mais confortável para os pacientes em relação à barra anteroposterior. Entretanto, a ausência da barra posterior acarreta menor rigidez e, portanto, indicação mais limitada.[11,15]

Placa palatina única

A placa palatina única consiste em uma larga faixa de metal em forma de fita com fina secção transversal (0,3 a 0,4 mm).[5,10,11,15] Em razão de sua reduzida espessura, o aumento da largura deve ser planejado para compensar a menor rigidez desse tipo de conexão.[5,9,15] Sua dimensão anteroposterior não deve ser inferior a

8 mm,[7] para evitar o comprometimento de sua rigidez (Figura 9).[5,11] O aumento em largura assegura a rigidez e permite maior suporte na região do palato.[5]

Assim como as anteriores, esse tipo de conexão deve cruzar a linha mediana do palato em ângulo de 90° para proporcionar conforto ao paciente, uma vez que a língua se adapta mais facilmente a componentes simétricos.[15] Se possível, a borda anterior desse conector maior deve ser posicionada posteriormente às rugosidades palatinas. A borda posterior deve estar localizada anteriormente ao limite palato duro/palato mole.[5] A localização na região mediana do palato é recomendada em razão da mínima influência na fonética, independentemente de sua largura ou secção transversal.[18,19]

Está indicada apenas em casos de espaços protéticos intercalados posteriores (Classe III) pequenos, sendo seus limites anterior e posterior a região dos apoios oclusais principais (Figura 9).[9,15,17]

A configuração da placa palatina única proporciona pequena interferência na ação normal da língua e na fonética, o que aumenta o conforto do paciente.[5,16,19-21] O recobrimento do palato pela placa palatina única também auxilia a ampla distribuição de cargas no palato.[5] Por apresentar maior flexibilidade decorrente de sua configuração, suas restritas indicações devem ser respeitadas.

Cobertura total do palato

Esse tipo de conexão promove máximo suporte em vista da área de recobrimento tecidual do palato.[5,9,10] Pode ser confeccionada em metal (cobalto-cromo) ou em metal e resina acrílica,[9,11,15] devendo reproduzir perfeitamente a anatomia do palato e as rugosidades palatinas,[10] de modo a propiciar maior conforto ao paciente. Nesse sentido, o planejamento para a indicação desse tipo de conexão somente pode ser realizado a partir da obtenção de moldagem funcional prévia à confecção da estrutura metálica, ou seja, por meio de moldagem de transferência (ver Capítulo 10). Assim, o íntimo contato com os tecidos subjacentes do palato auxilia também a estabilidade e a retenção da PPR, por meio da ação de forças de adesão, coesão[5] e pressão atmosférica, princípios utilizados para a obtenção de retenção em próteses totais.

Quando totalmente metálica, a conexão deve ter forma de fita, com espessura reduzida em toda sua extensão (Figura 10).[11,15] Nessa configuração, apresenta resultados adequados em termos de maior rigidez estrutural[5] e grau de reprodutibilidade da anatomia do palato, além de ser mais leve e apresentar melhor condutibilidade térmica que a cobertura metaloplástica.[10] Entretanto, é tecnicamente mais laboriosa e exige maior habilidade do técnico em prótese para sua confecção.[10,15]

Quando metaloplástica, deve apresentar uma barra metálica anterior que una os demais componentes da estrutura metálica bilateralmente e uma retenção na sua borda posterior para fixação da resina acrílica que recobrirá todo o palato. Como alternativa, pode apresentar uma grade metálica para a retenção da resina acrílica, situação em que apresenta características semelhantes à prótese total (Figuras 11 e 12).[9,11] A porção acrílica dessa conexão é confeccionada juntamente com a sela acrílica no momento da inclusão em mufla, prensagem e acrilização da prótese. Diferentemente da cobertura apenas em metal, a metaloplástica é tecnicamente mais simples de ser confeccionada e proporciona melhor estética ao paciente.[15]

A avaliação da necessidade de máximo suporte e rigidez deve ser determinada antes da seleção desse tipo de conexão.[5] Portanto, a cobertura total do palato está

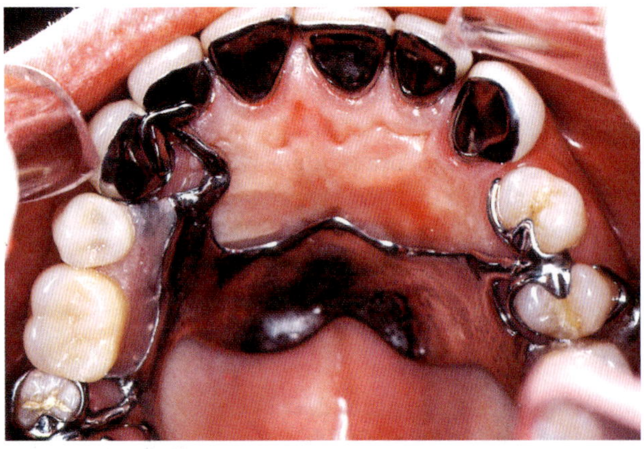

Figura 9 Imagem clínica representativa da conexão maior superior tipo placa palatina única em arco Classe III modificação 1, com espaços intercalados pequenos. A conexão é limitada pelos apoios oclusais principais.
Fonte: Disciplina de Prótese Parcial Removível – FOAr-Unesp.

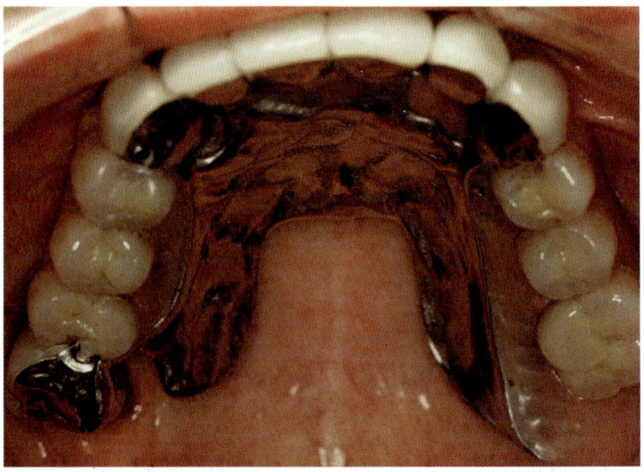

Figura 10 Imagem clínica representativa da conexão maior superior do tipo cobertura total do palato inteiramente em metal.
Fonte: Disciplina de Prótese Parcial Removível – FOAr-Unesp.

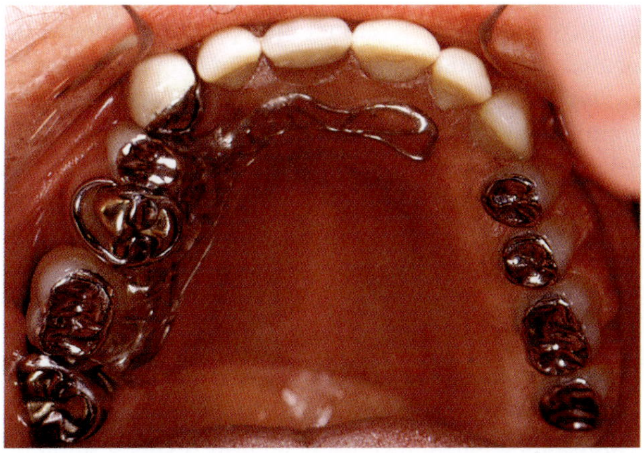

Figura 11 Imagem clínica representativa da conexão maior superior do tipo cobertura total do palato metaloplástica.
Fonte: Disciplina de Prótese Parcial Removível – FOAr-Unesp.

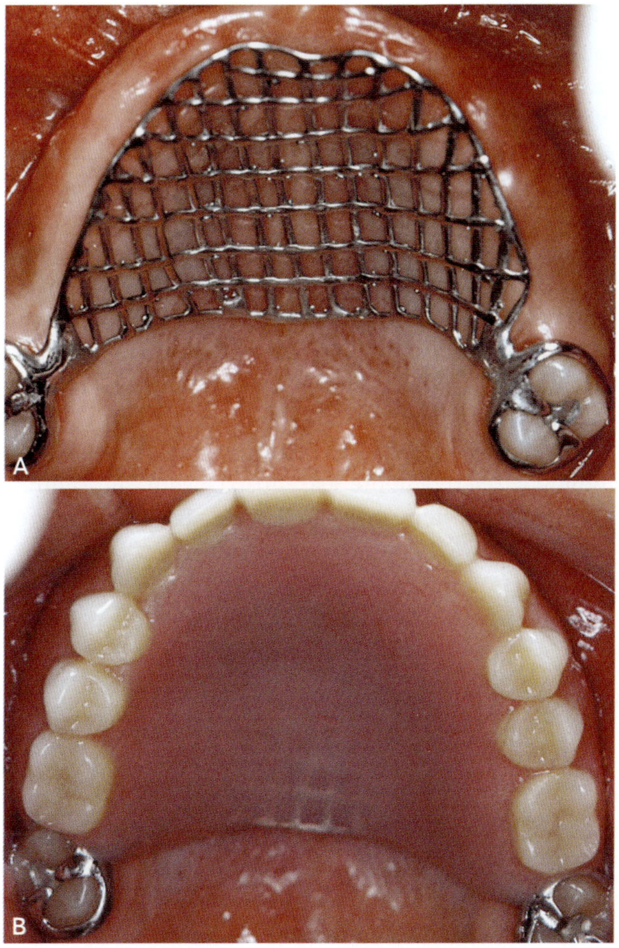

Figura 12 Imagens clínicas representativas da conexão maior superior do tipo cobertura total do palato metaloplástica. Em (A), grade metálica cobrindo o palato para retenção da resina acrílica; em (B), vista oclusal da PPR com cobertura total do palato após a acrilização.
Fonte: Disciplina de Prótese Parcial Removível – FOAr-Unesp.

indicada para casos de extremidade livre e com poucos dentes remanescentes, assim como para casos de arcos parcialmente desdentados com distribuição desfavorável (p.ex., linear).[9,11,15] Desse modo, essa barra proporciona ampla distribuição das forças por todo o palato.[15]

Conforme relatado para os outros tipos de conexões superiores, a borda anterior do conector do tipo cobertura total do palato deve distar 6 mm da margem gengival.[11,15] A borda posterior também não deve ultrapassar a junção palato duro/palato mole.[5]

Esse tipo de conexão tem como vantagem proporcionar maior suporte vertical pelo recobrimento total do palato e, consequentemente, melhor distribuição de força entre os dentes remanescentes e o palato.[5] Em casos de mínima altura do rebordo residual, a conexão pode promover estabilização adicional à prótese contra forças laterais indesejáveis.[5]

O conector totalmente metálico geralmente é confortável e exerce pequeno ou nenhum efeito na fonética do paciente,[5,10] além de apresentar melhor condutividade térmica,[5,10] maior rigidez e superfície menos porosa que o conector do tipo metaloplástico.[5] Em contrapartida, a cobertura total metaloplástica do palato possibilita a realização de reembasamentos periódicos durante o período de proservação e controle posterior da prótese.[9,17]

Em virtude da extensão da conexão, podem ocorrer lesões hiperplásicas e candidose crônica atrófica, decorrentes de uma higiene oral deficiente, de porosidade, no caso de conexão metaloplástica, e de períodos prolongados de utilização da prótese.[5] Problemas fonéticos podem ser relatados por pacientes,[5] principalmente nos casos de cobertura em metal e resina acrílica.

Conexões maiores inferiores

Ao contrário das barras superiores, as conexões inferiores devem apresentar relação de alívio com a fibromucosa mandibular (Figura 13).[3,5,9,11,16,18] Isso se deve ao fato de a fibromucosa ser delgada, bastante sensível, móvel e sua inervação e irrigação sanguínea serem superficiais, o que não permite relação de contato.[9,11,16,22]

A quantidade de alívio depende da característica do arco parcialmente edêntulo.[22] Para arcos dentossuportados, um pequeno alívio é demandado, uma vez que a prótese não tende a se mover quando em função.[5] Para arcos dentomucossuportados em extremidades livres, um alívio moderado para a barra pode ser indicado, com o objetivo de prevenir laceração na mucosa lingual em consequência da rotação distal da prótese[5] em torno da linha de fulcro (ver Capítulo 8).[10] A rotação distal ocorre em torno do fulcro que pas-

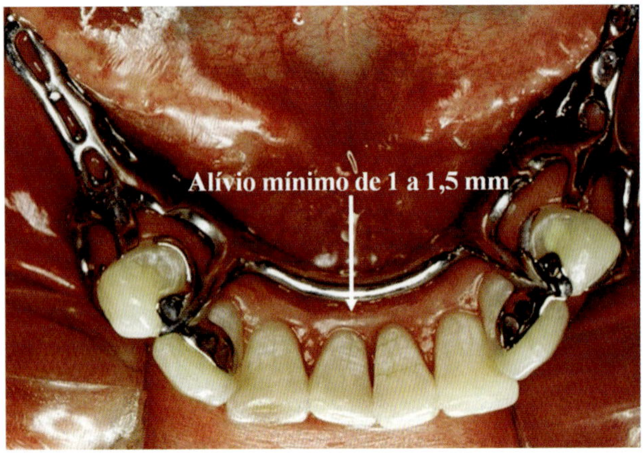

Figura 13 Imagem clínica representativa da barra lingual inferior em arco dentomucossuportado, demonstrando relação de alívio (mínimo entre 1 e 1,5 mm) em relação à fibromucosa mandibular.
Fonte: Disciplina de Prótese Parcial Removível – FOAr-Unesp.

sa pelos últimos apoios mesiais dos dentes de suporte quando a prótese está em função, o que acarreta um movimento da barra para a frente e para cima.[10] Se o rebordo apresentar uma vertente lingual vertical e paralela ao eixo de inserção e remoção da PPR, o alívio deverá ser mínimo (1 a 1,5 mm), apenas para evitar o contato da barra com a fibromucosa (Figura 14A).[5,22] Se o rebordo estiver com a vertente inclinada para vestibular, coincidindo também com o eixo de inserção e remoção da prótese, a quantidade de alívio continuará sendo a mesma (Figura 14B).[22] Entretanto, se a trajetória de inserção e remoção da PPR for diferente da inclinação do rebordo, o alívio necessário será maior, a fim de evitar traumatismo aos tecidos quando a prótese estiver totalmente assentada (Figura 14C).[22] Além disso, o paciente pode apresentar saliências ósseas ou exostoses, que interferem na inserção e na remoção da prótese, requerendo um alívio maior (Figura 14D).[22]

No caso de prótese dentomucossuportada em extremidade livre, em decorrência da movimentação da sela em direção ao rebordo residual durante a função, a quantidade de alívio também é influenciada pelo número de dentes remanescentes e pelo formato da arcada dentária. Quando a barra e a sela estiverem situadas em lados opostos em relação à linha de fulcro, haverá a formação de uma alavanca de 1º gênero (Figura 15A). Assim, toda vez que uma força incidir sobre os dentes artificiais, a sela tenderá a se movimentar em direção ao rebordo, e a barra, localizada anteriormente à linha de fulcro, girará para cima e posteriormente, afastando-se da vertente lingual do rebordo. Nesses casos, a quantidade de alívio necessária é mínima, entre 1 e 1,5 mm, apenas para criar espaço para a livre movimentação da barra lingual sem sua intrusão nos tecidos (Figura 15B).[10,22] Quando o número de dentes remanescentes diminui ou quando sua distribuição é mais linear, em razão do formato da arcada, a barra e a sela passam a se localizar do mesmo lado em relação à linha de fulcro, o que caracteriza uma alavanca de 2º gênero (Figura 16A). Assim, quando forças incidem sobre os dentes artificiais, a sela se desloca em direção ao rebordo e a barra gira para baixo e anteriormente, de encontro à vertente lingual do rebordo. Nessa situação, a quantidade de alívio deve ser maior para evitar que, durante a função, ocorra contato da barra com a mucosa e consequente injúria aos tecidos nessa região (Figura 16B).[22]

Barra lingual

Em geral, conectores maiores mandibulares são longos e relativamente estreitos. Devem ser rígidos, porém não podem ser volumosos, para não compro-

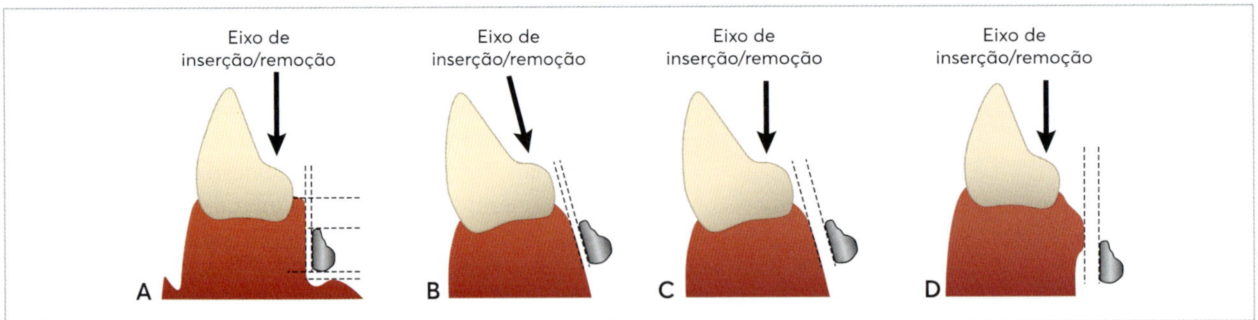

Figura 14 Esquemas ilustrando a quantidade de alívio necessário para a conexão maior inferior. Em (A), alívio normal (de 1 a 1,5 mm) para a barra lingual, em caso de rebordo com vertente vertical coincidente com o eixo de inserção/remoção da prótese; em (B), alívio normal (1 a 1,5 mm) para a barra lingual em rebordo com a vertente vestibularizada coincidente com o eixo da PPR; em (C), rebordos com vertente vestibularizada e inclinação diferente do eixo da PPR exigem quantidade maior de alívio (maior que 1,5 mm); em (D), rebordo com saliência óssea, que requer maior alívio (maior que 1,5 mm).
Fonte: Disciplina de Prótese Parcial Removível – FOAr-Unesp.

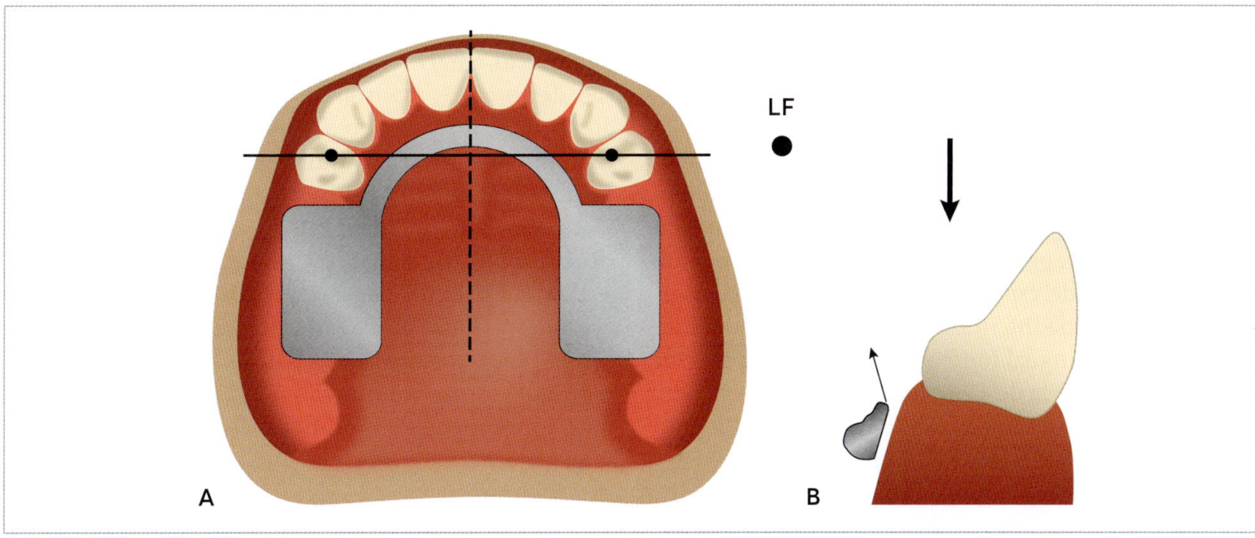

Figura 15 Esquemas ilustrando a quantidade de alívio necessário para a conexão maior inferior. Em (A), barra lingual na frente da linha de fulcro (LF), que passa pelos apoios principais da PPR, o que leva à formação de uma alavanca de 1° gênero, com movimento para cima e para posterior quando forças incidem sobre os dentes artificiais, requerendo alívio normal (de 1 a 1,5 mm) (B).

Fonte: Disciplina de Prótese Parcial Removível – FOAr-Unesp.

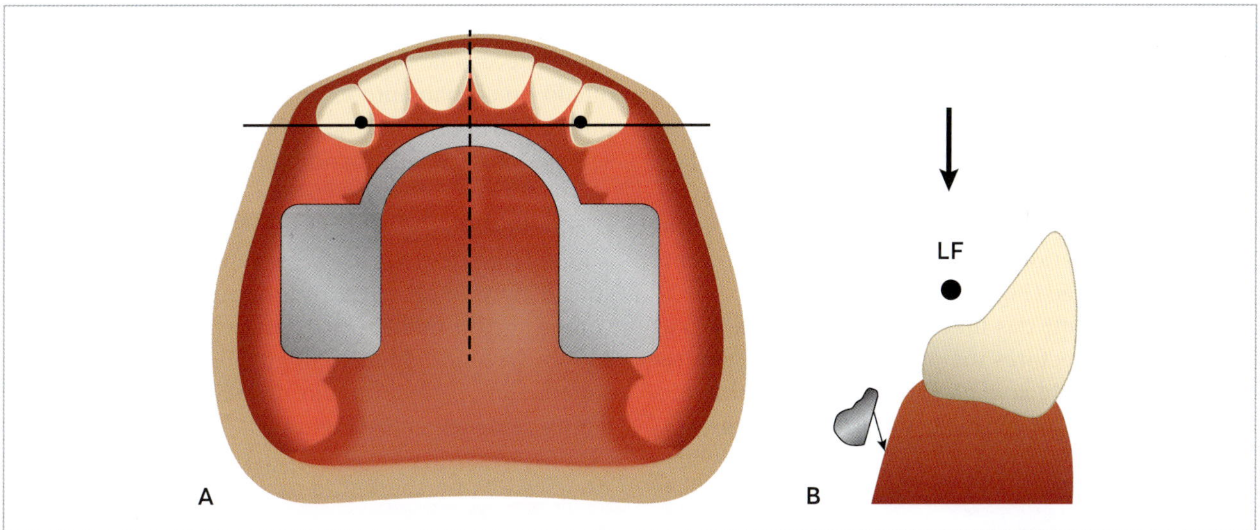

Figura 16 Esquemas ilustrando a quantidade de alívio necessário para a conexão maior inferior. Em (A), barra lingual situada posteriormente à linha de fulcro (LF), que passa pelos apoios principais da PPR, levando à formação de uma alavanca de 2° gênero, com movimento para baixo e anteriormente, quando forças incidem sobre os dentes artificiais, tornando essencial a confecção de um alívio maior que 1,5 mm (B).

Fonte: Disciplina de Prótese Parcial Removível – FOAr-Unesp.

meter o conforto do paciente e não invadir o espaço do assoalho bucal e do freio lingual.[5]

A barra lingual é, provavelmente, a conexão maior inferior mais utilizada, em virtude de sua conformação simples e, portanto, facilidade de confecção.[5] Em secção transversal, a barra apresenta forma de meia pera, com sua porção mais espessa situada inferiormente e próxima à região do assoalho bucal (Figura 14), garantindo, além de rigidez, conforto para o paciente.[4,5,9-11,17,22] Em caso de necessidade de maior rigidez para esse tipo de conexão (p.ex., em barras linguais extensas), sua espessura pode ser aumentada durante o enceramento,[4] com o cuidado de não interferir na função nem no conforto do paciente. Na presença de espaço disponível, a altura da barra lingual também pode ser aumentada.[5] Assim, para que esse tipo de conector possa ser indicado, a verificação da disponibilidade de espaço é imprescindível durante a avaliação clínica.[5,9,16]

Esse tipo de barra é indicado quando o rebordo lingual apresenta uma altura de 9 a 10 mm entre a gengiva marginal livre e o assoalho bucal, com a língua ligeiramente elevada (Figura 17A).[11,16] Deve haver espaço compatível com a largura[10] exigida para que a barra tenha rigidez, assim como espaço requerido para o alívio em relação à gengiva marginal livre. A barra lingual deve apresentar, aproximadamente, 5 mm de largura e de 3 a 4 mm de espessura, para proporcionar rigidez.[5,11,22] Sua borda inferior deve ficar 1 mm aquém do fundo do sulco lingual funcional, e sua borda superior deve estar localizada de 4 a 5 mm da margem gengival, a fim de evitar trauma por compressão ao periodonto de proteção, permitir o escoamento dos alimentos e reduzir o acúmulo de biofilme (Figura 17).[9,11,22]

Clinicamente, o espaço disponível pode ser mensurado com a utilização de uma sonda milimetrada periodontal.[5,9,11] O paciente deve ser instruído a elevar e protruir a língua até que sua ponta toque o vermelhão do lábio superior, para ativar o assoalho bucal e elevá-lo à altura que atinge em função.[5] A sonda deve ser posicionada delicadamente no fundo do sulco lingual elevado e a leitura ser feita até as margens gengivais dos dentes remanescentes (Figura 17A).[5] Essa distância deve ser mensurada diretamente na boca do paciente, e nunca no modelo de gesso.

Em virtude de suas características, a barra lingual é considerada o conector maior de aplicação universal, podendo ser indicada para todos os casos de edentulismo parcial inferior desde que haja espaço suficiente para sua colocação (Figura 17A).[10,20]

Diferentemente das fitas laterais das conexões superiores, os conectores maiores inferiores devem ter extensão suficiente apenas para unir bilateralmente, de forma direta ou indireta, todos os componentes da estrutura metálica da PPR.[4] Em função do alívio necessário, a barra inferior não participa da transmissão de forças e,[16] portanto, não é preciso estendê-la até o final do rebordo.[22] Em espaços protéticos de extremidades livres, o limite posterior da barra lingual deve se estender um pouco além da superfície distal do dente pilar principal, até que se una à alça do grampo T de Roach e à sela metálica (Figuras 18 e 19A e B). Em espaços intercalados (Figura 19C e D) ou em Classe II do lado dentado (Figura 19B), o limite posterior dessa barra deve ser o último apoio oclusal.[11,22] Em arcos parcialmente edêntulos, com espaços protéticos de modificações, os princípios para o planejamento e desenho das estruturas metálicas são os mesmos.

A barra lingual, como mencionado anteriormente, apresenta a vantagem de facilidade de confecção, em virtude de seu formato simplificado. Visto que tem um contato mínimo com dentes remanescentes e tecidos moles, propicia menor acúmulo de biofilme e aumento do estímulo aos tecidos.[5] Sua desvantagem seria não apresentar rigidez suficiente,[2] o que está relacionado a erros de indicação e planejamento ou falhas em sua confecção laboratorial, como enceramento inadequado ou acabamento excessivo, concentrando forças potencialmente deletérias sobre um dente isolado ou segmentos da arcada mandibular.[5]

Placa lingual

Esse tipo de conexão maior inferior apresenta uma secção transversal em forma de meia pera alongada, com a porção inferior mais espessa localizada 1 mm aquém do fundo de sulco lingual funcional e projeção superior até o terço médio da superfície lingual dos dentes remanescentes (Figura 20).[5,9,11,16,22]

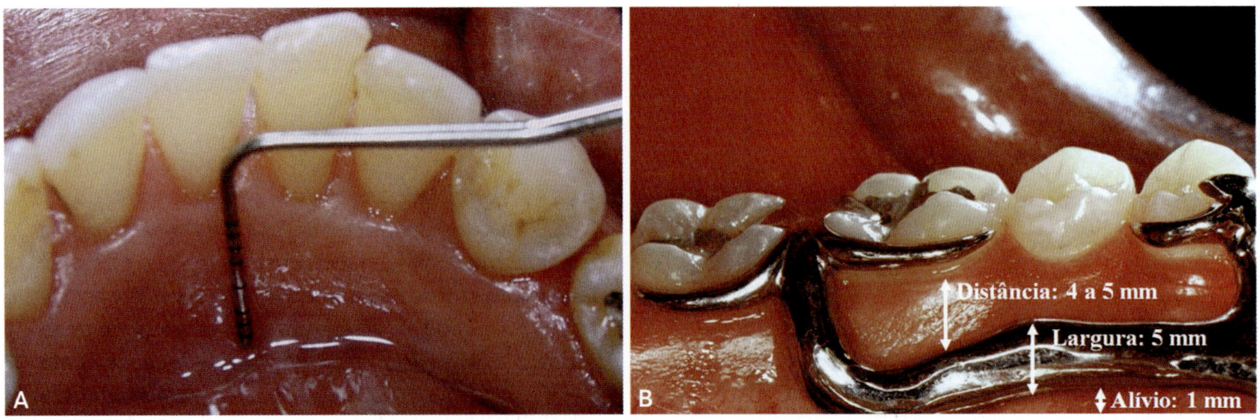

Figura 17 Imagens clínicas ilustrando o espaço exigido para a indicação da barra inferior. Em (A), espaço necessário entre a gengiva marginal livre e o fundo de sulco funcional (9 a 10 mm); em (B), distância de 4 a 5 mm da borda superior da barra à margem gengival – a conexão maior deve apresentar 5 mm de largura e estar localizada 1 mm aquém do fundo do sulco. Fonte: Disciplina de Prótese Parcial Removível – FOAr-Unesp.

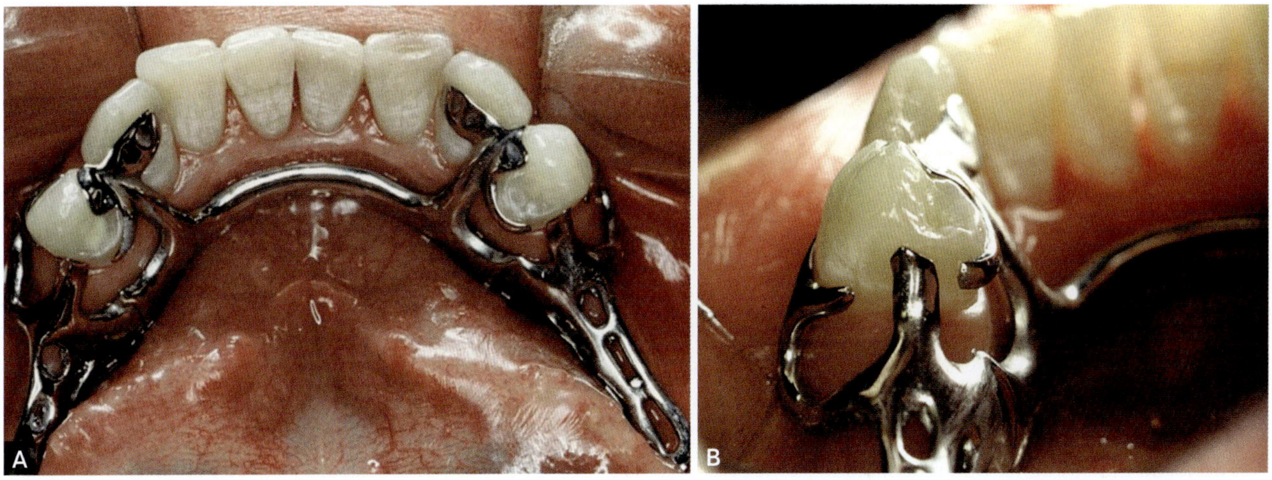

Figura 18 Imagens clínicas ilustrando os limites da conexão maior inferior tipo barra lingual. Em (A), a conexão maior inferior se estende além da distal do último dente pilar; em (B), a conexão maior se estende um pouco além da superfície distal do dente pilar principal, até se unir ao braço do grampo T de Roach e à sela metálica.

Fonte: Disciplina de Prótese Parcial Removível – FOAr-Unesp.

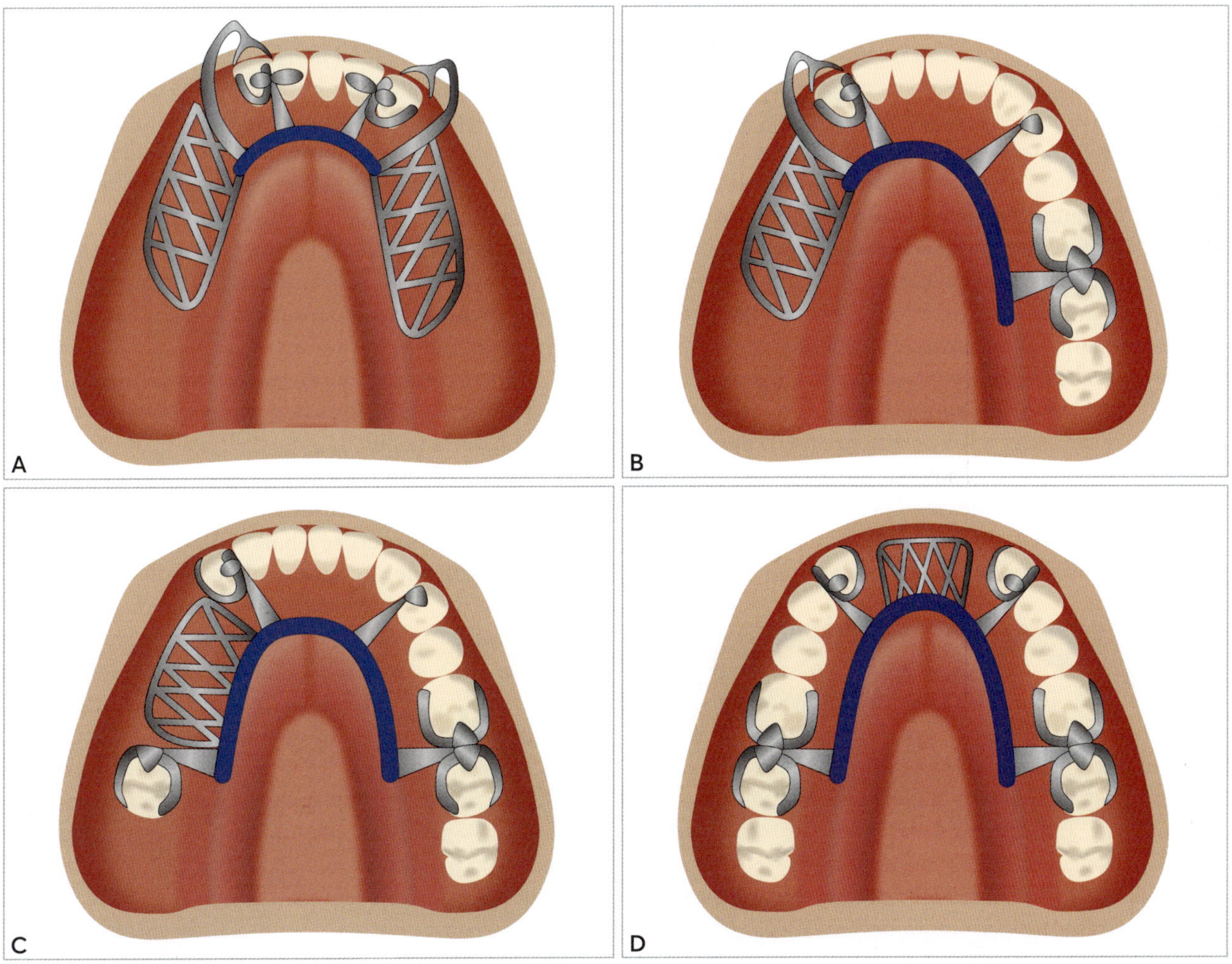

Figura 19 Esquemas representativos de estruturas metálicas com conexão maior inferior tipo barra lingual. Em (A) e (B), Classes I e II, respectivamente, a conexão se estende um pouco além da distal dos dentes pilares do lado desdentado; em (B), Classe II, a conexão se estende até o último apoio oclusal no lado dentado; em (C) e (D), Classes III e IV, respectivamente, a conexão se estende até o último apoio oclusal.

Fonte: Disciplina de Prótese Parcial Removível – FOAr-Unesp.

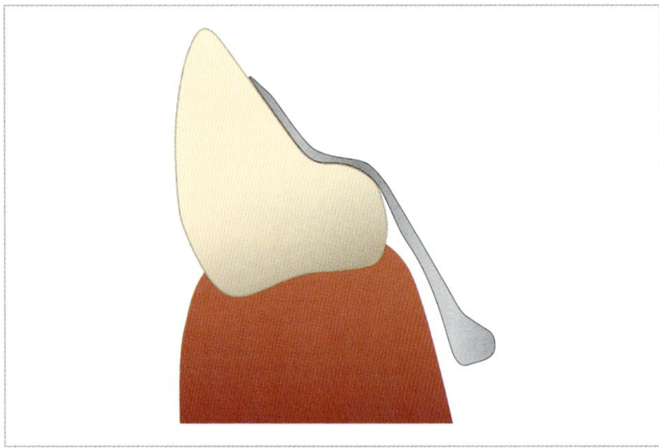

Figura 20 Esquema representativo da secção transversal da conexão maior inferior tipo placa lingual, com evidência para sua localização e alívio em relação aos tecidos moles.
Fonte: Disciplina de Prótese Parcial Removível – FOAr-Unesp.

A borda inferior da placa lingual pode ser menos volumosa que a da barra lingual desde que não comprometa sua rigidez, obtida com o aumento da largura da placa, de modo a compensar sua espessura reduzida.[5,22] Assim como a barra lingual, a placa lingual deve apresentar alívio tanto na região da fibromucosa quanto na margem gengival (Figura 20). O alívio auxilia na manutenção da saúde e da integridade dos tecidos moles.[22] Além disso, deve ter alívio nas ameias interdentais para evitar que a conexão se localize em áreas retentivas.[10]

Sua borda superior deve ser contornada para tocar intimamente as superfícies linguais dos dentes.[5,10] Deve fechar completamente os espaços interproximais ao nível dos pontos de contato, uma vez que o vedamento dessas regiões por lingual previne impacção alimentar.[5] Esse contorno da borda superior da placa lingual, que resulta em uma aparência festonada, deve ter uma forma anatômica e terminar em lâmina de faca, para ficar menos perceptível à língua (Figura 21).[5,10]

Alterações no contorno superior da placa lingual são imprescindíveis quando o paciente apresenta ameias abertas, diastemas ou espaços desdentados anteriores (Figura 22). Nessas situações, recuos podem ser planejados para evitar a aparência indesejável do metal por vestibular (Figura 22). Na região do recuo, a borda superior da placa deve se estender sobre a superfície lingual do dente em direção à sua face proximal e seguir apicalmente ao nível da gengiva. Deve, então, cruzar a gengiva marginal livre em ângulo reto, apresentar um desenho curvo em direção ao dente adjacente e seguir, novamente em ângulo reto, em direção à sua face proximal. Entretanto, deve-se atentar para não criar um recuo tão severo que reduza a rigidez do conector maior. Para assegurar a rigidez da placa nessas situações, a borda inferior do conector deve ser mais espessa.[5]

Para proporcionar suporte vertical, não é preciso que esse tipo de conexão tenha apoio em todos os dentes remanescentes, mas é essencial planejar apoios nos dentes pilares e nos dentes com retentores indiretos planejados.[22] Isso vai impedir que o conector deslize quando em contato com a superfície inclinada dos dentes anteriores, o que gera forças laterais nocivas ao periodonto de sustentação dos dentes (ver Capítulo 8). Finalmente, em razão de sua configuração, a placa lingual engloba outros componentes da estrutura metálica planejados na região lingual, como grampos de oposição e conectores menores, além dos apoios oclusais (Figura 23).

As indicações para a seleção da placa lingual como conector maior inferior são variadas. Na maioria dos casos, a placa é indicada quando não existe altura suficiente entre a margem gengival e o fundo de sulco lingual funcional (9 a 10 mm) (Figura 24).[5,9,10,11,22] Em caso de falta de espaço, se a barra lingual convencional for indicada, poderão ocorrer duas situações: (1) res-

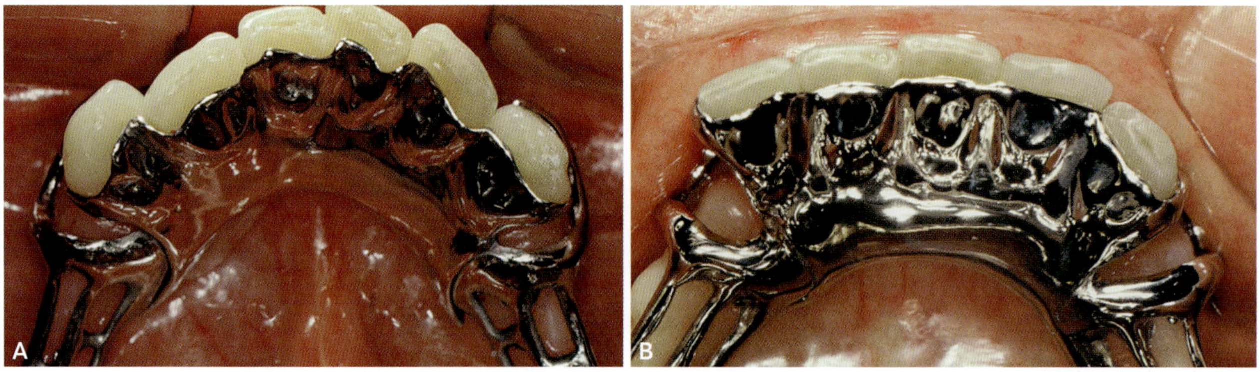

Figura 21 Imagens clínicas representativas da conexão maior inferior tipo placa lingual. Em (A) e (B), borda superior da placa lingual com aparência festonada e contorno anatômico, em íntimo contato com as superfícies linguais dos dentes remanescentes.
Fonte: Disciplina de Prótese Parcial Removível – FOAr-Unesp.

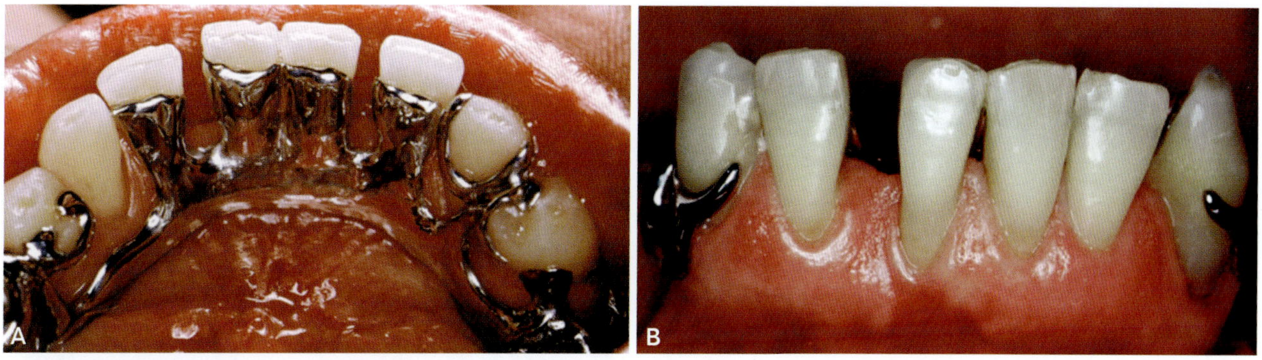

Figura 22 Imagens clínicas representativas da conexão maior inferior tipo placa lingual em arco dentomucossuportado com recuos em regiões de diastemas. Em (A), vista lingual da conexão; em (B), vista vestibular da conexão.
Fonte: Disciplina de Prótese Parcial Removível – FOAr-Unesp.

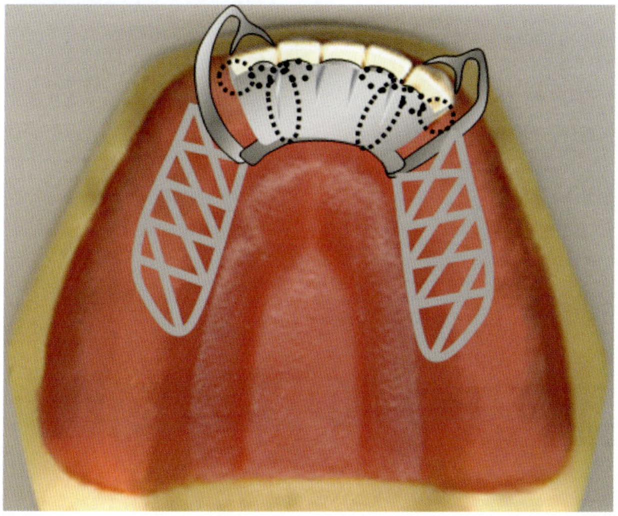

Figura 23 Esquema representativo do planejamento de estrutura metálica com a placa lingual como conector maior inferior. As estruturas contornadas, englobadas no desenho da placa lingual, são os apoios oclusais de dentes pilares retentores diretos e indiretos, conectores menores e grampos de oposição.
Fonte: Disciplina de Prótese Parcial Removível – FOAr-Unesp.

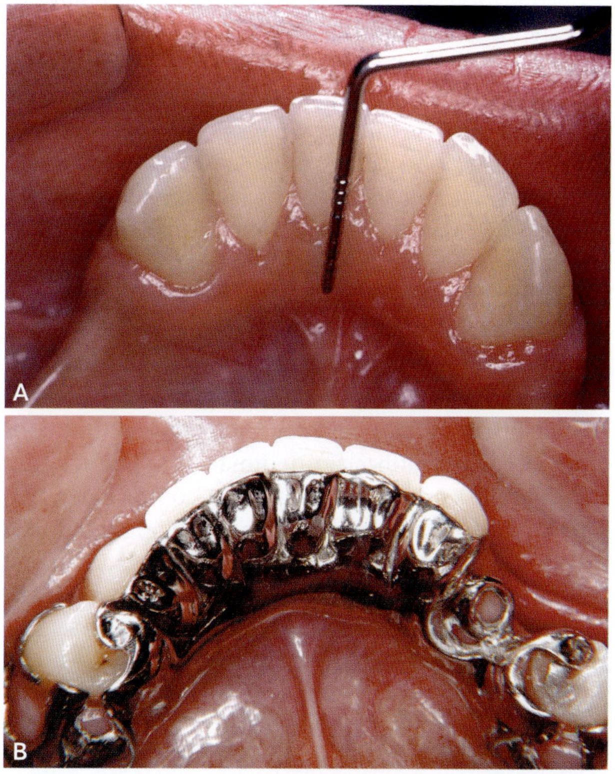

Figura 24 Imagens clínicas ilustrando a mensuração com sonda milimetrada do espaço existente entre a margem gengival e o fundo de sulco lingual e a indicação da placa lingual. Em (A), presença de espaço entre o fundo de sulco lingual funcional e a gengiva marginal livre menor que 9 mm; em (B), vista lingual da conexão maior inferior tipo placa lingual.
Fonte: Disciplina de Prótese Parcial Removível – FOAr-Unesp.

peitar o limite da margem gengival (4 a 5 mm) e fazer uma barra estreita e (2) manter a largura da barra (5 a 6 mm) e posicionar sua borda superior muito próxima à gengiva marginal. No primeiro caso, a diminuição da largura da barra não proporciona rigidez; no segundo, o periodonto de proteção pode ser traumatizado.[22] Essa ausência de espaço pode ter como causa recessão gengival, inserções musculares altas ou inserção alta do freio lingual (Figura 24).[5,9,10,16,17] Em um mesmo planejamento, é possível associar a barra lingual, onde houver espaço vertical adequado, e a placa lingual, onde o espaço for insuficiente.[22]

Essa conexão também deve ser indicada como forma de esplintagem, quando os dentes remanescentes perdem inserção periodontal.[5,9,10,23] Além disso, se houver um ou mais dentes anteriores comprometidos periodontalmente, com prognóstico duvidoso, a placa lingual pode ser indicada para que os dentes sejam mantidos por algum período. Quando for necessária a exodontia desses dentes, alças metálicas retentivas podem ser soldadas à placa lingual e dentes artificiais podem ser adicionados, sem que seja preciso confeccionar outra prótese.[5,9,10]

Na ausência de dentes posteriores e necessidade de retenção indireta adicional, a placa lingual pode contribuir com essa função desde que adequadamente apoiada em dentes pilares retentores indiretos, preparados de forma apropriada.[5,10] A placa lingual pode, ainda, ser indicada em caso de tórus mandibular inoperável (Figura 25).[5,9,10,16,17] Entretanto, um alívio moderado deve ser feito durante o enceramento da estrutura metálica para evitar traumatismo ao tecido mole sensível que recobre o tórus.[5]

Em relação à extensão da placa lingual, seus limites posteriores são os mesmos da barra lingual; deve ser estendida um pouco além da face distal dos dentes pilares, em extremidades livres, e até o último apoio oclusal, em espaços intercalados (Figura 26A e B).[22] Sua borda mais volumosa deve ser localizada o mais inferiormente possível em relação ao assoalho bucal, de modo a não interferir com os movimentos funcionais da musculatura.[5] Sua borda superior, como ressaltado anteriormente, deve se estender até o terço médio dos dentes remanescentes.[11]

Quando adequadamente confeccionada, a placa lingual proporciona excelente rigidez[2] e não interfere nos movimentos funcionais da língua e do assoalho bucal.[5] Em geral, os pacientes também relatam maior conforto com a utilização de uma placa lingual adequadamente confeccionada do que com a barra lingual.[5,10] Entretanto, em pacientes com higiene bucal deficiente, o excessivo recobrimento da placa lingual nas superfícies dentais pode facilitar o desenvolvimento de cárie e doença periodontal, assim como causar traumatismo aos tecidos moles.[5,16]

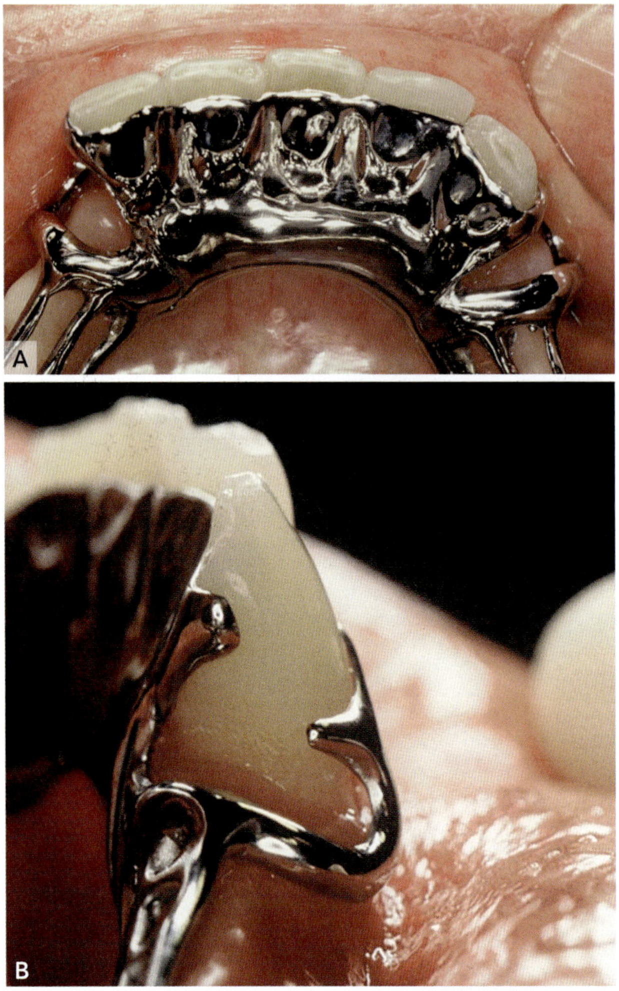

Figura 26 Imagens clínicas representativas da conexão maior inferior tipo placa lingual. Em (A), vista lingual da conexão maior inferior tipo placa lingual; em (B), a conexão maior se estende um pouco além da superfície distal do dente pilar principal, até se unir ao braço do grampo T de Roach.
Fonte: Disciplina de Prótese Parcial Removível – FOAr-Unesp.

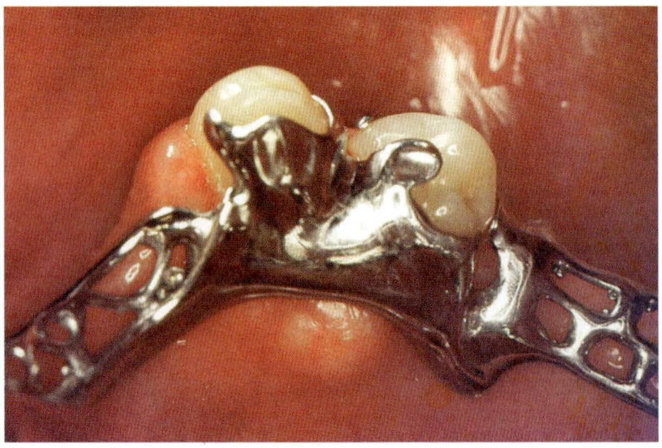

Figura 25 Imagem clínica representativa da conexão maior tipo placa lingual, indicada em caso de falta de espaço vertical decorrente da presença de tórus mandibular inoperável.
Fonte: Disciplina de Prótese Parcial Removível – FOAr-Unesp.

CONSIDERAÇÕES FINAIS

A seleção do conector maior pelo cirurgião-dentista deve se basear nas condições anatômicas do caso a ser reabilitado e no grau de higienização do paciente, assim como nos requisitos oferecidos pelo componente de acordo com suas características estruturais. Além disso, a opinião do paciente pode ser contemplada para essa escolha, desde que não comprometa a rigidez e, consequentemente, a função da conexão. É essencial que o cirurgião-dentista tenha um conhecimento básico das características e dos limites de localização das conexões maiores, para que possa transmitir ao técnico em prótese todas as informações importantes para a adequada confecção da estrutura metálica da PPR, sempre considerando os princípios biomecânicos da reabilitação.

FLUXOGRAMAS DE CUIDADOS

Conexões maiores superiores

- **Barra palatina anteroposterior**
  - Maior rigidez estrutural
  - Configuração geométrica favorável
  - Paralelogramo aberto no centro
  - Barra anterior e fitas laterais com fina secção transversal e 6 mm de largura
  - Barra posterior com secção transversal em forma de meia-cana
  - Indicações:
    - Todos os casos parcialmente edêntulos maxilares
  - Contraindicações:
    - Presença de tórus palatino volumoso e inoperável
- **Barra palatina em forma de "U"**
  - Em forma de "U" ou ferradura
  - Barra anterior e fitas laterais com fina secção transversal e maior largura (10 a 12 mm)
  - Indicações:
    - Classes III ou IV com espaços intercalados pequenos e presença de dois molares em cada hemiarcada
    - Presença de tórus palatino inoperável
- **Placa palatina única**
  - Larga faixa de metal em forma de fita
  - Fina secção transversal
  - Largura mínima de 8 mm
  - Indicações:
    - Classe III com espaços intercalados pequenos
- **Cobertura total do palato**
  - Recobrimento da área chapeável do palato
  - Totalmente metálica ou metaloplástica
  - Metálica: forma de fita com espessura reduzida em toda sua extensão
  - Metaloplástica: barra metálica anterior e uma retenção posterior ou em forma de grade para fixação da resina acrílica
  - Indicações:
    - Classes I ou II com poucos dentes remanescentes ou com distribuição desfavorável na arcada

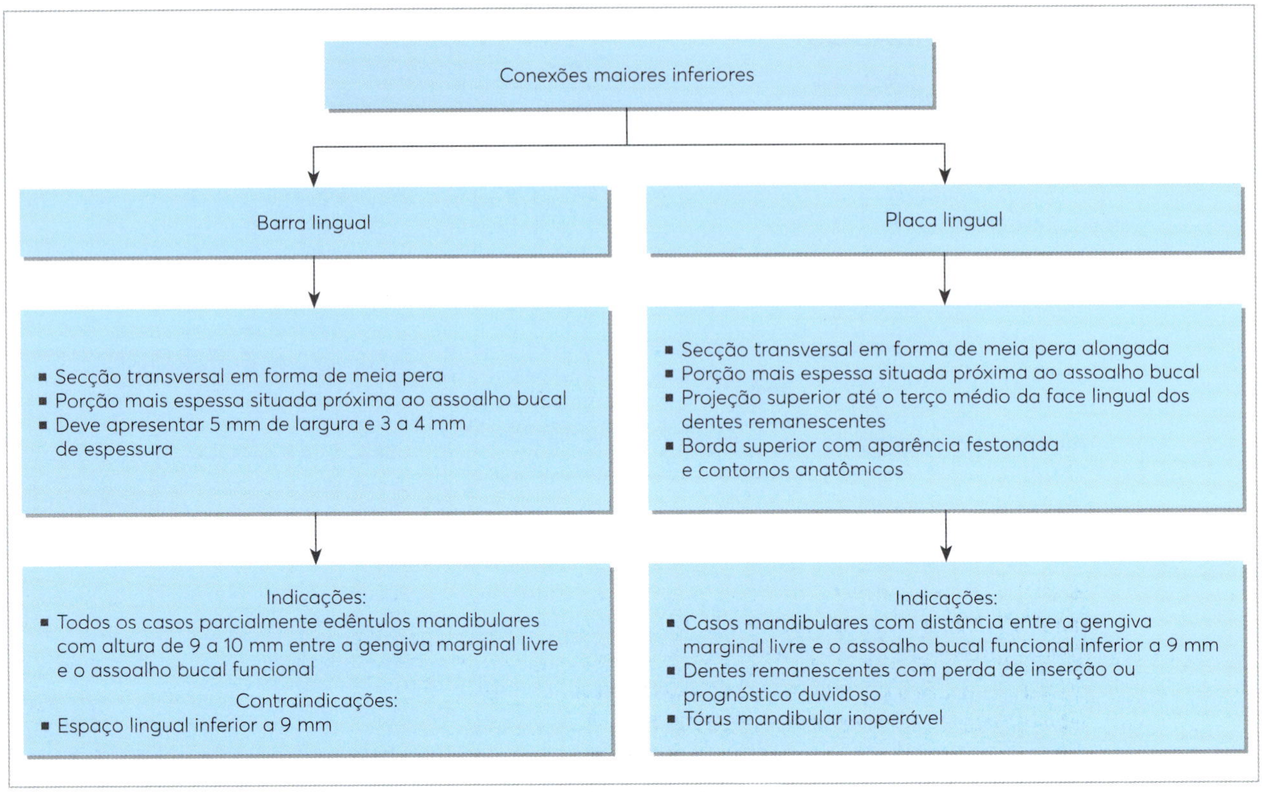

REFERÊNCIAS BIBLIOGRÁFICAS

1. Itoh H, Baba K, Aridome K, Okada D, Tokuda A, Nishiyama A et al. Effect of direct retainer and major connector designs on RPD and abutment tooth movement dynamics. J Oral Rehabil. 2008;35(11):810-815.
2. Walter RD, Brudvik JS, Raigrodski AJ, Mancl LA, Chung K-H. A comparison of the rigidity of five mandibular major connectors for partial removable dental prostheses via load deflection. J Prosthet Dent. 2010;104(3):182-190.
3. Di Fiore SR, Di Fiore MA, Di Fiore AP. Atlas de prótese parcial removível — princípios biomecânicos e bioprotéticos e de oclusão. São Paulo: Santos, 2013.
4. Ben-Ur Z, Mijiritsky E, Gorfil C, Brosh T. Stiffness of different designs and cross-sections of maxillary and mandibular major connectors of removable partial dentures. J Prosthet Dent. 1999;81(5):526-532.
5. Phoenix RD, Cagna DR, Defrest CF. Prótese parcial removível – clínica de Steward. 3.ed. São Paulo: Quintessence, 2007.
6. Boucher LJ, Renner RP. Treatment of partially edentulous patients. St Louis: Mosby, 1982.
7. Pienkos TE, Morris WJ, Gronet PM, Cameron SM, Looney SW. The strength of multiple major connector designs under simulated functional loading. J Prosthet Dent. 2007;97(5):299-304.
8. Bhojaraju N, Srilakshmi J, Vishwanath G. Study of deflections in maxillary major connectors: a finite element analysis. J Indian Prosthodont Soc. 2014;14(1):50-60.
9. Carreiro AFP, Batista AUD. Prótese parcial removível contemporânea. São Paulo: Santos, 2014.
10. Kliemann C, Oliveira W. Manual de prótese parcial removível. São Paulo: Santos, 2009.
11. Cucci ALM, Giampaolo ET, Vergani CE. Prótese parcial removível – manual. Araraquara: Unesp, 1997. 112p.
12. Kaires AK. A study of partial denture design and masticatory pressures in a mandibular bilateral distal extension case. J Prosthet Dent. 1958;8(2):340-350.
13. Carr AB, Brown DT. McCracken: prótese parcial removível. Rio de Janeiro: Elsevier, 2011.
14. Weinberg LA. Atlas of removable partial denture prosthodontics. St Louis: Mosby, 1969.
15. Machado AL, Giampaolo ET, Vergani CE, Zanetti Junior V. Conexões maiores ou barras em PPR. Tipos, características e indicações em prótese parcial removível superior – Parte I. RGO. 1995;43(3):157-159.
16. Davenport JC, Basker RM, Heath JR, Ralph JP, Glantz PO, Hammond P. Connectors. Br Dent J. 2001;190(4):184-191.
17. Todescan R, Silva EEB, Silva OJ. Atlas de prótese parcial removível. 4.ed. São Paulo: Santos, 2006.
18. Wada J, Hideshima M, Inukai S, Ando T, Igarashi Y, Matsuura H. Influence of the major connector in a maxillary denture on phonetic function. J Prosthodont Res. 2011;55(4):234-242.
19. Wada J, Hideshima M, Inukai S, Matsuura H, Wakabayashi N. Influence of the width and cross-sectional shape of major connectors of maxillary dentures on the accuracy of speech production. Folia Phoniatr Logop. 2014;66(6):227-236.
20. Wagner AG, Traweek FC. Comparison of major connectors for removable partial dentures. J Prosthet Dent. 1982;47(3):242-245.
21. Pallegama RW, Namano S, Aridome K, Baba K, Purnaveja S, Ohyama T. Do patients have a preference for major connector designs? J Contemp Dent Pract. 2006;7(5):71-79.
22. Machado AL, Giampaolo ET, Vergani CE, Zanetti Junior V. Conexões maiores ou barras em PPR. Tipos, características e indicações em prótese parcial removível inferior – parte II. RGO. 1995;43(6):312-319.
23. Nagayama T, Wada J, Watanabe C, Murakami N, Takakusaki K, Uchida H et al. Influence of retainer and major connector designs of removable partial dentures on the stabilization of mobile teeth: a preliminary study. Dent Mater J. 2020;39(1):89-100.

6

Considerações sobre selas e dentes artificiais

Nara Hellen Campanha Bombarda
Vanessa Migliorini Urban
Janaina Habib Jorge

A base da prótese parcial removível (PPR), que compreende a sela e os dentes artificiais, recebe as forças oclusais funcionais e as transfere para os tecidos subjacentes de suporte.[1] Dentro do limite de tolerância biológica desses tecidos, as forças funcionais os estimulam fisiologicamente, preservando sua forma e tônus, o que não acontece com os tecidos orais em desuso.[2] O tipo de relacionamento da base da prótese com a fibromucosa subjacente, mais crítico na reabilitação de arcos em extremidades livres, interfere diretamente na forma como essas forças oclusais e funcionais são transmitidas. Dessa forma, o conhecimento da biomecânica da PPR é essencial para o seu adeq[2]uado planejamento, visando tanto a restabelecer as funções do sistema estomatognático quanto a preservar as estruturas remanescentes.[3,4]

Apesar de a função principal estar relacionada à distribuição de forças, as selas também proporcionam preenchimento e substituição dos tecidos moles perdidos, além de restabelecer a estética, especialmente na reabilitação de regiões anteriores envolvendo perdas ósseas consideráveis em altura e espessura.[5,6] Assim, considerando a sequência clínica e laboratorial de confecção das PPR, a reprodução mais fiel possível das estruturas de suporte na área edêntula a ser reabilitada e suas estruturas adjacentes, em estado funcional, é fundamental para a obtenção de selas corretamente adaptadas interna e externamente (ver Capítulo 10).[7] Além disso, a escultura da porção externa (polida) da sela acrílica também contribui para o conforto do paciente e a estabilidade da prótese. Os cuidados supracitados, somados à seleção de cor e caracterização,[8] ao processamento laboratorial adequado e aos cuidados posteriores realizados pelos pacientes, proporcionam selas de qualidade, funcionais e com durabilidade.

Os dentes artificiais, juntamente com as selas, representam a base das PPR. As funções desses dentes são:

- recuperar a mastigação, a fonação e a deglutição do paciente;
- manter a dimensão vertical de oclusão, provendo equilíbrio e tônus aos músculos do sistema estomatognático;
- promover estética ao sorriso e à face, devolvendo suporte aos tecidos moles.[9]

A estética inicial e sua manutenção ao longo do tempo é influenciada grandemente pelo tipo de dente artificial selecionado para o caso. O cirurgião-dentista deverá identificar quais são os anseios estéticos e funcionais do paciente em relação à futura prótese e, principalmente, as demandas funcionais não relatadas, que devem ser verificadas por exame criterioso. Nesse contexto, devem ser ponderados diversos aspectos que irão orientar a definição do plano de tratamento, como o tipo de relacionamento oclusal com o arco antagonista, o tipo de superfície oclusal dos dentes antagonistas, o número e a localização dos dentes perdidos e o espaço disponível para os dentes artificiais.[10,11]

Com base nessas informações, é primordial que todo cirurgião-dentista envolvido com reabilitações orais utilizando PPR conheça os conceitos da área chapeável e os princípios biomecânicos relacionados com as estruturas anatômicas e as selas das PPR, bem como os fundamentos estéticos e funcionais que regem a seleção e a montagem dos dentes artificiais.

BASES PARA A PRÁTICA CLÍNICA, NÍVEIS DE EVIDÊNCIA E RECOMENDAÇÕES

Selas da PPR

A sela é o elemento constituinte da PPR que vai preencher os espaços protéticos, reconstruindo, fun-

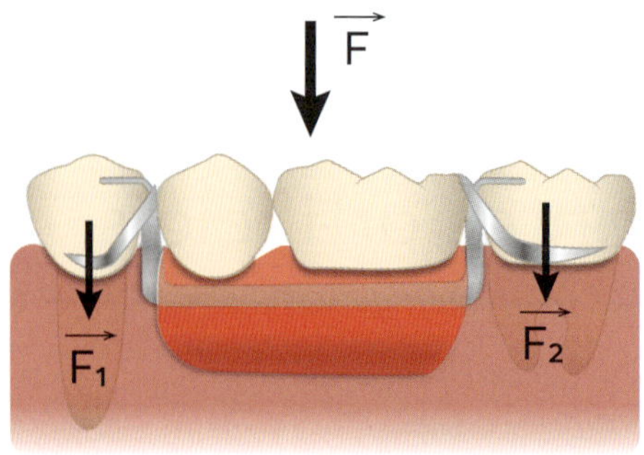

Figura 2 Esquema ilustrativo de sela e dentes artificiais em PPR dentossuportada. As setas indicam a transmissão da força mastigatória ao rebordo residual via apoios oclusais nos dentes de suporte.

Fonte: Disciplina de Prótese Parcial Removível – FOAr-Unesp.

cional e esteticamente, os tecidos ósseos e mucosos alterados pela perda dos dentes e servindo como base para a fixação dos dentes artificiais (Figura 1).[12] Possivelmente, o relacionamento entre a base da prótese e o rebordo residual, semelhante a uma sela de montaria, justifique a escolha da nomenclatura "sela" para esse elemento da PPR.[13]

Relacionamento da sela com a fibromucosa

Em PPR dentossuportadas, a sela localiza-se no espaço protético sobre a crista do rebordo residual, entre dois dentes pilares situados em ambos os lados do espaço desdentado. Desse modo, as forças mastigatórias exercidas sobre as superfícies oclusais dos dentes artificiais são transmitidas ao osso alveolar de suporte, via ligamento periodontal, pelos apoios oclusais localizados nos dentes pilares. Nesses casos, portanto, as selas não participam do processo de transmissão de forças e não exercem compressão sobre a fibromucosa (Figura 2).[13,14]

Em PPR dentossuportadas, a sela apresenta basicamente as funções de preenchimento do espaço protético e de fixação dos dentes artificiais à estrutura metálica da prótese.[14] Além disso, a sela deve se justapor perfeitamente ao rebordo residual, para impedir a entrada de alimentos sob ela, evitando desconforto e traumatismo aos tecidos, além de satisfazer os requisitos de estética e fonética almejados pelos pacientes.[12] Juntamente ao apoio e ao conector menor, a sela evita também a impacção alimentar, preservando a papila gengival adjacente ao espaço protético.[12-14] Além de auxiliar a função mastigatória e estimular os tecidos subjacentes por pressão funcional, a base da prótese e os dentes artificiais adequadamente posicionados têm a função de estabilizar, horizontal e verticalmente, os dentes remanescentes, prevenindo a migração horizontal (mesialização ou distalização) dos dentes pilares na arcada parcialmente edêntula e a migração vertical (extrusão) dos dentes antagonistas (Figura 3).[14]

Em situações de substituição apenas de dentes posteriores, a estética é geralmente um requisito secundário. Em contrapartida, em reabilitações anteriores, as selas devem proporcionar suporte aos tecidos musculares paraprotéticos, reposicionando adequadamente lábios e bochechas e favorecendo a estética (Figura 4).[14]

Vale ressaltar que, em casos de próteses intercaladas com espaço protético extenso, o relacionamento da sela com a fibromucosa não será inteiramente passivo.

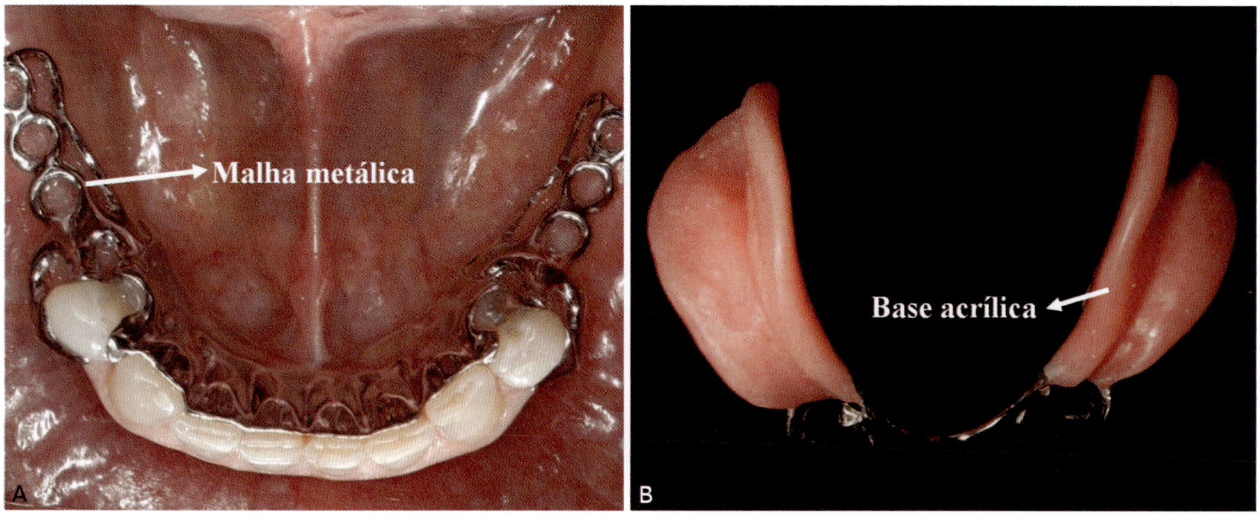

Figura 1 Imagens clínicas representativas de sela metaloplástica como base para a fixação dos dentes artificiais. Em (A), destaque para a malha metálica para a retenção da resina acrílica; em (B), destaque para a base acrílica da PPR.

Fonte: Disciplina de Prótese Parcial Removível – FOAr-Unesp.

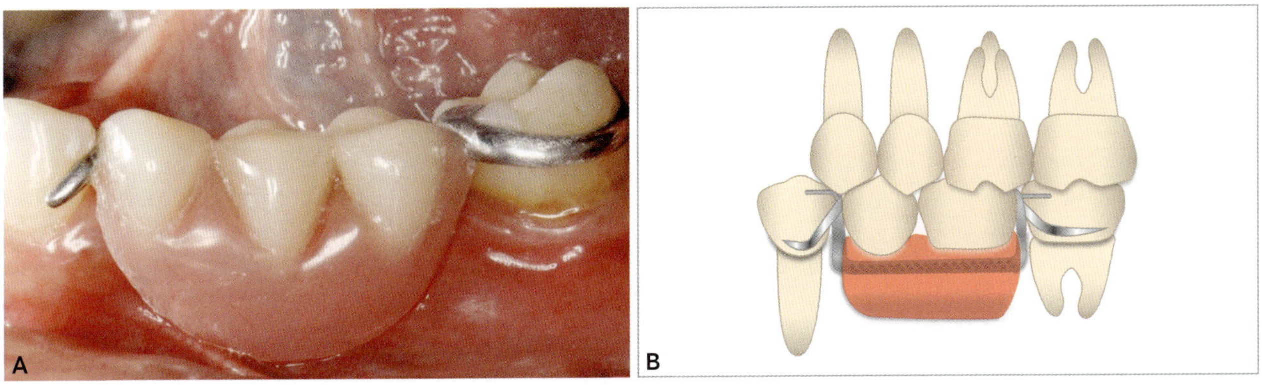

Figura 3 Imagem clínica (A) e esquema (B) representativos de importantes funções da sela e dentes artificiais: preenchimento do espaço protético; fiel adaptação da sela para impedir a entrada de alimentos; apoio oclusal e conector menor evitando a impacção alimentar e a migração horizontal dos dentes adjacentes; e dentes artificiais evitando a migração vertical dos dentes antagonistas.

Fonte: Disciplina de Prótese Parcial Removível – FOAr-Unesp.

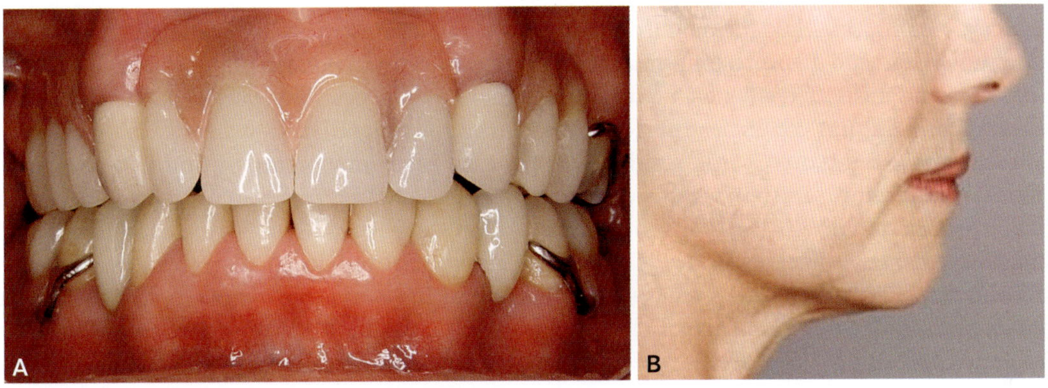

Figura 4 Imagens clínicas representativas de reabilitação de região anterior, demonstrando preenchimento do espaço protético (A) e suporte adequado aos tecidos paraprotéticos (B), favorecendo a estética com PPR dentossuportada superior.

Fonte: Disciplina de Prótese Parcial Removível – FOAr-Unesp.

Nessas situações, pode haver uma pequena flexão da sela durante a função e, consequentemente, alguma compressão da fibromucosa.[13] Assim, cuidados especiais, que serão abordados a seguir, são necessários.

As PPR dentomucossuportadas reabilitam arcos de extremidades livres quando há dente pilar apenas na extremidade mais anterior do espaço protético. Assim como nas próteses dentossuportadas, nesses casos, a sela também executa as funções de preenchimento dos espaços protéticos, fixação dos dentes artificiais à estrutura metálica, prevenção da impacção alimentar, proteção da papila gengival adjacente ao espaço protético, favorecimento da estética e da fonética, prevenção de migrações dentárias e reorganização postural dos tecidos musculares paraprotéticos.[14] No entanto, a função fundamental da sela ou base da PPR dentomucossuportada é transmitir ativamente grande parte da força mastigatória incidida sobre os dentes artificiais ao rebordo residual remanescente (Figura 5).[12] Nesses casos, a transmissão dos esforços ocorre parcialmente, tanto por via dental quanto pela fibromucosa de revestimento, em razão da ausência de dente pilar posterior.

A situação clínica supracitada acarreta alguns problemas aos tecidos de sustentação do paciente, pois a força mastigatória é transmitida ao osso alveolar por vias de suporte de naturezas diferentes.[13] De um lado, a força mastigatória é transmitida ao osso alveolar subjacente por meio do apoio oclusal sobre o dente pilar (Figura 5). Em razão da presença das fibras do ligamento periodontal, essa força é transmitida sob forma de tração, resultando em estímulo positivo para a preservação do tecido ósseo. Em condições de normalidade, a capacidade de o dente pilar se movimentar dentro do alvéolo, quando sujeito a forças compressivas, limita-se a uma grandeza de 0,1 mm.[15] Na região desdentada, a força que incide sobre os dentes artificiais é transmitida também para o rebordo residual, por

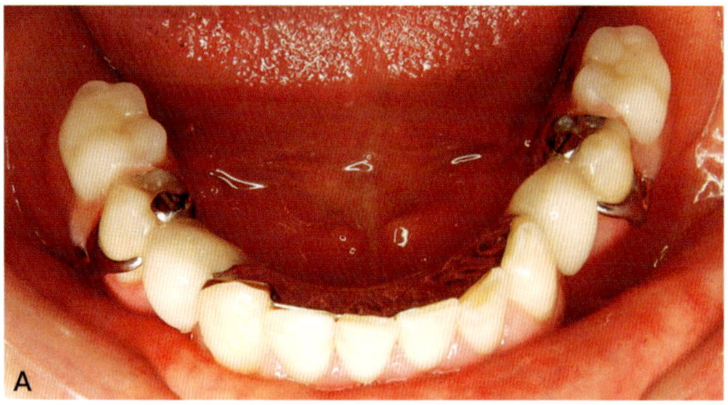

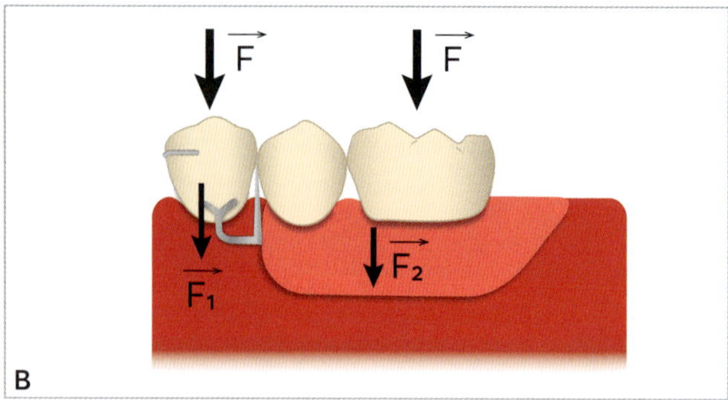

Figura 5 Imagem clínica (A) e esquema (B) representativos de primordial função da sela e de dentes artificiais em PPR dentomucossuportada: as setas indicam a transmissão da força mastigatória ao rebordo residual via apoio oclusal no dente de suporte e fibromucosa de revestimento.

Fonte: Disciplina de Prótese Parcial Removível – FOAr-Unesp.

meio da compressão da fibromucosa de revestimento, resultando em estímulo negativo ao tecido ósseo e podendo, assim, favorecer ou acelerar o processo de reabsorção óssea. A compressibilidade da fibromucosa e, portanto, a movimentação da prótese em função dependerão das características de resiliência da fibromucosa de revestimento, de suas condições morfológicas e do grau de reabsorção óssea do rebordo residual (ver Capítulo 8).[12,13] Na literatura, existem relatos de valores de compressibilidade entre 0,4 mm e 4 mm para fibromucosas extremamente flácidas,[16] com resiliência média em torno de 1,3 mm, ou seja, 13 vezes superior àquela do dente de suporte dentro do alvéolo.[17]

Essa diferença entre a elasticidade das fibras do ligamento periodontal e a resiliência da fibromucosa de revestimento resulta em um desequilíbrio significativo quando as PPR estão em função. Assim, a reabilitação desses arcos parcialmente desdentados apresenta maior grau de complexidade e biomecânica menos favorável, tornando crítico o suporte necessário, uma vez que envolve um controle maior das forças oclusais no sentido de minimizar os movimentos funcionais da prótese e melhorar sua estabilidade.[14] Dependendo das condições anatômicas, o prognóstico da reabilitação será ainda pior e poderá resultar em forças laterais deletérias ao dente pilar e reabsorção óssea acentuada. À medida que o número de dentes remanescentes diminui ou que sua distribuição na arcada parcialmente edêntula torna-se desfavorável (ver Capítulo 8), o suporte proporcionado pelo rebordo residual torna-se cada vez mais indispensável.[14] Dessa maneira, em todos os casos de reabilitação com PPR dentomucossuportadas, alguns cuidados essenciais devem ser obrigatoriamente planejados com a finalidade de favorecer a biomecânica e a preservação das estruturas de suporte dentárias e ósseas remanescentes.

O aproveitamento do suporte fornecido pelo rebordo residual pode ser obtido basicamente por meio da distribuição ampla das cargas a partir das selas (dentro dos limites da área chapeável), associada à redução da carga vertical recebida pelos dentes artificiais.[13,14] A sela da prótese deve ser planejada para recobrir a área de suporte o máximo possível, dentro dos limites funcionais e de conforto para o paciente e de acordo com o conhecimento das estruturas anatômicas circundantes e seus movimentos durante a função.[14,18,19] Com essa finalidade, ao se tratar de uma participação ativa da fibromucosa no suporte da prótese, algum tipo de moldagem funcional corretiva deverá ser usado para garantir a adaptação efetiva da sela ao rebordo residual (ver Capítulo 10).[13] A superfície interna ou basal da sela deve estar perfeitamente adaptada à fibromucosa de revestimento, pois, se houver algum espaço entre elas, a sela tenderá a se deslocar em direção ao rebordo, resultando tanto em instabilidade e forças laterais ao dente de suporte como em maior compressão ao rebordo residual na região mais posterior da extremidade livre, levando a uma reabsorção óssea mais acelerada (Figura 6).[12-14]

Além das retenções mecânica e friccional, propiciadas pelos grampos de retenção e pelos planos guia da estrutura metálica, respectivamente, uma retenção secundária pode ser conseguida em virtude da precisão da moldagem funcional e do contato íntimo das bases da PPR com o rebordo residual, semelhante à retenção física utilizada em prótese total.[14] Isso se deve, em parte, às forças de adesão e coesão, diretamente proporcionais à área coberta pelas bases da prótese.[14]

As flanges da sela devem se estender por toda a área chapeável para auxiliar a estabilidade da prótese contra movimentos horizontais.[18] Com a utilização de uma base de prótese ampla e bem adaptada aos tecidos, a carga oclusal é distribuída por uma maior superfície, diminuindo a força resultante por unidade de área.[14] Além disso, com o controle da intensidade das forças oclusais, a partir da montagem dos dentes artificiais

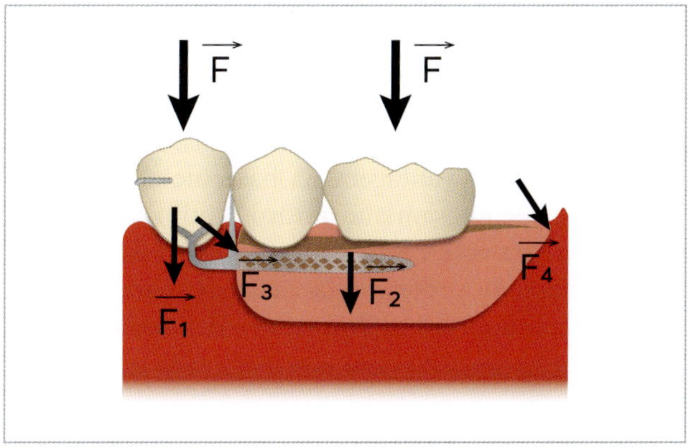

Figura 6 Esquema representativo da transmissão das forças oclusais em sela desadaptada em arcos de extremidade livre. As forças F_1 e F_2 são transmitidas ao osso alveolar, parte pelo dente pilar (F_1), parte pela fibromucosa de revestimento (F_2). Já F_3 e F_4 são as forças resultantes laterais geradas no dente pilar (F_3) e na porção mais distal do rebordo residual (F_4).
Fonte: Disciplina de Prótese Parcial Removível – FOAr-Unesp.

até o primeiro molar e um correto ajuste oclusal da prótese, melhor será a distribuição das cargas que incidem sobre o rebordo residual (Figura 7).

Em resumo, os movimentos da PPR dentomucossuportada gerados pelo desequilíbrio entre a resiliência da fibromucosa de revestimento e a elasticidade dos ligamentos periodontais do dente pilar, principalmente durante a função mastigatória, podem ser minimizados pela realização de moldagem funcional adequada, pela extensão da base da PPR em todo o rebordo residual, respeitando os limites da área chapeável, e pela montagem dos dentes artificiais até os primeiros molares. Vale ressaltar que outros fatores relacionados ao planejamento desse tipo de PPR – amplamente discutidos no Capítulo 9 deste livro – também podem favorecer sua biomecânica.

Requisitos para o material de base da prótese, classificação e indicações das selas

Os requisitos para o material ideal de base da prótese são os seguintes:[14]

- adaptação adequada aos tecidos subjacentes;
- espessura uniforme e suficiente para receber e manter um bom acabamento;
- condutibilidade térmica, para propiciar estímulo tissular;
- gravidade específica baixa, para proporcionar conforto ao paciente;
- resistência mecânica suficiente para resistir à fratura ou à deformação;
- facilidade de higienização;
- possibilidade de caracterizações, favorecendo a estética;
- possibilidade de reembasamento futuro;
- baixo custo.

As selas ou bases das PPR podem ser metálicas ou metaloplásticas (metal e resina acrílica). As vantagens da sela metálica são:

- maior precisão e contato íntimo com a mucosa;
- manutenção da forma e resistência à abrasão;
- possibilidade de fundição em espessuras reduzidas, mantendo resistência e rigidez adequadas;

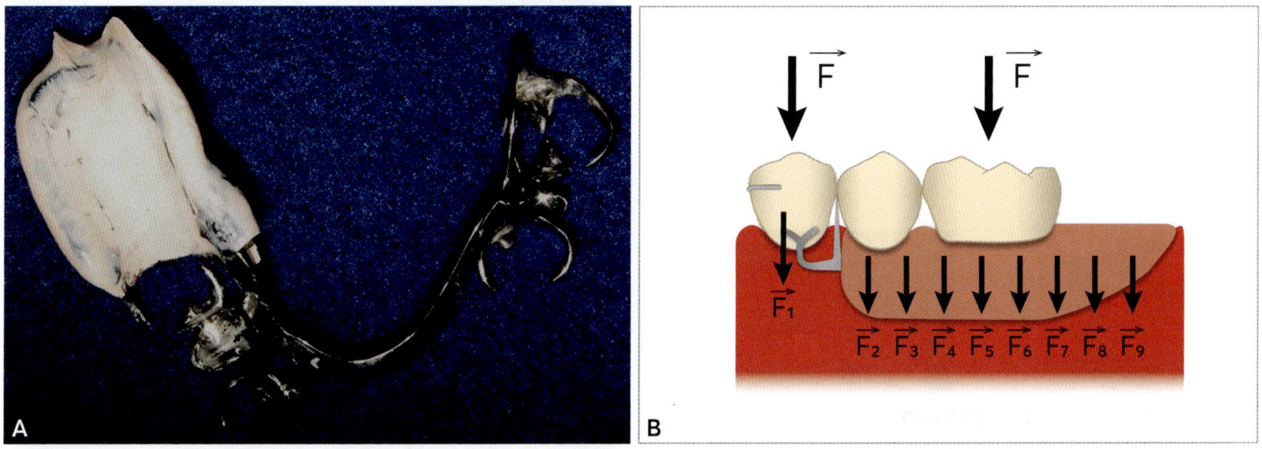

Figura 7 Imagem clínica e esquema representativos dos cuidados essenciais na confecção de PPR dentomucossuportadas, que favorecem a distribuição das forças mastigatórias. Em (A), moldagem funcional para garantir perfeita adaptação da sela ao rebordo residual; em (B), extensão da sela plástica por toda a área chapeável, para distribuição ampla das forças oclusais por uma maior superfície do rebordo residual, e montagem dos dentes artificiais até o primeiro molar, diminuindo a força resultante por unidade de área.
Fonte: Disciplina de Prótese Parcial Removível – FOAr-Unesp.

- melhor condutibilidade térmica em relação à base metaloplástica.

A maior desvantagem da sela metálica envolve a impossibilidade de reembasamento, além da dificuldade de confecção laboratorial.[12,18] A sela metálica é preferencialmente indicada para próteses dentossuportadas, em espaços protéticos pequenos, rebordos residuais não reabsorvidos e com fibromucosa firmemente aderida ao osso alveolar, assim como também em casos de espaços intermaxilares reduzidos, nos quais não há espaço para a resina acrílica entre os arcos.[12] No entanto, para as próteses dentossuportadas, tanto as selas metálicas quanto as metaloplásticas podem ser utilizadas (Figura 8).

A sela metaloplástica apresenta uma estrutura metálica na forma de grades ou malhas para a retenção mecânica da resina acrílica termopolimerizável da base da prótese (Figura 9). Como será visto neste capítulo, os dentes artificiais mais utilizados para a confecção das PPR apresentam composição similar à da sela metaloplástica, o que possibilita a união química entre eles e, portanto, uma melhor fixação.

Outra grande vantagem da base metaloplástica é permitir o reembasamento futuro,[13] utilizando materiais à base de acrílico (ver Capítulo 15). Assim, esse tipo de base de prótese está indicado para próteses dentomucossuportadas (Figura 10), dentossuportadas

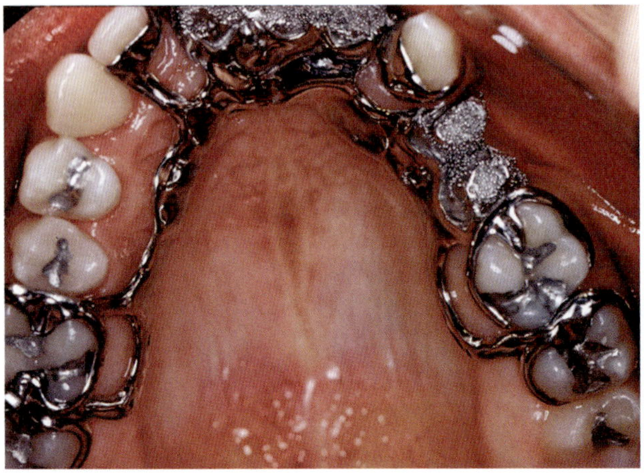

Figura 8 Imagem clínica de prova da estrutura metálica de PPR dentossuportada. Observa-se a sela metálica com retenções mecânicas para os dentes artificiais na região do espaço protético intercalado.
Fonte: Disciplina de Prótese Parcial Removível – FOAr-Unesp.

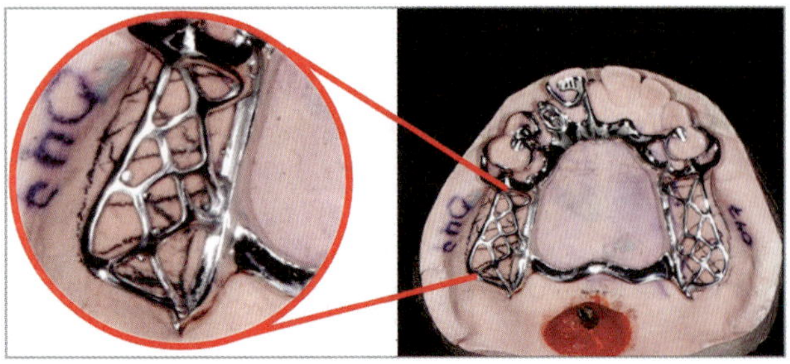

Figura 9 Imagem clínica representativa da estrutura metálica em forma de grade, que fornece retenção mecânica à resina acrílica termopolimerizável da base da PPR.
Fonte: Disciplina de Prótese Parcial Removível – FOAr-Unesp.

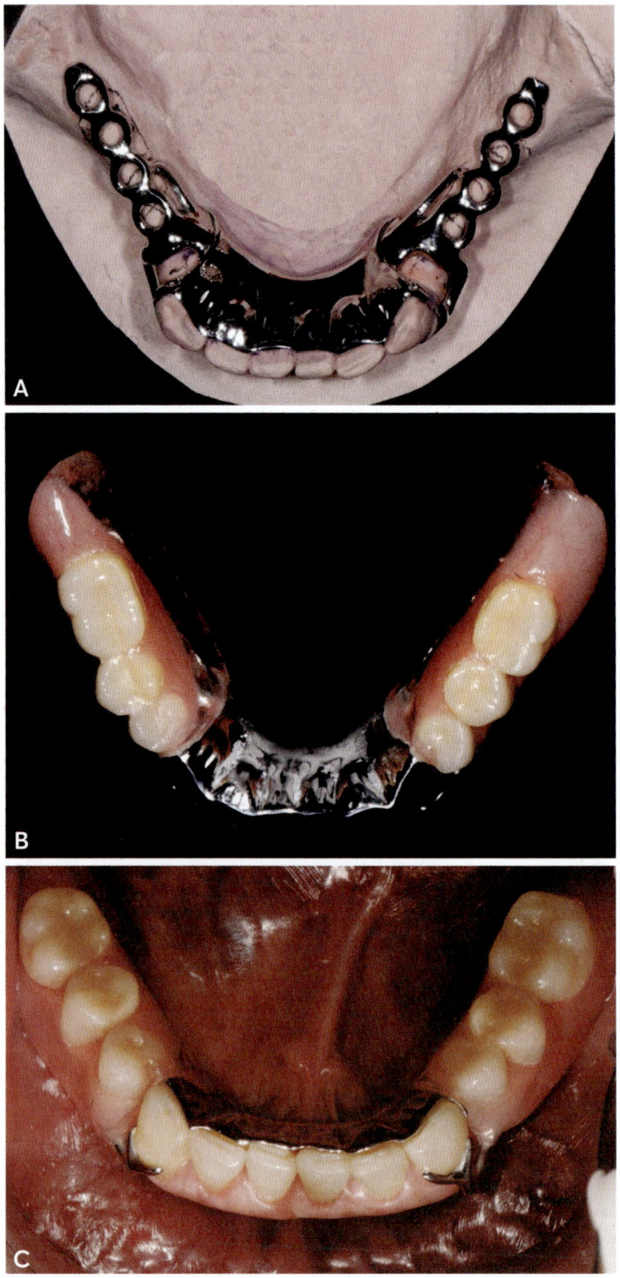

Figura 10 Imagens clínicas de estrutura metálica com malha (A) para retenção da resina acrílica e confecção da PPR com sela metaloplástica (B e C).
Fonte: Disciplina de Prótese Parcial Removível – FOAr-Unesp.

com reduzido ou amplo espaço desdentado e casos de rebordos residuais irregulares e reabsorvidos ou com extrações recentes.[13] Estes últimos casos requerem uma base passível de reembasamento para que seja possível o condicionamento tecidual e o restabelecimento de seu suporte quando necessário.[14]

O restabelecimento estético de contornos faciais em casos de reabsorção óssea extrema e o preenchimento do vestíbulo bucal pela PPR requerem o acréscimo de certo volume à sela ou base da prótese, evitando que resíduos alimentares se acumulem no fundo de vestíbulo.[14] Nessas situações, apenas uma base metaloplástica pode cumprir esses requisitos. Além de satisfazer as necessidades estéticas relacionadas a volume e forma, várias tonalidades de resinas acrílicas para base de prótese estão comercialmente disponíveis, assim como recursos de caracterização empregados em prótese total, que também podem ser utilizados para mimetizar a gengiva natural (ver Figura 4).[13] Consequentemente, as bases metaloplásticas são as preferidas pela maior parte dos cirurgiões-dentistas[18] e utilizadas na grande maioria dos casos. Diferentemente das bases metálicas, as selas metaloplásticas apresentam propriedades isolantes que impedem que mudanças de temperatura sejam transmitidas aos tecidos subjacentes, contribuindo para o estímulo tissular e para que o paciente não sinta a prótese como um corpo estranho.[14]

A grande desvantagem das bases metaloplásticas em relação às metálicas está relacionada a algumas propriedades físicas críticas nas resinas acrílicas usadas para bases de prótese, como contração de polimerização, porosidade, absorção de água e solubilidade, e tensões durante o processamento, que podem acarretar fraturas e deformações.[20,21] Em vista de sua grande aplicabilidade, diversos estudos têm sido conduzidos com o objetivo de otimizar as propriedades das resinas à base de polimetilmetacrilato (PMMA), por meio de técnicas alternativas de processamento ou da adição de materiais de reforço, como fibras, nanopartículas ou nanotubos. Apesar dos resultados favoráveis nesse sentido, são necessários estudos clínicos longitudinais para assegurar sua utilização.[21]

Outro fator relevante é que as bases acrílicas são suscetíveis à colonização microbiana no meio oral. Características inerentes da resina acrílica, como porosidade e rugosidade, associadas a condições locais deficientes, como má higiene bucal e da prótese, além de seu uso contínuo, propiciam o acúmulo de biofilme. Desse modo, a correta higienização das bases das próteses deve ser enfatizada aos pacientes,[14,22] uma vez que a presença de resíduos alimentares, enzimas bacterianas e trauma mecânico resulta em reações teciduais desfavoráveis se a prótese não for mantida limpa.[14] Os pacientes devem ser instruídos a realizar a higienização mecânica das PPR com escova de dentes de cerdas macias e sabão neutro,[23] além de utilizar agentes químicos de desinfecção,[24,25] como imersão em clorexidina aquosa a 0,2% durante 10 minutos.[26] Outras alternativas em estudo abordam a utilização de polímeros biocidas, que incluem monômeros com grupos funcionais modificados e características antimicrobianas, a incorporação de nanopartículas antimicrobianas ou zeólito de prata em sua composição ou recobrimento superficial da resina acrílica com materiais hidrofílicos. Essas formulações estão sendo testadas e são necessários estudos clínicos antes de sua comercialização.[22]

Considerações laboratoriais

Independentemente do tipo de sela (metálica ou metaloplástica), deve-se unir o metal da infraestrutura da PPR à resina acrílica da área basal da sela ou aos dentes artificiais, em suas diversas composições.[12] Em espaços protéticos dentossuportados reduzidos e/ou com pouco espaço interoclusal, podem ser utilizadas selas com superfície basal metálica e dispositivos retentivos em forma de grânulos para a união mecânica com os dentes artificiais (ver Figura 8). Uma alternativa é a utilização de dispositivos retentivos em forma de pinos com extremidade achatada (cabeça de alfinete) para a fixação de uma base acrílica mais fina e dentes artificiais (Figura 11).[12,18] Neste último caso, a estrutura metálica da sela adapta-se intimamente aos tecidos moles e, portanto, não é exigido alívio interno.[18]

Nos demais casos de espaços protéticos dentossuportados, assim como para os espaços dentomucossuportados, o sistema de retenção para as selas metaloplásticas configura-se como grade ou malha metálicas que se estendem sobre a região principal de suporte do rebordo residual (Figura 12).[12] A grade ou a malha de retenção deve estar afastada (0,5 a 1 mm) da superfície tecidual, para possibilitar o escoamento da resina acrílica durante sua prensagem (Figura 13A).[14] Isso permitirá o contato da resina com a fibromucosa e possibilitará a realização de ajustes, se necessários, durante a colocação da prótese ou durante os procedimentos de reembasamento (ver Capítulo 15).[14] Além disso, uma certa espessura de acrílico é requerida para proporcionar maior resistência e evitar a fratura do material de base em torno da estrutura metálica.[14] Enfatiza-se que, no caso de extremidades livres, a confecção do alívio interno resulta em uma grade/malha metálica suportada em apenas uma das extremidades, que pode tender a se flexionar durante o processo de inclusão em mufla e prensagem.[18] Para evitar ou minimizar a flexão, uma

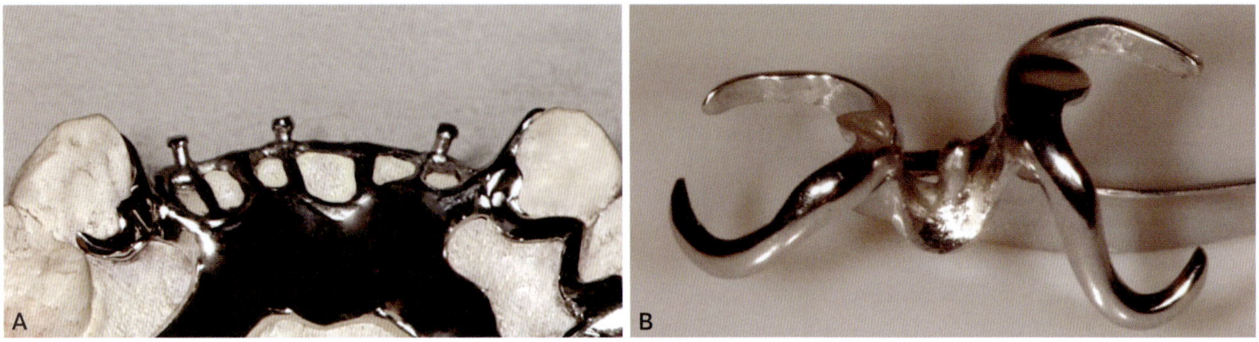

Figura 11 Imagens clínicas de estruturas metálicas com espaços protéticos intercalados reduzidos e, na região de sela, retenção mecânica em forma de pinos (A e B), para a fixação de base acrílica e dentes artificiais.
Fonte: Disciplina de Prótese Parcial Removível – FOAr-Unesp.

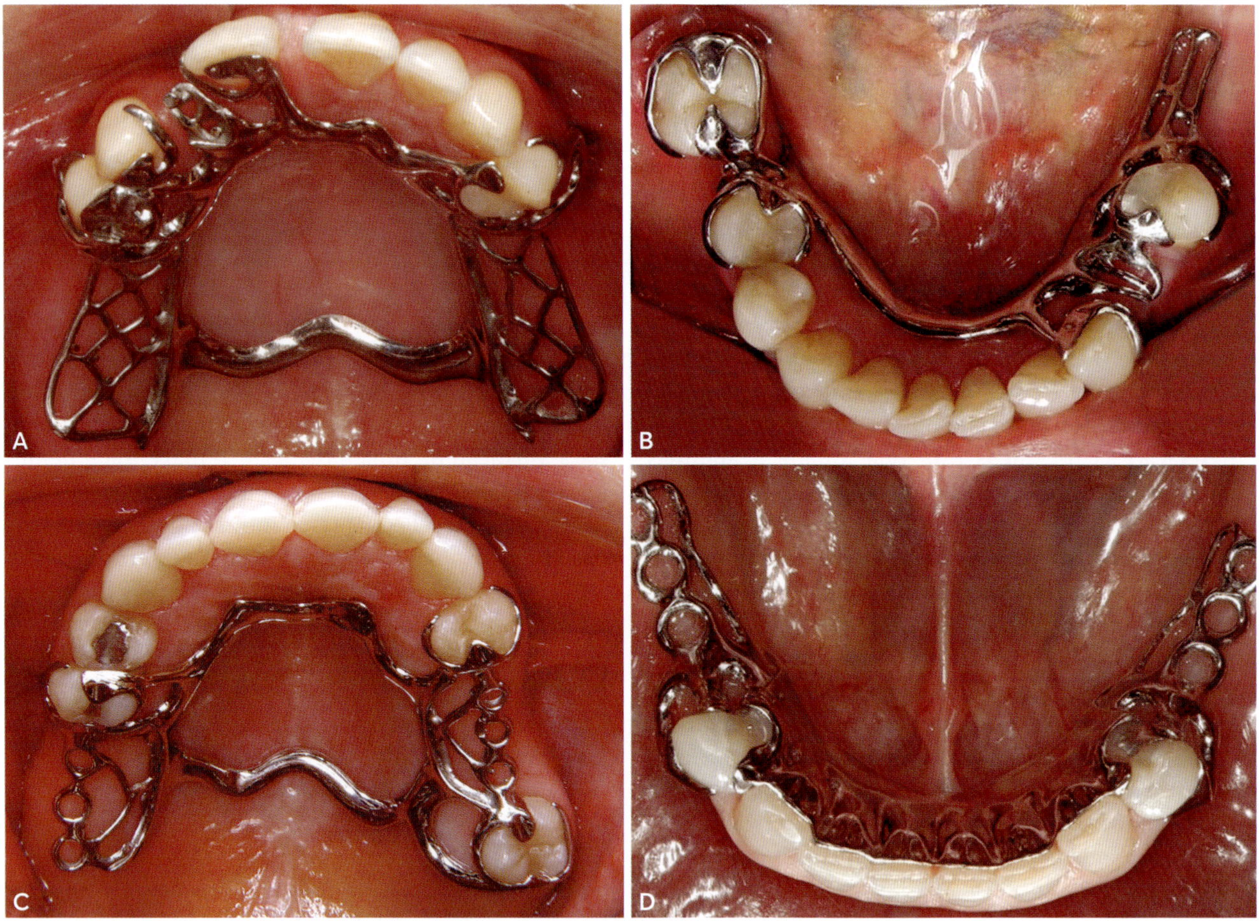

Figura 12 Imagens clínicas representativas de arcos superiores e inferiores com espaços protéticos de extremidade livre e intercalados na fase de prova de estrutura metálica. Em (A) e (B), grades; em (C) e (D), malhas metálicas para a retenção mecânica da resina acrílica de base de prótese.
Fonte: Disciplina de Prótese Parcial Removível – FOAr-Unesp.

extensão na parte distal da grade/malha metálica deve ser confeccionada para permitir que a sela fique mais estável sobre o modelo de gesso na região da crista do rebordo (Figura 13B). Esse componente da estrutura metálica da PPR é denominado apoio tecidual, *top* tissular ou batente metálico.[18]

Apesar de ser mais resistente e de fácil execução, a grade metálica não é indicada para todos os casos. Quando o espaço interoclusal for reduzido, a utilização da grade como meio de retenção dificulta a montagem dos dentes artificiais. Nesses casos, deve-se indicar uma malha metálica, que tem menor espessura.[12,18]

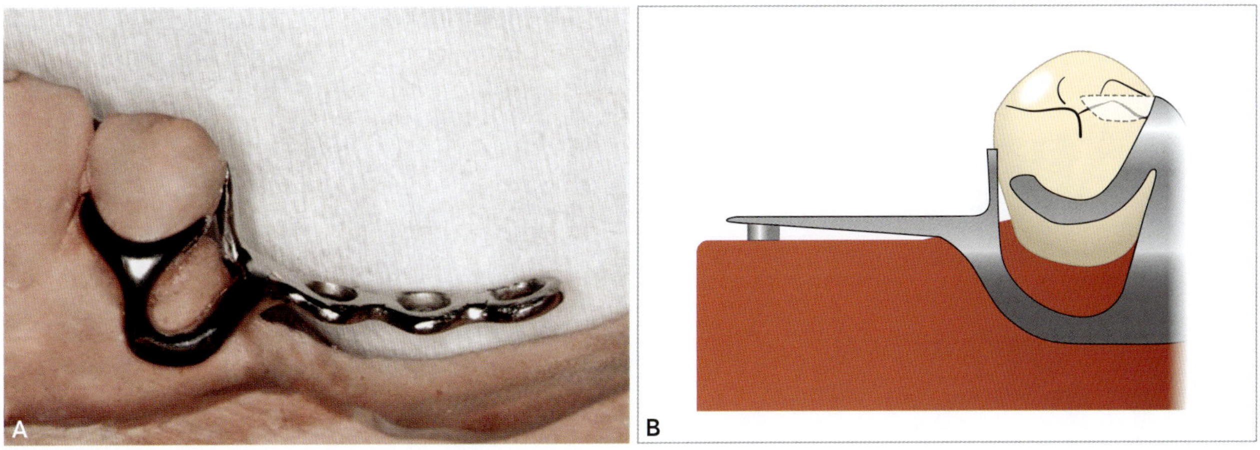

Figura 13 Em (A), imagem clínica representativa do alívio entre a malha metálica e o rebordo residual (0,5 a 1 mm), proporcionando espaço para a resina acrílica; em (B), esquema ilustrando batente metálico ou apoio tecidual na parte mais distal da sela.

Fonte: Disciplina de Prótese Parcial Removível – FOAr-Unesp.

Com relação à localização e à extensão, as grades/malhas metálicas para selas metaloplásticas devem se localizar a 3 mm da face distal do dente de suporte mais anterior e a 3 mm da face mesial do dente de suporte mais posterior, se houver. Devem se estender aquém da linha vestibular dos dentes remanescentes, de modo a não transparecer o metal por vestibular após a prensagem da resina acrílica, a aproximadamente 1,5 mm da crista do rebordo. Por palatino, sua extensão será entre 3 e 3,5 mm da crista do rebordo em direção à região palatina/lingual.[12,18] Especificamente em arcos inferiores, a grade/malha metálica da sela metaloplástica terá uma largura vestíbulo-lingual de 5 mm. Com relação à extensão posterior em casos dentomucossuportados, a grade/malha metálica na maxila deve recobrir parte da tuberosidade e processos hamulares. Por outro lado, por princípios biomecânicos, a grade/malha metálica deve se estender, na mandíbula, até a região onde serão montados os dentes artificiais, ou seja, até a região do primeiro molar (Figura 14).[12,18]

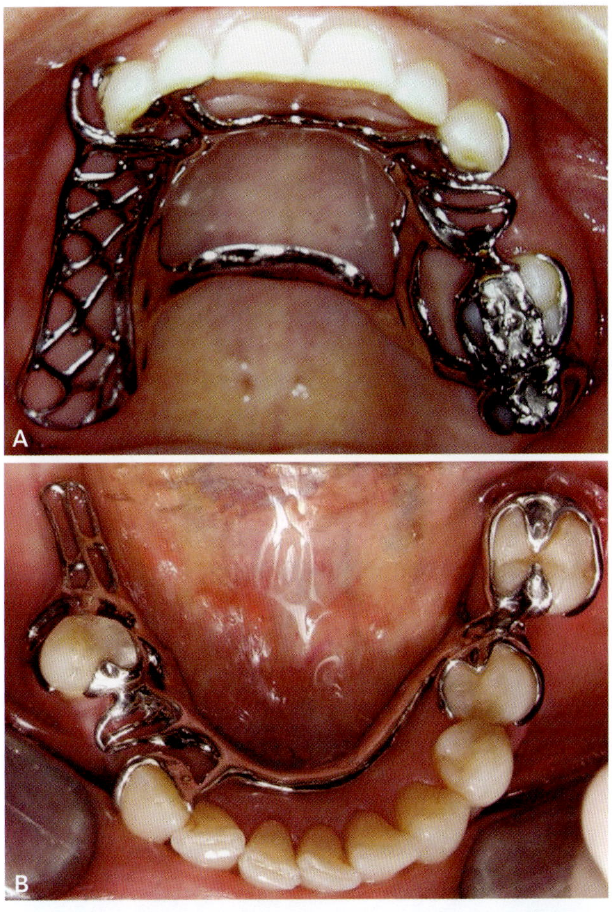

Figura 14 Imagens clínicas representativas da localização e da extensão das grades metálicas de selas metaloplásticas em arcos superior (A) e inferior (B), em espaços protéticos intercalados e de extremidade livre.

Fonte: Disciplina de Prótese Parcial Removível – FOAr-Unesp.

O sistema de acabamento ou linha de término da grade metálica tem como finalidade favorecer a junção entre a resina acrílica e as bordas dos componentes da estrutura metálica. Para isso, as bordas deverão apresentar linhas definidas e superfícies que estabeleçam ângulos retos (Figura 15). Essa conformação proporciona espessura suficiente para que a resina apresente resistência e possibilidade de polimento. Além disso, as bases acrílicas devem estabelecer uma união com o conector maior, formando uma transição suave e estética. Qualquer irregularidade ou degrau na interface metal/resina resultará em injúria nos tecidos moles e língua. A base acrílica, quando terminada em ângulo agudo, não permite que se obtenham linhas definidas, mostrando-se irregular e

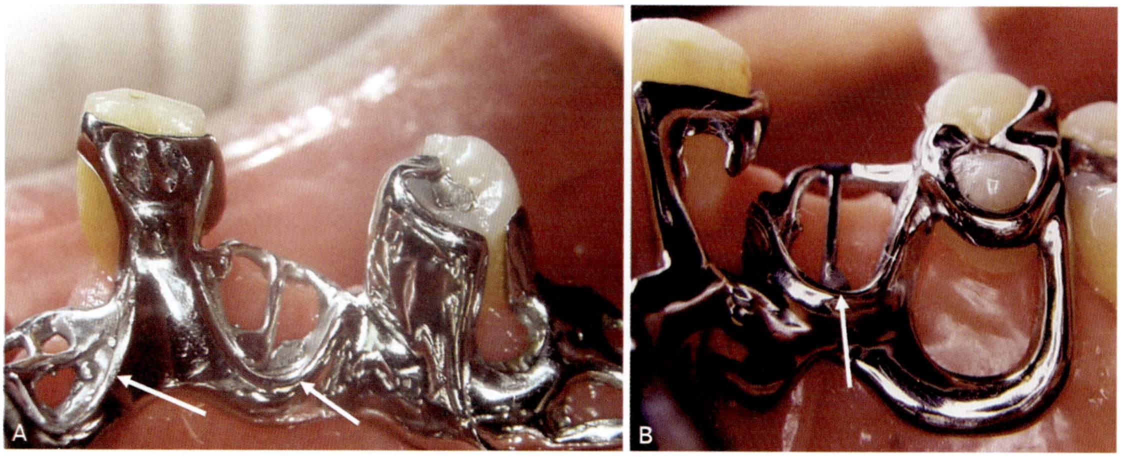

Figura 15 Imagens clínicas (A e B) ilustrando o sistema de acabamento ou linha de término em ângulo de 90° na junção entre conector maior e sela (setas), proporcionando espessura suficiente para a resina acrílica de base de prótese.
Fonte: Disciplina de Prótese Parcial Removível – FOAr-Unesp.

com trincas, fraturando com facilidade e criando condições anti-higiênicas e potencialmente irritantes.[12,18]

Superfícies funcionais das selas

As selas e os dentes artificiais apresentam três superfícies funcionais:[12]

- superfície interna ou basal, que se relaciona intimamente à fibromucosa que reveste o rebordo residual;
- superfície externa ou polida, relacionada à atividade da musculatura paraprotética;
- superfície oclusal, associada aos dentes artificiais e à relação maxilo-mandibular.

A superfície interna ou basal (Figura 16) tem relação direta com o rebordo residual, atuando como componente de suporte para a PPR. Para a adequada distribuição de forças na região edêntula, a superfície basal da sela deve estar adaptada adequadamente ao rebordo residual, de modo a evitar movimentações que resultam em reabsorção óssea acelerada e forças laterais no dente de suporte. Além disso, como abordado anteriormente, quanto mais ampla a cobertura do rebordo residual pela base da prótese, melhor a distribuição de carga por unidade de área.[14] Dessa forma, a base da prótese deve ser estendida o máximo possível dentro dos limites gerais da área chapeável e da tolerância fisiológica das estruturas anatômicas associadas (ver Capítulo 10).[14] Vale lembrar que, em razão dos princípios biomecânicos, essa extensão é fundamental e mais crítica em próteses de extremidades livres.

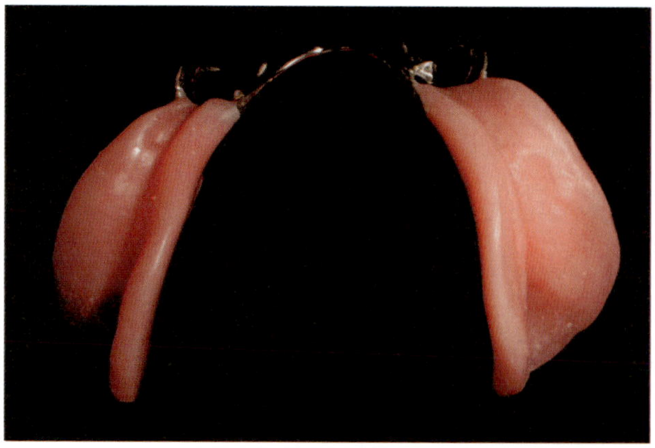

Figura 16 Imagem clínica representativa da superfície interna ou basal da sela metaloplástica de PPR.
Fonte: Disciplina de Prótese Parcial Removível – FOAr-Unesp.

Em próteses maxilares, a base acrílica deve se estender até o fundo de vestíbulo funcional, aliviar freios e bridas musculares, contornar o processo zigomático da maxila e circundar toda a tuberosidade maxilar e processos hamulares. Na porção palatina, deve apresentar uma espessura aproximada de 2 mm, acompanhando a linha de acabamento da grade metálica. Na região mais anterior, distalmente ao dente pilar, deve se estender até a linha de acabamento da grade metálica e ser biselada para formar uma união lisa e uniforme de resina sobre o metal (Figura 17).[12,18]

Para reabilitações inferiores, as bordas da base acrílica devem apresentar, aproximadamente, 2 mm de espessura. A base deve se estender até o fundo de sulco funcional por vestibular, estar justaposta às inserções musculares, mas sem exercer pressão excessiva, assim como contornar e se apoiar sobre a linha oblíqua externa, englobando os dois terços anteriores da papila retromolar. Além disso, a base deve se estender perpendicularmente em direção ao fundo de sulco alvéolo-lingual,

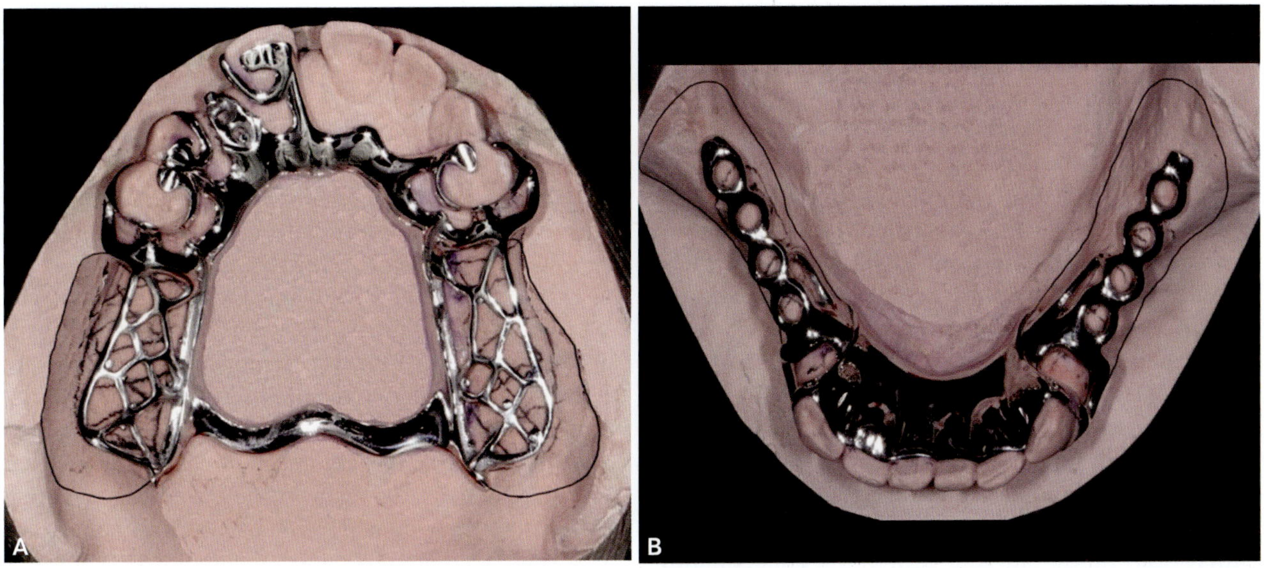

Figura 17 Imagens clínicas representativas do contorno e da extensão das bases acrílicas sobre estruturas metálicas de PPR, seguindo os limites gerais da área chapeável. Em (A), modelo superior; em (B), modelo inferior.
Fonte: Disciplina de Prótese Parcial Removível – FOAr-Unesp.

abrangendo a fossa retromiloídea, e contornar a linha miloídea e o sulco alvéolo-lingual funcional próximo ao assoalho bucal.[12,18] Na região mais anterior e distal ao dente pilar, a base deve se estender até a linha de acabamento da grade metálica e ser biselada, assim como nas próteses superiores de extremidade livre (Figura 17).

As superfícies externas das selas (vestibular e lingual) (Figura 18) devem ser contornadas, arredondadas e altamente polidas, para que contribuam para a restauração do contorno facial, a fonética e a comodidade do paciente.[14] Essas superfícies mantêm o equilíbrio com os músculos quando apresentam espessura, largura e forma adequadas, proporcionando estabilidade para a prótese e impedindo seu deslocamento. Com base em análise clínica, Fish[27] desenvolveu o conceito de zona neutra como o espaço delimitado funcionalmente pelo rebordo residual e pela musculatura paraprotética (língua, lábios e bochechas). Essa região deve ser preenchida pela sela e pelos dentes artificiais.

A superfície oclusal (Figura 19) apresenta importante função na prótese, pois está relacionada com sua estabilidade e com a eficiência mastigatória. Dessa forma, são imprescindíveis a correta montagem e o adequado ajuste oclusal dos dentes artificiais, a fim de se obter um relacionamento estável com os dentes antagonistas.

Dentes artificiais

Evolução dos dentes artificiais

Apesar de achados arqueológicos revelarem a substituição de dentes perdidos, os primeiros dentes artificiais comercialmente disponíveis foram os

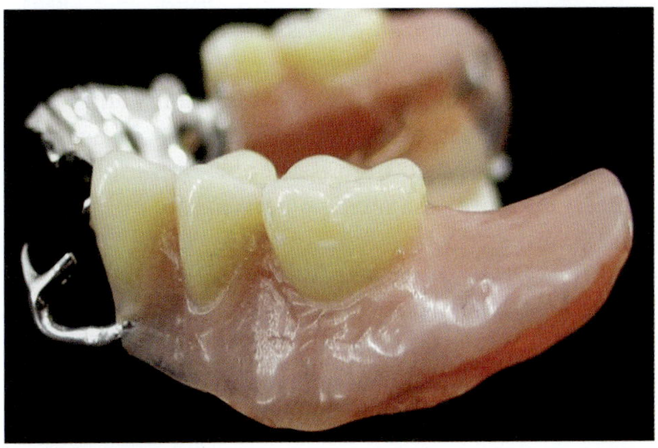

Figura 18 Imagem clínica representativa da superfície externa ou polida de sela metaloplástica.
Fonte: Disciplina de Prótese Parcial Removível – FOAr-Unesp.

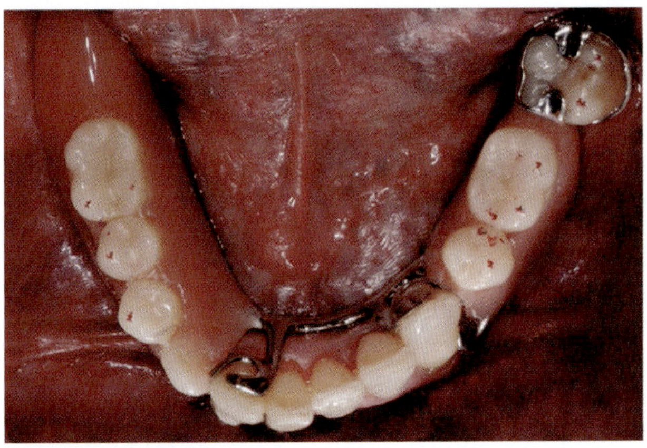

Figura 19 Imagem clínica representativa da superfície oclusal da sela metaloplástica.
Fonte: Disciplina de Prótese Parcial Removível – FOAr-Unesp.

de porcelana, patenteados em 1792.[28] Com o advento da resina acrílica no século XX, os dentes de porcelana começaram a ser utilizados em bases de PMMA. Na década de 1940, o PMMA constituía quase a totalidade das bases das próteses, época na qual teve início a confecção de dentes artificiais com esse material. Os dentes acrílicos passaram a ser constituídos por moléculas de metacrilato de metila (monômero de baixo peso molecular), unidas em cadeia retilínea e interligadas por ligações covalentes, gerando moléculas maiores (de alto peso molecular), que formavam o polímero de PMMA.[29] Esse entrelaçamento provia uma união fraca, conferindo propriedades inferiores ao polímero final. Assim, uma das primeiras melhorias desse material para a confecção de dentes artificiais foi o crescimento das cadeias retilíneas, fato que aumentou, consequentemente, o seu peso molecular.[29,30]

Posteriormente, para solucionar os principais problemas mecânicos relacionados ao descolamento entre as cadeias poliméricas, houve a incorporação dos chamados agentes de ligação cruzada, como o dimetacrilato de etilenoglicol (ou etilenoglicol dimetacrilato - EGDMA), que são monômeros contendo ligações duplas reativas em suas extremidades (e que, por isso, são chamados de dupla ligação cruzada; em inglês, *double cross-linked* - DCL), promovendo a intersecção entre as cadeias poliméricas retilíneas e formando ramificações não lineares.[29,30] Dessa forma, foram melhoradas a resistência à abrasão[11] (importante propriedade para resistir às forças oclusais), a solubilidade (provendo resistência aos diferentes fluidos que o meio bucal está exposto), a sorção de água, a dureza da superfície e o módulo de elasticidade.[29-31] Comercialmente, exemplos desses dentes são o Biotone® (da Dentsply Syrona), o Biolux® e o Vipident® Plus® (ambos produzidos pela VIPI).

O processo de incorporação de agentes de ligação cruzada sofreu um aprimoramento pela variação de tipo e quantidade dessas moléculas e pela utilização de mais de um monômero na sua fabricação, resultando em um polímero (ou copolímero) de cadeia interpenetrada, chamado IPN, do inglês *interpenetrating polymer network*. O primeiro produto comercialmente disponível foi o Trubyte® Bioform® IPN, no final dos anos 1980, pela Dentsply, sendo outros exemplos o Artiplus® (da VIPI), o Biotone® IPN e o Portrait® IPN, ambos da Dentsply. Com isso, a resistência ao desgaste melhorou consideravelmente nesses materiais, aos quais foram adicionadas, na sequência, partículas de carga, também visando à melhoria de suas propriedades mecânicas. Alguns exemplos são os dentes SR Vivodent® DCL, SR Orthotyp® DCL, SR Vivodent® S PE/S DCL e SR Orthotyp® S PE/S DCL, todos da Ivoclar Vivadent.

Após o surgimento dos dentes com alta ligação cruzada, foram desenvolvidos dentes artificiais em resina composta clássica (produto da reação de bisfenol A com glicidilmetacrilato – BISGMA) com cargas microparticuladas (sílica submetida a vapor, com dimensão de ~70 nm), sendo seu principal representante o dente Isosit, da Ivoclar Vivadent.[32] Outras micropartículas foram incorporadas, mas sempre silanizadas para prover sua adesão à matriz, assim como pigmentos de cor e de fluorescência, melhorando suas propriedades ópticas.[30] Ressalta-se que essas cargas inorgânicas podem ser incorporadas em matrizes de PMMA com ou sem ligação cruzada, assim como na matriz de resina composta à base de BISGMA. Um exemplo de dentes artificiais é o dente Trilux®, da Dentsply Sirona, que é constituído de agentes de dupla ligação cruzada e contém cargas inorgânicas.

Uma nova geração de dentes de resina composta foi introduzida, consistindo em duas porções de materiais: compósito nano-híbrido em uma matriz de uretano dimetacrilato (UDMA), que incluiu vários tipos de cargas na porção vestibular; e PMMA na região cervical e palatina/lingual. O material compósito inclui partículas inorgânicas macroscópicas em regiões de matriz com alta concentração de ligações cruzadas, partículas macroscópicas inorgânicas em matriz com alta densidade e nanopartículas silanizadas com dióxido de silício,[32] que funcionam como agentes de ligação e agregadores de partículas.[33]

Por fim, pode-se citar a tecnologia CAD-CAM para a construção de próteses removíveis totais e parciais, utilizando tanto os dentes disponíveis para próteses convencionais analógicas (desde que estejam na biblioteca do *software*) quanto os impressos em 3D (por adição ou por fresagem). Os materiais utilizados para esses dentes são geralmente disponibilizados na forma de discos fabricados pela metodologia IPN, adicionados ou não de carga. Também podem ser fabricados dentes artificiais em resina acrílica e/ou composta, entre os quais estão os materiais para impressão digital 3D por estereolitografia, utilizando, para essa técnica, geralmente polímeros à base de metacrilato fotopolimerizável.[34]

Propriedades físicas e mecânicas dos dentes artificiais

Resistência de união à base protética

Embora o índice de falhas das PPR relacionadas à perda de dentes artificiais não seja alto,[2,35] esse é um fator que promove redução da funcionalidade e/ou da estética da prótese. Assim, uma das grandes preocupações durante a confecção de PPR é a resistência de união dos dentes artificiais às bases protéticas.[36] Nesse aspecto, os dentes de resina são superiores aos de porcelana, em função da sua afinidade química com o material de base. Por esse motivo, os dentes de porcelana são comercializados contendo dispositivos que conferem retenção mecânica (pinos metálicos saem do interior dos dentes anteriores para penetrar na base da prótese, e cavidades pré-fabricadas, denominadas diatóricas, são confeccionadas nos dentes posteriores). Apesar da retenção química, mesmo nos dentes de resina acrílica, os técnicos podem confeccionar, durante a fase de acrilização da prótese, cavidades na região interna das bases dos dentes anteriores e posteriores para favorecer retenção mecânica adicional, por meio da penetração da resina de base nessas reentrâncias. Um fator de influência positiva para a união entre dente artificial e resina acrílica da base parece ser a utilização de ciclos mais prolongados de polimerização da base,[37] enquanto a presença de agentes de ligação cruzada nos dentes é considerada um fator nagativo.[29]

Propriedades ópticas

As propriedades ópticas dos dentes artificiais são um importante fator, já que a cor dos dentes artificiais deve mimetizar a dos dentes remanescentes dos pacientes. Para isso, pigmentos têm sido adicionados à matriz de resina acrílica ou composta dos dentes artificiais, além de estratificação, caracterização de superfície (anatomia e microanatomia) e efeitos de cor, como a presença de cristas marginais definidas, núcleo cromático de dentina e borda incisal transluzente dos dentes anteriores. Os dentes fabricados por tripla ou quádrupla prensagem apresentam pigmentos de cor e de fluorescência para caracterização estética nas diferentes camadas, reproduzindo transparências, sombras incisais e caracterizações do esmalte, opalescência variável entre tonalidade azul e amarelo e efeitos de reflexão e refração da luz.[38]

O comportamento da estrutura dental, quando submetida a diferentes exposições à luz, é um desafio para a seleção correta de dentes artificiais. Nos dentes naturais, o policromatismo de sua estrutura permite a percepção de diferentes tonalidades diante das variações de fontes de luminosidade. Assim, um dente artificial exibirá uma cor acertada quando se comportar de maneira similar ao dente natural em diferentes condições. A luz negra, encontrada comumente em casas noturnas, e a radiação ultravioleta, proveniente do sol, têm a capacidade de estimular uma forma de luminescência chamada fluorescência, determinada principalmente pela dentina, que apresenta um maior número de pigmentos orgânicos fotossensíveis, resultando em uma fluorescência cerca de três vezes maior que o esmalte. Esse fenômeno, que confere um aspecto de vitalidade à dentição, possibilita que os dentes "brilhem" em locais escuros com iluminação à base de luz negra (Figura 20).[39]

É primordial que haja estabilidade das propriedades ópticas por um período longo de uso, para evitar frustrações ao paciente e ao profissional. A alteração de cor dos polímeros pode ser causada por muitos fatores, que podem ser divididos em:

- intrínsecos, como as características da composição do material;
- extrínsecos, relacionados ao desgaste e à exposição a substâncias potencialmente corantes, causando absorção e adsorção de manchas.

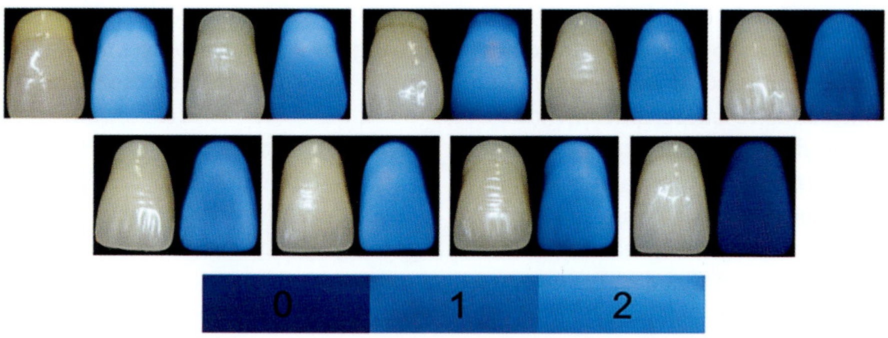

Figura 20 Imagens de diferentes fluorescências entre marcas comerciais de dentes artificiais. Da esquerda para a direita e do alto para baixo: Vipident® (2, VIPI); Ivostar® (2, Ivoclar); Dentron®/Biotone® (1, Dentsply); New Ace® (1, Noritake); Pop Dent® (1, DentBras); Biocler® (1, DentBras); Biolux® (1, VIPI); Trilux® (2, VIPI); Soluut PX® (0, Noritake). A fluorescência natural poderia ser considerada semelhante ao escore 1 da escala, segundo o método utilizado no estudo.[39]
Fonte: imagens do acervo pessoal de Vanessa Migliorini Urban.

A composição dos dentes artificiais pode influenciar na absorção de água e outros fluidos para o interior do material, assim como na adsorção de pigmentos na sua superfície. A pigmentação por corantes presentes nos alimentos é um dos fatores que pode interferir na qualidade estética das próteses ao longo do tempo. Nesse contexto, os dentes de porcelana têm menor manchamento por pigmentos. Entre os diferentes dentes de resina, aqueles com menor dureza têm uma tendência maior à pigmentação.[40]

Dureza, rugosidade superficial e resistência ao desgaste (por abrasão)

Os dentes artificiais são submetidos a forças mastigatórias durante a oclusão funcional e parafuncional, podendo haver desgastes ou perda de estrutura. A baixa resistência dos dentes artificiais ao desgaste é uma limitação significativa em decorrência da incapacidade de se manter a relação oclusal e a dimensão vertical de oclusão, o que pode gerar mudanças no desempenho da fala, da deglutição e da mastigação e acarretar fadiga e isquemia muscular,[41] além de comprometimentos estéticos.[42-45] Assim, é extremamente importante que o material de confecção dos dentes artificiais resista ao desgaste em relação às superfícies antagonistas (esmalte, restaurações, porcelana e metal). A dureza do material é um parâmetro usado para prever esse desgaste.[32]

O comportamento de resistência à abrasão dos dentes artificiais irá variar em função do seu próprio material e do material antagonista.[11] É bem estabelecido que os dentes artificiais que contêm resina acrílica com IPN, dupla reticulação e misturas de polímeros melhoram a dureza e a resistência à propagação de trincas.[41] A incorporação de carga inorgânica, que varia em quantidade, tamanho e geometria de partículas na matriz polimérica, pode ter influência positiva na resistência ao desgaste.[41]

Ao longo do uso, as próteses removíveis são submetidas periodicamente a ciclos de escovação, limpeza e desinfecção, geralmente utilizando meios líquidos, cujos tempos prolongados têm demonstrado redução na dureza dos dentes artificiais de resina (estudos in vitro), provavelmente em razão do efeito plastificante das moléculas de água no interior das cadeias poliméricas.[46,47] Os dentes das últimas gerações (com maior entrelaçamento de cadeias, polímeros de alta ligação cruzada e quantidade/qualidade de cargas inorgânicas) são menos susceptíveis a alterações do que os dentes de PMMA.[32]

Por sua vez, os dentes de porcelana apresentam grande resistência ao desgaste, promovendo abrasão no dente antagonista em função da sua elevada dureza. O polimento superficial que apresentam é superior ao dos dentes de resina, mas essa propriedade é prejudicada quando é preciso fazer ajustes oclusais durante o processo de montagem, pois nenhuma técnica de polimento realizada em ambiente clínico é capaz de prover a lisura superficial original. Essa rugosidade, associada à sua alta dureza, aumenta a capacidade de desgastar as superfícies dos dentes antagonistas, o que é uma grande desvantagem. Assim, as superfícies metálicas (com ligas que se aproximem das propriedades da porcelana) são as mais indicadas para se opor a esses dentes, caso não se possa usar superfícies antagonistas com a própria porcelana.[48,49]

Os dentes das PPR que apresentem suas superfícies oclusais modificadas pelo técnico de laboratório para serem revestidas de metal terão suas propriedades de dureza e resistência ao desgaste correspondentes ao metal utilizado, que pode ser níquel-cromo, cobalto-cromo e até metais áuricos, mais tenazes quando comparados aos dois primeiros.

Apesar dos avanços tecnológicos em busca de melhores materiais, o desgaste dos dentes artificiais, principalmente os acrílicos, ainda é comum, podendo ocasionar perda de estrutura e aumento da rugosidade. As técnicas de acabamento e polimento utilizadas no laboratório durante a fabricação e os ajustes oclusais realizados em boca[50,51] também influenciam a rugosidade dos dentes artificiais. Da mesma forma, o processo de higienização, incluindo escovação e armazenamento em soluções desinfetantes, também pode alterar sua rugosidade superficial.[52] Essa propriedade também pode ser alterada pela adsorção de água e pela degradação da superfície pela liberação de produtos presentes no interior da matriz polimérica, durante o armazenamento em diferentes soluções.[52] O aumento da rugosidade superficial pode favorecer a adesão e a colonização por micro-organismos, causando manchamento e deficiência estética da reabilitação.

Seleção dos dentes artificiais

A seleção dos dentes artificiais é feita de acordo com alguns critérios, como material de confecção, cor, forma e tamanho dos dentes anteriores e posteriores.

Seleção em relação ao material de confecção

Para a seleção dos dentes artificiais, o primeiro aspecto a ser decidido pelo clínico, em comum acordo com o paciente, é o material de confecção, uma vez que essa escolha impactará os custos, a estética e a durabilidade do tratamento. Conforme já visto, estão disponíveis as seguintes opções de dentes artificiais: porcelana; resinas à base de metacrilatos; polímeros para impressão em 3D.

Além desses, há também os dentes artificiais de resina, que recebem, durante a fabricação das PPR, a substituição de sua superfície oclusal por ligas metálicas, o que formaria uma nova classe: metal-resina.

Na grande maioria dos casos de confecção de PPR, são selecionados dentes de resina[53,54] em alguma de suas variações: PMMA com ou sem carga; PMMA com um ou mais agentes de ligações cruzadas (DCL ou IPN, respectivamente), adicionados ou não de carga; resina composta clássica de Bowen (BIS-GMA contendo cargas microparticuladas); e resina composta nano-híbrida com matriz de UDMA, com variações de tipos, tamanhos e tratamento de superfície de cargas inorgânicas. Independentemente do tipo de resina, esses dentes apresentam vantagens em relação aos dentes de porcelana, como menor friabilidade, melhor união com o material de base, facilidade de ajuste oclusal e polimento, menos ruídos durante a mastigação, custo reduzido e maior leveza.[55,56]

Já os dentes de porcelana apresentam maior estabilidade de cor e maior dureza, permanecendo estéticos e funcionais por um longo período.[40] Essa propriedade permite que a dimensão vertical de oclusão do paciente seja mantida por mais tempo, favorecendo a eficiência mastigatória. No entanto, a dureza excessiva pode causar maior reabsorção óssea do rebordo sob a prótese, além de dificultar a montagem dos dentes artificiais em casos de espaços interoclusais reduzidos. A porcelana poderá ter sua cor alterada por adsorção de corantes, mas a penetração de fluidos (absorção) no material é mínima. Assim, para indivíduos que são tabagistas ou fazem uso intensivo de alimentos com corantes, como café, vinho e refrigerante de cola,[57] os dentes de porcelana podem ser indicados, desde que os outros aspectos sejam considerados, como superfície antagonista e ruídos durante a mastigação, entre outras desvantagens já mencionadas.

Os dentes de metal-resina têm uma indicação muito precisa e uma dificuldade técnica considerável, o que afeta os custos. Além disso, têm estética inferior e, por isso, o seu é uso bastante limitado.[48,49] Quando o paciente que necessita de PPR tem uma oclusão traumática, decorrente de hábitos parafuncionais como o bruxismo, que é caracterizado por contatos não funcionais decorrentes de apertamento e ranger dos dentes,[48,49] nenhum dos dois materiais citados anteriormente será ideal para suportar essa sobrecarga. Mesmo a resina mais reforçada pode sofrer desgaste, e a porcelana pode sofrer fratura em razão de sua friabilidade. Nesses casos, o recobrimento da superfície oclusal e até mesmo das superfícies palatinas com ligas metálicas é indicado, garantindo a manutenção da dimensão vertical de oclusão do paciente. As ligas metálicas de preferência são as áuricas, apesar do alto custo. Entretanto, outras ligas metálicas também podem ser indicadas. Entre as desvantagens dessa técnica estão o aumento de fases laboratoriais, a presença de uma linha de cimentação entre a resina e o metal e a estética deficiente (Figura 21). Recomenda-se que o metal empregado no recobrimento das faces oclusais da PPR seja também utilizado no arco antagonista, para equilibrar o desgaste dos pares oclusais.[49]

O recobrimento oclusal pode ser realizado após o término do período de adaptação do paciente às novas próteses ou, ainda, durante a confecção/processamento da prótese.[48] Em ambos os casos, são realizados desgastes nos dentes artificiais. Em seguida, a anatomia perdida é encerada (copiada de um molde), geralmente unindo as superfícies dos dentes adjacentes em uma peça única. A peça é, então, incluída, fundida, acabada e polida. Na sequência, é cimentada aos preparos, utilizando-se cimentos resinosos.[48]

Com base em todas as informações expostas, no que diz respeito à seleção do material constituinte dos dentes artificiais, uma regra deve ser preponderante: sempre que possível, deve-se utilizar o mesmo material com o qual os dentes antagonistas são ou serão restaurados.[58]

Seleção em relação à cor

Deve-se procurar marcas comerciais e modelos de dentes artificiais que possam se harmonizar com os

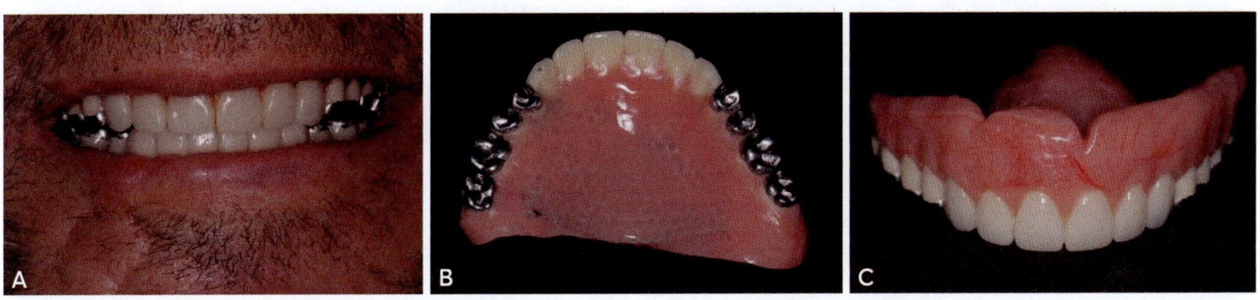

Figura 21 Reabilitação protética com dentes de metal-resina (resina acrílica recoberta com metal). Em (A), vista frontal dos dentes em oclusão (prótese total superior e próteses parciais fixas inferiores em metalocerâmica); em (B), vista oclusal da prótese total; em (C), vista frontal da prótese total.

Fonte: imagens do acervo pessoal de Vanessa Migliorini Urban.

dentes remanescentes do paciente no que se refere às propriedades ópticas (cor, translucidez, opalescência, fluorescência). Para isso, os fabricantes de dentes artificiais disponibilizam escalas de cores específicas para cada marca (Figura 22). É recomendável que o clínico tenha em mãos pelo menos uma escala de cada tipo de dente artificial que pretende oferecer aos seus pacientes, uma vez que a seleção de cor utilizando uma escala de marca diferente pode resultar em alterações de Delta E (mudança de cor) de ~3,06 a ~8,73,[38] o que é clinicamente inaceitável. É importante também que as escalas apresentem fidelidade com relação aos dentes artificiais correspondentes, o que está relacionado à qualidade com que são confeccionadas.[38] Uma opção cada vez mais comum para a seleção da cor é a utilização de espectrofotômetros e colorímetros[57] especialmente designados para uso intraoral. Esses instrumentos coletam os dados dos dentes naturais do paciente de acordo com a escala CIE-Lab e os transformam em um código de cor correspondente aos das escalas comerciais.[57,59]

Vale ressaltar que é comum que os dentes remanescentes dos indivíduos que necessitam ser reabilitados com PPR apresentem uma grande variação de cor em decorrência da realização de vários tratamentos prévios restauradores e/ou reabilitadores. Também é fisiológico nos dentes de indivíduos que passaram da meia-idade o escurecimento contínuo dos dentes naturais (Delta E ~2,7 em uma década),[59] reduzindo sua luminosidade e aumentando os componentes amarelo e vermelho de sua cor, como conse quência da absorção/adsorção de pigmentos extrínsecos presentes em alimentos, bebidas e tabagismo, assim como da deposição interna de minerais e pigmentos intrínsecos do dente. Por conta disso, há um crescente número de indivíduos que realizam clareamento dos seus dentes naturais,[60] obrigando os fabricantes a incluírem cores que simulam os dentes clareados em seus portfólios de produtos.

A seleção de cor deve ser feita, preferencialmente, durante o dia, inicialmente com luz natural e, depois, variando as fontes de luz. O dente da escala, geralmente no formato de incisivo central superior, deverá ser colocado na mesma orientação (sentido cérvico-coronal) do dente com o qual está sendo comparado ou que será substituído. A cor deve ser selecionada verificando-se qual dente da escala se aproxima mais da cor dos dentes que estão localizados contiguamente aos espaços edêntulos (Figura 23). Pode-se recobrir uma pequena parte da porção cervical do dente da escala com o próprio lábio do paciente para visualizar o comportamento frente à variação da intensidade de luz e sombra. Após a seleção, a cor definida deve ser anotada na ficha clínica do paciente, com o seu consentimento, e informada ao laboratório de prótese que fará a aquisição e a montagem dos dentes.

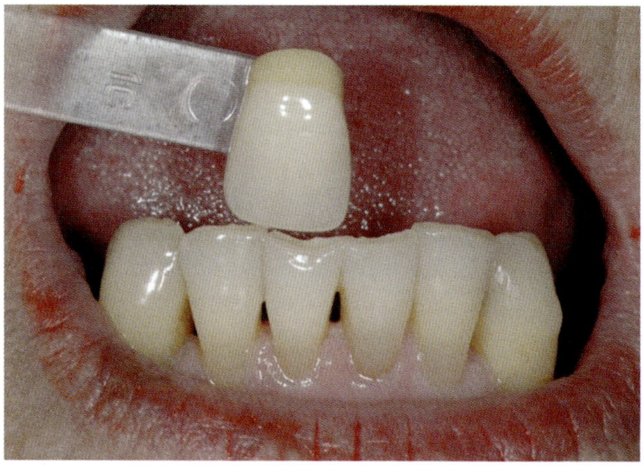

Figura 23 Imagem clínica representativa do momento de seleção de cor dos dentes artificiais, com base nos dentes remanescentes do paciente.
Fonte: Disciplina de Prótese Parcial Removível – FOAr-Unesp.

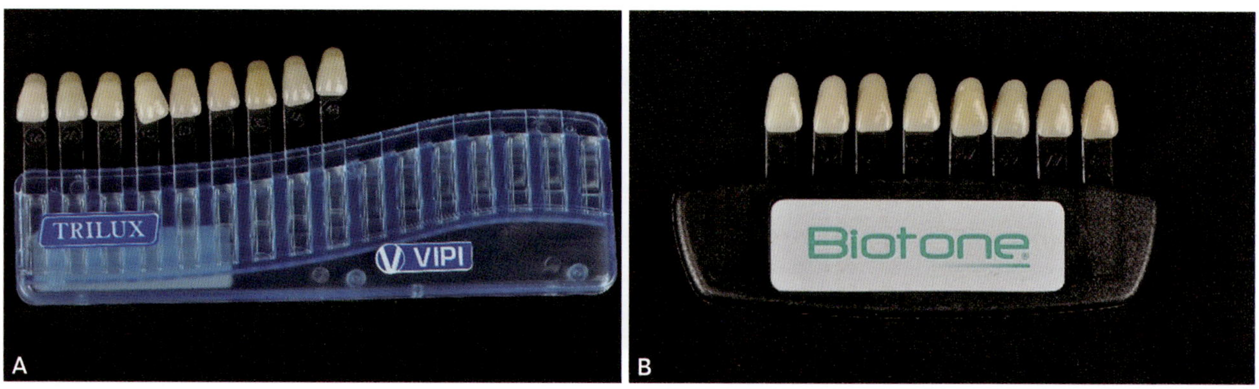

Figura 22 Escalas de cores de duas marcas comerciais de dentes artificiais disponíveis no mercado. Em (A), escala da marca Trilux; em (B), escala da marca Biotone.
Fonte: acervo pessoal das autoras.

Seleção em relação à forma e ao tamanho dos dentes anteriores

Para a seleção de forma e tamanho do dente artificial, os fabricantes disponibilizam catálogos (encartes) contendo desenhos e informações dos vários tipos disponíveis (Figura 24). Esses catálogos, que podem ser acessados *on-line*, são organizados por grupos de dentes: anteriores superiores, anteriores inferiores, posteriores superiores direitos e esquerdos e posteriores inferiores direitos e esquerdos, totalizando quatro grupos que são vendidos separadamente. Em vista de sua posição preponderante do ponto de vista estético, a forma dos dentes anteriores superiores é a guia de seleção dos demais dentes artificiais. Na mesma marca comercial, existem dentes artificiais anteriores superiores de vários modelos (Figura 25), que se agrupam segundo o formato geométrico aproximado da sua face vestibular: quadrado, triangular, ovoide ou misto (a classificação varia entre os fabricantes). Para o mesmo formato geométrico, existem modelos de diversos tamanhos, com variações da altura e da largura da coroa dos incisivos centrais superiores e, consequentemente, dos demais dentes anteriores.

Os encartes apresentam fotos desses modelos e informações sobre a altura e a largura, em milímetros, das coroas dos dentes 11 e 21. Além disso, especificam a distância entre as faces distais dos caninos superiores e a distância entre suas pontas de cúspide,[61] quando dispostos em curva aproximada do arco dental. Todas essas informações são bastante úteis para a confecção de próteses com ausência de todos os dentes anteriores, para as quais não se tem referência, exigindo o ajuste dos planos de cera a partir de estruturas anatômicas, como distância entre as comissuras labiais com o lábio em repouso, o que corresponde à distância entre as distais dos caninos.[62]

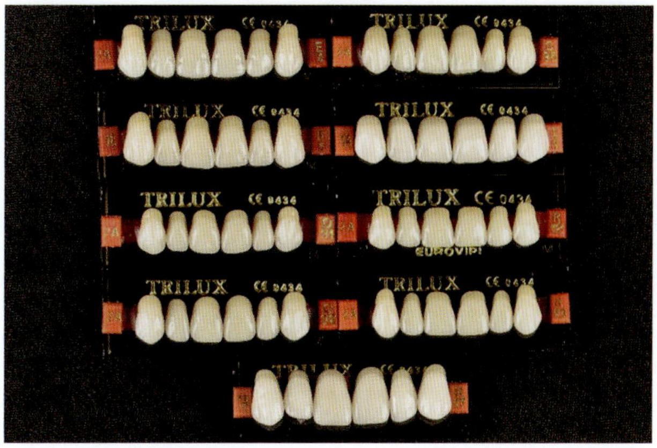

Figura 25 Imagem de diferentes modelos de dentes anteriores e superiores da marca Trilux, com diferentes formas geométricas da face vestibular.

Fonte: acervo pessoal das autoras.

Entretanto, nas situações em que o paciente apresenta alguns dentes anteriores remanescentes, a seleção será realizada com base na forma e no tamanho desses dentes, assim como também no espaço desdentado existente para a montagem dos dentes artificiais. Não é raro que, após a perda de vários elementos dentais, os remanescentes migrem em direção ao espaço edêntulo ou sofram vestibularizações, giroversões e outros movimentos, dificultando a colocação dos dentes contralaterais, o que pode causar assimetrias e prejuízo estético. Muitas vezes, a fim de preencher adequadamente os espaços protéticos, o técnico em prótese dental realiza desgastes proximais nas coroas dos dentes artificiais ou, até mesmo, recontornos por meio da adição de resina. Para cada modelo de dente anterior superior, existe ao menos um correspondente anterior inferior compatível com a forma geométrica e altura/largura da coroa; esses modelos são informados em tabelas, facilitando a seleção dos dentes anteriores inferiores (Figura 26).

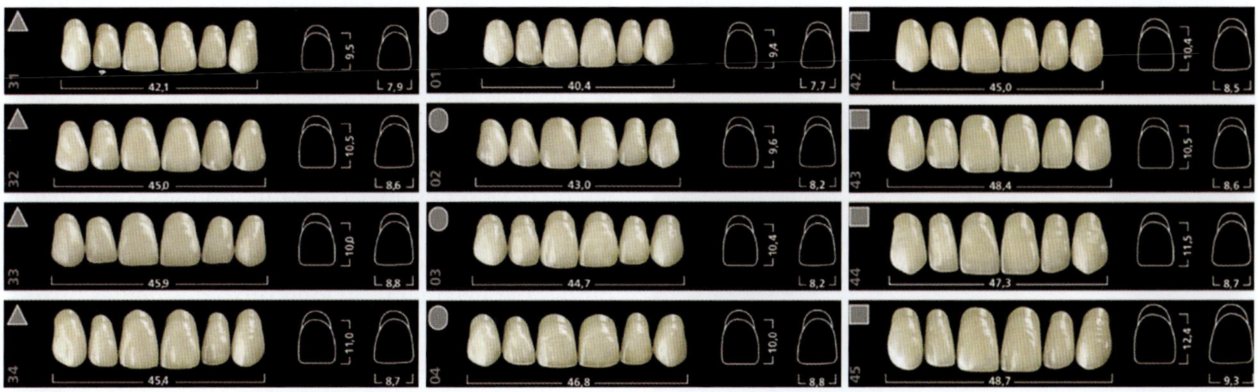

Figura 24 Imagens de encarte (catálogo) de dentes artificiais, mostrando alguns dos modelos de dentes anteriores superiores disponíveis pela marca Ivostar. Nota-se que os modelos são divididos segundo a forma geométrica da face vestibular do incisivo central superior.

Fonte: Ivostar.

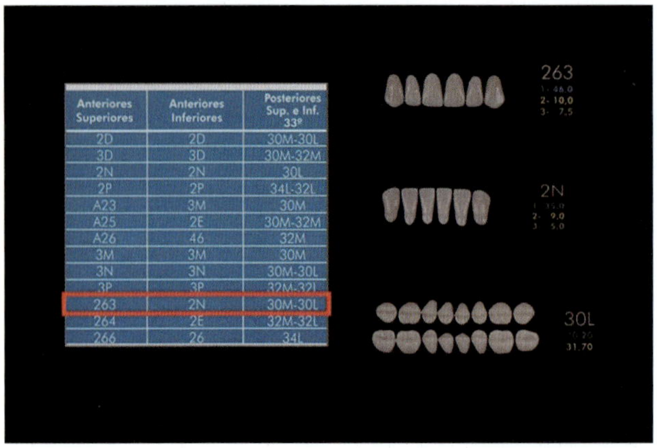

Anteriores Superiores	Anteriores Inferiores	Posteriores Sup. e Inf. 33º
2D	2D	30M-30L
3D	3D	30M-32M
2N	2N	30L
2P	2P	34L-32L
A23	3M	30M
A25	2E	30M-32M
A26	46	32M
3M	3M	30M
3N	3N	30M-30L
3P	3P	32M-32L
263	2N	30M-30L
264	2E	32M-32L
266	26	34L

Figura 26 Imagem da tabela de correspondência de modelos de dentes anteriores e posteriores.
Fonte: acervo pessoal das autoras.

Forma e tamanho dos dentes posteriores

Nas mesmas tabelas citadas anteriormente (como a ilustrada na Figura 26), são sugeridos modelos de dentes posteriores que tenham tamanho (largura/altura) compatível com os dentes anteriores selecionados. Para os posteriores, são fornecidas as distâncias da face mesial do primeiro pré-molar à distal do segundo molar, que geralmente variam de 29 a 34 mm. Esse número pode aparecer no código ou modelo do dente, seguido das letras S, M ou L, correspondentes às alturas pequena, média e alta das coroas de dentes posteriores, respectivamente, cuja seleção será influenciada pelo espaço interoclusal existente.

Para cada um dos tamanhos de dentes posteriores, os fabricantes costumam disponibilizar tipos de face oclusal: dentes anatômicos (cúspides com 33° de inclinação), semianatômicos (10°, 20°, 25° e 28° de inclinação) ou não anatômicos (anatomia atípica ou cúspides em 0°) (Figura 27). Cúspides mais baixas favorecem a obtenção de uma oclusão balanceada bilateral e reduzem as alavancas entre os dentes nos movimentos excursivos, protegendo os rebordos alveolares.[63] Deve-se observar que a distância da tábua oclusal dos dentes artificiais posteriores é geralmente menor do que a dos dentes naturais, visando à redução da carga oclusal que incide sobre a base da prótese. Além disso, como discutido anteriormente, a montagem de dentes artificiais até primeiro molar é recomendada nos espaços protéticos de extremidade livre.

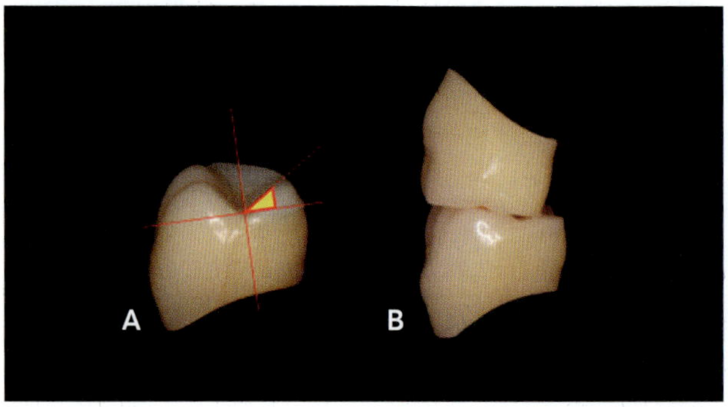

Figura 27 Imagem representativa da anatomia oclusal de dente artificial posterior. Em (A), dente anatômico, com cúspides presentes; em (B), dente semianatômico.
Fonte: Disciplina de Prótese Parcial Removível – FOAr-Unesp.

Montagem dos dentes artificiais

O técnico em prótese dentária realiza a montagem dos dentes artificiais nas bases de registro após os modelos terem sido montados em articulador semiajustável (ASA). Para a colocação dos dentes artificiais, o técnico seguirá o espaço tridimensional determinado pelo clínico nos roletes de cera (ver Capítulo 13). Sempre que possível, os dentes serão arranjados em uma posição favorável em relação ao rebordo residual, ou seja, as fossas centrais dos dentes inferiores posteriores devem coincidir com a crista do rebordo inferior. Essa situação é mais fácil de ser alcançada quando a PPR está em oposição a uma prótese total. Quando há dentes remanescentes no arco antagonista, no entanto, nem sempre é possível essa distribuição. O técnico, então, deve buscar sempre a melhor intercuspidação possível entre os dentes posteriores antagonistas, com o maior número de contatos posteriores em cêntrica.[58] Idealmente, a cúspide mesiovestibular do primeiro molar inferior deve ocluir com a crista marginal distal do segundo pré-molar superior e mesial do primeiro molar superior, determinando dois pontos de oclusão (um em cada crista marginal); os outros dentes do arco vão sendo arranjados em concordância com esses primeiros.[58] Infelizmente, em razão das grandes variações de posicionamento, das relações das bases ósseas e das migrações dentárias, nem sempre essa situação é obtida, requerendo, muitas vezes, a modificação de forma de cúspides, visando à intercuspidação, mesmo que para uma relação anteroposterior diferente da oclusão normal.[58]

O padrão de oclusão a ser devolvido para o paciente depende, principalmente, da localização e da quantidade de dentes remanescentes. No caso de PPR em associação com prótese total, a oclusão balanceada bilateral deve ser estabelecida. Em próteses com espaços intercalados, a oclusão mutuamente protegida é a indicada, uma vez que as forças mastigatórias são distribuídas paralelamente ao longo eixo dos dentes pilares. Em PPR de extremidade livre, alguns aspectos devem ser avaliados:

- em oposição à prótese total, o ajuste deve ser realizado seguindo os princípios da oclusão balanceada bilateral;

- em PPR Classe II, o lado dentado pode servir de padrão para o ajuste oclusal e não deve existir contato prematuro em dente artificial, pois isso pode gerar instabilidade da prótese;
- em Classe I com preservação do canino, os princípios da oclusão mutuamente protegida devem ser seguidos;
- em Classe I ampla, sem preservação do canino, os princípios da oclusão balanceada bilateral devem ser adotados.

É imprescindível que seja realizada uma análise criteriosa do plano oclusal do paciente desde a primeira sessão, objetivando identificar alterações que possam interferir e dificultar a montagem dos dentes artificiais. Essas desarmonias devem ser informadas ao paciente e ajustes devem ser feitos anteriormente à confecção da estrutura metálica. A necessidade de desgaste dos dentes no dia da prova da estrutura metálica ou durante a colocação das novas próteses indica falha durante o planejamento do caso clínico.

Nas PPR de extremidade livre, especialmente em arcos inferiores, a colocação de dentes em regiões localizadas muito distalmente deve ser evitada em razão da força deletéria de compressão sob as bases protéticas, exceto quando existam dentes antagonistas para evitar sua extrusão. Assim, em casos de Classes I ou II de Kennedy com arcos antagonistas totalmente edêntulos, indica-se a montagem de dentes artificiais somente até os primeiros molares, como já mencionado anteriormente, provendo uma oclusão cêntrica do tipo ponta de cúspide-fossa central ou ponta de cúspide-crista marginal.

Apesar de os princípios descritos neste capítulo serem preconizados objetivando cobrir todas as situações clinicamente encontradas, muitas são as dificuldades em se conseguir um padrão oclusal adequado na confecção das PPR. Em vista da grande prevalência de migrações dentárias, tanto do arco antagonista quanto dos dentes do arco parcialmente desdentado, muitas vezes o espaço existente para os dentes artificiais fica prejudicado, sendo exigida, por exemplo, a redução da altura de cúspides palatinas para permitir que as cúspides vestibulares sejam posicionadas corretamente no plano oclusal. Os desgastes/ajustes oclusais são realizados pelo técnico em prótese, e as superfícies devem ser devidamente polidas, ainda no ASA, antes de o trabalho ser encaminhado para o clínico. O cirurgião-dentista deve, então, fazer as provas clínicas da PPR com os dentes montados em cera (ver Capítulo 13) e realizar os possíveis ajustes quando necessário.

CONSIDERAÇÕES FINAIS

Embora a estrutura metálica seja a parte responsável pela maioria dos princípios biomecânicos de retenção, suporte e estabilidade, a porção acrílica da PPR contém os componentes que, de fato, substituirão os elementos anatômicos perdidos pelo paciente no seu percurso ao edentulismo. A sela e os dentes artificiais restauram as funções do sistema estomatognático e a estética do paciente, além de terem um papel crucial na transmissão das forças mastigatórias ao osso alveolar residual do paciente. Falhas relacionadas à confecção de selas, como extensão ou adaptação inadequadas, ou à seleção e à montagem dos dentes artificiais interferem diretamente na aceitação da prótese por parte do paciente, além de contribuírem para o processo de reabsorção óssea do rebordo residual ou para o comprometimento das estruturas de suporte dental. O profundo conhecimento da biomecânica, bem como da disponibilidade de materiais e técnicas ao alcance do clínico, possibilita a realização de reabilitações orais que correspondam às demandas e anseios do paciente.

FLUXOGRAMAS DE CUIDADOS

Funções das selas

- Preencher o espaço protético
- Fixar os dentes artificiais à estrutura metálica
- Devolver estética e fonética
- Evitar a impacção alimentar
- Prevenir migrações dentárias
- Prover suporte aos tecidos paraprotéticos

Espaço dentossuportado → Sela metálica ou metaloplástica

Espaço dentomucossuportado → Sela metaloplástica →

- Transmitir ativamente grande parte da força mastigatória que incide sobre os dentes artificiais ao rebordo residual

Etapas da reabilitação relacionadas aos dentes artificiais

Plano de tratamento e orçamento

- Análise de demanda oclusal e preferências do paciente
- Seleção do material de confecção dos dentes artificiais
  - porcelana
  - resinas à base de metacrilatos
  - polímeros para impressão em 3D
  - metal-resina

→ **Ao final do ajuste dos planos de orientação**

- Encaminhamento das informações ao técnico em prótese dentária de acordo com a seleção de:
  - Cor (*escala, espectrofotômetro ou colorímetro*)
  - Forma dos anteriores (*quadrado, triangular, ovoide ou misto*)
  - Tamanho dos anteriores
  - Forma dos posteriores (*anatômicos, semianatômicos ou não anatômicos*)
  - Tamanho dos posteriores (S, M, L)

→ **Nas sessões de provas clínicas, colocação e controle posterior**

- Conferências e ajustes oclusais, seguidos de acabamento e polimento

REFERÊNCIAS BIBLIOGRÁFICAS

1. Wang HY, Zhang YM, Yao D, Chen JH. Effects of rigid and nonrigid extracoronal attachments on supporting tissues in extension base partial removable dental prostheses: a nonlinear finite element study. J Prosthet Dent. 2011;105(5):338-346.
2. Jorge JH, Quishida CC, Vergani CE, Machado AL, Pavarina AC, Giampaolo ET. Clinical evaluation of failures in removable partial dentures. J Oral Sci. 2012;54(4):337-342.
3. Genari Filho H. Requisitos funcionais e físicos em próteses totais. Rev Odontol Araçatuba. 2005;26(1):36-43.
4. Igarashi Y, Ogata A, Kuroiwa A, Wang CH. Stress distribution and abutment tooth mobility of distal-extension removable partial dentures with different retainers: an in vivo study. J Oral Rehabil. 1999;26(2):111-116.
5. Kim JJ. Revisiting the removable partial denture. Dent Clin North Am. 2019;63(2):263-278.
6. Campbell SD, Cooper L, Craddock H, Hyde TP, Nattress B, Pavitt SH et al. Removable partial dentures: The clinical need for innovation. J Prosthet Dent. 2017;118(3):273-280.
7. Leupold RJ, Kratochvil FJ. An altered-cast procedure to improve tissue support for removable partial dentures. J Prosthet Dent. 1965;15(4):672-678.
8. Besford JN, Sutton AF. Aesthetic possibilities in removable prosthodontics. Part 3: Photometric tooth selection, tooth setting, try-in, fitting, reviewing and troubleshooting. Br Dent J. 2018;224(7):491-506.
9. Payne AG. Factors influencing the position of artificial upper anterior teeth. J Prosthet Dent. 1971;26(1):26-32.
10. McCord JF, Grey NJ, Winstanley RB, Johnson A. A clinical overview of removable prostheses: 1. Factors to consider in planning a removable partial denture. Dent Update. 2002;29(8):376-381.
11. Mello PC, Coppedê AR, Macedo AP, Mattos MG, Rodrigues RC, Ribeiro RF. Abrasion wear resistance of different artificial teeth opposed to metal and composite antagonists. J Appl Oral Sci. 2009;17(5):451-456.
12. Di Fiore SR, Di Fiore MA, Di Fiore AP. Atlas de prótese parcial removível – Princípios biomecânicos e bioprotéticos e de oclusão. 1.ed. São Paulo: Santos, 2010.
13. Todescan R, Silva EEB, Silva OJ. Atlas de prótese parcial removível. São Paulo: Santos, 1996.
14. Carr AB, Brown DT. McCraken's removable partial prosthodontics. 12.ed. St. Louis: Elsevier Mosby, 2011.
15. Biagi A, Elbrech HI. Prótesis articuladas y sus indicaciones. Buenos Aires: Mundi, 1955.
16. Rebossio AD. Próstesis parcial removible. Buenos Aires: Mundi, 1963.
17. Fava P. Conceitos biomecânicos e aparelhos parciais removíveis de Beat-Muller. In: Aldrovandi C (ed). Prótese parcial móvel. Rio de Janeiro: Científica, 1956.
18. Phoenix RD, Cagna DR, Defreest CF. Prótese parcial removível – Clínica de Steward. 3.ed. São Paulo: Quintessence, 2007.
19. Browning JD, Eick JD, McGarrah HE. Abutment tooth movement measured in vivo by using stereophotogrammetry. J Prosthet Dent. 1987;57(3):323-328.
20. Anusavice KJ. Phillips materiais dentários. 11.ed. Rio de Janeiro: Elsevier, 2005.
21. Gad MM, Fouda SM, Al-Harbi FA, Näpänkangas R, Raustia A. PMMA denture base material enhancement: a review of fiber, filler, and nanofiller addition. Int J Nanomedicine. 2017;12:3801-3812.
22. Sivakumar I, Arunachalam KS, Sajjan S, Ramaraju AV, Rao B, Kamaraj B. Incorporation of antimicrobial macromolecules in acrylic denture base resins: a research composition and update. J Prosthodont. 2014;23(4):284-290.
23. Barnabé W, Mendonça Neto T, Pimenta FC, Pegoraro LF, Scolaro JM. Efficacy of sodium hypochlorite and coconut soap used as disinfecting agents in the reduction of denture stomatitis, *Streptococcus mutans* and *Candida albicans*. J Oral Rehabil. 2004;31(5):453-459.
24. Panzeri H, Lara EHG, Paranhos HFO, Silva CHL, Souza RF, Gugelmin MCMS et al. In vitro and clinical evaluation of specific dentifrices for complete denture hygiene. Gerodontology. 2009;26(1):26-33.
25. Webb BC, Thomas CJ, Willcox MD, et al. Candida-associated denture stomatitis. Aetiology and management: a review. Part 3. Treatment of oral candidosis. Aust Dent J. 1998;43(4):244-249.
26. Bandeca SCS, Urban VM. Boas práticas em biossegurança do Curso de Odontologia da UEPG para a prevenção de infecção de COVID-19. Ponta Grossa: UEPG, 2020.
27. Fish EW. Tongue space in full denture construction. J Brit Dent Ass. 1947;83:137-143.
28. Engelmeier RL. The history and development of posterior denture teeth – introduction, part I. J Prosthodont. 2003;12(3):219-226.
29. Loyaga-Rendon PG, Takahashi H, Hayakawa I, Iwasaki N. Compositional characteristics and hardness of acrylic and composite resin artificial teeth. J Prosthet Dent. 2007;98(2):141-149.
30. Penha BA. Evolução dos dentes artificiais fabricados em resina acrílica. Disponível em: <https://docplayer.com.br/10053318-E-volucao-dos-dentes-artificiais-fabricados-em-resina-acrilica.html>. Acesso em: 21 jun. 2021.
31. Price CA. The effect of cross-linking agents on the impact resistance of a linear poly (methyl methacrylate) denture-base polymer. J Dent Res. 1986;65(7):987-992.
32. Yuzugullu B, Acar O, Cetinsahin C, Celik C. Effect of different denture cleansers on surface roughness and microhardness of artificial denture teeth. J Adv Prosthodont. 2016;8(5):333-338.
33. Chen MH. Update on dental nanocomposites. J Dent Res. 2010;89(6):549-560.
34. Chung YJ, Park JM, Kim TH, Ahn JS, Cha HS, Lee JH. 3D Printing of resin material for denture artificial teeth: Chipping and indirect tensile fracture resistance. Materials (Basel). 2018; 11(10):1798.
35. Saito M, Notani K, Miura Y, Kawasaki T. Complications and failures in removable partial dentures: a clinical evaluation. J Oral Rehabil. 2002;29(7):627-633.
36. Neppelenbroek KH, Urban VM, Oliveira DG, Porto VC, Almilhatti HJ, Campanha NH. Effect of potentially chromogenic beverages on shear bond strength of acrylic denture teeth to heat-polymerized denture base resins. J Indian Prosthodont Soc. 2016;16(3):271-275.
37. Pero AP, Marra J, Polatto CA, Barbosa DB, Compagnoni MA. Resistência de união entre dentes artificiais e resinas acrílicas para base protética. Polímeros: Ciência e Tecnologia. 2007;17(3):194-200.
38. Aleixo JP. Análise comparativa da cor de dentes artificiais de resina acrílica por espectofotômetro: diferentes lotes e escalas de seleção. 2014. 36 f. [Trabalho de Conclusão de Curso – Graduação]. Araçatuba: Universidade Estadual Paulista Júlio de Mesquita Filho, 2014. Disponível em: <http://hdl.handle.net/11449/149661>. Acesso em: 9 jul. 2021.
39. Stanczyk CP, Cruz LMP, Alves RKM, Muñoz MA, Urban VM, Samra APB. Fluorescência de diferentes marcas comerciais de dentes artificiais para prótese removível. Braz Oral Res. 2010;24(Suppl. 1):116.
40. Hipólito AC, Barão VA, Faverani LP, Ferreira MB, Assunção WG. Color degradation of acrylic resin denture teeth as a function of liquid diet: ultraviolet-visible reflection analysis. J Biomed Opt. 2013;18(10):105005.
41. Kamonwanon P, Yodmongkol S, Chantarachindawong R, Thaweeboon S, Thaweeboon B, Srikhirin T. Wear resistance of a modified polymethyl methacrylate artificial tooth compared to five commercially available artificial tooth materials. J Prosthet Dent. 2015;114(2):286-292.

42. Ogle RE, Davis EL. Clinical wear study of three commercially available artificial tooth materials: thirty-six month results. J Prosthet Dent. 1998;79(2):145-151.
43. Gateau P, Sabek M, Dailey B. Fatigue testing and microscopic evaluation of post and core restorations under artificial crowns. J Prosthet Dent. 1999;82(3):341-347.
44. Zeng J, Sato Y, Ohkubo C, Hosoi T. In vitro wear resistance of three types of composite resin denture teeth. J Prosthet Dent. 2005;94(5):453-457.
45. Reis KR, Bonfante G, Pegoraro LF, Conti PCR, Oliveira PCG, Kaizer OB. In vitro wear resistance of three types of polymethylmethacrylate denture teeth. J Appl Oral Sci. 2008;16(3):176-180.
46. Campanha NH, Pavarina AC, Jorge JH, Vergani CE, Machado AL, Giampaolo ET. The effect of long-term disinfection procedures on hardness property of resin denture teeth. Gerodontology. 2012;29(2):e571-e576.
47. Campanha NH, Pavarina AC, Vergani CE, Machado AL. Effect of microwave sterilization and water storage on the Vickers hardness of acrylic resin denture teeth. J Prosthet Dent. 2005;93(5):483-487.
48. Lloyd PM. Laboratory fabrication of gold occlusal surfaces for removable and implant-supported prostheses. J Prosthodont. 2003;12(1):8-12.
49. Cesto FM, Domareski L, Samra APB, Neppelenbroek KH, Campanha NH, Urban VM. Overlay removable partial denture as temporary restoration of vertical dimension of occlusion in a bruxist patient. Rev Gaúch Odontol. 2015;63(1):95-102.
50. Baciu ER, Forna NC. Influenţa tehnicilor de finisare asupra rugozităţii suprafeţelor componentelor metalice ale restaurărilor protetice [Influence of finishing techniques on the surface roughness of metallic components of prosthetic restorations]. Rev Med Chir Soc Med Nat Iasi. 2010;114(4):1198-1203.
51. Alves PV, Lima Filho RM, Telles E, Bolognese A. Surface roughness of acrylic resins after different curing and polishing techniques. Angle Orthod. 2007;77(3):528-531.
52. Zoccolotti JO, Suzuki RB, Rinaldi TB, Pellissari CVG, Sanitá PV, Jorge JH. Physical properties of artificial teeth after immersion in liquid disinfectant soaps. Am J Dent. 2019;32(1):14-20.
53. Hirano S, May KB, Wagner WC, Hacker CH. In vitro wear of resin denture teeth. J Prosthet Dent. 1998;79(2):152-155.
54. Ghazal M, Yang B, Ludwig K, Kern M. Two-body wear of resin and ceramic denture teeth in comparison to human enamel. Dent Mater. 2008;24(4):502-507.
55. Stober T, Lutz T, Gilde H, Rammelsberg P. Wear of resin denture teeth by two-body contact. Dent Mater. 2006;22(3):243-249.
56. Winkler S, Monasky GE, Kwok J. Laboratory wear investigation of resin posterior denture teeth. J Prosthet Dent. 1992;67(6):812-814.
57. Arana-Correa BE, Sepúlveda-Navarro WF, Florez FL, Urban VM, Jorge JH, Campanha NH. Colour stability of acrylic resin denture teeth after immersion in different beverages. Eur J Prosthodont Restor Dent. 2014;22(2):56-61.
58. Carr AB, Brown DT. McCracken's removable partial prosthodontics. 3.ed. St. Louis: Elsevier, 2016.
59. Hassel AJ, Johanning M, Grill S, Schröder J, Wahl HW, Corcodel N et al. Changes of tooth color in middle and old age: A longitudinal study over a decade. J Esthet Restor Dent. 2017;29(6):459-463.
60. Cartagena AF, Parreiras SO, Loguercio AD, Reis A, Campanha NH. In-office bleaching effects on the pulp flow and tooth sensitivity – case series. Braz Oral Res. 2015;29:S1806-83242015000100223.
61. Liao P, Fan Y, Nathanson D. Evaluation of maxillary anterior teeth width: A systematic review. J Prosthet Dent. 2019;122(3):275-281.
62. Varjão FM, Nogueira SS. Correlating the curve distance between the distal of the canines to the combined width of the six anterior teeth when selecting denture teeth for different ethnic groups. J Prosthet Dent. 2012;107(6):400-404.
63. Russi S, Arioli Filho JN. Seleção dos dentes: provas funcionais. In: Russi S, Rocha EP (eds). Prótese total e prótese parcial removível. São Paulo: Artes Médicas, 2015. p.43-51.

7

Conectores menores, retentores indiretos e planos guia

Ewerton Garcia de Oliveira Mima

Após o planejamento de apoios, grampos de retenção e de oposição, conectores maiores e selas da prótese parcial removível (PPR), deve-se unir os elementos planejados nos dentes pilares (apoios e grampos) à conexão maior ou barra. Essa união é realizada por meio dos conectores menores, que também são responsáveis por transmitir as forças mastigatórias que incidem sobre os dentes artificiais para os dentes pilares dos pacientes e podem atuar como planos guia – estruturas que guiam a inserção e remoção da PPR em um único eixo.

Um outro elemento que deve ser planejado nas próteses dentomucossuportadas e nas que apresentam espaço intercalado anterior cruzando a linha média do arco dentário são os retentores indiretos. Esses elementos impedem os movimentos de rotação da PPR que ocorrem quando forças tendem a: (1) afastar a sela dos tecidos subjacentes nas extremidades livres e (2) deslocar a sela anterior no sentido vestíbulo-lingual (como na protrusão ou na apreensão de alimentos). Essas forças causam a formação de linhas de fulcro, que devem ser analisadas e evitadas por meio do planejamento dos retentores indiretos, melhorando, assim, a estabilidade da prótese.

Além dos retentores indiretos, outros procedimentos devem ser realizados para que a PPR apresente estabilidade, como moldagem funcional nas próteses dentomucossuportadas, recobrimento de toda área chapeável pela sela acrílica, montagem de dentes artificiais até o primeiro molar e ajuste oclusal adequado.

Os componentes que concluem o planejamento da estrutura metálica de uma PPR são os planos guia, localizados nas superfícies axiais dos dentes pilares, que são predeterminadas em delineador para guiar a inserção e a remoção da prótese de acordo com um único eixo. Alguns dos elementos já desenhados da estrutura metálica podem desempenhar essa função, como a porção semirrígida (terço médio) do grampo MDL modificado, a porção proximal do grampo MDL, os conectores menores e, até mesmo, os grampos de oposição, quando localizados em superfícies preparadas em dentes posteriores. Em casos de dentes posteriores vizinhos a extremidades livres, é mandatório o planejamento de placa distal na superfície proximal distal desse dente pilar, para atuar como plano guia.

BASES PARA A PRÁTICA CLÍNICA, NÍVEIS DE EVIDÊNCIA E RECOMENDAÇÕES

Conectores menores

Por definição, os conectores menores são elementos rígidos que unem os elementos da PPR localizados nos dentes remanescentes e a conexão maior.[1-5] Essa rigidez é requerida para transmitir as forças resultantes das demandas funcionais (p.ex., os esforços mastigatórios) para os dentes pilares e o restante da prótese.[1,3-5] Além da rigidez, os conectores menores devem apresentar características que promovam conforto ao paciente durante o uso da PPR, como superfície externa convexa; formato triangular com a ponta do triângulo voltada para o apoio e a base direcionada para a barra; localização nos espaços interproximais; e alívio nas regiões do terço cervical dos dentes e da gengiva marginal livre (Figura 1A). Essas características também impedem o acúmulo de alimentos e previnem injúrias à papila gengival. Além disso, os conectores menores devem apresentar ângulo de 90° com o apoio e com a conexão maior, possibilitando a transmissão das forças geradas nos dentes artificiais aos dentes pilares, no sentido do seu longo eixo.

Assim, além da função de união dos componentes dentais à barra, os conectores menores também são responsáveis por transmitir a força mastigatória aos dentes pilares.[1,3-5] Quando incide sobre os dentes artificiais, a carga mastigatória é repassada para a sela, que, nas próteses dentomucossuportadas, dissipa parte da força para o rebordo. Tanto nas próteses dentomucossuportadas como nas dentossuportadas, essa força é transmitida da sela para a conexão maior (ou barra), que, por sua vez, conduz a força para o conector menor e, em seguida, para o apoio do dente pilar. Assim, as cargas oclusais que incidem nos dentes artificiais são distribuídas para toda a PPR e para todos os dentes pilares no arco dental.

Adicionalmente, os conectores menores podem também apresentar a função de plano guia,[1,3-5] quando associados a dentes posteriores vizinhos a espaços protéticos intercalados (Figura 1B). Nesses casos, os conectores menores devem se estender por toda a superfície proximal do dente pilar, com forma larga e achatada, para guiar o eixo da PPR durante sua inserção e remoção.

Linhas de fulcro e retentores indiretos

Um fator fundamental a ser avaliado para o correto planejamento da PPR é a sua via de transmissão de forças. No caso das próteses dentossuportadas ou nos arcos que apresentam somente espaços intercalados curtos (Figura 2A), as forças mastigatórias são transmitidas para os dentes artificiais da prótese e, então, repassadas aos dentes pilares por meio de selas, conexão maior, conectores menores e apoios. Nessas próteses dentossuportadas, as forças mastigatórias são destinadas somente aos dentes pilares, ou seja, o rebordo residual não participa da transmissão de forças.[1-5]

Já nas próteses dentomucossuportadas ou nos arcos com extremidade livre (Figura 2B), o rebordo participa da transmissão de forças com o dente pilar. A força mastigatória que incide nos dentes artificiais é transmitida, por meio da sela, tanto para o rebordo residual como para o dente pilar, com a atuação da conexão maior, do conector menor e do apoio oclusal. Assim, nesse tipo de prótese, a força mastigatória é dissipada tanto ao rebordo residual como ao dente pilar. Antes de atingir o tecido ósseo, a força mastigatória é transmitida para os tecidos que compõe o periodonto de sustentação do dente pilar (ligamento periodonto) e a fibromucosa do rebordo. Entretanto, esses tecidos apresentam constituição histológica e características distintas. Enquanto as fibras do ligamento periodontal apresentam propriedades elásticas, que convertem as forças de compressão em forças de tração (benéficas ao osso alveolar), a fibromucosa do rebordo tem característica resiliente, ocasionando forças compressivas ao rebordo, as quais são deletérias ao osso subjacente porque geram reabsorção óssea.[1-5]

Portanto, as características distintas do ligamento periodontal do dente pilar (elástica) e da fibromucosa do rebordo (compressiva) acarretam um desequilíbrio biomecânico nas próteses dentomucossuportadas. A elasticidade do ligamento periodontal permite uma leve e fisiológica intrusão do dente no alvéolo (cerca de 0,1 a 0,25 mm),[2,5] enquanto a compressão na fibromucosa do rebordo, para a mesma força e dependendo da resiliência da fibromucosa, é muito maior (em torno de 0,2 a 2 mm ou 1 a 3 mm).[2,4,5] A maior compressão da

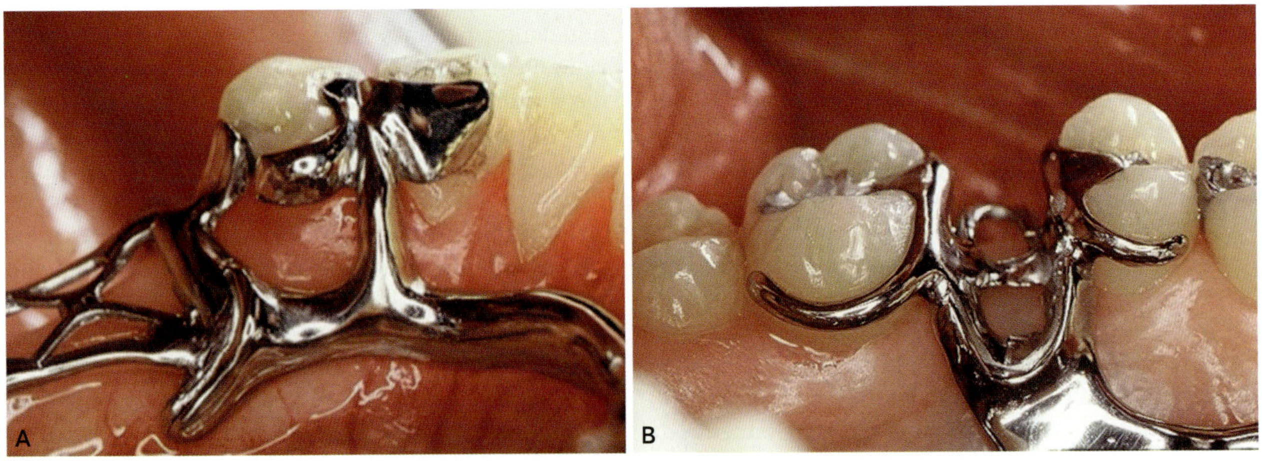

Figura 1 Conector menor promove a união dos elementos dentais da PPR (apoio oclusal e grampo de oposição do primeiro pré-molar e apoio de cíngulo do canino) à barra lingual (A), com formato triangular (sendo a ponta voltada aos apoios e a base, à barra), superfície externa convexa e localização na região interproximal dos dentes. Em espaços protéticos intercalados, os conectores menores exercem também a função de planos guia (B).
Fonte: Disciplina de Prótese Parcial Removível – FOAr-Unesp.

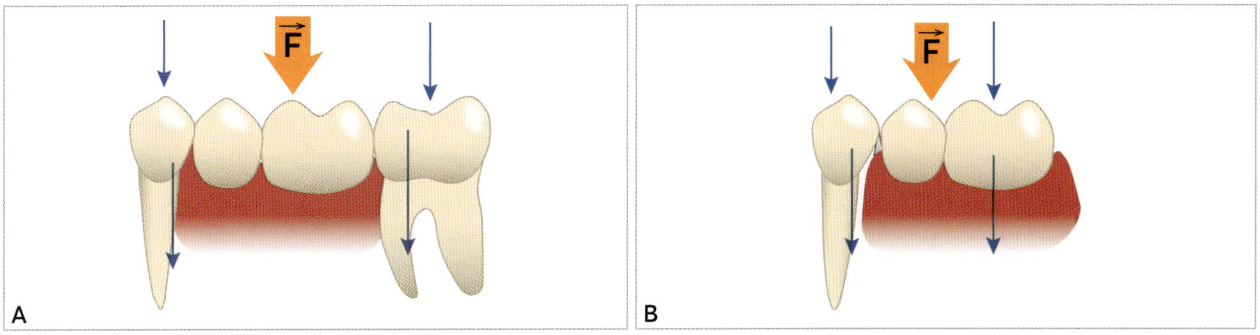

Figura 2 Vias de transmissão de forças mastigatórias (F) de uma PPR dentossuportada (A) e dentomucossuportada (B). As setas sobre a superfície oclusal dos dentes representam a força mastigatória incidente, e as setas nas raízes dos dentes pilares e na sela da PPR indicam as forças dissipadas.

Fonte: Disciplina de Prótese Parcial Removível – FOAr-Unesp.

fibromucosa do rebordo de extremidade livre, além de promover reabsorção óssea, leva também a uma maior demanda de esforços sobre o dente pilar vizinho a esse rebordo. Assim, esse dente pilar sofre a ação de forças horizontais no sentido distal, que são prejudiciais ao periodonto de sustentação, podendo acarretar perda óssea, mobilidade e até perda do dente pilar. Esse desequilíbrio biomecânico, decorrente da diferença de resiliência entre o ligamento periodontal do dente pilar e da fibromucosa do rebordo, leva à formação de uma linha de fulcro sobre os apoios principais da PPR,[1-5] incluindo o apoio do dente pilar vizinho à extremidade livre. A linha de fulcro, como o próprio nome diz, funciona como o fulcro de uma alavanca de primeiro gênero (como uma gangorra), na qual os elementos mais posteriores da PPR (sela e dentes artificiais) atuam como o braço de potência da alavanca, e os elementos anteriores ao ponto de fulcro (elementos da PPR nos demais dentes remanescentes e conectores menores e maior), como braço de resistência da alavanca (Figura 3).

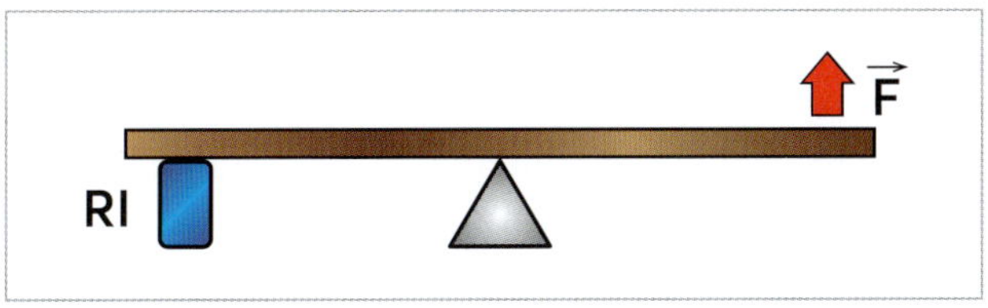

Figura 3 Alavanca de primeiro gênero (gangorra) representando a linha de fulcro (LF) (ilustrada pelo triângulo prata, isto é, o fulcro da alavanca), o braço de potência da alavanca, em que a força F (seta vermelha) de afastamento é aplicada, e o retentor indireto (RI, bloco azul), que forma o braço de resistência da alavanca. Na PPR de extremidade livre, a linha de fulcro equivale aos apoios principais da PPR; o braço de potência, à sela e aos dentes artificiais (posteriores à LF); e o braço de resistência, aos elementos da PPR localizados nos dentes remanescentes em direção oposta ao braço de potência (anteriores à LF).

Fonte: Disciplina de Prótese Parcial Removível – FOAr-Unesp.

Por definição, linhas de fulcro são eixos imaginários da PPR que passam pelos apoios principais, em torno das quais a prótese tende a realizar movimentos de rotação (Figura 4). Os apoios principais equivalem aos localizados nos dentes pilares vizinhos às extremidades livres, nos casos de arcos parcialmente desdentados Classe I de Kennedy (Figura 4A), e ao apoio localizado no dente pilar vizinho à extremidade livre junto com o último apoio do lado dentado de arcos Classe II de Kennedy (Figura 4B). Por serem eixos imaginários, as linhas de fulcro não compõem os elementos físicos (metálico ou acrílico) da PPR, mas são componentes basilares para o planejamento da prótese. Os principais movimentos que ocorrem em torno das linhas de fulcro são os de aproximação e afastamento da sela em relação ao rebordo residual nas extremidades livres (Classes I e II de Kennedy).[1-5] Adicionalmente, ocorre formação de linha de fulcro também nos espaços intercalados anteriores que cruzam a linha média (Figura 4C e D),[3-5] em virtude do movimento vestíbulo-lingual da sela nessa região anterior, quando o usuário da prótese realiza movimentos de protrusão ou quando há alguma demanda mastigatória sobre os dentes artificiais (como cortar ou apreender algum alimento com dentes anteriores). Para entender a biomecânica das linhas de fulcro e planejar a PPR de modo a evitar ou minimizar os movimentos que ocorrem em torno desses eixos, visando à estabilidade e ao sucesso clínico do uso da prótese, é preciso compreender mais detalhadamente como ocorre cada movimento da PPR.

Em extremidades livres, a sela da prótese realiza, em torno da linha de fulcro, movimentos de aproximação e afastamento em relação ao rebordo. O movimento de aproximação é causado pela própria força mastigatória, que incide sobre os dentes artificiais e é dissipada tanto para o rebordo residual como para o dente pilar, conforme explicado previamente. A magnitude desse movimento de aproximação da sela

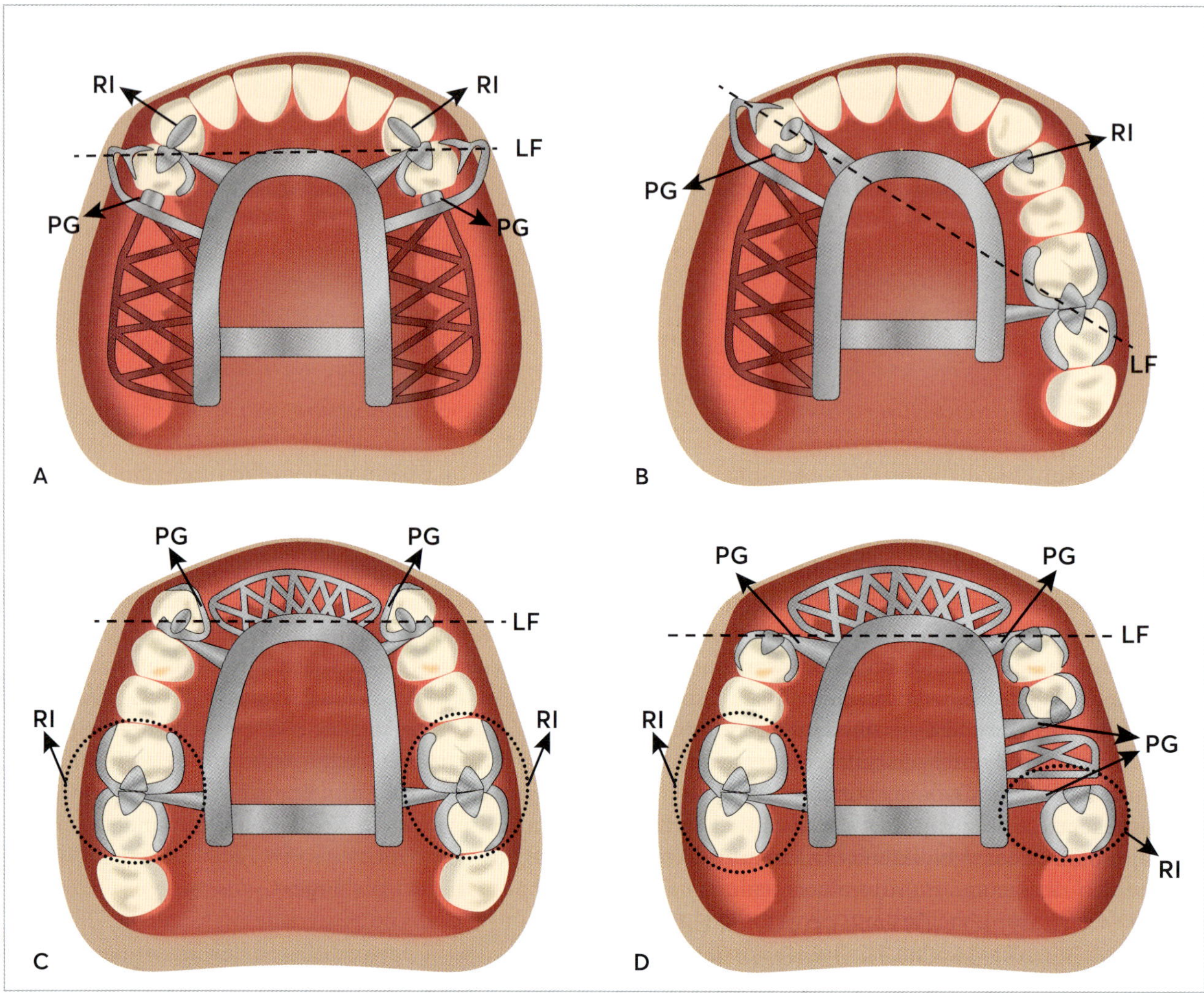

Figura 4 Linhas de fulcro (LF, linhas tracejadas) passam pelos apoios oclusais principais nos arcos dentários Classe I (A – dentes pilares vizinhos às extremidades livres bilaterais), Classe II (B – dente pilar vizinho à extremidade livre e último apoio oclusal do lado dentado) e nos espaços intercalados que cruzam a linha média, como Classe IV (C) e Classe III modificação 1 (D). RI: retentor indireto; PG: plano guia.

Fonte: Disciplina de Prótese Parcial Removível – FOAr-Unesp.

ao rebordo é determinada por três fatores relevantes: qualidade do rebordo (tecido ósseo e fibromucosa), adaptação da sela ao rebordo subjacente e intensidade da força mastigatória.[1,4,5]

Sobre a qualidade do rebordo, o movimento de aproximação da sela aos tecidos é menor nos rebordos mais preservados, com menor reabsorção, tecido ósseo mais volumoso e fibromucosa densa e firmemente aderida ao osso subjacente. Contrariamente, a movimentação da sela é maior nos rebordos mais reabsorvidos, com pouco tecido ósseo e fibromucosa flácida. Assim, para minimizar o movimento de aproximação da sela aos tecidos, principalmente nos casos de rebordos reabsorvidos, é essencial que a sela tenha a melhor adaptação possível aos tecidos subjacentes, o que é alcançado por meio da moldagem funcional, uma etapa fundamental realizada no tratamento reabilitador com PPR dentomucossuportadas e que tem como objetivo copiar, em detalhes, os tecidos do rebordo residual quando estes se encontram em função (ver Capítulo 10). Essa etapa na reabilitação com PPR é de extrema relevância para a biomecânica da prótese, pois visa a obter a melhor adaptação possível da superfície interna da sela com a fibromucosa do rebordo residual, reduzindo o movimento de aproximação da sela aos tecidos.[1,4,5]

Com relação à intensidade da força mastigatória, sabe-se que, quanto mais posterior for o elemento dental na arcada dentária, maior será a força mastigatória resultante da oclusão, uma vez que, quanto mais próximo o dente se encontrar da articulação temporomandibular (ATM – fulcro do sistema estomatognático), maior será a força resultante durante a mastigação, semelhante ao que ocorre com um quebra-nozes.[6] Assim, as forças mastigatórias resultantes na região de molares são maiores do que as de pré-molares, que, por sua vez, são maiores que as da região de dentes anteriores. Portanto, nas PPR de extremidade livre, a montagem de dentes artificiais deve ser feita somente até o primeiro molar,[1,5] com a finalidade de reduzir a força mastigatória de grande intensidade no rebordo residual, que pode induzir reabsorção óssea por sua característica compressiva. Desse modo, o braço de potência formado posteriormente à linha de fulcro (extensão distal da PPR) é reduzido, diminuindo o movimento de aproximação da sela ao rebordo. Excepcionalmente, a montagem de dentes artificiais até o segundo molar é realizada somente quando há dente natural antagonista nessa região, com o objetivo de evitar a extrusão desse elemento dentário.[1]

Além de a montagem de dentes artificiais ser realizada até o primeiro molar, a sela acrílica da prótese deve recobrir toda a área chapeável do rebordo para que a força resultante da mastigação seja distribuída para a maior área possível do rebordo (menor carga por unidade de área, com melhor distribuição das forças), evitando ou minimizando forças concentradas em áreas menores, que podem acarretar maior reabsorção óssea.[4] Fazendo uma analogia, essa melhor distribuição de forças conseguida com menor carga por área é semelhante ao que ocorre em um *show* de mágica, em que o artista deita sobre uma "cama de pregos" sem se machucar. Nesse caso, o ferimento ocorreria se o artista ficasse, por exemplo, de pé sobre a cama, pois isso promoveria maior carga numa área menor do corpo, ou, ainda, se o artista se deitasse em apenas um prego. Portanto, para finalizar a compreensão do movimento de aproximação da sela aos tecidos, deve-se sumarizar os conceitos apresentados: o movimento de aproximação é reduzido em rebordos mais preservados, qualidade inerente ao paciente, mas cabe ao cirurgião-dentista o planejamento adequado da PPR, com realização de moldagem funcional, montagem de dentes até o primeiro molar e recobrimento de toda área do rebordo pela sela acrílica.

O outro movimento realizado em torno da linha de fulcro nas próteses de extremidade livre é o de afastamento da sela em relação aos tecidos do rebordo, o que é causado pela ação pegajosa dos alimentos quando a prótese se encontra em função.[1-5] Para reduzir esse movimento, visando à estabilidade da prótese, elementos da PPR, denominados retentores indiretos, devem ser planejados nos dentes remanescentes à frente da linha de fulcro ou na direção oposta à da sela e dos dentes artificiais (braço de potência), formando, assim, o braço de resistência da alavanca (ver Figura 3).

Retentores indiretos são elementos rígidos da PPR que apresentam a função de estabilizar a prótese por meio da redução do movimento que ocorre em torno da linha de fulcro.[1-5] Os elementos da PPR que constituem o retentor indireto são o apoio e o conector menor, que devem ser planejados no dente remanescente à frente da linha de fulcro. Quanto mais distante o retentor indireto estiver da linha de fulcro, maior serão o braço de resistência e sua eficácia em reduzir o movimento de afastamento da sela em relação ao rebordo.[1-5] Portanto, o retentor indireto deve ser planejado perpendicularmente (ou seja, em 90°) à frente da linha de fulcro.

Entretanto, para selecionar o dente remanescente no qual será planejado o retentor indireto, além da sua distância em relação à linha de fulcro, é preciso considerar também seu suporte periodontal, para melhor dissipar as forças recebidas, e sua coroa dental, para confecção do nicho que receberá o apoio que atuará como retentor indireto.[1-5] Assim, caso estejam presentes à frente da linha de fulcro, os dentes posteriores, como os pré-molares, são preferidos em relação aos dentes anteriores (p.ex., caninos e incisivos), uma vez que os pré-molares, por serem dentes posteriores, apresentam raízes mais propícias para a dissipação de forças mastigatórias e coroas (superfície oclusal), permitindo a confecção de nichos com mais facilidade. Na ausência de pré-molares, os caninos são mais efetivos como retentores indiretos do que os incisivos, em virtude de sua raiz mais longa e de sua maior área de cíngulo para a confecção de nicho. Adicionalmente, quando dentes mais próximos da linha fulcro são selecionados como retentores indiretos, para compensar a menor distância dessa linha, retentores indiretos bilaterais devem ser planejados, um em cada lado do arco dentário.[2,4,5] Por exemplo, numa Classe I de Kennedy maxilar, com dentes remanescentes de 14 até 24, a linha de fulcro passará sobre o apoio oclusal desses pré-molares pilares e, assim, os dentes 13 e 23 serão selecionados para o planejamento de retentores indiretos. Também é importante enfatizar que, em dentes anteriores (caninos e incisivos), os apoios que irão atuar somente como retentores indiretos deverão abranger toda a área de cíngulo (ver Figura 4A), diferentemente dos apoios localizados em dentes que atuarão como retentores diretos (pilares vizinhos a espaços protéticos e que recebem grampos — ver Capítulo 3).

Já nos casos de espaços intercalados anteriores que cruzam a linha média, como explicado anteriormente, ocorre a formação de uma linha de fulcro, que passa pelo apoio dos dentes pilares vizinhos a esse espaço anterior (ver Figura 4C e D), quando o paciente realiza movimento de protrusão ou quando há alguma demanda funcional sobre esses dentes anteriores artificiais. Nesses casos, a sela tende a realizar movimentos no sentido vestíbulo-lingual em torno da linha de fulcro, e, quanto mais amplo e mais curvo for esse espaço edêntulo anterior, maior será o braço de potência da alavanca. Assim, retentores indiretos devem ser planejados nos elementos dentais mais posteriores, de maneira a aumentar o braço de resistência da alavanca.[1,3-5] Entretanto, terceiros molares, quando presentes, não devem ser preferidos em relação aos primeiros e segundos molares, pois aqueles são dentes muitos posteriores no arco dentário, o que dificulta tanto o preparo de nichos para o apoio oclusal do retentor indireto como a higienização por parte do paciente. Nesses casos de espaços intercalados anteriores que cruzam a linha média, o retentor indireto é planejado de maneira bilateral no arco, de modo que, em cada lado do arco, dois dentes mais posteriores são escolhidos para possibilitar a confecção de um grampo geminado (Figura 4C e D). Selecionados os dentes que receberão o retentor indireto, além do apoio oclusal e do conector menor, atuarão também como retentores indiretos os grampos de retenção e de oposição.[3] Essa maior quantidade de elementos que compõe o retentor indireto é necessária para estabilizar tanto o movimento vestibular como o movimento lingual de deslocamento da sela. Portanto, quando a sela é movimentada para lingual, os apoios e os conectores menores atuam como elementos estabilizadores da prótese; no deslocamento para vestibular, grampos de retenção e de oposição desempenham a função de retentores indiretos.

Em alguns casos de arcos parcialmente desdentados, pode ocorrer a presença simultânea de espaço protético de extremidade livre (Classes I ou II) e de espaço intercalado anterior que cruza a linha média (Figura 5). Nesses casos, pode haver até duas linhas de fulcro (Figura 5A), permitindo que a instabilidade da PPR seja maior. Por isso, é indispensável um planejamento adequado dos retentores indiretos para que a PPR tenha estabilidade. Caso haja a presença de dentes remanescentes suficientes, retentores indiretos devem ser planejados tanto em dentes localizados na frente da linha de fulcro, que passa pelos apoios vizinhos das extremidades livres, como nos elementos dentais mais posteriores do arco, em função da linha de fulcro da região edêntula anterior (Figura 5A). Entretanto, nos casos de grandes perdas dentárias e, consecutivamente, de dentes remanescentes insuficientes para o planejamento de retentores indiretos (Figura 5B),

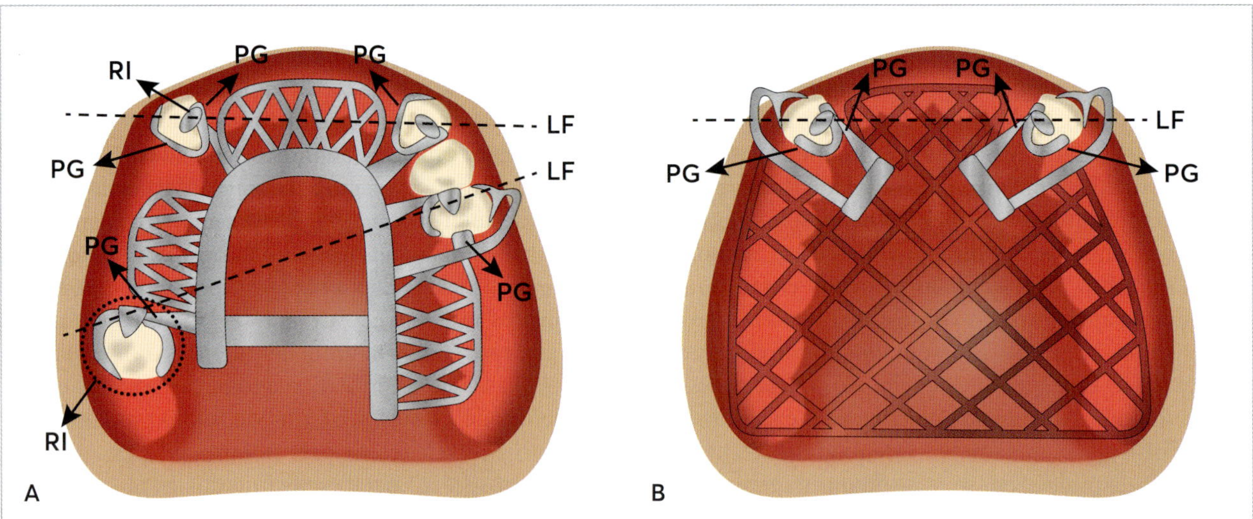

Figura 5 Em (A), Classe II modificação 2 com duas linhas de fulcro, uma referente à extremidade livre (apoios do 17 e 25), cujo retentor indireto se localiza no dente 13 (apoio e conector menor), e outra referente ao espaço intercalado anterior (apoios dos dentes 13 e 23), cujos retentores indiretos são os elementos planejados no dente 17 (apoio, grampos de retenção e de oposição e conector menor). Em (B), Classe I modificação 1, cuja linha de fulcro se refere tanto às extremidades livres bilaterais como ao espaço intercalado anterior. Como não há dentes remanescentes para o planejamento de retentores indiretos, a estabilidade da prótese é obtida por meio de moldagem funcional, recobrimento da sela por toda a área chapeável (cobertura total de palato como conexão maior), montagem de dentes artificiais até o primeiro molar e oclusão equilibrada após ajustes oclusais adequados.

LF: linhas de fulcro; PG: plano guia, RI: retentor indireto.

Fonte: Disciplina de Prótese Parcial Removível – FOAr-Unesp.

a estabilidade da PPR é alcançada por meio de adequada adaptação da sela ao tecido subjacente e de oclusão equilibrada, obtidas com moldagem funcional, recobrimento da sela em toda a área chapeável, montagem de dentes artificiais até o primeiro molar e correto ajuste oclusal.

Além dos movimentos de aproximação e de afastamento em relação ao rebordo, um outro tipo de movimento que a sela pode apresentar é o deslocamento em torno do rebordo.[4] Esse movimento é impedido nos espaços intercalados posteriores pelo planejamento bilateral da PPR (Figura 6A), eliminando a linha de fulcro que existiria nesse espaço intercalado posterior caso a prótese fosse unilateral. Durante o planejamento bilateral da prótese, é primordial que o desenho siga a forma de um paralelogramo, para que as forças sejam mais bem distribuídas para todo o arco dentário.[3] Assim, no caso de um arco Classe III, com um único espaço intercalado posterior unilateral, são planejados, no lado dentado, um grampo geminado nos molares mais posteriores, que atuam como retentores indiretos com seus apoios e conectores menores, e também um apoio e um conector menor auxiliares no primeiro pré-molar. Ressalta-se que esse conjunto de apoio oclusal e conector menor no pré-molar atua somente como elemento auxiliar e, portanto, **não** é um retentor indireto. Esse planejamento bilateral da PPR, além de anular a linha de fulcro do espaço intercalado, permite melhor distribuição das forças pelo arco, em razão do formato de paralelogramo (Figura 6A). Já no caso de espaços protéticos de extremidade livre, o movimento em torno do rebordo é impedido pela rigidez da barra ou conexão maior (Figura 6B).[4]

Por fim, um quarto e último movimento que a PPR pode exercer é o de rotação no plano horizontal em torno de um eixo central no arco dentário (Figura 6C).[4] Esse movimento decorre da presença de forças laterais e oblíquas geradas durante a função e está presente em todos os arcos parcialmente edêntulos (Classes I, II, III e IV de Kennedy). Esse movimento é inibido pela rigidez dos grampos de oposição e dos conectores menores, elementos posicionados verticalmente no arco dentário (Figura 6D).[4]

Planos guia

O último elemento a ser planejado na estrutura metálica da PPR, porém não menos importante, é o plano guia. Esse componente é desenhado após todos os demais porque, muitas vezes, os elementos planejados anteriormente já exercem a função de plano guia, como no caso dos conectores menores, detalhados no início deste capítulo, e até mesmo dos grampos de oposição colocados em superfícies preparadas dos dentes pilares (ver Capítulo 4).[3,4] Os grampos de oposição são relevan-

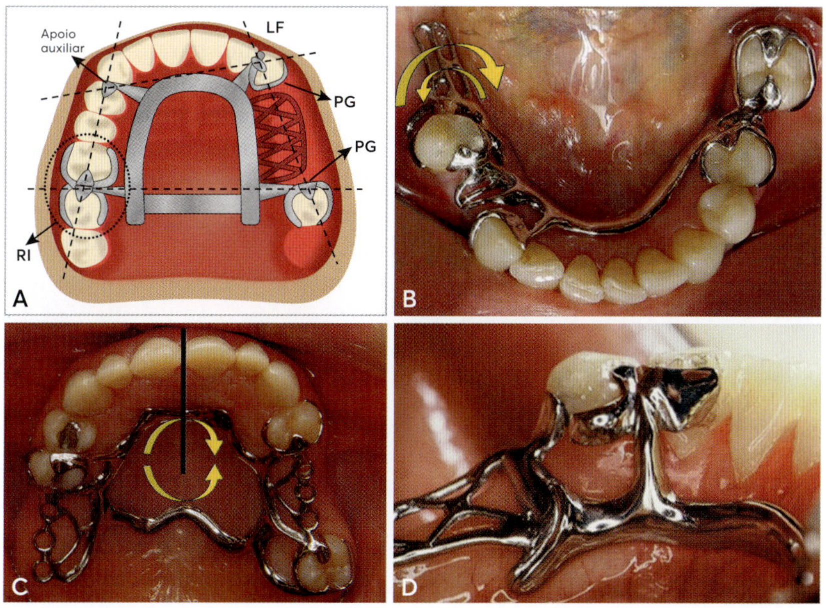

Figura 6 O planejamento da PPR bilateral (A) impede a formação de uma linha de fulcro no espaço intercalado posterior unilateral, e o apoio oclusal auxiliar, juntamente com o conector menor no dente 14, permite um formato da prótese em paralelogramo, para melhor dissipação de forças. Em uma extremidade livre (B), o movimento da sela em torno do rebordo (setas amarelas) não ocorre em razão da rigidez da conexão maior. Em (C), o movimento da PPR em torno de um eixo central (setas amarelas) é impedido pela rigidez dos grampos de oposição e conectores menores (D).
Fonte: Disciplina de Prótese Parcial Removível – FOAr-Unesp.

tes planos guia em casos de arcos Classe II de Kennedy sem nenhuma modificação (Figura 7A), já que somente o elemento localizado na superfície proximal do dente pilar vizinho à extremidade livre unilateral não é efetivo para guiar a inserção e a remoção da PPR. As superfícies dentais preparadas em que esses elementos atuarão, também denominadas planos guia, são definidas no delineador durante a análise do primeiro fator determinante do eixo de inserção e remoção (ver Capítulo 2). Portanto, tanto as superfícies preparadas nos dentes pilares como os elementos da PPR que atuarão nessas superfícies são chamados de planos guia, os quais têm a função de guiar a inserção e a remoção da PPR num único eixo predeterminado em delineador (ver Capítulo 2).[1-5]

Diferentes elementos da infraestrutura metálica da PPR exercem a função de plano guia, dependendo dos tipos de dente pilar (anterior ou posterior) e do espaço protético adjacente a esse dente pilar (intercalado ou extremidade livre). Em dentes anteriores (incisivos ou caninos) vizinhos a um espaço protético intercalado, o elemento que se localiza na superfície proximal desses dentes é o terço médio ou semirrígido do grampo MDL modificado (ver Capítulo 4; Figura 7B e C). Quando o dente anterior é vizinho a uma extremidade livre, é realizada uma extensão do grampo MDL de oposição ou da placa lingual (ver Capítulo 4), que abrange toda a superfície proximal preparada; essa extensão exerce a função de plano guia (Figura 7A, D e E). Quando o dente anterior é vizinho a dois espaços protéticos, um a mesial e outro a distal desse dente, há a presença de dois planos guia, um em cada superfície proximal do dente (Figura 7E). Nesse caso, além do plano guia indicado em uma das proximais do dente (terço semirrígido do grampo MDL modificado, em caso de espaço intercalado, ou extensão do MDL, em caso de extremidade livre), o conector menor, localizado na outra superfície proximal, unido ao apoio de cíngulo, atua também como plano guia (Figura 7B).

Já em dentes posteriores vizinhos a um espaço intercalado, o conector menor atua como plano guia na superfície proximal desse dente (Figura 7F). Por outro lado, quando o dente posterior é vizinho a uma extremidade livre, é necessária a confecção de uma placa distal na superfície proximal desse dente pilar, também denominada conector menor independente. A placa distal é um elemento que, em sentido vertical, abrange toda a superfície proximal preparada do dente pilar (Figura 7E e G) e é unida, no sentido horizontal, ao braço do grampo de Roach (ver Capítulo 4), com alívio no terço cervical do dente e na mucosa do rebordo subjacente (Figura 7H).

CONSIDERAÇÕES FINAIS

Em conclusão, os conectores menores, os retentores indiretos e os planos guia são os componentes que finalizam o desenho da estrutura metálica da PPR. Os conectores menores devem ser planejados para promover a união dos elementos que se localizam nos dentes pilares à barra e devem apresentar características adequadas às suas funções (união, transmissão de forças e/ou planos guia) e ao conforto ao paciente. O cirurgião-dentista deve conhecer os movimentos que a PPR realiza em função no arco dentário para que possa planejar, de maneira adequada, os retentores indiretos, que são essenciais para estabilidade da prótese. Somente com a prótese estável durante sua função é possível que o paciente tenha conforto, o que contribui para o sucesso do tratamento. Por fim, os elementos da PPR que atuam como planos guia devem ser definidos em todas as superfícies axiais paralelas ao eixo de inserção e remoção da PPR, determinado na análise do modelo em delineador, para que a prótese possa ser inserida e removida da cavidade bucal num único eixo, favorecendo a saúde dos dentes remanescentes e dos tecidos bucais.

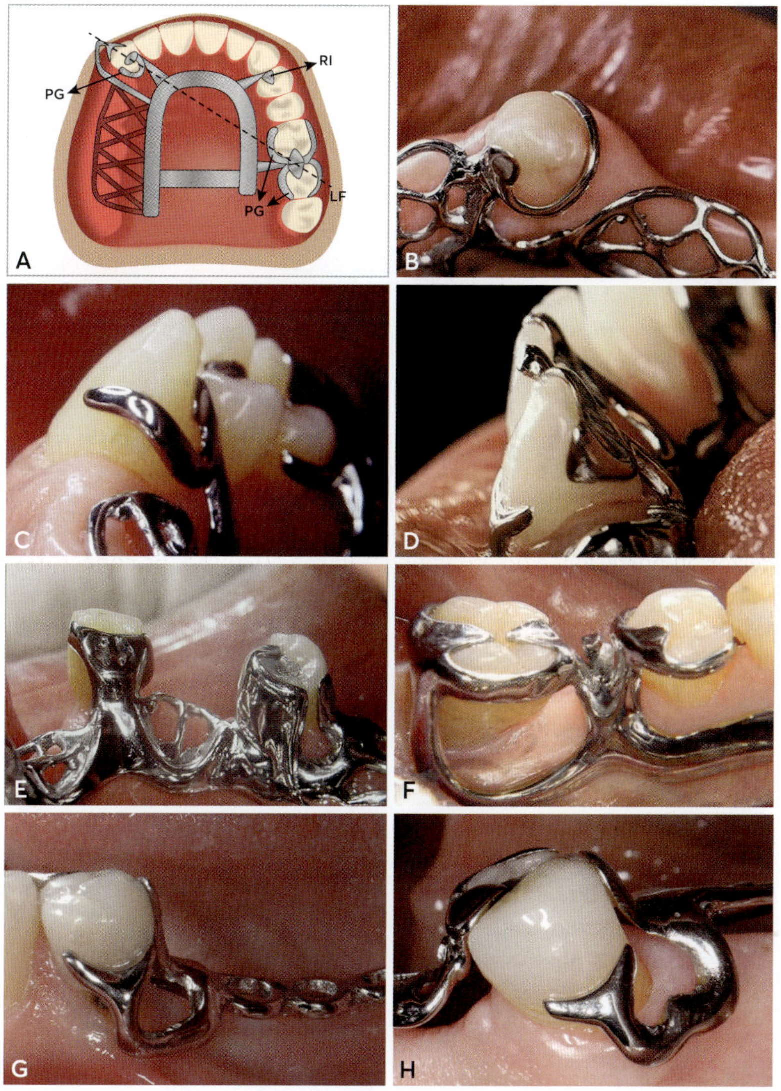

Figura 7 Diferentes elementos da estrutura metálica da PPR atuam como plano guia (PG). Em uma Classe II de Kennedy sem modificação (A), os planos guia (PG) são a extensão distal do grampo MDL no dente 13, e os grampos de oposição circunferenciais do grampo geminado, nos dentes 26 e 27. Em dentes anteriores vizinhos a um espaço intercalado, o terço semirrígido do grampo MDL modificado (B e C) atua como PG. Em dente anterior vizinho a uma extremidade livre, o PG é a extensão do grampo MDL ou placa lingual (A, D e E). Em dentes posteriores vizinhos a um espaço intercalado, os conectores menores são os PG (F). Já em dentes posteriores vizinhos a uma extremidade livre, o PG é a placa distal, que atua na proximal distal do dente pilar e é unida ao braço do grampo de Roach (E, G e H).

LF: linha de fulcro; PG: plano guia; RI: retentor indireto.

Fonte: Disciplina de Prótese Parcial Removível – FOAr-Unesp.

FLUXOGRAMA DE CUIDADOS

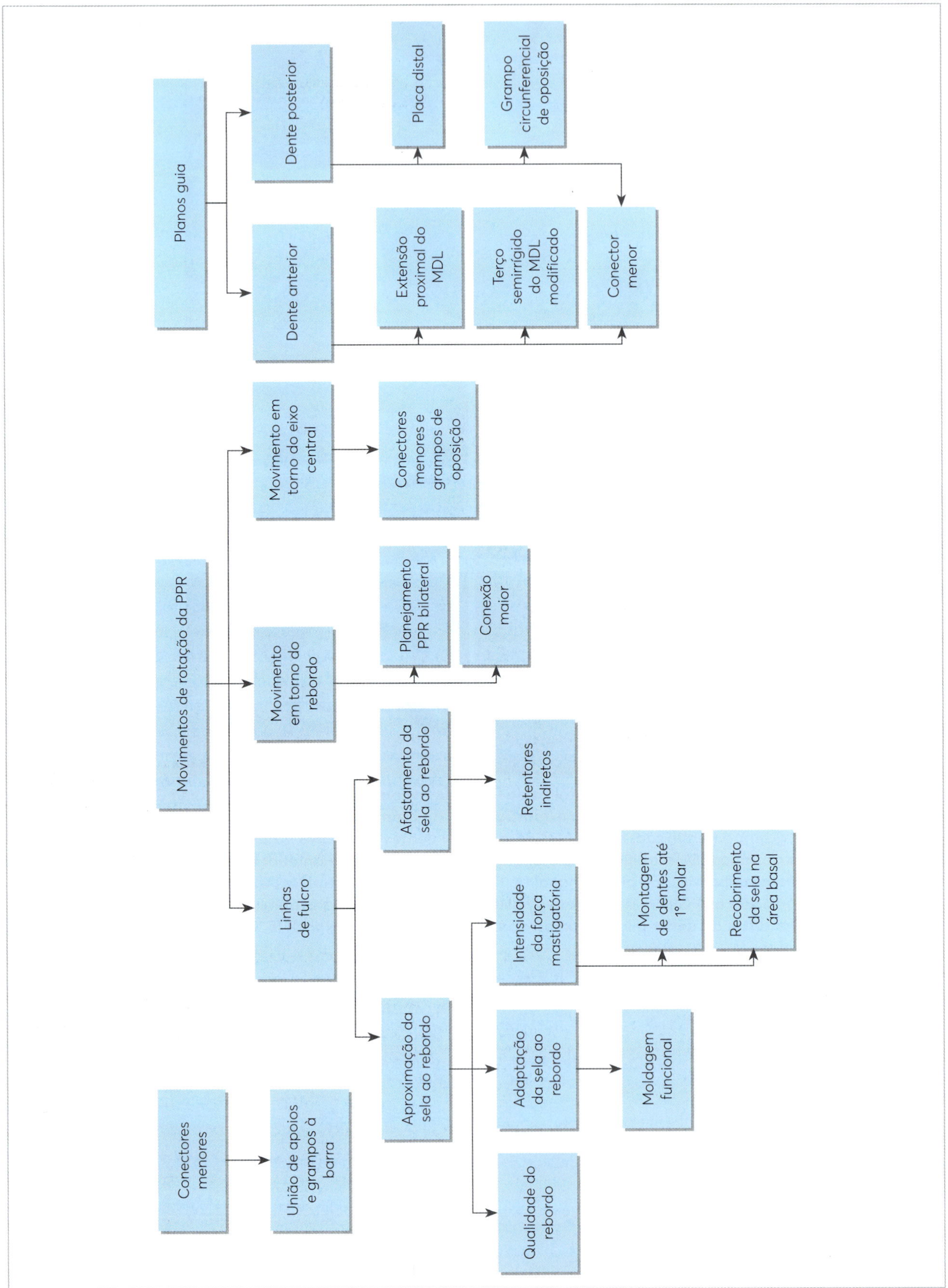

REFERÊNCIAS BIBLIOGRÁFICAS

1. Todescan R, Silva EEB, Silva OJ. Atlas de prótese parcial removível. 1.ed. São Paulo: Santos, 2006.
2. Kliemann C, Oliveira W. Manual de prótese parcial removível. 1.ed. São Paulo: Santos, 2009.
3. Di Fiori SR, Di Fiori MA, Di Fiori AP. Atlas de prótese parcial removível: princípios biomecânicos, bioprotéticos e de oclusão. 1.ed. São Paulo: Santos, 2010.
4. Carr AB, Brown DT. McCracken: prótese parcial removível. 12.ed. Rio de Janeiro: Elsevier, 2011.
5. Carreiro AFP, Batista AUD. Prótese parcial removível contemporânea. 1.ed. São Paulo: Santos, 2013.
6. Okeson JP. Tratamento das desordens temporomandibulares e oclusão. 6.ed. Rio de Janeiro: Elsevier, 2008. p.77-88.

8

Exame clínico para o planejamento da prótese parcial removível

Paula Volpato Sanitá
Carlos Eduardo Vergani

A sessão de exame clínico é o primeiro passo de qualquer tipo de tratamento odontológico. Nessa sessão, além de conhecer todas as condições pessoais, sistêmicas e orais do indivíduo, o cirurgião-dentista estabelecerá uma relação com o paciente. Um relacionamento de confiança e colaboração mútua é primordial para que se esclareçam os problemas que afligem o paciente[1] e, consequentemente, para o sucesso do tratamento proposto.[2] Além disso, um exame clínico completo e minucioso proporciona a elaboração de diagnóstico adequado, prognóstico individualizado e planejamento terapêutico seguro. Assim, o cirurgião-dentista deve pesquisar as condições bucais e gerais do paciente que podem influenciar o comportamento dos tecidos orais e reconhecer as alterações bucais que envolvem dentes, mucosa, tecidos moles e ossos, além de alertar o paciente e encaminhá-lo para um atendimento especializado quando forem constatadas anormalidades.[3]

De acordo com o *Dicionário Aurélio*, "exame", palavra que vem do termo em latim *examen*, é o ato de examinar, interrogar, inspecionar, revistar, vistoriar, investigar, pesquisar, observar ou analisar alguma coisa; significa analisar com atenção e minúcia, fazer o exame, meditar ou ponderar sobre algo, estudar, observar, ver, sondar. Na área odontológica, Russi[3] descreveu o exame clínico como o conjunto de procedimentos sistemáticos com os quais o cirurgião-dentista, utilizando metodologia racional, procura obter do paciente todas as informações mandatórias para a elaboração do diagnóstico e do prognóstico do caso clínico.

A literatura enfatiza a importância de um exame clínico completo e realizado de forma metódica e metodológica, com o objetivo de caracterizar melhor as queixas do paciente, detectar patologias precocemente e, até mesmo, identificar problemas que não são referidos inicialmente pelo paciente. Há cerca de 2.400 anos, Hipócrates sistematizou o método clínico, dando à anamnese e ao exame físico uma estruturação que serve de base para uma boa avaliação clínica até os dias de hoje. Na atualidade, por mais entusiasmo diante dos aparelhos e modalidades diagnósticas modernas, os pilares da prática médica continuam os mesmos. Somente após uma anamnese adequada e um exame físico cuidadoso é que novas tecnologias diagnósticas podem ter utilidade e contribuir para o manejo clínico dos pacientes.[4]

Na **anamnese**, informações pessoais do paciente, exame geral, avaliação psicológica e históricos médico e bucal são pesquisados. No **exame físico**, avaliações extra e intraoral são realizadas. Um exame físico completo na avaliação inicial resulta numa base de achados de relevância crítica para o planejamento do caso e para o seu acompanhamento, já que novos sinais e sintomas podem surgir posteriormente.[4] Vale destacar, ainda, que o exame físico pode fornecer informações sistêmicas do paciente, pois, muitas vezes, lesões encontradas na cavidade bucal são manifestações de doenças degenerativas, infecciosas, metabólicas, endócrinas e psíquicas. Assim, integrar as informações obtidas em uma anamnese bem detalhada e um exame físico minucioso é essencial para que erros sejam evitados e um plano de tratamento individualizado seja estabelecido para o paciente.[1,5] Além da anamnese e do exame físico, podem ser requeridos exames complementares, como os radiográficos e os de modelos de estudo, em alguns casos clínicos.

BASES PARA A PRÁTICA CLÍNICA, NÍVEIS DE EVIDÊNCIA E RECOMENDAÇÕES

Ficha clínica

Todos os dados do paciente, obtidos durante o exame clínico, precisam ser organizados e sistematizados para facilitar a compreensão do caso. Essa sistematização é obtida por meio do preenchimento da ficha clínica.[3,6]

É na ficha clínica que as informações são registradas, de modo a permitir que o profissional tenha em mãos, sempre que necessário, todas as informações coletadas e todos os procedimentos planejados e executados no decorrer do tratamento.[2,6] Para as anotações desses procedimentos, a ficha clínica deve ter um odontograma inicial, para registrar as condições orais no começo do tratamento, e um segundo odontograma, no qual serão anotadas todas as etapas do tratamento a ser executado. A ficha clínica também auxilia o profissional a avaliar os dados e a elaborar o diagnóstico, possibilitando, ainda, futuras comparações sobre alterações que possam ocorrer.

Essa ficha deve apresentar alguns requisitos, como: ser de fácil manejo e conservação, conter todos os dados relevantes e espaços para futuras atualizações, ser harmônica com as ideias do profissional, ser objetiva, sintética e clara, e ser o mais simples possível. Uma ficha clínica com essas características certamente atenderá aos fins para o qual foi elaborada: individualizar o paciente, conhecer o estado clínico da cavidade oral, anotar as indicações e fases do tratamento, além de ser um documento hábil para efeitos legais e para contabilização de honorários.[2,3,6,7]

Anamnese

A anamnese se inicia após o primeiro contato com o paciente e se divide em três partes: identificação do paciente, exame geral e avaliação psicológica.

Identificação do paciente

O primeiro passo da anamnese é identificar o paciente, obtendo todos os seus dados pessoais. É essencial esclarecer o motivo da consulta, pois essa informação fornecerá ao cirurgião-dentista a real expectativa do paciente com o tratamento a ser executado, pois, quanto mais bem-informado a respeito do tratamento, menor será seu nível de ansiedade, maior será a sua confiança no profissional e melhor será a sua aceitação ao tratamento e à prótese. Dessa forma, esse diálogo iniciará o relacionamento profissional e ajudará o cirurgião-dentista a planejar o caso, de modo a, se possível, satisfazer a expectativa do paciente.

Exame geral e avaliação psicológica

No exame geral, também chamado de exame anamnésico, deve ser investigada, inicialmente, a história médica do paciente. Nessa etapa, o profissional deve detectar possíveis alterações sistêmicas ou estados mórbidos que, embora muitas vezes localizados a distância, podem ter repercussões na cavidade oral, comprometer a higidez dos tecidos e afetar sua capacidade de resistência.[1,3,5,7] Em resumo, o exame anamnésico objetiva:

- detectar problemas sistêmicos, como os cardiovasculares, respiratórios, renais, hepáticos, sanguíneos, endócrinos, hormonais, do aparelho digestivo e/ou de origem neurológica, além de doenças anteriores, infecciosas, nutricionais, lesões malignas, entre outros, presentes no momento atual ou anteriormente;
- investigar possíveis medicamentos que estejam sendo usados pelo paciente e que possam apresentar consequências na cavidade oral, afetando sua qualidade de vida;
- descobrir possíveis reações alérgicas, que o paciente possa apresentar, a medicamentos ou substâncias;
- questionar a respeito de outras doenças, principalmente aquelas relacionadas à face e à cavidade oral;
- investigar possíveis vícios que o paciente possa apresentar, como alcoolismo e tabagismo.

Além da história médica, no exame geral, também deve ser investigada a história bucal/dental do paciente. A perda dos dentes pode ser considerada uma mutilação física e social. Sua substituição por aparelhos protéticos pode ter efeitos psicológicos profundos, pois envolve a face, que é a região mais social e comunicativa do corpo humano, afetando diretamente aspectos como estética, expressão, fonética, alimentação, comunicação e socialização do indivíduo.[3-5]

No exame do histórico bucal, o paciente deve ser questionado sobre quando e o que causou a perda dos dentes. Isso fornecerá ao profissional informações a respeito do cuidado e dos hábitos de higiene bucal do paciente. Cárie e doença periodontal, por exemplo, são problemas dentários que podem indicar deficiências em hábitos de higiene oral ou na destreza manual. Por outro lado, doenças sistêmicas degenerativas ou tratamentos como radioterapia podem acarretar a perda de elementos dentários, mesmo nos pacientes mais cuidadosos. O cirurgião-dentista também deve direcionar ao paciente questões sobre a presença de sangramento gengival, a qualidade das funções do sistema estomatognático, a presença de hábitos parafuncionais e de sinais e sintomas de disfunções temporomandibulares (DTM). Outras informações relevantes que auxiliam o profissional na avaliação são a experiência do paciente com tratamentos prévios com próteses dentárias e a opinião dele sobre sua prótese atual, o motivo do insucesso de outros tratamentos, quando relatado, e as expectativas em relação ao tratamento que será iniciado.

Durante o tempo em que o profissional realiza a anamnese, já se inicia a análise do perfil psicológico do paciente, que tem extrema importância no tratamento, pois os mecanismos psicológicos afetam o comportamento somático dos indivíduos. Os pacientes podem ser classificados em quatro tipos psicológicos principais: o receptivo (ou normal), o cético (ou exigente, crítico), o histérico (ou instável emocionalmente) e o indiferente (passivo).[1,3,6,8]

O paciente **receptivo** é aquele que aceita a situação de desdentado. É equilibrado, calmo, racional e altamente motivado. Esse paciente tem confiança no trabalho do profissional e acredita que o tratamento será bem-sucedido, pois sabe que muitos portadores de prótese estão satisfeitos. Dessa forma, o tratamento executado nesse perfil de paciente tem prognóstico favorável.

O paciente **cético** é o que lamenta a perda dos dentes e encara com descrença a reabilitação com a prótese, preocupando-se com suas funções estética e mastigatória. Em geral, é um paciente difícil de satisfazer e que não aceita conselhos com facilidade, sendo influenciado por casos de fracasso com outros profissionais. Esse paciente tenta ordenar o tratamento e pode exigir garantias por escrito. Se o profissional conseguir ganhar sua confiança e assumir o controle da situação, o prognóstico do tratamento pode ser favorável.

O paciente **histérico** é, geralmente, portador de várias próteses que nunca foram usadas, sendo inquieto e receoso com o tratamento. Costuma ter saúde geral precária, descuido com a saúde bucal e queixar-se com o dentista dessa situação. É um paciente emocionalmente instável e desesperançoso no trabalho do profissional. Assim, o prognóstico do tratamento costuma ser desfavorável e o profissional nunca deve fazer promessas de sucesso.

O paciente **indiferente** é aquele que não se importa com a condição de desdentado, sendo despreocupado com sua aparência. Sente pouca necessidade de mastigação, não se incomoda com o uso da prótese e, geralmente, é persuadido por parentes ou amigos a procurar tratamento. É o paciente mais difícil de lidar, pois desconsidera os esforços do dentista, que deve convencê-lo da utilidade da prótese. Esse paciente também pode ter vícios, como tabagismo e alcoolismo, influenciando seu comportamento e envolvimento no tratamento. Com base nesse perfil, o prognóstico desse tipo de paciente costuma ser desfavorável.

Exame físico

No exame físico do paciente, o profissional pode ter uma visão panorâmica do caso por meio de uma inspeção preliminar, observando a atitude do paciente, sua compleição física, estatura, peso, proporcionalidade corporal, cabeça, pescoço, mãos, audição, face, maneira de andar, de olhar, de expressar-se e outros aspectos,[7] além das condições orais que irão suportar o tratamento reabilitador. Uma hipótese diagnóstica definida exclusivamente na anamnese está correta em torno de 56% dos casos avaliados, e esse valor sobe para 73% no momento da realização do exame físico,[5] dividido em exame extraoral e intraoral.

Exame extraoral

Nessa fase, os seguintes aspectos devem ser observados (Figura 1):[1,3,7,8]

- cor da pele, dos olhos e dos cabelos, pois esses fatores orientam a seleção da cor dos dentes artificiais e de possíveis restaurações estéticas diretas ou indiretas;
- formato do rosto, que, no geral, é classificado em circular, triangular, quadrangular e ovoide, a fim de orientar a seleção de forma e dimensão dos dentes artificiais, bem como a realização de restaurações estéticas diretas ou indiretas;
- perfil facial e tipo de nariz (reto, côncavo ou convexo), que também irão orientar a montagem dos dentes artificiais e a realização de possíveis restaurações estéticas diretas ou indiretas;
- volume dos lábios, que podem ser finos, médios, grossos ou volumosos, na medida em que orientam a estética de montagem dos dentes artificiais e de restaurações diretas ou indiretas;
- proporção facial e presença de queilite angular, que podem indicar perda de dimensão vertical, próteses antigas ou inadequadas e avitaminoses;
- presença de desvio de linha média ou outras características faciais que podem influenciar o aspecto final da prótese;
- musculatura facial e articulação temporomandibular por meio de palpação, buscando identificar sinais e sintomas de DTM.

Exame intraoral

Nessa fase do exame clínico, o profissional precisa de instrumentos adequados, como pinça clínica, sonda exploradora, espelho bucal, paquímetro, lápis dermatográfico, guardanapos e prendedores. Com o auxílio desses instrumentos, as seguintes estruturas devem ser avaliadas: dentes remanescentes e tecido periodontal de suporte; rebordo residual; padrão oclusal; palato, assoalho de boca e interferências ósseas; tecidos moles e inserções musculares; e saliva.[1-3,6,9-24]

Dentes remanescentes e tecido periodontal de suporte[2,6,8]

A longevidade das próteses parciais removíveis (PPR) está diretamente relacionada ao seu adequado planejamento, que depende do diagnóstico das con-

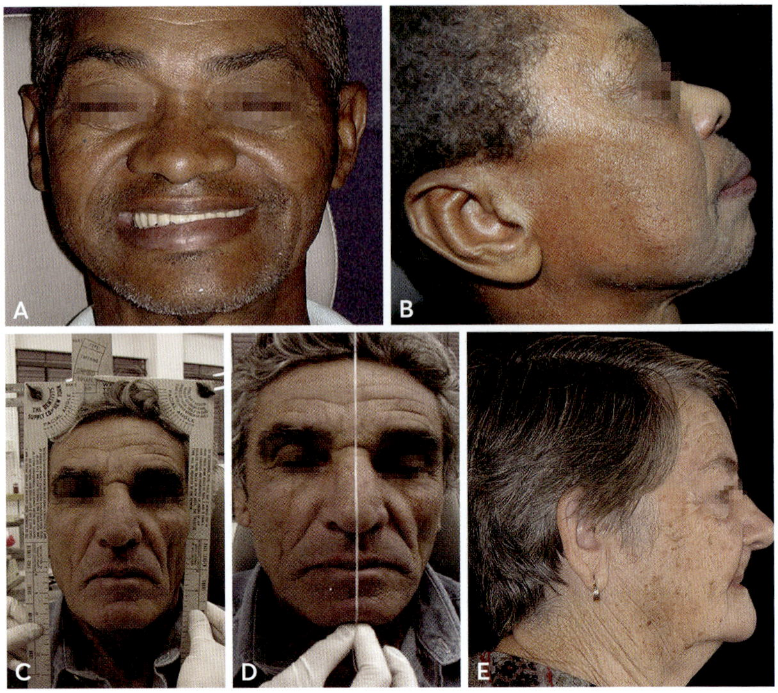

Figura 1 Imagens ilustrativas de características extraorais de pacientes parcialmente desdentados, nas quais se pode observar: em (A), assimetria labial e volume dos lábios; em (B), perfil convexo, com grande volume labial; em (C), rosto com morfologia quadrada; em (D), avaliação da linha média do paciente; em (E), perfil côncavo, com ausência de proporção facial e aparente perda de dimensão vertical.

Fonte: Disciplina de Prótese Parcial Removível – FOAr-Unesp.

dições dos dentes pilares remanescentes que irão suportar a prótese. Um tratamento reabilitador pode ser executado com excelência em todas as etapas clínicas e laboratoriais. No entanto, se o profissional não identificar, por exemplo, uma lesão de cárie, uma restauração infiltrada ou uma bolsa periodontal em um dente pilar, e o paciente vir a perder esse dente no futuro, a PPR também será perdida. Assim, a análise dos dentes remanescentes deve ser feita de forma minuciosa e detalhada, permitindo uma resposta segura à seguinte questão: esse dente tem condição de ser pilar para uma PPR? Para isso, devem ser verificados os aspectos listados a seguir.

Susceptibilidade à cárie do paciente (Figura 2A e B)

É avaliada em função do número de dentes restaurados, do relato de cáries recorrentes, da presença de descalcificações em esmalte e da qualidade da dieta ingerida. Pacientes com elevado índice de cárie devem receber orientações reforçadas de higiene oral e de controle de biofilme.

Condição das superfícies dentárias (Figura 2A a D)

Avaliar a integridade das coroas e a presença de restaurações de resina composta, de amálgama e indiretas, como coroas, *inlays* e *onlays*. Se necessário, devem ser indicadas reconstruções coronárias e/ou trocas de restaurações deficientes.

Condição periodontal e grau de mobilidade

Para que um dente seja pilar de uma PPR, ele deve se apresentar com suporte periodontal satisfatório. Dessa forma, deve ser avaliada a presença de gengivite ou periodontite ativas, o nível de gengiva inserida e a ocorrência de hiperplasia ou recessão gengival. Além disso, é imprescindível realizar a sondagem periodontal dos dentes, verificando a profundidade de sulco e a presença de bolsas periodontais. Caso essas patologias sejam observadas, tratamentos periodontais devem ser instituídos e a prótese somente deve ser confeccionada após a restituição da saúde periodontal.

As hiperplasias gengivais podem ser causadas pelo uso de medicamentos que predisponham a essa anormalidade. Nesse caso, pode ser indicada gengivectomia ou tratamento para eliminação de bolsa periodontal. Dentes com comprometimento periodontal devem receber atenção especial, visto que só podem ser indicados como pilares se, após o tratamento periodontal, apresentarem mobilidade limite de grau II.[2] Em geral, a mobilidade é avaliada de acordo com a quantidade de movimentação de um dente. A mobilidade normal gira em torno de 0,05 a 0,10 mm no sentido vestíbu-

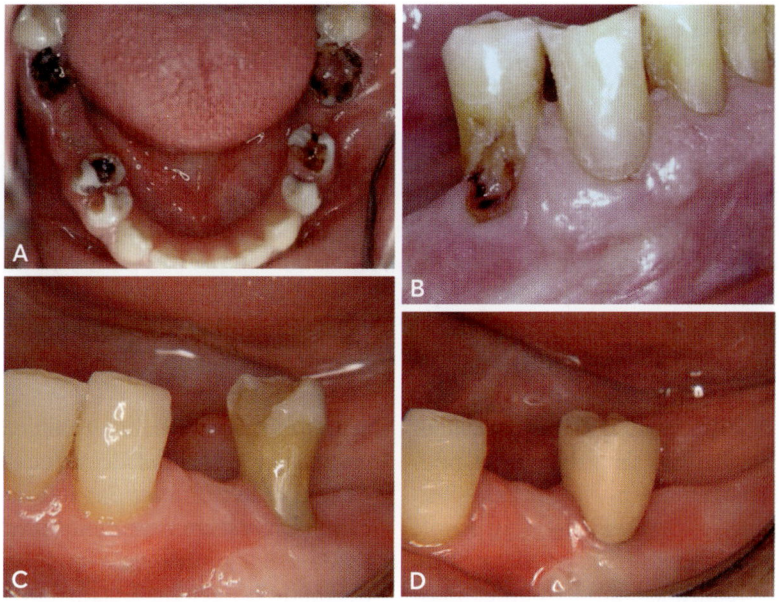

Figura 2 Imagens clínicas ilustrativas de cavidade oral com alto índice de cárie (A), presença de cáries recorrentes (B) e dentes pilares antes e após reconstrução coronária com resina composta (C e D, respectivamente).
Fonte: Disciplina de Prótese Parcial Removível – FOAr-Unesp.

lo-lingual. A mobilidade grau I ocorre quando o dente se movimenta menos de 1 mm; grau II, quando a movimentação fica entre 1 e 2 mm; e grau III, quando a movimentação é maior do que 2 mm no sentido vestíbulo-lingual e/ou quando o dente também se movimenta no sentido vertical.[2,8] Vale destacar que, em alguns casos, a mobilidade apresentada pelo dente pode ser decorrente de trauma oclusal, causado pela falta de contenção posterior, e não por doença periodontal.

Altura da coroa clínica (Figura 3)

Todas as coroas clínicas dos dentes pilares que recebem grampos de retenção e de oposição devem ter dimensões suficientes para o planejamento adequado desses grampos. Dentes com coroas clínicas baixas apresentam superfícies expulsivas, não favorecendo a colocação de grampos de retenção. Nesses casos, previamente ao início de confecção da prótese, um aumento de coroa clínica deve ser indicado.

Inclinação e posicionamento dos dentes pilares (Figura 4)

Em virtude da perda de dentes vizinhos e consequente perda de estabilidade no arco, os dentes remanescentes muitas vezes se movimentam, sofrendo inclinação, extrusão ou giroversão. Dentes inclinados para o espaço protético podem demandar desgaste excessivo,

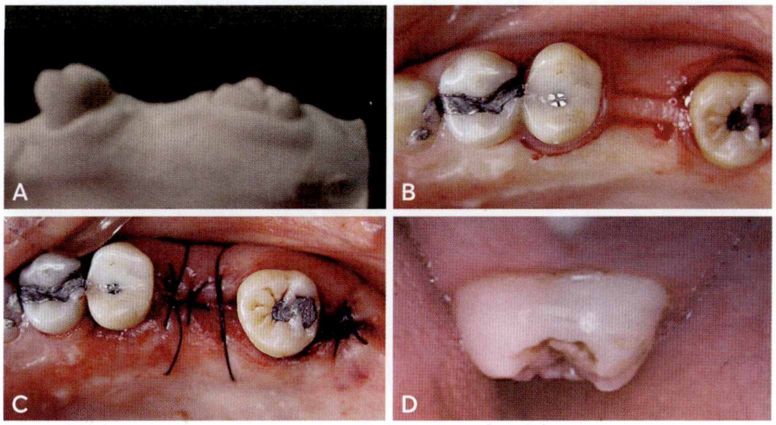

Figura 3 Imagens de dente pilar com coroa baixa e expulsiva (em A, no modelo de estudo) sendo submetido a procedimento cirúrgico para aumento de coroa clínica (B, C e D).
Fonte: Disciplina de Prótese Parcial Removível – FOAr-Unesp.

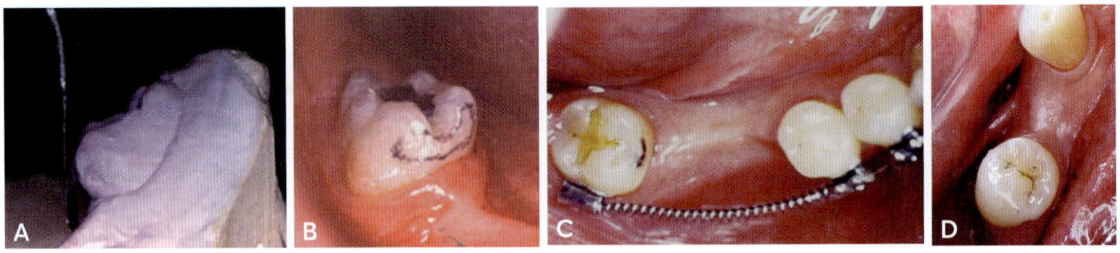

Figura 4 Imagens representativas de molar inclinado (A), que pode ser desgastado para o preparo de plano guia (B) ou verticalizado com tratamento ortodôntico (C). Em (D), imagem de dente com giroversão.
Fonte: Disciplina de Prótese Parcial Removível – FOAr-Unesp.

impossibilitando a obtenção de plano guia. Uma inclinação severa também pode dificultar a higienização local, com consequências na saúde periodontal, e prejudicar a distribuição da carga mastigatória. Nesses casos, é indicada a verticalização desses dentes com tratamento ortodôntico. Podem ser realizadas também ameloplastias (desgaste em esmalte), restaurações diretas ou, em casos de inclinação severa, confecção de coroas totais. Dentes extruídos devem ser identificados no início do tratamento, e a recuperação do plano oclusal é primordial antes da confecção da prótese. Dentes girovertidos também devem receber atenção especial, tanto na localização dos grampos de retenção e oposição quanto durante os desgastes para planos guia e preparo de nichos.

Desgastes

Especialmente em casos de espaços protéticos posteriores, com perda de contenção posterior, pode ocorrer o desgaste dos dentes remanescentes (Figura 5A e B). É primordial identificar a presença desses desgastes, pois, ao final do tratamento reabilitador, eles podem comprometer o resultado estético (p.ex., o paciente pode se queixar de mordida aberta anterior após o restabelecimento da dimensão vertical de oclusão), deixando o paciente insatisfeito. Nesses casos, deve-se planejar a reconstrução desses dentes ao final do tratamento. Vale lembrar que hábitos parafuncionais, como o bruxismo, podem ser responsáveis pelo desgaste, devendo-se instituir tratamento específico e realizar controle posterior (Figura 5C).

Número e distribuição dos dentes pilares

Avaliar a forma como os dentes remanescentes estão distribuídos no arco parcialmente desdentado é essencial para prever o tipo de biomecânica que a PPR irá executar em função. Nesse contexto, os dentes remanescentes podem se apresentar com distribuição puntiforme, linear ou superficial (Figuras 6 a 8).[12]

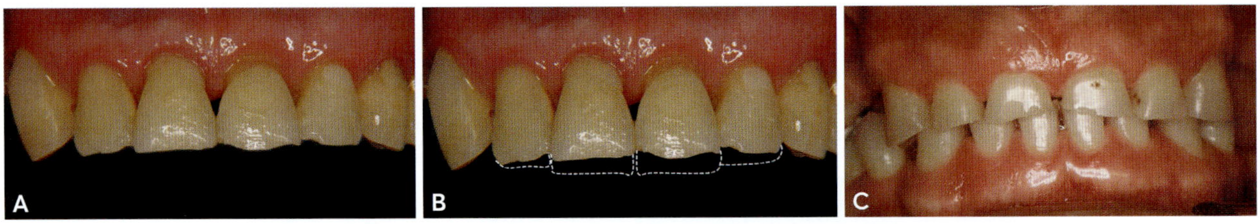

Figura 5 Imagens clínicas ilustrativas de desgaste nos dentes anteriores (A) e simulação de reconstrução planejada para o final do tratamento (B). Em (C), desgaste típico ocasionado por hábito parafuncional.
Fonte: Disciplina de Prótese Parcial Removível – FOAr-Unesp.

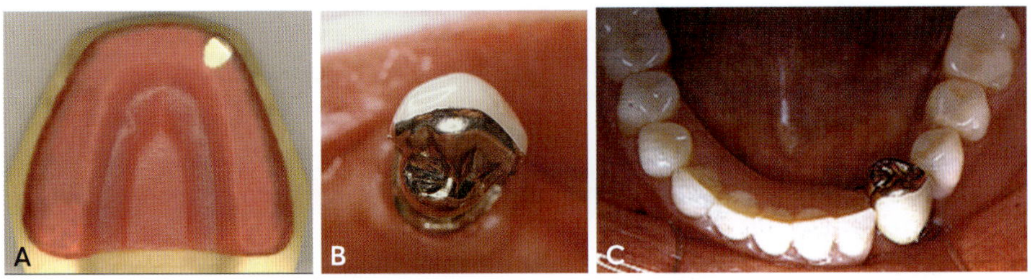

Figura 6 Esquema (A) e imagens clínicas ilustrativas (B e C) de arco parcialmente desdentado, com distribuição puntiforme e reabilitado com PPR.
Fonte: Disciplina de Prótese Parcial Removível – FOAr-Unesp.

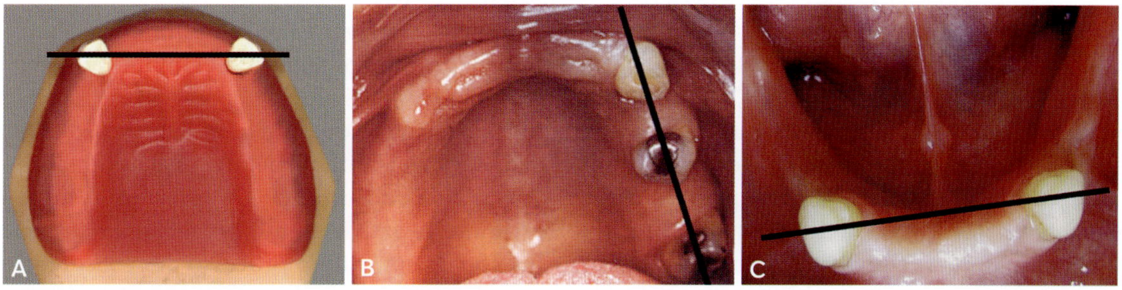

Figura 7 Esquema (A) e imagens clínicas ilustrativas de arcos parcialmente desdentados com distribuição linear unilateral (B) e bilateral (C).
Fonte: Disciplina de Prótese Parcial Removível – FOAr-Unesp.

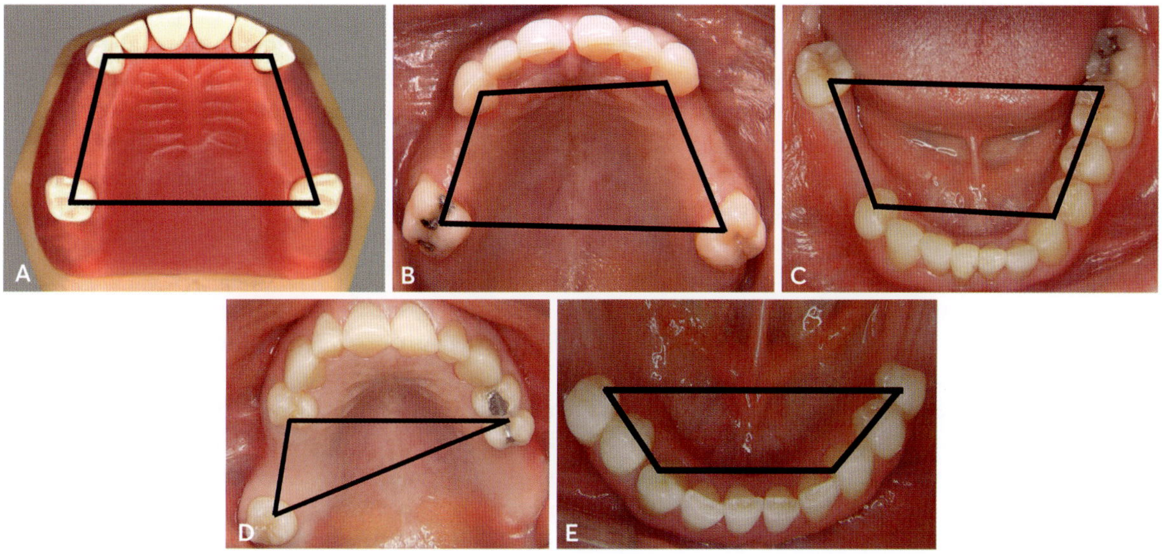

Figura 8 Esquema (A) e imagens clínicas ilustrativas de arcos parcialmente desdentados com distribuição superficial, caracterizando espaços protéticos intercalados contidos nas figuras geométricas (bilateral em B e unilateral em C e D) e espaços protéticos de extremidades livres fora das figuras geométricas (unilateral em D e bilateral em E).
Fonte: Disciplina de Prótese Parcial Removível – FOAr-Unesp.

A distribuição **puntiforme** caracteriza-se pela presença de um único dente no arco para suportar a prótese. Nesse caso, o retentor planejado no dente pilar atuará apenas como elemento auxiliar na retenção e estabilização da prótese (Figura 6A a C). Assim, o prognóstico costuma ser bastante desfavorável. A decisão de manter esse dente no planejamento dependerá do seu suporte periodontal e das condições clínicas. Em algumas situações, principalmente em arcos inferiores com rebordos residuais extremamente reabsorvidos, a manutenção do dente remanescente pode promover resultado mais favorável do que a confecção de uma prótese total.

Na distribuição **linear**, há dois ou mais dentes alinhados, que podem estar localizados em um único lado da arcada (distribuição linear unilateral – Figura 7B) ou em ambos os lados (distribuição linear bilateral – Figura 7C). A biomecânica desse tipo de PPR pode ficar comprometida em decorrência dessa distribuição, podendo o prognóstico desses casos ser desfavorável. Dessa forma, no caso de reabilitação de arcos superiores, uma cobertura total de palato deve ser aventada.

Quando os dentes remanescentes estiverem distribuídos por todo o rebordo e a linha de união formar uma figura geométrica poligonal, caracteriza-se a distribuição **superficial** (Figura 8). Nesse caso, ocorre melhor distribuição de forças e, consequentemente, o suporte, a retenção e a estabilidade da prótese são favorecidos. Quanto maior o número de lados da figura, melhor será o prognóstico. Os arcos em que os espaços protéticos estão contidos na figura geométrica caracterizam os espaços intercalados (Figura 8B a D), enquanto os arcos com espaços protéticos fora da figura geométrica caracterizam as extremidades livres (Figura 8D e E).

Rebordo residual

Em função da localização dos dentes remanescentes nos arcos parcialmente desdentados, há dois tipos de espaços protéticos: os intercalados, que apresentam dentes pilares nas suas duas extremidades, e os de extremidade livre, que apresentam dente pilar somente em uma extremidade. Cada um desses espaços protéticos apresenta sua própria biodinâmica, resultando em diferentes formas de transmissão das cargas mastigatórias ao osso alveolar de suporte.[6]

Nos espaços protéticos intercalados, a transmissão das cargas mastigatórias ao osso alveolar ocorre apenas por via dental — por esse motivo, as próteses utilizadas nesses casos são denominadas dentossuportadas (Figura 9).[12-14] Nesses casos, o rebordo residual sob a base da prótese não é solicitado para auxiliar no seu suporte, e a sela e os dentes artificiais exercem apenas a função de preenchimento do espaço protético.[12] Assim, a resiliência e a arquitetura dos tecidos do rebordo e o tipo de osso alveolar não são fatores que irão interferir no suporte da prótese.[14] Em razão da existência de uma estrutura metálica rígida, de dentes pilares íntegros o suficiente para sustentar as cargas mastigatórias e de apoios oclusais devidamente planejados, o suporte da PPR deriva inteiramente dos dentes pilares, em ambos os lados do espaço protético.[14]

Por outro lado, nos casos de extremidade livre, a transmissão das cargas mastigatórias ao osso alveolar ocorre tanto pelo dente pilar quanto pelo rebordo residual — por isso, as próteses utilizadas nesses casos são chamadas de dentomucossuportadas (Figura 9). Nesses casos, parte do suporte das próteses depende das características do rebordo residual e do osso alveolar remanescente.[12-14] Dessa forma, na biomecânica das próteses dentomucossuportadas, as cargas mastigatórias absorvidas pelo dente pilar, por meio do apoio oclusal, são transmitidas ao osso alveolar pelas fibras do ligamento periodontal, sob a forma de tração, proporcionando um estímulo positivo para a manutenção da saúde e a preservação óssea. Entretanto, as cargas que incidem sobre os dentes artificiais são transmitidas para o osso residual por meio da sela, sob a forma de compressão, resultando em estímulo negativo para a preservação óssea, contribuindo, assim, para o processo de reabsorção fisiológica do osso alveolar.[15]

Um dos fatores a serem analisados e que apresenta impacto na biomecânica das próteses dentomucossuportadas é a caracterização do rebordo residual e de sua fibromucosa de revestimento. O rebordo residual ideal para o suporte de uma base de prótese consiste em osso cortical recobrindo um trabeculado ósseo denso, uma crista ampla e achatada e vertentes laterais altas, todos recobertos por um tecido conjuntivo firme, denso e fibroso. Esse rebordo sustenta adequadamente tensões verticais e horizontais aplicadas sobre as bases das próteses.[14] Entretanto, o rebordo residual pode apresentar variações relacionadas à resiliência e à morfologia.[6,12]

As variações de resiliência estão relacionadas à fibromucosa de revestimento do rebordo residual. Para compreender o impacto dessa variação na biomecânica das próteses, é determinante entender a diferença entre a resiliência da fibromucosa do rebordo residual, que determina o grau de deslocamento da sela em direção a esse rebordo, e a elasticidade das fibras do ligamento periodontal, que determina o grau de "intrusão" do dente no alvéolo. Estudos demonstraram que a elasticidade do ligamento periodontal permite uma movimentação do dente no alvéolo de 0,03 a 0,06 mm (30 a 60 μm) durante a incidência das cargas mastigatórias, enquanto a resiliência da fibromucosa permite uma movimentação da sela em direção ao rebordo de 0,14

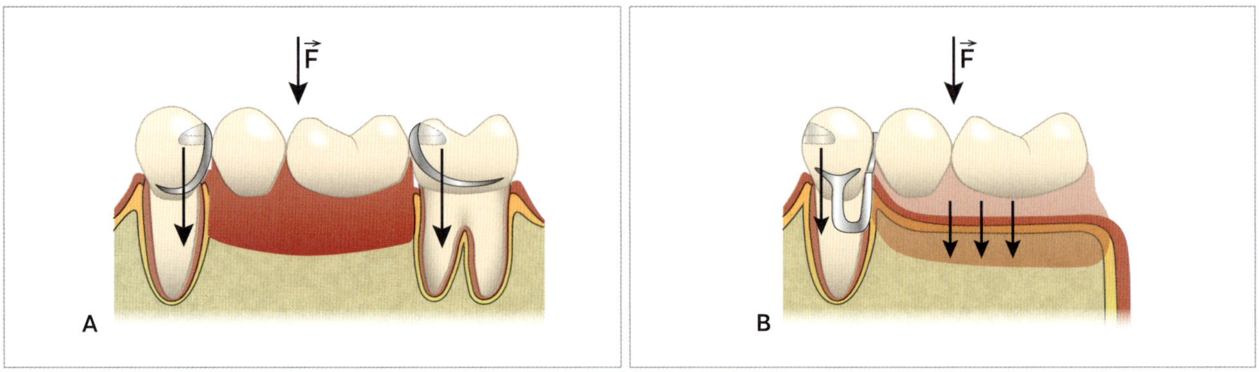

Figura 9 Esquemas ilustrativos da transmissão das cargas mastigatórias ao osso alveolar por via dental, nas próteses dentossuportadas (A), e pelo dente pilar e pelo rebordo residual, nas próteses dentomucossuportadas (B).
Fonte: Disciplina de Prótese Parcial Removível – FOAr-Unesp.

a 0,35 mm (140 a 350 μm), dependendo da região avaliada.[16,17] Ponderando esses valores, a compressibilidade da fibromucosa do rebordo residual pode ser até 25 vezes mais deslocável quando comparada à elasticidade das fibras do ligamento periodontal.[18] Essa diferença ocasiona um desequilíbrio no suporte das próteses dentomucossuportadas.[19] Tal condição de instabilidade, se não controlada, contribui para o aparecimento de mobilidade dos dentes de suporte e, quando associada à placa bacteriana, pode determinar a perda desses elementos dentários e o fracasso do tratamento.[15] Assim, o adequado planejamento da estrutura metálica e a adaptação da base da prótese aos tecidos, por meio de moldagem funcional, são fatores fundamentais para a preservação dos dentes pilares e do rebordo residual nos casos de extremidades livres.

A avaliação clínica da fibromucosa de revestimento do rebordo alveolar deve ser realizada com o auxílio de uma espátula de madeira (Figura 10) ou instrumental rígido sem corte, podendo apresentar-se de três formas: fibromucosa dura, compressível ou flácida.[6,12]

Fibromucosa dura

Por se tratar de uma mucosa bastante fibrosa e densa, o rebordo sofre uma pequena alteração de volume quando exposto à ação de forças compressivas. Essa alteração de volume diminui a diferença entre a resiliência da fibromucosa e a elasticidade das fibras do ligamento periodontal, preservando o dente pilar contra forças laterais. Dessa forma, o rebordo residual do tipo duro poderia ser conceituado como ideal. Entretanto, como a fibromucosa é fina e aderente ao osso alveolar de suporte, é comum que os pacientes se queixem da presença de áreas de injúria e de desconforto após a colocação da prótese, o que representa uma desvantagem desse tipo de rebordo. Assim, nesses casos, controles posteriores mais frequentes são recomendáveis para a realização de eventuais ajustes da base da prótese.

Fibromucosa compressível

Trata-se de um rebordo caracterizado pela presença de mucosa menos fibrosa e densa e, portanto, com maior alteração de volume durante a incidência de forças compressivas, aumentando a diferença entre a resiliência da fibromucosa e a elasticidade do ligamento periodontal. Apesar disso, se o planejamento, a confecção, a instalação e o controle posterior da prótese forem realizados de forma adequada, as forças laterais geradas pela maior diferença existente não serão suficientes para prejudicar o periodonto de sustentação dos dentes pilares. Além disso, nesse tipo de rebordo, as áreas de compressão que causam injúrias e desconforto são menos frequentes. Dessa forma, em virtude de suas características, o rebordo residual do tipo compressível pode ser o ideal.

Fibromucosa flácida

O rebordo é caracterizado pela presença de uma mucosa menos fibrosa e densa do que a do tipo compressível, determinando extensa alteração de volume durante a ação de forças compressivas. Assim, a diferença existente entre a resiliência da fibromucosa e a elasticidade do ligamento periodontal será maior, tornando-se mais prejudicial ao dente pilar. Por isso, durante o planejamento, deve-se planejar a proteção desse elemento dentário por meio da sua união com dentes vizinhos, por exemplo. Além disso, como esse tipo de rebordo permite uma maior movimentação da base da prótese em direção ao osso alveolar remanescente, áreas de sobrecompressão podem ocorrer, acelerando o processo de reabsorção óssea. Assim, o rebordo residual do tipo flácido é o que tem prognóstico menos

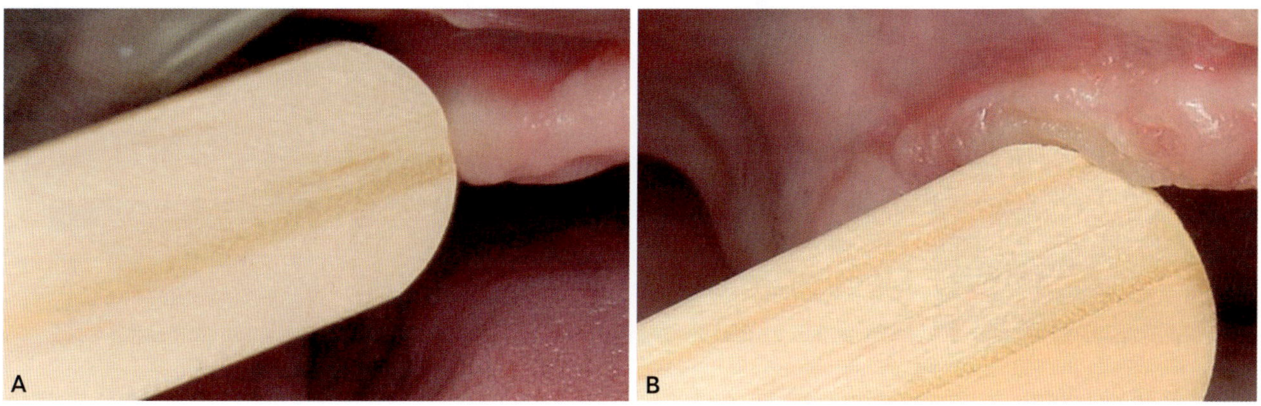

Figura 10 Imagens clínicas ilustrativas de fibromucosa de revestimento dura (A) e flácida (B).
Fonte: Disciplina de Prótese Parcial Removível – FOAr-Unesp.

favorável e exige um acompanhamento mais frequente pelo profissional, para que, caso necessário, ajustes e reembasamentos das bases das próteses possam ser efetuados, mantendo sua adaptação ao rebordo. Quando essa condição do rebordo residual não se apresentar igualmente distribuída em toda a sua extensão, as áreas flácidas devem ser removidas cirurgicamente antes da confecção da prótese.

Além das variações de resiliência, devem ser contempladas, também, as variações morfológicas do rebordo residual.[6,12] No sentido mesiodistal (Figura 11), eles são classificados em: paralelo, ascendente para distal, ascendente para mesial e côncavo.

Rebordo residual paralelo

Apresenta a parte do suporte principal (crista do rebordo) paralela ao plano oclusal dos dentes artificiais da prótese (Figura 11A). Nesse tipo de rebordo, a força mastigatória F é transmitida ao osso alveolar, em parte, pelo apoio oclusal no dente pilar (F_1) e, em parte, por meio da sela (F_2). Como a F_2 incide sobre uma superfície plana (rebordo paralelo), ela é distribuída ao longo do rebordo no mesmo sentido vertical, sem a ocorrência de resultantes laterais sobre o dente de suporte, protegendo seu periodonto de sustentação.

Rebordo residual ascendente para distal

Apresenta a crista do rebordo e o plano oclusal dos dentes artificiais convergentes para distal (Figura 11B). Nesse tipo de rebordo, a força mastigatória F também é transmitida ao osso alveolar, em parte, pelo apoio oclusal no dente pilar (F_1) e, em parte, por meio da sela (F_2). Entretanto, a F_2 incide sobre um plano inclinado (rebordo ascendente para distal), de forma que parte dessa força é transmitida no mesmo sentido vertical (F_3) e outra parte é decomposta, originando resultante lateral (F_4). Essas forças laterais apresentam sentido oposto ao da inclinação do rebordo (para mesial), tendendo a deslocar a prótese no sentido dos dentes pilares. Assim, nesses casos, a presença do plano guia na distal do dente pilar bloqueará o deslocamento da prótese. Para esses casos, se todos os cuidados requeridos forem devidamente realizados no planejamento e controle posterior, o prognóstico da reabilitação oral será favorável.

Rebordo residual ascendente para mesial

Apresenta a crista do rebordo e o plano oclusal dos dentes artificiais convergentes para mesial (Figura 11C). Da mesma forma que nos casos anteriores, nesse tipo de rebordo, parte da força mastigatória F é transmitida ao osso alveolar pelo apoio oclusal no dente pilar (F_1) e outra parte, por meio da sela (F_2). Entretanto, a F_2 decomposta irá originar resultante lateral com sentido para distal (F_4), havendo uma tendência a tracionar o dente pilar para o mesmo sentido. Nesses casos, o prognóstico é desfavorável e, além de todos os cuidados exigidos para o planejamento de uma prótese dentomucossuportada, deve-se, quando possível, realizar a união do dente pilar principal a um ou mais dentes vizinhos. Além disso, esses casos exigirão sessões de controle posterior mais frequentes para o seu acompanhamento.

Rebordo residual côncavo

Apresenta a crista do rebordo côncava em relação ao plano oclusal dos dentes artificiais (Figura 11D). Nesse tipo de rebordo, a força transmitida através da sela (F_2) irá se decompor em resultantes laterais, tanto no senti-

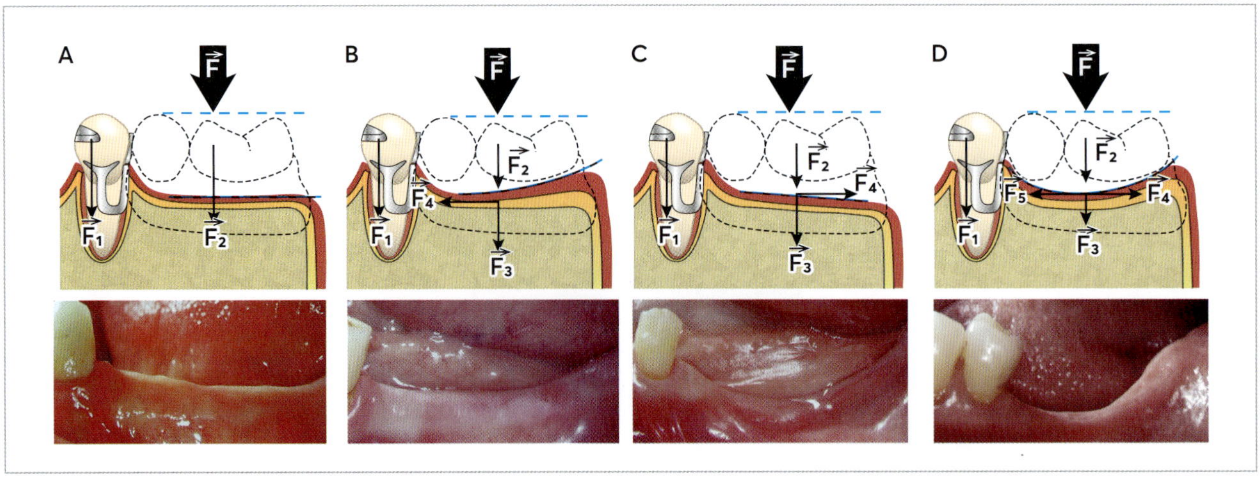

Figura 11 Esquemas ilustrativos da transmissão de forças e imagens clínicas representativas dos diferentes tipos de rebordos: paralelo (A), ascendente para distal (B), ascendente para mesial (C) e côncavo (D).
Fonte: Disciplina de Prótese Parcial Removível – FOAr-Unesp.

do distal (F_4) quanto no mesial (F_5). Dessa forma, é o tipo de rebordo menos favorável e, por isso, devem-se associar todos os cuidados referentes aos rebordos ascendentes para mesial e para distal, além de alertar o paciente sobre a complexidade do tratamento e sobre a imprescindibilidade de controles posteriores frequentes.

De acordo com as variações no sentido vestíbulo-lingual (Figura 12), os rebordos residuais são classificados em: normal, alto, reabsorvido, estrangulado e em lâmina de faca.

Rebordo residual normal

Caracteriza-se pela presença de secção transversal em forma de triângulo equilátero. Na Figura 12A, a área 'a' representa a região primária de suporte e secundária de estabilização, enquanto as áreas 'b' representam as regiões secundárias de suporte e primárias de estabilização. Esse tipo de morfologia de rebordo é tido como ótimo para a confecção de PPR, pois, além de promover suporte satisfatório contra as forças verticais, suas vertentes laterais resistem ao deslocamento horizontal das bases das próteses diante de forças oblíquas, resultando em um prognóstico favorável.

Rebordo residual alto

Caracteriza-se pela presença de secção transversal em forma de triângulo isósceles. Na Figura 12B, a área de suporte 'a' é diminuída, porém as áreas de estabilização 'b' são aumentadas. Assim, desde que exista espaço suficiente para a colocação dos dentes artificiais, as condições desse tipo de morfologia de rebordo são favoráveis, assim como o prognóstico.

Rebordo residual reabsorvido

Sua secção transversal também tem a forma de um triângulo isósceles, porém, a base do rebordo representa o lado maior da figura. Na Figura 12C, a área de suporte 'a' é aumentada, mas há uma grande diminuição nas áreas de estabilização 'b', favorecendo os deslocamentos laterais da base da prótese. Nesses casos, o prognóstico pode ser favorável, desde que os cuidados para evitar o aparecimento de forças laterais sejam tomados. Além disso, a base da prótese deve cobrir a maior área possível da chapeável, respeitando seus limites, para aumentar as condições de suporte da prótese.

Rebordo residual estrangulado

Apresenta secção transversal com uma região estrangulada, situada entre sua base e seu ápice (Figura 12D). Quando essa anomalia se estende ao osso subjacente, a correção cirúrgica está indicada, pois o estrangulamento representa uma interferência para o correto assentamento da base da prótese. Entretanto, quando somente os tecidos que recobrem o rebordo apresentarem essa morfologia, a prótese pode ser confeccionada, desde que se tomem os devidos cuidados para não haver compressão dessa região durante as moldagens.

Rebordo residual em lâmina de faca

Apresenta secção transversal em forma de triângulo, com o ápice bastante agudo (Figura 12E). O prognóstico dessa morfologia de rebordo é desfavorável, pois, na maioria dos casos, traz desconforto ao paciente; quando um alívio é realizado para evitar esse desconforto, a região de suporte da prótese é reduzida. Recomenda-se, portanto, o remodelamento cirúrgico dessa condição clínica para aumentar ao máximo a região de suporte e proporcionar maior conforto ao paciente.

Padrão oclusal

No exame intraoral, deve-se avaliar o padrão oclusal que o paciente apresenta antes do início do tratamento,

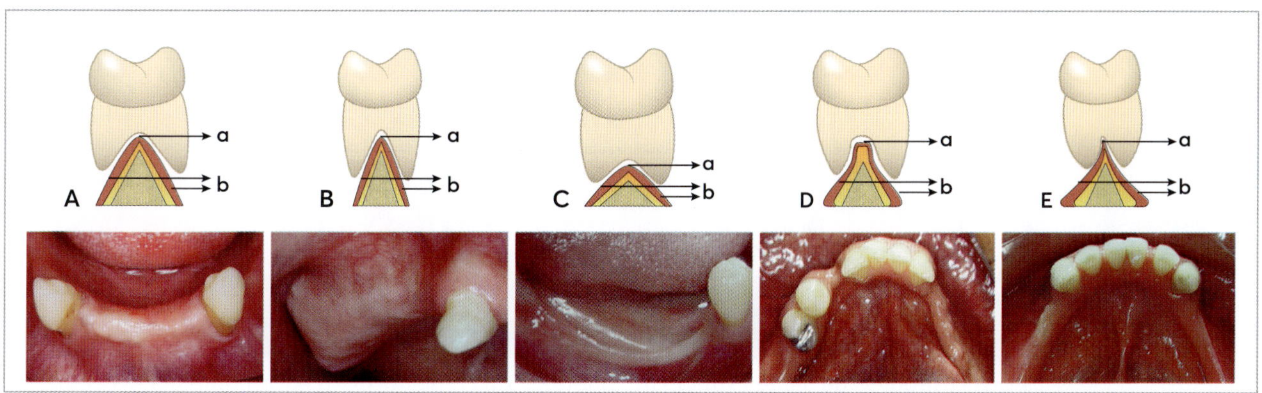

Figura 12 Esquemas ilustrativos e respectivas imagens clínicas representativas de rebordos dos tipos normal (A), alto (B), reabsorvido (C), estrangulado (D) e lâmina de faca (E).
Fonte: Disciplina de Prótese Parcial Removível – FOAr-Unesp.

obtendo-se informações relevantes para o planejamento do tratamento reabilitador. Assim, deve ser avaliada a presença de extrusões dentárias e de rebordo, interferências oclusais e perda de dimensão vertical de oclusão.

Extrusões dentárias

Em arcos parcialmente desdentados, em função da perda dos antagonistas, é muito comum a ocorrência de extrusão dos dentes remanescentes por falta de estabilidade vertical (Figura 13A). Essas extrusões, se não identificadas, podem impedir a confecção da prótese por falta de espaço. Assim, uma avaliação detalhada é indispensável e, quando presentes, as extrusões devem ser corrigidas por meio de ameloplastias e intrusões ortodônticas, associando ambas as técnicas ou, ainda, por meio de coroas indiretas para recuperação do plano oclusal, sempre antes de se iniciar a confecção da PPR.

Extrusões de rebordo

Em alguns casos, em vez da extrusão do dente remanescente, ocorre a extrusão, parcial ou generalizada, do rebordo alveolar, reduzindo o espaço interoclusal mandatório ao correto planejamento das bases das próteses. Esse quadro acomete principalmente pacientes portadores de prótese total superior, que antagonizam com arcos Classe I de Kennedy não reabilitados ou, então, reabilitados com PPR mal adaptadas (Figura 13B e C).[20] A primeira alteração que ocorre é a perda de suporte ósseo sob a base da prótese inferior, transferindo as cargas oclusais para a região anterior. Com isso, a prótese total superior, por ação mecânica, causa as demais alterações: reabsorção na região anterior da maxila com flacidez de fibromucosa, hiperplasia inflamatória nas regiões de palato duro e anterior do fundo de vestíbulo, e crescimento das tuberosidades maxilares.[21] Essas características clínicas definem a síndrome da combinação ou síndrome de Kelly. Tem sido estimado que cerca de 24% dos pacientes com arcos superiores totalmente desdentados desenvolvem essas alterações,[22] e essa porcentagem aumenta para mais de 84% quando é observada a presença de, no mínimo, duas características.[24] O correto diagnóstico da síndrome da combinação é elementar para que o profissional possa instituir um plano de tratamento adequado, que, muitas vezes, envolve cirurgias pré-protéticas e a utilização de próteses implanto-suportadas.[20-23]

Interferências oclusais

São causadas por dentes mal posicionados que interferem no relacionamento intermaxilar e podem impedir ou dificultar o paciente de ocluir normalmente (Figura 13D). Essas interferências também devem ser diagnosticadas e removidas previamente ao início do tratamento reabilitador.

Dimensão vertical de oclusão

É extremamente importante diagnosticar se o paciente perdeu ou não medida de dimensão vertical de oclusão, pois isso definirá a relação intermaxilar a ser aplicada na reabilitação.

Pacientes com ausência de contenção posterior certamente apresentam comprometimento da dimensão vertical de oclusão (Figura 13E e F). Além disso, pacientes com contenção posterior mantida por um número reduzido de dentes ou por dentes com desgastes ou restaurações inadequadas apresentam instabilidade oclusal. Em ambos os casos, os pa-

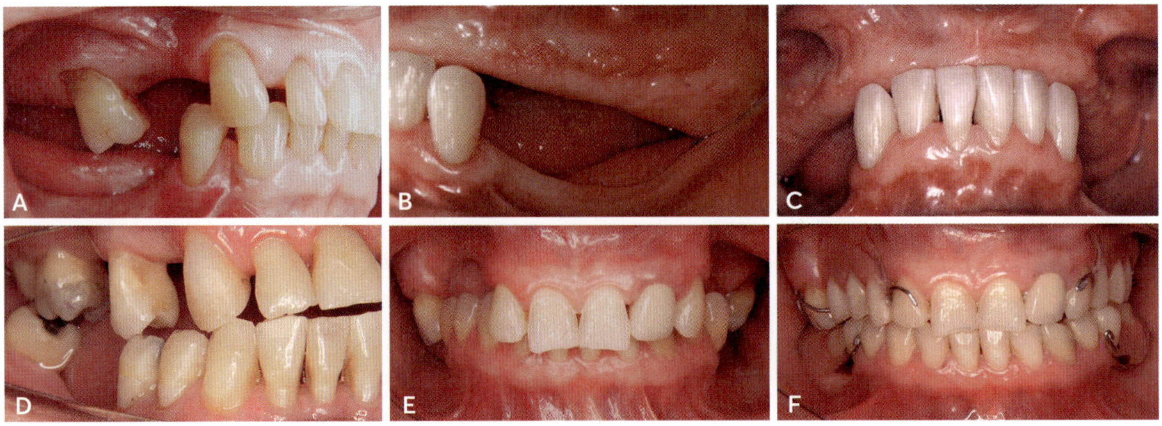

Figura 13 Imagens clínicas ilustrativas de dente extruído (A); síndrome da combinação (B e C); interferência oclusal (D); perda de dimensão vertical de oclusão por falta de contenção posterior (E) e seu restabelecimento por meio de próteses provisórias (F).
Fonte: Disciplina de Prótese Parcial Removível – FOAr-Unesp.

cientes devem ser reabilitados em uma nova relação intermaxilar, obtida por meio da relação de oclusão cêntrica (ROC), com restabelecimento da dimensão vertical e oclusão estável.

Por outro lado, pacientes com dentes posteriores mantendo a contenção posterior e a dimensão vertical, com oclusão estável, podem ser reabilitados em posição de máxima intercuspidação (MI).

Palato, assoalho de boca e interferências ósseas

Com exceção dos grampos de retenção, todos os outros componentes da estrutura metálica da PPR são rígidos. Dessa forma, a cavidade oral do paciente deve ser examinada, a fim de investigar a presença de possíveis interferências que possam impedir o assentamento da prótese ou exigir uma mudança de planejamento.

Conhecer a morfologia do palato é imprescindível para definir o planejamento da PPR superior, pois o conector maior da estrutura metálica estará localizado sobre essa notável região anatômica de suporte. Assim, deve-se investigar a presença de tórus palatinos ou hiperplasias (Figura 14A e B), além de estomatite protética (ou candidose), que é uma infecção fúngica muito frequente em portadores de próteses removíveis (Figura 14B a D).[24] Vale destacar que, em alguns casos, a mucosa pode estar inflamada e edemaciada, com o paciente queixando-se de ardência ocasionada por reação alérgica ao acrílico ou ao monômero residual. Além disso, essa inflamação pode ser causada por uma associação de fatores, como compressão tecidual pelos componentes da PPR, gerada por alívio insuficiente, higiene deficiente da prótese e contaminação fúngica (Figura 14C).

Em caso da presença de tórus ou hiperplasias, deve-se mudar o planejamento da prótese ou a indicação de remoção cirúrgica (Figura 14A e B). Quando for diagnosticada estomatite protética, o paciente deve receber orientações de higiene, ser instruído a dormir sem a prótese e receber medicação antifúngica tópica (por exemplo, nistatina, suspensão oral, 1:100.000 UI, para ser utilizada em forma de bochechos diários, por pelo menos 14 dias) (Figura 14B a D).[24,25] É indispensável que se faça o tratamento dessas condições antes do início da confecção da PPR.

Assim como o palato, o exame do assoalho bucal exige cuidado adicional, pois também irá influenciar o planejamento da prótese. Um dos pontos mais relevantes nessa região é a distância entre a margem gengival e o assoalho da boca, pois isso define o tipo de conector maior utilizado na prótese inferior (Figura 15). Essa medida deve ser realizada com o auxílio de uma sonda milimetrada, sempre com o paciente elevando a língua. Quando a distância entre a margem gengival e o assoalho da boca for inferior a 9 ou 10 mm, é indicada a confecção de placa lingual. Quando essa medida estiver entre 9 e 10 mm, a barra lingual pode ser indicada. A forma como essa avaliação é realizada pode ser vista detalhadamente no Capítulo 5.

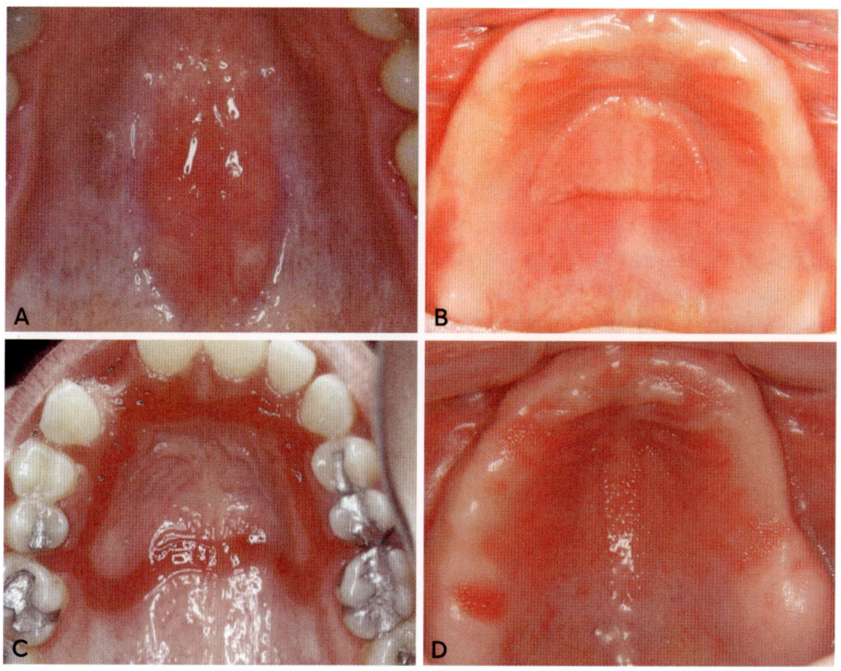

Figura 14 Imagens clínicas representativas de tórus (A), hiperplasia (B) e estomatite protética (B a D) em região de palato. Fonte: Disciplina de Prótese Parcial Removível – FOAr-Unesp.

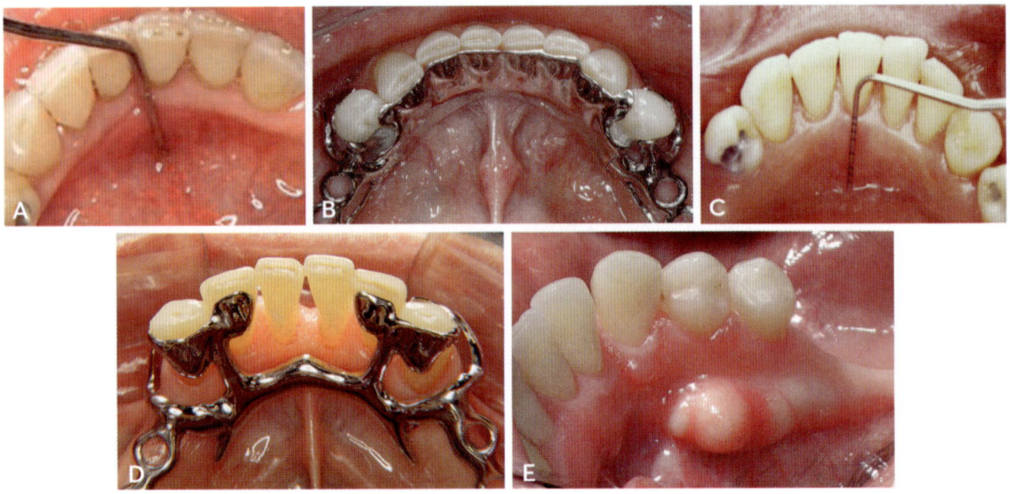

Figura 15 Imagens clínicas representativas da medição, com sonda milimetrada, da distância entre a margem gengival e o fundo de sulco, sendo verificada distância menor do que 9 a 10 mm (A) com placa lingual (B) e distância maior do que 9 mm (C) com barra lingual (D). Em (E), imagem de tórus mandibular.

Fonte: Disciplina de Prótese Parcial Removível – FOAr-Unesp.

A presença de tórus mandibulares, frequentemente observados na região lingual de pré-molares, também é bastante comum e pode interferir no assentamento da prótese (Figura 15E). Assim, pode ser exigida a mudança de planejamento ou a remoção cirúrgica dessa interferência.

Vale ainda ressaltar que um dos locais de maior incidência de carcinomas intrabucais é o assoalho da boca. Dessa maneira, o cirurgião-dentista, durante o exame intraoral detalhado, pode identificar precocemente a presença de qualquer alteração que requeira investigação adicional e/ou encaminhamento para tratamento especializado.

Tecidos moles e inserções musculares

Na avaliação intraoral dos tecidos moles, devem ser avaliados lábios, língua, mucosa jugal, região de fundo de sulco, freios e inserções musculares.[24] O exame dos lábios é altamente relevante, pois pode detectar doenças malignas e lesões provenientes da perda de dimensão vertical, como queilite angular, lesões infectocontagiosas (p.ex., herpes simples) e lesões traumáticas (p.ex., aftas) (Figura 16A a C). Além disso, os lábios podem apresentar lesões de hábitos parafuncionais.

A língua, por desempenhar papel crucial na estabilização das próteses inferiores, também pode influenciar o sucesso da reabilitação oral. A falta de estabilidade da prótese pode ocorrer, por exemplo, em decorrência de um mau posicionamento lingual ou por macroglossia. Alterações fonéticas podem acontecer por língua presa, assim como podem também ocorrer hipermobilidade, língua geográfica e língua edentada (Figura 16D e E). Essas anormalidades devem ser tratadas previamente ao planejamento e à confecção da prótese. As modalidades de tratamento incluem frenectomia, medicamentos antissépticos tópicos, para os casos de língua geográfica com inflamação, e aconselhamento sobre hábitos parafuncionais, para os casos de língua edentada. Ressalta-se que algumas lesões nas bordas laterais posteriores da língua podem estar relacionadas ao posicionamento indevido dos dentes artificiais das próteses em uso pelo paciente. Nesses casos, alguns ajustes oclusais podem minimizar essa situação até que o paciente seja reabilitado. No caso de outras lesões, é indicada a biópsia e, posteriormente, a remoção cirúrgica ou outro tratamento de eleição.

O exame da mucosa jugal também fornece informações notórias, especialmente sobre a presença de hábitos parafuncionais, como o bruxismo. Nesses casos, é muito comum a presença de linha alba pronunciada (Figura 16F). Lesões que podem ter tendência a malignidade, como o líquen plano, também podem acometer essa região; quando presentes, essas lesões devem ser avaliadas por equipe especializada.

A região de fundo de sulco pode conter uma lesão gengival hiperplásica denominada *Epulis fissuratum* (Figura 16G). Esse tipo de lesão é causado pelo uso de próteses com bases mal adaptadas, sobre-estendidas e instáveis, gerando trauma na mucosa. O tratamento é determinante e pode envolver desde ajuste e reembasamento da prótese em uso até sua completa substituição. Também é útil verificar, nos tecidos moles do rebordo, a presença de freios ou inserções musculares

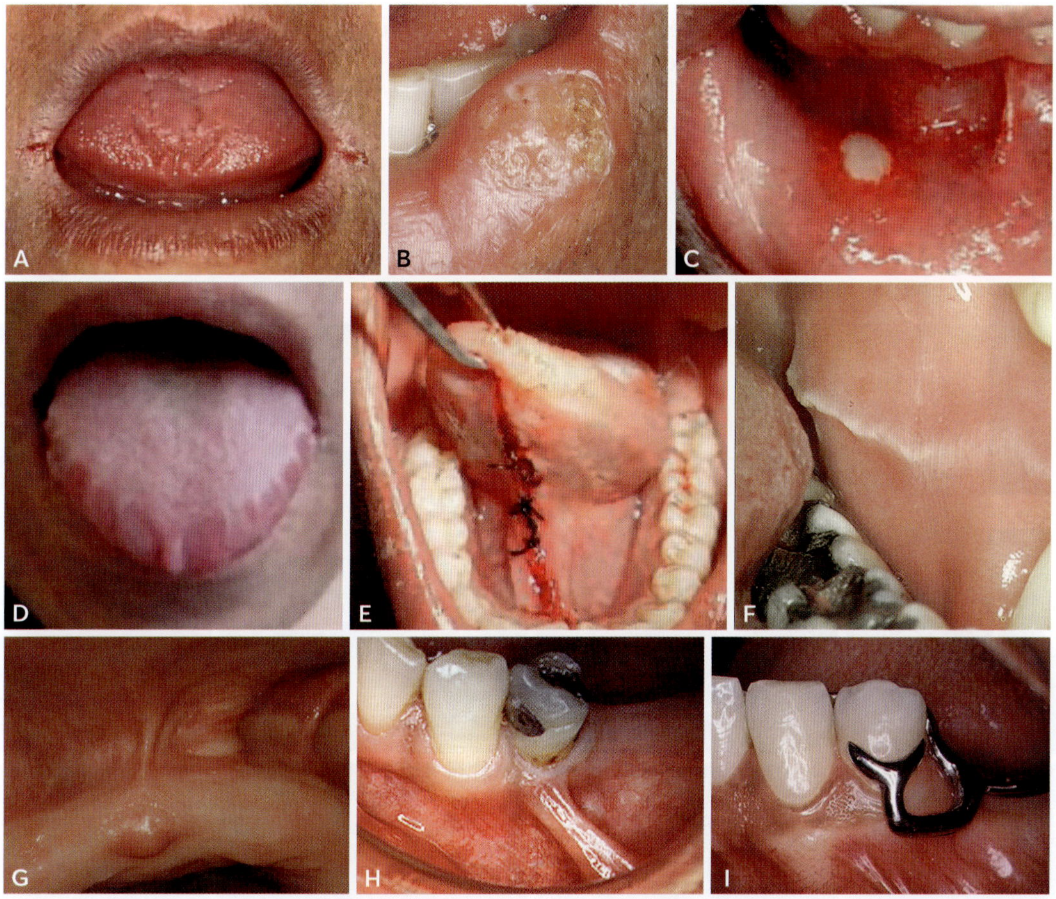

Figura 16 Imagens clínicas ilustrativas de lesões em tecidos moles nos lábios, como queilite angular (A); herpes labial (B) e afta (C); língua edentada (D); frenectomia (E); linha alba (F); *Epulis fissuratum* (G); inserção muscular (H) e sua relação com o braço do grampo T de Roach (I).

Fonte: Disciplina de Prótese Parcial Removível (FOAr-Unesp) e Sugio CYCS et al., 2019.[25]

que, se presentes, interferem com o assentamento da prótese e podem ser traumatizados (Figura 16H e I). Assim, quando presentes, uma mudança no planejamento ou a remoção cirúrgica devem ser estudadas.

Saliva

A saliva exerce inúmeras funções na cavidade oral, desde o transporte de anticorpos (defesas orgânicas) até a remineralização dos dentes. Para os usuários de próteses removíveis, uma quantidade moderada de saliva é exigida para atuar como lubrificante e amortecedor entre a prótese e a mucosa, protegendo contra atrito e trauma. Muitos pacientes, especialmente idosos e usuários de próteses, queixam-se de "boca seca", também conhecida como xerostomia. Essa condição também pode ser causada por fatores externos, como medicamentos, diabetes, radioterapia e menopausa. Assim, no exame físico, deve-se questionar o paciente a respeito da sensação de boca seca e avaliar a qualidade da saliva.

Com relação à viscosidade, a saliva pode ser serosa ou aquosa, quando mais fluida; mucosa ou espessa, quando menos fluida e com grande quantidade de mucina; ou normal, quando se apresentar num meio-termo entre as características anteriores. Uma boa forma de avaliar a qualidade da saliva do paciente é colocar uma película entre a ponta do indicador e o polegar e observar como a saliva se comporta. Caso a xerostomia seja diagnosticada, saliva artificial pode ser prescrita ao paciente, além de orientações quanto à hidratação contínua da cavidade oral.

Exames complementares

Os exames complementares, como o próprio nome diz, complementam os achados encontrados no exame físico. O diagnóstico e o plano de tratamento nunca devem ser estabelecidos com base nos exames complementares, que não devem nunca substituir o exame físico, pois, para essa finalidade, este é o exame mandatório. Em relação aos exames complementares, radiografias podem ser solicitadas aos pacientes, sendo outra opção o exame de modelos de estudo.

Exame radiográfico[2,5,6,8-11]

As radiografias são realizadas para confirmar suspeitas clínicas e complementar informações sobre as condições dos dentes e do rebordo alveolar remanescentes. Podem ser solicitadas radiografias panorâmicas, interproximais e periapicais para maior detalhamento.

Em relação aos **dentes remanescentes** (Figura 17), no exame radiográfico, é possível verificar:

- o suporte periodontal com a qualidade e quantidade de osso, definindo, assim, a proporção coroa/

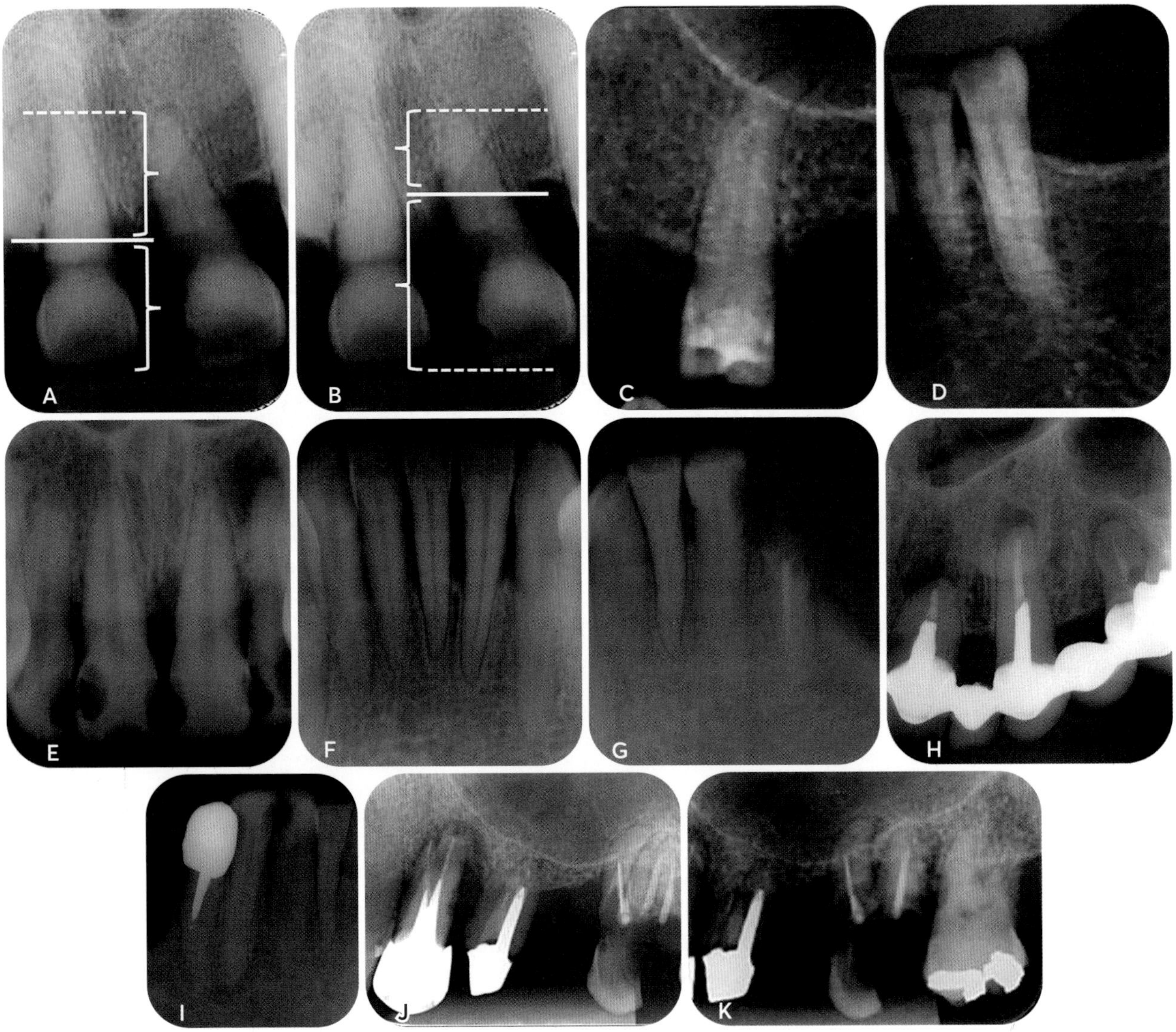

Figura 17 Radiografias periapicais demonstrativas de dentes em diversas condições clínicas. Na sequência de (A a D), proporção coroa/raiz de dentes pilares: em (A e B), radiografias do mesmo paciente com incisivos centrais íntegros, vitalidade pulpar e inserção óssea, fornecendo proporções 1:1 de coroa/raiz em (A) e 1:2 em (B), o que indica que o dente 21 não tem suporte adequado para atuar como pilar de PPR; em (C e D), dentes pilares vitais, íntegros e com inserção óssea, fornecendo adequada proporção de coroa/raiz. Em (E), dentes remanescentes com discreta perda óssea, cáries proximais extensas e lesão periapical; em (F), dentes remanescentes com vitalidade pulpar, íntegros e com reduzida inserção óssea; em (G), dente remanescente com cárie, boa inserção óssea e raiz residual; em (H), dentes remanescentes com prótese parcial fixa metalocerâmica e, nos pilares, lesões periapicais; em (I), dente pilar com tratamento endodôntico insatisfatório e boa inserção óssea, e cáries nos dois dentes vizinhos ao pilar; em (J e K), radiografias do mesmo paciente com dentes 24, 25 e 27 com tratamentos endodônticos, núcleos metálicos e destruição coronária, com extenso comprometimento periodontal e lesões periapicais, e dente 28 com vitalidade, restauração satisfatória, comprometimento periodontal e proporção coroa/raiz insatisfatória.

Fonte: Disciplina de Prótese Parcial Removível – FOAr-Unesp.

raiz, que, idealmente, deve ser de, pelo menos, 1:1, para que o dente possa ser indicado como pilar da PPR;

- o tamanho, o número e a morfologia das raízes, a fim de determinar maior ou menor implantação óssea e verificar a área de fulcro;
- a condição de restaurações e tratamentos endodônticos;
- a presença de cáries e lesões periapicais.

Em relação ao **rebordo residual** (Figuras 17 e 18), no exame radiográfico, é possível:

- verificar a presença de raízes residuais, dentes inclusos, corpos estranhos e formações irregulares do rebordo;
- localizar áreas de infecção, lesões, cistos e processos patológicos;
- verificar a qualidade e a quantidade de osso remanescente;
- avaliar a altura do corpo mandibular e a relação dos forames e nervos, que, em função do processo de reabsorção e remodelação óssea, podem estar próximos à crista do rebordo, superficiais à fibromucosa, correndo o risco de serem comprimidos pela base da prótese;
- avaliar a relação da crista do rebordo com o seio maxilar.

Exame de modelos de estudo[2,8]

Durante as etapas de confecção de uma PPR, a obtenção dos modelos de estudo é essencial. Em um plano de tratamento convencional, esses modelos são utilizados para diversas finalidades (Figura 19):

- para análise em delineador, instrumento no qual é planejada a estrutura metálica;
- para planejamento de desgastes e remodelagem de contorno dos dentes pilares;

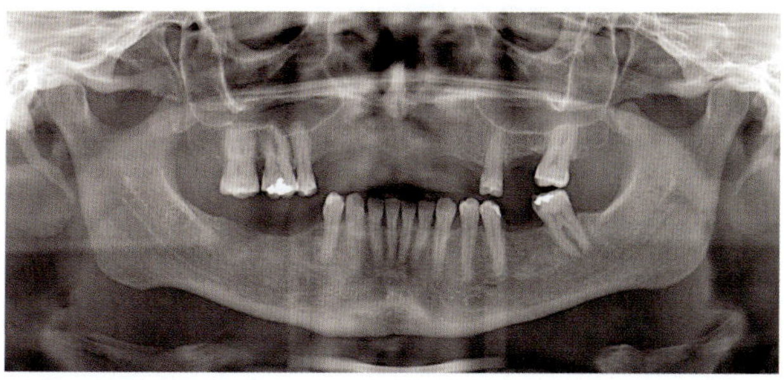

Figura 18 Radiografia panorâmica de paciente parcialmente desdentado, fornecendo ampla visão dos arcos e das condições gerais.
Fonte: Disciplina de Prótese Parcial Removível – FOAr-Unesp.

- para confecção de moldeiras individuais, utilizadas na moldagem para modelo mestre e na moldagem funcional de transferência;
- para confecção de bases de registro, utilizadas para a montagem em articulador semiajustável (ASA);
- para confecção de PPR provisórias.

Em casos mais complexos, a montagem dos modelos de estudo em ASA permite avaliar extrusões dentárias e de rebordo, espaços intermaxilares, estabilidade oclusal, alterações do plano oclusal e da dimensão vertical, entre outras complicações. Dessa maneira, o planejamento de procedimentos pré-protéticos, indicados individualmente para cada caso, pode ser feito com segurança. Além disso, a montagem dos modelos de estudo em ASA permite a confecção de PPR provisórias, que contribuem sobremaneira para o correto planejamento das próteses definitivas.

Assim, o exame de modelos de estudo auxilia na definição do diagnóstico e do plano de tratamento, facilita explicações ao paciente durante a exposição do orçamento e serve como documentação do caso clínico.

Colocando em prática o que foi exposto

Para ilustrar o passo a passo do exame intraoral, a Figura 20 traz imagens ilustrativas de um caso clínico, apontando o que pode ser verificado e que poderá interferir no planejamento da reabilitação oral.

Na Figura 20, estão ilustrados arcos parcialmente desdentados, superior e inferior, que serão reabilitados com PPR, e as radiografias complementares. Com base nessas imagens, é possível verificar uma série de problemas dentários que precisa ser solucionada antes do início do tratamento. Executar procedimentos para solucionar esses problemas antes da realização de qualquer procedimento relacionado à confecção das próteses é denominado **adequação do meio bucal**. Os problemas evidenciados nas imagens são:

- No arco superior:
  - gengivite generalizada, necessitando de tratamento periodontal básico em todos os dentes;
  - cáries nos dentes 21 (distal e palatina) e 27 (cervical), necessitando de restaurações diretas;
  - restauração insatisfatória no dente 13, que deve ser substituída;
  - fratura e provável necrose no dente 11, que requer tratamento endodôntico, núcleo e confecção de coroa fresada;
  - avaliar grau de mobilidade do dente 17, que apresenta perda de inserção óssea radiografica-

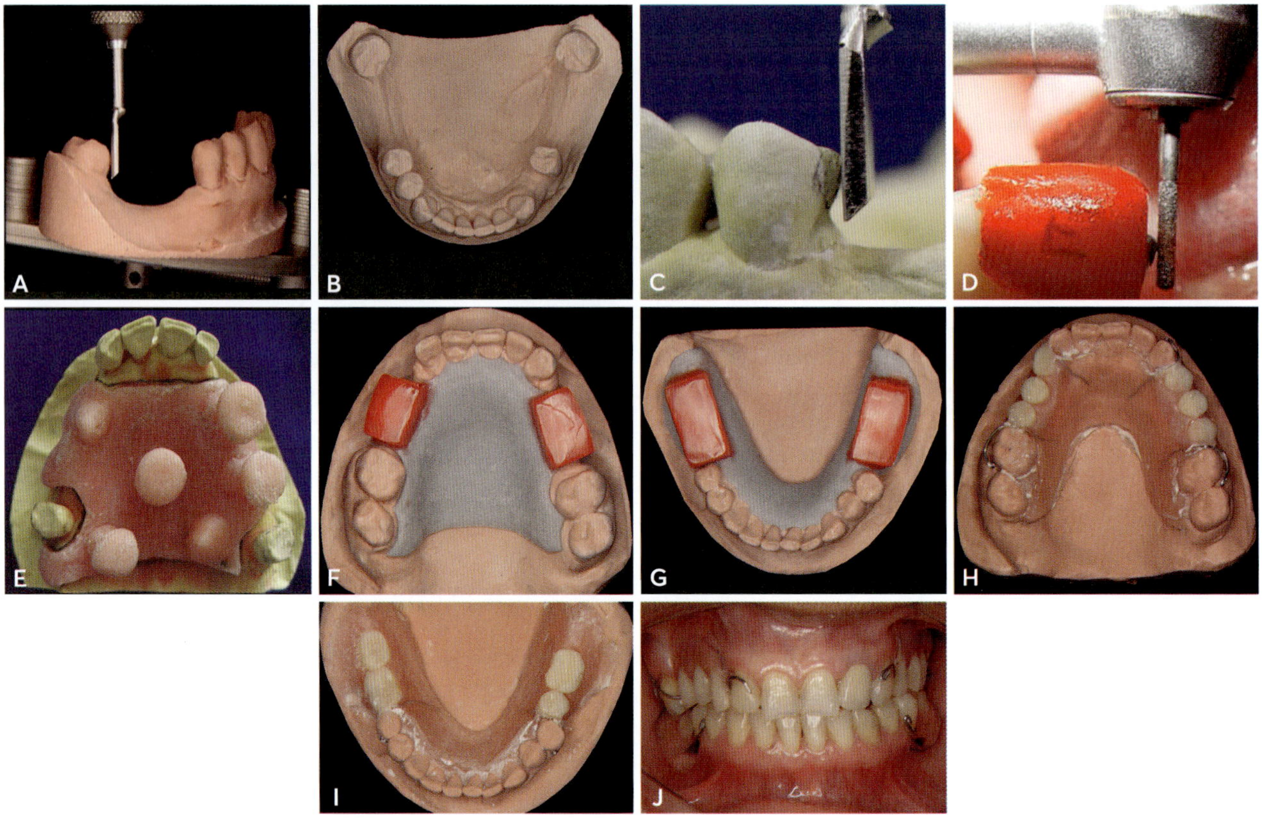

Figura 19 Imagens ilustrativas do uso do modelo de estudo para: análise em delineador (A); avaliação do posicionamento dentário, podendo identificar dentes mal posicionados ou muito inclinados (B), assim como planejar desgastes e recontorno dos dentes pilares (C e D); confecção de moldeira individual utilizada para moldagem de transferência (E); confecção de bases de registro superior e inferior (F e G) e de PPR provisórias (H a J).
Fonte: Disciplina de Prótese Parcial Removível – FOAr-Unesp.

mente, e dos demais dentes, que estão com bom suporte ósseo;
  - rebordo alveolar remanescente volumoso, paralelo do lado direito e com leve reabsorção do lado esquerdo;
  - presença de tórus palatino, indicando possível mudança de planejamento de conector maior.
- No arco inferior:
  - gengivite generalizada, necessitando de tratamento periodontal básico;
  - cáries nos dentes 42 (mesial) e 45 (cervical), necessitando de restaurações diretas;
  - dente 36 com preparo coronário e tratamento endodôntico já realizados e pino rosqueável em condições satisfatórias, necessitando de refinamento do preparo e confecção de coroa fresada;
  - rebordo alveolar remanescente volumoso bilateralmente.

Avaliando ambos os arcos em oclusão, nota-se toque apenas entre os dentes posteriores 15 e 45, o que não é suficiente para manter a contenção posterior e a dimensão vertical de oclusão, gerando instabilidade oclusal. Dessa maneira, a reabilitação deve ser planejada na posição de trabalho ROC. Nota-se, também, pouco espaço intermaxilar do lado esquerdo (dente 35 está muito próximo do rebordo superior), sendo mandatório reavaliar essa questão após o restabelecimento da dimensão vertical com PPR provisórias.

CONSIDERAÇÕES FINAIS

A prática de um exame clínico minucioso, com uma avaliação holística do paciente, é imprescindível não apenas para que todas as condições orais e sistêmicas sejam identificadas e registradas, mas também para ser possível estabelecer uma relação de confiança entre o profissional e o paciente. Com base nas informações coletadas durante o exame clínico, detalhadamente descrito neste capítulo, é que são estabelecidos adequadamente o diagnóstico e o plano de tratamento, que são os pilares do sucesso do tratamento reabilitador.

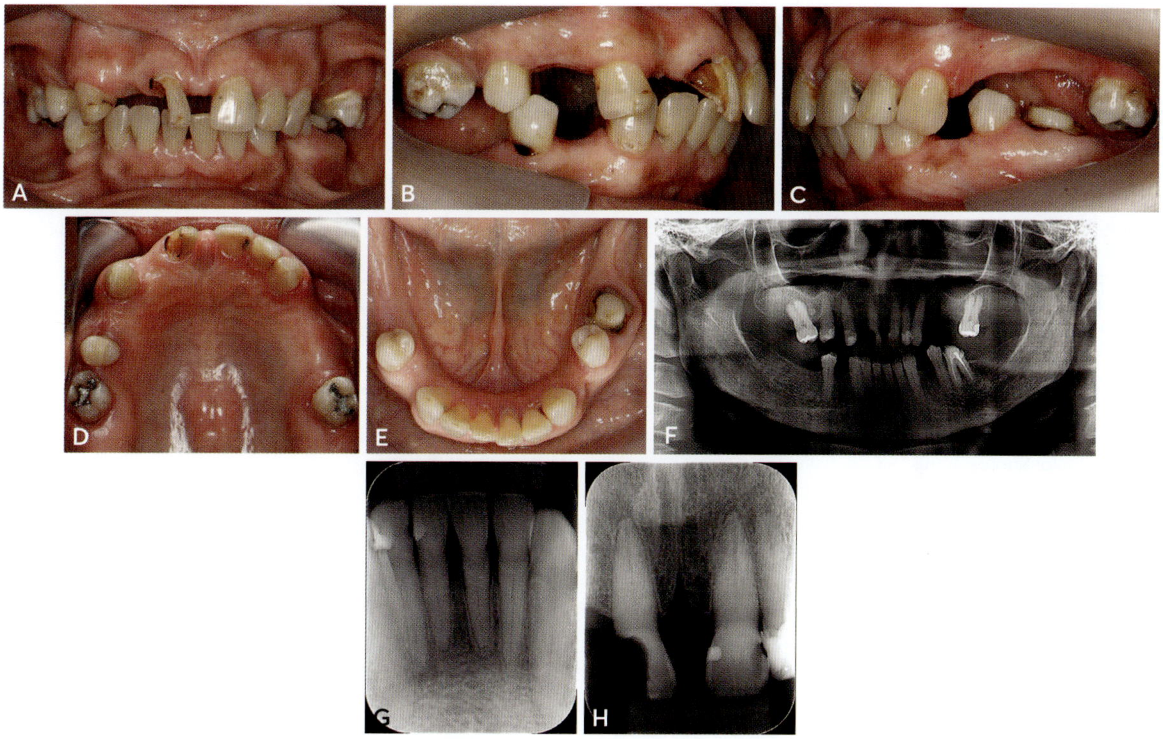

Figura 20 Imagens clínicas e radiografias complementares de caso clínico de arcos parcialmente desdentados.
Fonte: Disciplina de Prótese Parcial Removível – FOAr-Unesp.

FLUXOGRAMA DE CUIDADOS

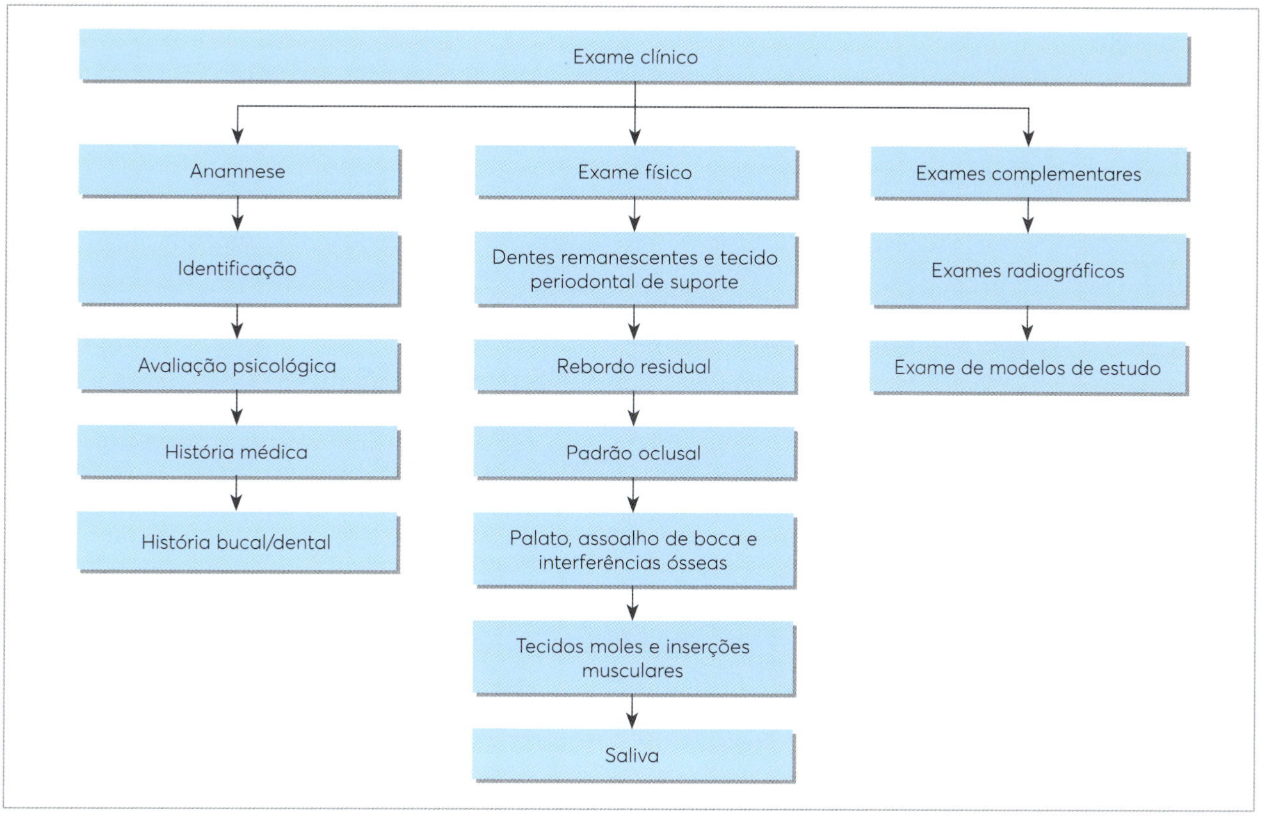

REFERÊNCIAS BIBLIOGRÁFICAS

1. Genovese WJ. Metodologia do exame clínico em odontologia. São Paulo: Pancast Editorial, 1992.
2. Carr AB, Brown DT. McCracken's Prótese parcial removível. 12.ed. São Paulo: Elsevier, 2012.
3. Russi S. Prótese total clínica. Araraquara: Faculdade de Odontologia da Unesp, 1982.
4. Barrios CH, Silva VL, Pinheiro RF, Oliveira RL, Gasnier R. Avaliação do registro do exame físico realizado por doutorandos e residentes no Serviço de Medicina Interna do Hospital São Lucas – PUCRS. Scientia Medica. 2005;15(3):156-162.
5. Poi WR, Trevisan CL, Lucas LVM, Pinheiro LMG. Considerações sobre o exame clínico integrado. Rev Ass Paul Cir Dent. 2003;57(1):19-22.
6. Kliemann C, de Oliveira W. Manual de prótese parcial removível. São Paulo: Santos, 1999.
7. Genovese WJ. Exame clínico em odontologia: princípios básicos. São Paulo: Panamed Editorial, 1985.
8. Carreiro AFP, Batista AUD. Prótese parcial removível contemporânea. São Paulo: Santos, 2013.
9. Boraks S. Diagnóstico bucal. São Paulo: Artes Médicas, 1996.
10. Tomasi AF. Diagnóstico em patologia bucal. São Paulo: Artes Médicas, 1989.
11. Kerr DA, Ash MMJR, Millard HD. Diagnóstico oral. 4.ed. Rio de Janeiro: Guanabara Koogan, 1977.
12. Fiori SR, Lourenção AR. Prótese parcial removível – fundamentos bioprotéticos. São Paulo: Pancast Editorial, 1989.
13. Henderson D, Steffel VL. McCracken's Prótese parcial removível. 5.ed. São Paulo: Artes Médicas, 1979.
14. McGivney GP, Castleberry DJ. Prótese parcial removível de McCracken. 9.ed. São Paulo: Artes Médicas, 1995.
15. Machado AL, Vergani CE, Giampaolo ET. Moldagens funcionais em prótese parcial removível. J Bras Odontol Clin. 1997;1(3):21-26.
16. Muhlemann HR. Tooth mobility: a review of clinical aspects and research findings. J Periodontol. 1967;38(6 Suppl):686-713. doi.org/10.1902/jop.1967.38.6_part2.686.
17. Togano H, Hideshima M, Ohyama T. Reproducibility of interocclusal recording for mandibular removable partial denture in bilateral distal extension cases. J Med Dent Sci. 2003;50(1):53-61.
18. Krol AJ, Jacobson TE, Finzen FC. Removable partial denture design: outline syllabus. 5.ed. Indent: San Rafael, 1999.
19. Stillwell KD, Eshelman Jr. EG. The functional bilaminar impression technique for the distal extension removable partial denture. Gen Dent. 2007;55(2):101-104.
20. Vanzillotta PS, Pinto CAF, Briote MIM, Lima FSLC. Síndrome da combinação. Rev Bras Odontol. 2012;69(2):199-202.
21. Telles D. Prótese total – convencional e sobre implantes. São Paulo: Santos, 2011.
22. Goyatá FR, Duarte Jr. JA, Rodrigues CRT. Prevalência da síndrome da combinação em pacientes submetidos a tratamento dentário no Centro de Especialidades Odontológicas (CEO) no município de Vassouras – RJ. Int J Dent. 2011;10(1):10-14.
23. Cunha LDAP, Rocha EP, Pellizzer EP. Prevalência da síndrome de Kelly em usuários de prótese parcial removível. RGO. 2007;55(4):325-328.
24. Sugio CYCS, Maciel JG, Procópio ALF, Gomes ACG, Vasquez KMJ, Soares S et al. Oral lesions related to the use of complete dentures. Rev Assoc Paul Cir Dent. 2019;73(3):215-220.
25. Sanitá PV, Machado AL, Pavarina AC, Massucato EM, Colombo AL, Vergani CE. Microwave denture disinfection versus nystatin in treating patients with well-controlled type 2 diabetes and denture stomatitis: a randomized clinical trial. Int J Prosthodont. 2012;25(3):232-244.

9

Planejamento convencional e digital em prótese parcial removível

Janaina Habib Jorge
Vanessa Migliorini Urban
Adriana da Fonte Porto Carreiro

O envelhecimento da população é uma realidade mundial, e o Brasil superou a marca dos 30,2 milhões de idosos em 2017.[1] Com o crescimento da população geriátrica, aumenta também a porcentagem de pacientes total ou parcialmente desdentados. Do total de idosos brasileiros, mais de três milhões necessitarão de próteses totais e quatro milhões, de próteses parciais em pelo menos uma das arcadas.[2-4] Estudos epidemiológicos sugerem que o edentulismo total está em declínio e que cerca de 40% dos idosos apresentam dentes remanescentes.[2-4] Diante disso, a reabilitação oral de pacientes parcialmente desdentados parece ter tendência ao aumento. Em uma revisão de literatura, foi demonstrado não haver evidência científica sobre qual tipo de prótese é mais indicado para pacientes parcialmente edêntulos em relação à longevidade do tratamento e ao índice de satisfação,[2] mostrando a notoriedade, mesmo nos dias atuais, da reabilitação com próteses parciais removíveis (PPR).

As PPR são consideradas próteses conservadoras, que fornecem uma solução rápida e de baixo custo para a maioria da população.[5,6] O seu objetivo é reabilitar arcos parcialmente desdentados, devolvendo a estética, a fonética e a mastigação, podendo ser removidas tanto pelos profissionais como pelos pacientes, sem causar danos às suas partes constituintes e às estruturas de suporte.[7,8] Contudo, para que esse objetivo seja atingido, a reabilitação oral com PPR deve ser adequadamente planejada, fundamentando-se em princípios mecânicos e biológicos, e o plano de tratamento estabelecido deve ser corretamente seguido.

O planejamento é representado por uma fase de elaboração, prévia às diversas etapas de trabalho que envolverão sua confecção propriamente dita.[9] A dinâmica do planejamento tem por objetivo estabelecer o plano de tratamento, que poderá ser alterado se fatos novos exigirem a modificação do seu enfoque e das condutas clínicas.[9] Isso significa que o tratamento deve apresentar o melhor resultado possível para o paciente, após terem sido ponderados todos os fatores físicos, mecânicos, estéticos e econômicos envolvidos em um determinado caso. Um dos principais problemas na reabilitação com PPR é o fato de seu planejamento ser delegado a técnicos de laboratório, que não detêm os conhecimentos mandatórios para que o planejamento aconteça de forma que a prótese possa distribuir corretamente as cargas mastigatórias aos dentes remanescentes e à fibromucosa da área desdentada. Além disso, esses profissionais desconhecem as inúmeras variáveis, de ordem biológica e psicológica, que envolvem o tratamento protético.[10]

Diante da possibilidade de delineamento e planejamento digital, os princípios de desenho da estrutura metálica são os mesmos do planejamento convencional, ou seja, baseados na função e no formato de cada componente da estrutura metálica. Portanto, independentemente do fluxo de trabalho, será abordado, neste capítulo, o desenho da estrutura metálica em arcos parcialmente desdentados, classificados como Classes I, II, III e IV de Kennedy, superiores e inferiores, com o objetivo de orientar acadêmicos e profissionais na aplicação global de todo o conjunto de elementos obrigatórios ao correto planejamento das estruturas metálicas das PPR. Como resultado, será possível obter maior sucesso no tratamento, trazendo conforto ao paciente e, consequentemente, grande satisfação pessoal e profissional a todas as partes envolvidas.

BASES PARA A PRÁTICA CLÍNICA, NÍVEIS DE EVIDÊNCIA E RECOMENDAÇÕES

Planejamento convencional em PPR

Para o planejamento de uma PPR, deve-se adotar uma sequência lógica e objetiva para o desenho da estrutura metálica, que permita a conclusão do planejamento sem que nenhum elemento seja esquecido. Assim, sugere-se a seguinte sequência:

1. Classificação do arco parcialmente desdentado segundo Kennedy.
2. Planejamento dos apoios.
3. Planejamento dos grampos de retenção.
4. Planejamento dos grampos de oposição.
5. Planejamento do conector maior ou barra.
6. Planejamento das selas metálicas.
7. Planejamento dos conectores menores.
8. Análise da linha de fulcro.
9. Planejamento dos retentores indiretos.
10. Planejamento dos planos guia.

O primeiro passo, no início do planejamento da estrutura metálica, é a classificação dos arcos parcialmente desdentados, a qual é de suma importância, uma vez que, segundo Cummer,[11] considerando apenas a variável de localização dos espaços edêntulos em relação aos dentes remanescentes em um dos arcos dentais, são possíveis 64.534 combinações de arcos parcialmente desdentados. Assim, a associação das noções básicas dos vários componentes da prótese com o planejamento das Classes básicas de Kennedy[12] permite o planejamento de todos os arcos, incluindo aqueles que apresentam áreas de modificação.[13] Mais detalhes sobre os métodos e a magnitude da classificação de arcos parcialmente desdentados estão descritos no Capítulo 1. Diante disso, neste capítulo, o planejamento dos componentes básicos da estrutura metálica para cada Classe de Kennedy será descrito, em detalhes, de acordo com os princípios biomecânicos envolvidos na reabilitação com PPR.

Classe I de Kennedy (Figura 1)

Primeiramente, os arcos parcialmente desdentados Classe I de Kennedy (inferior e superior) serão planejados. Como citado anteriormente, após a classificação do arco, os apoios são os primeiros componentes a serem planejados. Os apoios devem estar localizados na região mesial da superfície oclusal dos dentes posteriores ou de cíngulo dos anteriores, vizinhos às extremidades livres. Essa localização, distante dos espaços protéticos, proporciona a obtenção de um sistema de alavanca de segundo gênero em próteses dentomucossuportadas, prevenindo a incidência de forças laterais nocivas sobre os dentes pilares. Na Figura 1A (arco inferior), os apoios principais deverão ser planejados na mesial (superfície oclusal) do dente 34 e na mesial (no cíngulo) do dente 43. Na Figura 1B (arco superior), os apoios principais deverão ser planejados na região mesial do cíngulo dos dentes 13 e 23. As características dos apoios e nichos estão descritas no Capítulo 3.

Após o planejamento dos apoios, os grampos de retenção para cada dente pilar devem ser planejados. No caso de Classe I de Kennedy (extremidade livre) (Figura 1), os grampos de retenção deverão ser localizados na superfície vestibular dos dentes pilares e apresentar uma maior ação retentiva, por se tratar de retentor único por hemiarcada. Independentemente do pilar utilizado, anterior ou posterior, os grampos de retenção indicados são tipo T de Roach, por serem mais retentivos em virtude de sua ação por tropeçamento. Esses grampos apresentam duas pontas ativas, as quais devem estar localizadas abaixo do equador protético dos dentes pilares. Nos casos apresentados na Figura 1, para todos os dentes pilares principais serão planejados grampos tipo T de Roach.

Sequencialmente, os grampos de oposição devem ser planejados. Para neutralização das forças vestíbulo-linguais geradas pelos grampos T de Roach, é necessário planejar os grampos de oposição na superfície axial oposta (palatina/lingual), atendendo aos princípios de reciprocidade (ver Capítulo 4). Esses grampos devem ser rígidos e apresentar uma espessura uniforme em toda sua extensão. Em casos de pilares anteriores, o grampo de oposição indicado é o MDL; para pilares posteriores, o indicado é o circunferencial. O grampo MDL, recomendado para dentes anteriores, deve ser desenhado a partir de um apoio no cíngulo, na mesiolingual, e se estendendo até o plano guia preparado na região proximal, proporcionando a neutralização das forças geradas pelos grampos T de Roach. O grampo circunferencial, pode estar localizado em superfície paralela ao eixo de inserção e remoção (ideal) ou, então, acima do equador protético, em superfície expulsiva. Superfícies retentivas devem ser modificadas de modo a torná-las paralelas, preferencialmente, ou expulsivas. No caso da Figura 1A, serão planejados o grampo circunferencial, no dente 34, e o grampo MDL, no dente 43. No caso da Figura 1B, serão planejados grampos MDL tanto no dente 13 como no 23. As características e as indicações dos grampos de retenção e oposição estão descritas detalhadamente no Capítulo 4.

Após o desenho dos grampos, deve ser planejada a conexão maior (também chamada de barra). Esse componente deve ser rígido o suficiente para promo-

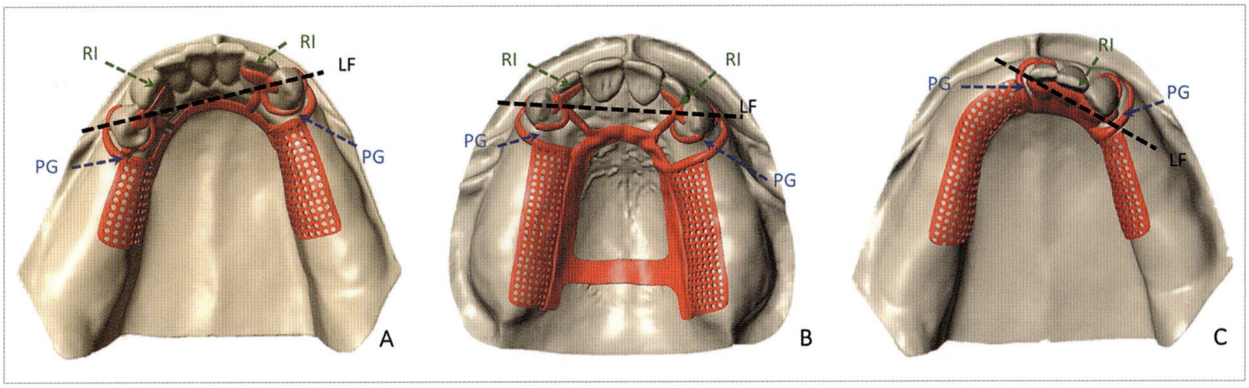

Figura 1 Arcos parcialmente desdentados, classificados como Classe I de Kennedy. Em (A), arco inferior e, em (B), arco superior, ambos com os planos guia (PG), retentor indireto (RI) e linha de fulcro (LF) identificadodos; em (C), arco parcialmente desdentado com placa lingual.

Fonte: elaborada pelos autores.

ver a união dos elementos localizados de um lado do arco com o hemiarco oposto, assim como para transmitir os esforços por toda a área de suporte. Para o arco inferior, a barra deve apresentar uma relação de alívio com a fibromucosa, que é fina, móvel e bastante sensível. Nos casos em que exista distância igual ou superior a 9 ou 10 mm entre o assoalho bucal (com a língua ligeiramente elevada) e a gengiva marginal, o conector maior preconizado é a barra lingual. Em caso de distância inferior a essa medida, a borda superior da barra ficaria localizada muito próxima à gengiva marginal livre, podendo causar irritação aos tecidos. Nessa situação, deve ser indicada uma placa lingual com borda superior afilada e que se estenda desde o fundo de sulco lingual funcional até a região do terço médio dos dentes remanescentes, para proporcionar maior conforto ao paciente e manter rigidez suficiente. Em caso de dentes com prognóstico duvidoso, a placa lingual também deve ser indicada, pois permite a fixação de novos dentes artificiais sem necessidade de refazer a estrutura metálica. A Figura 1C ilustra o planejamento de um arco Classe I de Kennedy com placa lingual. Nos arcos inferiores, o conector maior deve se estender além da superfície distal do último dente remanescente, conectando-se ao braço do grampo T de Roach (Figura 1A). Para arcadas superiores, a barra deve apresentar uma relação de contato com a fibromucosa, que é densa, espessa e firmemente aderida ao osso subjacente. Essa relação propicia conforto ao paciente, pois dificulta a penetração de alimentos e melhora a distribuição de forças. Para as extremidades livres (Figura 1B), a barra indicada deve ser a anteroposterior, por ser a conexão superior de maior rigidez. Suas bordas superiores devem distar 5 a 6 mm da margem gengival, a fim de preservar a saúde desses tecidos, prevenir o acúmulo de biofilme e proteger a região de traumas mecânicos. Sua fita anterior deve seguir as depressões da rugosidade palatina e cruzar a rafe mediana em ângulo reto. Ainda para as extremidades livres (Figura 1B), as fitas laterais devem se estender até o final do rebordo para auxiliar na distribuição de forças. A barra posterior une as duas fitas laterais e deve cruzar a rafe palatina em ângulo reto, sendo seu limite de 1 a 2 mm aquém da linha vibratória (limite palato duro/palato mole). Nos casos em que há poucos dentes remanescentes, deve ser indicada uma placa palatina ou cobertura total do palato. Essa barra deve se estender por toda a área chapeável e poderá ser confeccionada totalmente em metal ou em metal e resina acrílica. As indicações e as características dos conectores maiores estão descritas em detalhes no Capítulo 5.

As selas devem preencher o espaço edêntulo, ser desenhadas em forma de grade e unidas à conexão maior. Devem apresentar um alívio em relação aos tecidos, proporcionando espaço suficiente para a colocação da resina acrílica da base da prótese. Para o arco inferior (Figura 1A), as selas devem ser desenhadas sobre a crista do rebordo residual, até a região dos primeiros molares. Para o arco superior (Figura 1B), devem ser desenhadas sobre a crista do rebordo residual e unidas à fita lateral da barra anteroposterior em toda a sua extensão.

Os conectores menores devem ser planejados para unir os elementos situados sobre os dentes à conexão maior. Devem ser localizados nos espaços interdentais, para proporcionar mais conforto ao paciente. Apresentam forma triangular, com a base unida à barra em ângulo reto. Também devem formar ângulo de 90° com os apoios para que haja correta transmissão de forças aos dentes pilares, já que essa é uma das funções dos conectores menores. Em casos de Classe I de Kennedy (Figura 1), os conectores menores deverão ser planejados nas regiões mesiais linguais dos dentes vizinhos às extremidades livres, unindo os apoios oclusais à barra ou conexão maior. As características dos conectores menores estão descritas no Capítulo 7.

As linhas de fulcro são eixos imaginários que passam pelos apoios principais da PPR, em torno das quais a prótese realiza certos tipos de movimentos. Nos arcos Classes I e II de Kennedy, essa movimentação ocorre no sentido de aproximação e afastamento dos tecidos. Nos casos exemplificados na Figura 1, a linha de fulcro passa pelos apoios localizados na mesial dos dentes pilares 34 e 43 (Figura 1A), 13 e 23 (Figura 1B) e 41 e 43 (Figura 1C).

Durante a mastigação de alimentos pegajosos ou em razão da ação da musculatura paraprotética, pode ocorrer o movimento de afastamento da base da prótese em relação aos tecidos. Para minimizar esse movimento, devem ser planejados retentores indiretos, componentes rígidos cuja função principal é estabilizar a PPR, reduzindo os movimentos que ocorrem em torno da linha de fulcro. Para selecionar a localização dos retentores indiretos, devem ser contemplados alguns aspectos, como a distância em relação à linha de fulcro, o suporte periodontal e a anatomia da coroa dentária dos dentes de suporte. A distância dos retentores indiretos no tocante à linha de fulcro deve ser a maior possível, aumentando a resistência ao movimento de afastamento. Mecanicamente, a posição ideal do retentor indireto é obtida traçando-se uma linha perpendicular sobre o eixo de rotação equidistante dos dois dentes de suporte (mediatriz), devendo ser planejada o mais anteriormente possível. Por razões estéticas e/ou funcionais, o retentor indireto poderá ser distalizado. No caso de Classe I, o único retentor indireto planejado entre os incisivos centrais, quando distalizado, deve ser substituído por dois retentores indiretos bilaterais e simétricos. Portanto, em casos favoráveis, pode-se distalizar os retentores indiretos, favorecendo a estética e o conforto do paciente, sem detrimento da funcionalidade. Assim, no caso da Figura 1A, retentores indiretos devem ser planejados em toda a extensão do cíngulo dos dentes 33 e 42 para união com o conector menor previamente planejado. Para o caso da Figura 1B, retentores indiretos devem ser planejados no cíngulo (em toda a sua extensão mesiodistal) dos dentes 12 e 22. Na Figura 1C, o retentor indireto será planejado no cíngulo do dente 42 (de mesial a distal). Mais detalhes sobre linhas de fulcro e retentores indiretos podem ser encontrados no Capítulo 7.

Para finalizar, os planos guia devem ser planejados. São componentes rígidos que, a princípio, devem ser desenhados nas superfícies proximais vizinhas aos espaços desdentados. Devem ser situados sobre duas ou mais superfícies preparadas, seguindo o eixo de inserção/remoção determinado. Em casos de dentes pilares posteriores, vizinhos à extremidade livre (dente 34, na Figura 1A), os planos guia deverão ser placas distais rígidas (também chamadas de conectores menores independentes), unidas ao braço do grampo T de Roach e estendendo-se até a região de terço médio-oclusal das superfícies distais. Em casos de pilares anteriores, vizinhos à extremidade livre, o grampo MDL de oposição deverá se estender até a superfície proximal distal (dente 43, na Figura 1A, e dentes 13 e 23, na Figura 1B). Uma vez que essa superfície do dente apresenta uma extensão reduzida no sentido vestíbulo-lingual, a placa distal não está indicada pelo fato de não proporcionar a rigidez exigida. Na Figura 1C, para ambos os dentes pilares (41 e 43), o plano guia será a extensão da placa lingual à superfície proximal. Outros componentes que podem atuar como plano guia estão descritos no Capítulo 7.

Classe II de Kennedy (Figura 2)

Nos arcos parcialmente desdentados Classe II de Kennedy, os apoios deverão ser localizados na região mesial da superfície oclusal do dente posterior ou no cíngulo em pilar anterior, quando vizinho a uma extremidade livre. Na Figura 2, devem ser planejados apoios mesiais na região de cíngulo nos dentes 43 (Figura 2A) e 13 (Figura 2B). Essa localização também proporciona a obtenção de um sistema de alavanca de segundo gênero. Apesar de o arco apresentar um espaço desdentado unilateral, a prótese deve sempre ser planejada bilateralmente, para promover melhor distribuição de forças e, consequentemente, maior estabilização. Assim, devem ser planejados apoios oclusais na região mesial do segundo molar e na região distal do primeiro molar (Figura 2), uma vez que, nesses casos, grampos do tipo circunferencial geminado devem ser planejados do lado dentado (lado colateral à extremidade livre).

Em relação aos grampos de retenção, como discutido anteriormente, o grampo T de Roach deve ser planejado no pilar principal vizinho à extremidade livre (dentes 43, na Figura 2A, e 13, na Figura 2B). No hemiarco oposto, nos primeiros e segundos molares, serão planejados grampos do tipo circunferencial geminado, partindo dos apoios oclusais (dentes 36 e 37, na Figura 2A, e 26 e 27, na Figura 2B). Os grampos circunferenciais de retenção apresentam afilamento progressivo em direção à ponta ativa. Dessa forma, o terço inicial, próximo ao apoio oclusal, é rígido e não deve ser desenhado em área retentiva. O afilamento permite que a extremidade do grampo apresente a flexibilidade necessária para sua localização em área retentiva.

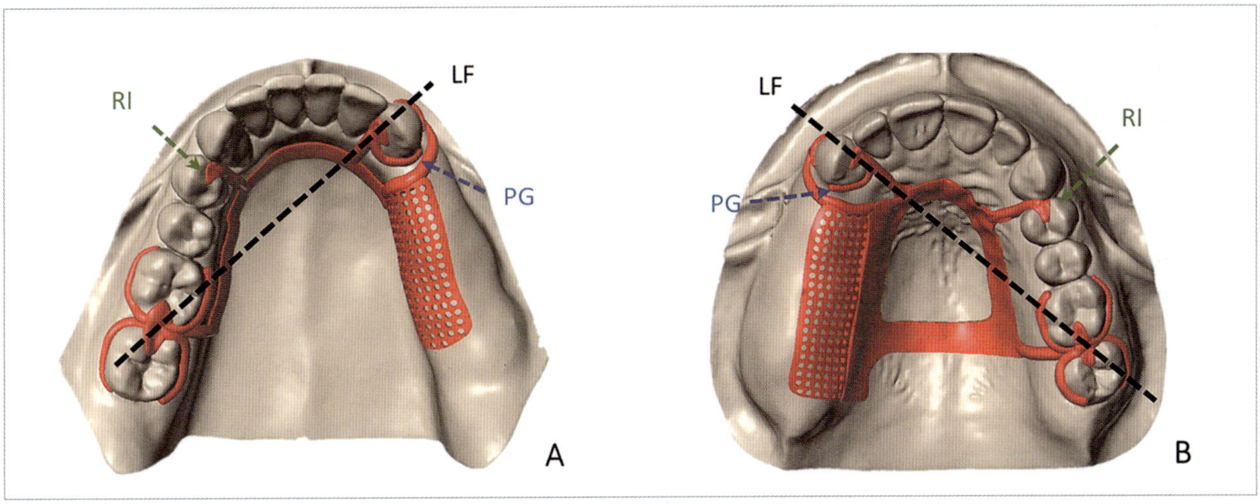

Figura 2 Arcos parcialmente desdentados, classificados como Classe II de Kennedy. Em (A), arco inferior; em (B), arco superior. LF: linha de fulcro; PG: planos guia; RI: retentor indireto.
Fonte: elaborada pelos autores.

Em casos de pilares anteriores vizinhos a uma extremidade livre, o grampo de oposição indicado é o MDL (dentes 43, na Figura 2A, e 13, na Figura 2B); para pilares posteriores também adjacentes a uma extremidade livre, o grampo indicado é o circunferencial. Nos casos da Figura 2, para os molares do lado dentado (colateral à extremidade livre), os grampos de oposição também serão circunferenciais (dentes 36 e 37, na Figura 2A, e 26 e 27, na Figura 2B). Se as superfícies linguais forem preparadas paralelas ao eixo de inserção/remoção, os grampos de oposição também atuarão como planos guia adicionais. Assim, os grampos circunferenciais de oposição neutralizarão as forças geradas pelos grampos de retenção durante todo o movimento de colocação e retirada da prótese, promovendo reciprocidade vertical.

Em relação à barra ou à conexão maior, no arco inferior, pode ser indicada a placa ou a barra lingual, de acordo com os mesmos critérios descritos anteriormente. No caso da Figura 2A, uma barra lingual deve ser planejada, supondo uma distância mínima de 9 a 10 mm entre o fundo de sulco funcional e a gengiva marginal livre. Em arcadas superiores de Classe II de Kennedy, deve-se indicar a barra anteroposterior (Figura 2B). No lado da extremidade livre, a extensão da barra segue as mesmas características do arco Classe I, ou seja, até o final do rebordo. No lado dentado, a barra deve se estender até o último apoio oclusal planejado.

Da mesma forma que para o arco inferior tipo Classe I de Kennedy, a sela deve ser desenhada sobre a crista do rebordo residual até a região do primeiro molar (Figura 2A). Para o arco superior, a sela deverá ser desenhada na região da crista do rebordo residual em toda a sua extensão, unindo-se à fita lateral da conexão maior (Figura 2B).

Os conectores menores devem apresentar uma relação de alívio na região da papila gengival, mantendo-se em contato com os terços médio e oclusal dos dentes. Além disso, devem ser convexos, para proporcionar conforto ao paciente e facilitar a higienização da prótese. Nos arcos da Figura 2, os conectores menores deverão ser desenhados na região mesial dos dentes 43 (caso A) e 13 (caso B) e também entre os dentes 36 e 37 (Figura 2A) e 26 e 27 (Figura 2B).

Por existir uma extremidade livre unilateral, haverá a formação da linha de fulcro em ambos os arcos da Figura 2. No caso A, a linha de fulcro apresenta-se diagonalmente, localizando-se sobre os apoios mesiais dos dentes 43 e 37. No caso B, a linha de fulcro também se apresenta na diagonal, sobre os apoios mesiais dos dentes 13 e 27.

Em função da formação da linha de fulcro, é preciso planejar retentores indiretos, que são componentes rígidos cuja função principal é estabilizar a PPR, reduzindo os movimentos que ocorrem em torno dessa linha. No caso da Figura 2A, esse elemento será constituído por um apoio e um conector menor, situados na região mesial do dente 34. Para o caso da Figura 2B, o retentor indireto será formado por um apoio e um conector menor, ambos situados na região mesial do dente 24. A escolha do pré-molar como retentor indireto em relação ao canino deve-se ao fato de esse dente apresentar anatomia coronária oclusal mais adequada para o preparo de nicho e, portanto, capacidade de proporcionar melhor suporte.

No caso de dentes anteriores vizinhos à extremidade livre, a extensão do grampo MDL funcionará como plano guia (dentes 43, na Figura 2A, e 13, na Figura 2B). Já no caso de dente pilar posterior vizinho a uma extremidade livre, uma placa distal, também chamada de conector menor independente, será indicada como plano guia. Para ambos os casos da Figura 2, se as superfícies palatinas/linguais dos molares forem preparadas de acordo com o eixo de inserção/remoção, os grampos circunferenciais de oposição atuarão como planos guia.

Classe III de Kennedy (Figura 3)

Em espaços intercalados, os apoios devem, como regra principal, estar localizados na superfície oclusal voltada para o espaço desdentado, visando a direcionar as forças mastigatórias no sentido do longo eixo dos dentes pilares (dentes 37, na Figura 3A, e 27, na Figura 3B). Tratando-se de um dente posterior, deve-se avaliar se esse dente está inclinado em direção ao espaço protético. Se estiver inclinado, outro apoio deverá ser planejado na superfície oclusal oposta ao espaço protético, para direcionar as forças mais próximas do eixo de rotação do dente. No caso de um dente anterior, para que o planejamento do grampo de retenção priorize a estética, o apoio oclusal será planejado na região de cíngulo a distância do espaço protético (dente 33, na Figura 3A, e dente 23, na Figura 3B). Haja vista a necessidade de planejamento bilateral da prótese, serão planejados apoios oclusais nas superfícies mesial do segundo molar e distal do primeiro molar (dentes 46 e 47, na Figura 3A, e dentes 16 e 17, na Figura 3B).

Em relação ao planejamento dos grampos de retenção, por se tratar de um espaço intercalado (Classe III de Kennedy), onde serão planejados dois grampos para um único espaço protético, os grampos com ação por abraçamento podem ser indicados, pois oferecem as condições mínimas exigidas para evitar o deslocamento cérvico-oclusal da prótese. Em caso de dentes posteriores, o grampo indicado é o circunferencial simples, partindo do apoio oclusal em direção à área retentiva (dente 37, na Figura 3A, e dente 27, na Figura 3B). Em dentes anteriores vizinhos a um espaço intercalado, o grampo planejado é o MDL modificado, com área retentiva localizada na região distovestibular (dente 33, na Figura 3A, e dente 23, na Figura 3B). A associação desse grampo com o apoio localizado no cíngulo contribui para a obtenção de um melhor resultado estético. No hemiarco oposto, grampos circunferenciais geminados podem ser planejados nos molares (dentes 46 e 47, na Figura 3A, e dentes 16 e 17, na Figura 3B). Ademais, dependendo da localização das áreas retentivas, dois grampos circunferenciais simples também poderiam ser indicados nos molares. Os grampos circunferenciais geminados ou independentes contribuem para a retenção total da prótese, evitando o seu deslocamento no sentido cérvico-oclusal.

Para que haja reciprocidade, em que forças iguais em sentidos opostos se anulam, é preciso planejar um grampo de oposição para cada grampo de retenção. Em casos de pilares anteriores, a própria porção lingual do grampo MDL modificado atuará como grampo de oposição, anulando as forças exercidas pela sua extensão vestibular flexível (dente 33, na Figura 3A, e dente 23, na Figura 3B). Em casos de pilares posteriores, o grampo indicado no lado desdentado é o circunferencial (dente 37, na Figura 3A, e dente 27, na Figura 3B). No hemiarco oposto, grampos circunferenciais também devem ser planejados (dentes 46 e 47, na Figura 3A, e dentes 16 e 17, na Figura 3B). Diferentemente dos grampos circunferenciais de retenção, os grampos circunferenciais de oposição devem ter diâmetro uniforme em toda a extensão, proporcionando a rigidez requerida para que se tenha o princípio de reciprocidade.

Como mencionado anteriormente, para os arcos inferiores, poderão ser planejadas a barra lingual, a placa lingual ou, ainda, a combinação dos dois tipos de conexão, dependendo da distância da margem gengival ao fundo de sulco. No caso da Figura 3A, uma barra lingual foi planejada. O limite posterior da conexão maior inferior será o último apoio, tanto no lado do espaço intercalado como no lado dentado oposto. Em arcos superiores, a barra anteroposterior deverá ser indicada (Figura 3B). Da mesma forma, o limite posterior será o último apoio em ambos os lados. Assim, os últimos apoios planejados determinam o limite mais posterior da barra nos arcos Classe III de Kennedy. Nos arcos superiores Classe III de Kennedy, se o espaço intercalado for pequeno, com largura de um pré-molar e um molar, uma barra palatina única também pode ser indicada. Outros tipos e indicações das conexões maiores estão detalhados no Capítulo 5.

Unida à conexão maior, a sela deve ser planejada na região do espaço desdentado intercalado e desenhada de forma a preencher o espaço protético e proporcionar retenção suficiente para a resina acrílica da base da prótese e para os dentes artificiais.

Todos os apoios planejados devem ser unidos à barra por meio dos conectores menores, localizados nas ameias interdentais dos dentes de suporte. Os apoios dos molares do lado dentado são unidos à conexão maior por um único conector menor (dentes 46 e 47, na Figura 3A, e dentes 16 e 17, na Figura 3B), assim como nos dentes 37 (Figura 3A) e 27 (Figura 3B). Em caso de pilar anterior, o conector menor estará localizado na ameia mesial desse dente (dentes 33, na Figura 3A, e 23, na Figura 3B). Haja vista a falta de suporte para a barra desde a região do pilar mais anterior ao

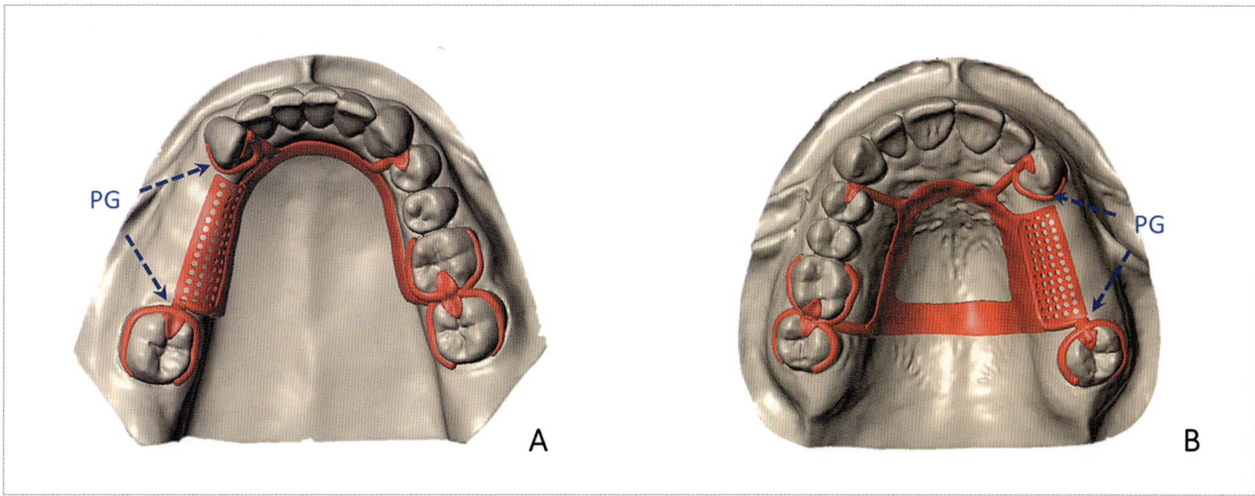

Figura 3 Arcos parcialmente desdentados, classificados como Classe III de Kennedy. Em (A), arco inferior; em (B), arco superior.

PG: plano guia.

Fonte: elaborada pelos autores.

lado do espaço protético até os molares do outro lado, um apoio auxiliar unido à barra por um conector menor deve ser planejado na superfície mesial do primeiro pré-molar, proporcionando, assim, maior rigidez à conexão (dentes 44, na Figura 3A, e 14, na Figura 3B). Além disso, a estabilidade da prótese também é favorecida com a inclusão desse apoio e do conector auxiliar, pois a figura geométrica formada pela união dos apoios oclusais planejados passa a ser composta por quatro lados, formando um polígono de estabilização.

Em função do planejamento bilateral da PPR, arcos Classe III de Kennedy têm linhas de fulcro neutralizadas; portanto, retentores indiretos adicionais não serão planejados. É preciso sempre lembrar que próteses unilaterais são altamente instáveis, podendo ser ingeridas ou aspiradas pelas vias respiratórias, causando sérios danos à saúde dos pacientes. Assim, a PPR sempre deve ser planejada com extensão bilateral.

Para os dentes pilares anteriores, o terço médio semirrígido do grampo MDL modificado atuará como plano guia (dente 33, na Figura 3A, e dente 23, na Figura 3B). Em dentes posteriores, o conector menor atuará como plano guia (dente 37, na Figura 3A, e dente 27, na Figura 3B). Nesse caso, o conector menor terá forma mais achatada, de maneira a estender-se até a superfície proximal do dente pilar, preparada paralelamente ao longo eixo de inserção e remoção da prótese.

Classe IV de Kennedy (Figura 4)

Para o planejamento da estrutura metálica dos arcos Classe IV de Kennedy, inicialmente devem ser desenhados os apoios. De maneira geral, de acordo com a regra, os apoios devem estar vizinhos ao espaço intercalado, para direcionar as forças mastigatórias no sentido do longo eixo dos dentes. Entretanto, se o dente pilar for anterior, para que o planejamento do grampo de retenção priorize a estética, o apoio deverá ser planejado na região de cíngulo, a distância do espaço protético (distal dos dentes 33 e 43, na Figura 4A, e distal dos dentes 13 e 23, na Figura 4B). Nas Classes IV de Kennedy, outros apoios são essenciais para proporcionar adequadas extensão, estabilidade e retenção para a PPR, uma vez que a prótese não pode se restringir somente ao espaço edêntulo anterior. Para isso, deve-se planejar tanto a PPR até a região dos molares quanto, sempre que possível, os grampos circunferenciais geminados. Assim, são planejados apoios nas superfícies ocluso-distais dos primeiros molares (dentes 36, 46, 16 e 26, na Figura 4) e ocluso-mesiais dos segundos molares (dentes 37, 47, 17 e 27, na Figura 4).

A indicação dos grampos de retenção dos arcos Classe IV de Kennedy também irá depender do tipo de dente pilar. No caso de dentes posteriores, o grampo indicado é o circunferencial, partindo do apoio oclusal em direção à área retentiva. No caso de dentes anteriores, o grampo planejado deverá ser o MDL modificado, com área retentiva localizada na região mesiovestibular (dentes 33 e 43, na Figura 4A, e dentes 13 e 23, na Figura 4B). Para garantir a retenção e a estabilidade para a PPR, grampos nos dentes posteriores deverão ser planejados. Nos dentes 36, 37, 46 e 47 (Figura 4A), e 16, 17, 26 e 27 (Figura 4B), grampos do tipo circunferencial geminado poderão ser planejados. Entretanto, em decorrência da localização das áreas retentivas, determinadas durante a análise em delineador, esse planejamento pode ser alterado pela indicação, em

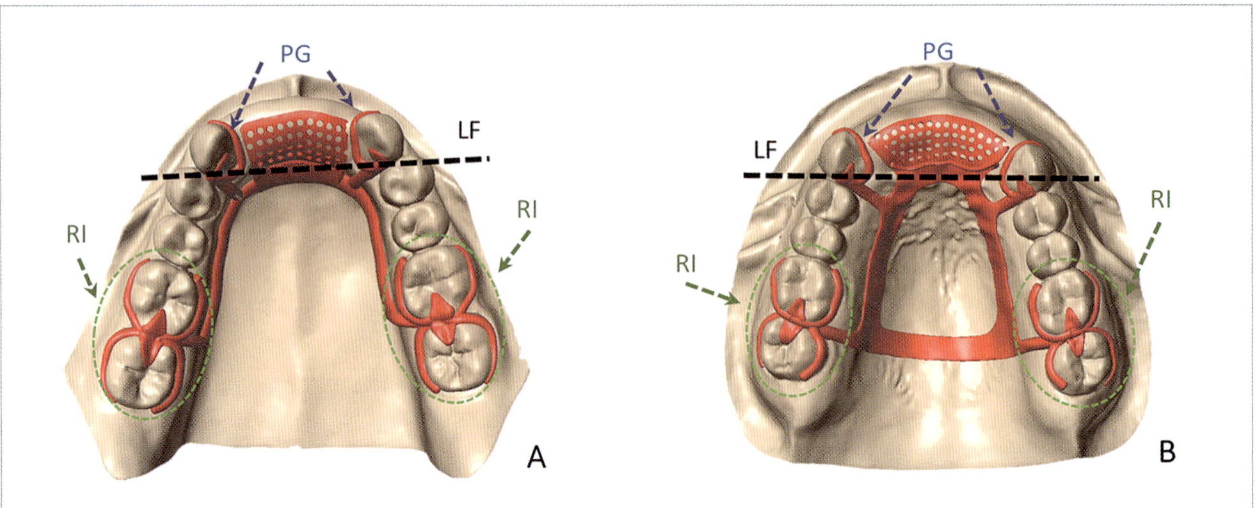

Figura 4 Arcos parcialmente desdentados, classificados como Classe IV de Kennedy. Em (A), arco inferior; em (B), arco superior. LF: linha de fulcro; PG: plano guia; RI: retentor indireto.
Fonte: elaboração própria.

cada hemiarco, de dois grampos circunferenciais independentes. Da mesma forma, os grampos de retenção poderão ser localizados nas superfícies linguais dos molares, dependendo da anatomia da face desses dentes, da inclinação dos molares em relação à lingual e, portanto, da localização das áreas retentivas.

Em relação aos grampos de oposição, em dentes pilares anteriores, a própria porção lingual do grampo MDL modificado servirá como grampo de oposição (dentes 33 e 43, Figura 4A, e dentes 13 e 23, Figura 4B). Em casos de pilares posteriores, o grampo indicado é o circunferencial (dentes 36, 37, 46 e 47, Figura 4A, e 16, 17, 26 e 27, Figura 4B). Os grampos de oposição não podem estar localizados em áreas retentivas e, quando localizados em áreas paralelas ao eixo de inserção e remoção da prótese, também atuarão como plano guia, além da ação de reciprocidade.

A conexão maior indicada para os arcos inferiores (Figura 4A) poderá ser a barra lingual, a placa lingual ou, ainda, a combinação dessas duas, dependendo da distância entre a margem gengival e o fundo de sulco em cada região da arcada. Para os arcos superiores (Figura 4B), a barra anteroposterior deve ser indicada, pois apresenta características de rigidez bastante favoráveis e, dessa forma, será planejada com o objetivo de favorecer a distribuição de forças sobre os dentes pilares. O limite posterior da barra inferior ou superior nas Classes IV de Kennedy deve se estender até os últimos apoios oclusais.

A sela metálica, unida à barra, deve estender-se até a crista do rebordo residual nos espaços desdentados, e o seu desenho deve permitir a retenção da resina acrílica da base da prótese e dos dentes artificiais. Dependendo do grau de reabsorção óssea do rebordo, é possível confeccionar a prótese sem a necessidade de uma base acrílica. Nesses casos, o desenho da sela metálica deverá apresentar pinos em forma de cabeça de alfinete, favorecendo a retenção mecânica dos dentes artificiais.

Após o planejamento das selas nos espaços desdentados, os conectores menores deverão ser planejados. Nos casos apresentados na Figura 4, todos os apoios devem estar unidos à barra por meio dos conectores menores, que devem formar ângulo reto tanto com os apoios como com a barra, para que, assim, as forças mastigatórias sejam transmitidas paralelamente ao longo eixo dos dentes pilares.

Durante o movimento de protrusão, as forças da musculatura paraprotética e o contato das bordas incisais dos dentes anteriores permitem a formação de uma linha de fulcro que passa pelos apoios localizados nos pilares vizinhos ao espaço intercalado anterior (dentes 33 e 43, na Figura 4A, e dentes 13 e 23, na Figura 4B). Para melhorar a estabilidade e evitar os movimentos em torno da linha de fulcro, formada nos arcos Classe IV de Kennedy, retentores indiretos deverão ser planejados nos dentes posteriores para aumentar o braço de resistência da prótese. Para evitar o movimento para vestibular no espaço edêntulo, o conjunto de grampos circunferenciais nos dentes mais posteriores atuará como retentor indireto (dentes 36, 37, 46 e 47, na Figura 4A, e 16, 17, 26 e 27, na Figura 4B). Assim, durante a protrusão, os grampos geminados, localizados nos molares, irão oferecer resistência, reduzindo ou eliminando a movimentação da sela em direção à vestibular. Para evitar o movimento da sela no sentido contrário (lingual/palatino), os apoios oclusais localizados nos molares atuarão como retentores indiretos. Desse modo, quando a musculatura exercer uma pressão na sela acrílica para lingual, os apoios localizados nos molares impedirão ou reduzirão essa movimentação (dentes 36, 37, 46 e 47, na Figura 4A, e 16, 17, 26 e 27, na Figura 4B).

Os planos guia planejados nas superfícies proximais dos dentes pilares vizinhos ao espaço intercalado anterior serão, em dentes pilares anteriores, o terço médio semirrígido do grampo MDL modificado (dentes 33 e 43, na Figura 4A, e dentes 13 e 23, na Figura 4B). Em dentes pilares posteriores, o conector menor atuará como plano guia em espaço intercalado anterior.

Arcos parcialmente desdentados com modificações

Após abordagem detalhada do planejamento de arcos Classe I, II, III e IV de Kennedy, será explicado, a seguir, o planejamento de alguns arcos parcialmente desdentados com modificações (Figura 5).

No caso do arco Classe III modificação 1 (Figura 5A), os apoios deverão ser planejados vizinhos aos espaços intercalados, com exceção daqueles localizados em dentes anteriores, cujos apoios devem ser deslocados a distância para colocação do grampo MDL modificado. Os grampos de retenção planejados devem ser, em dentes posteriores, grampos circunferenciais de retenção, e, em dentes anteriores, grampos MDL modificados, por se tratar de espaços desdentados intercalados. Pelo mesmo motivo, grampos circunferenciais de oposição e grampos MDL modificados deverão ser planejados como componentes de oposição para os dentes posteriores e anteriores, respectivamente. Os demais componentes da estrutura metálica deverão ser planejados de acordo com os fatores descritos anteriormente para os demais arcos.

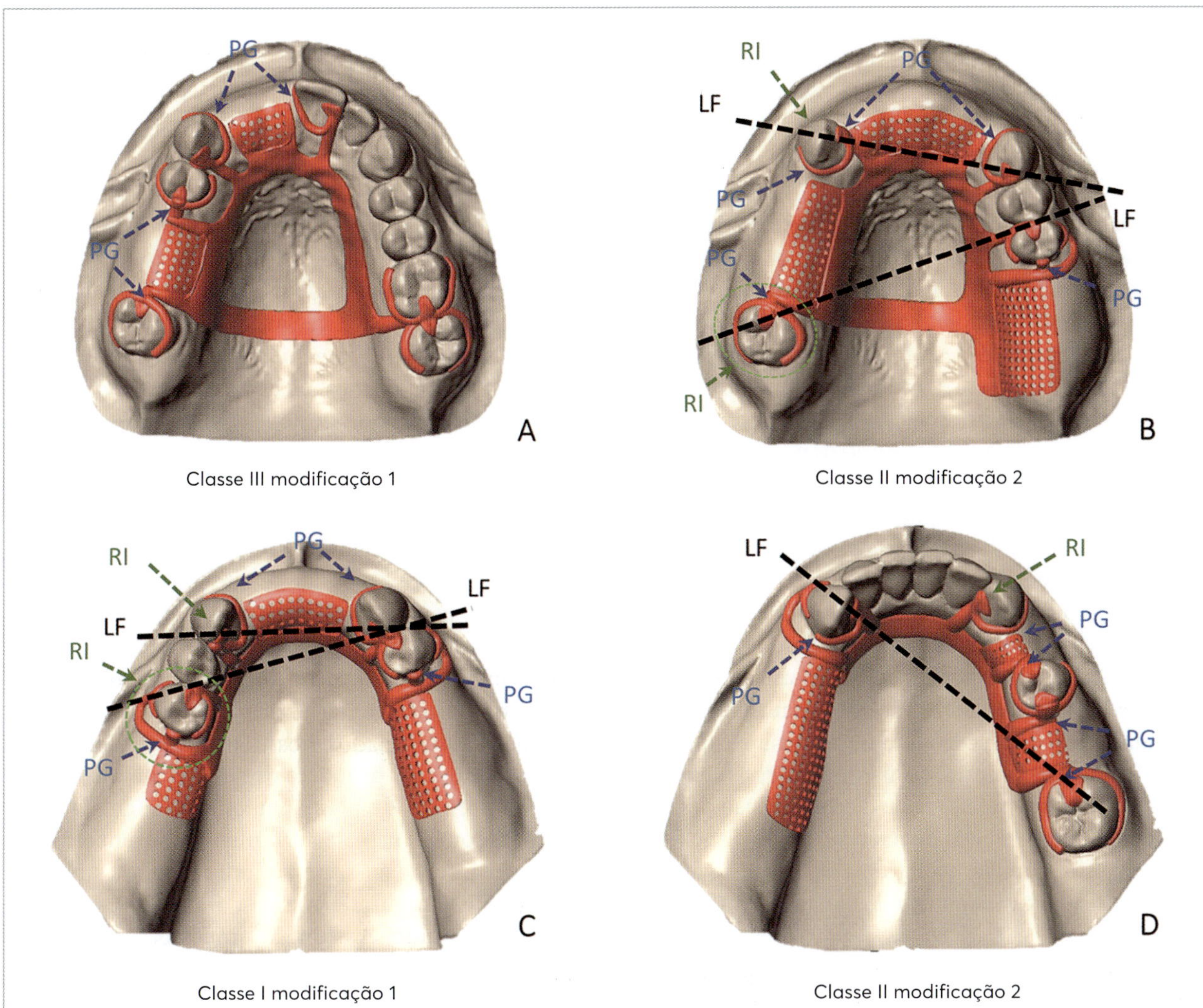

Figura 5 Planejamento de arcos parcialmente desdentados com modificações.
LF: linha de fulcro; PG: plano guia; RI: retentor indireto.
Fonte: elaborada pelos autores.

Para o arco Classe II modificação 2 (Figura 5B), os apoios deverão ser planejados vizinhos aos espaços intercalados, com exceção daqueles localizados em dentes anteriores. Na extremidade livre, o apoio deverá ser planejado a distância do espaço protético, objetivando evitar a formação de uma alavanca de primeiro gênero. O grampo tipo T de Roach deverá ser planejado no dente 24, por se tratar de um dente pilar vizinho à extremidade livre. Os demais componentes da estrutura metálica serão planejados de acordo com os fatores descritos anteriormente para os demais arcos. Um aspecto importante a ser destacado, nesse caso, é a formação de duas linhas de fulcro, sendo uma referente à extremidade livre e outra, ao espaço desdentado anterior que cruza a linha média. Em função da formação da linha de fulcro, é preciso planejar retentores indiretos. No caso da linha de fulcro referente à extremidade livre, o apoio e o conector menor, situados na região mesial do dente 14, irão atuar como retentores indiretos. Os componentes localizados no dente 17 atuarão como retentores indiretos, evitando os movimentos da estrutura em torno da linha de fulcro anterior.

Os mesmos aspectos supracitados devem ser considerados para o planejamento da estrutura metálica do arco Classe I modificação 1 (Figura 5C). Assim, apoios devem ser planejados a distância da extremidade livre e, nos dentes vizinhos a esses espaços, grampos de retenção do tipo T de Roach devem ser indicados. Nesse arco parcialmente desdentado, também ocorre a formação de duas linhas de fulcro, sendo que uma se refere à extremidade livre e outra, ao espaço desdentado anterior que cruza a linha média. Os retentores indiretos devem ser planejados seguindo o mesmo raciocínio do arco anterior. Os demais componentes da estrutura metálica deverão ser planejados de acordo com os fatores descritos anteriormente para os demais arcos.

O planejamento dos componentes da estrutura metálica do arco Classe II modificação 2 (Figura 5D) assemelha-se aos demais arcos. Nesse caso, destaca-se o dente 45, que apresenta dois apoios oclusais em função do dente estar entre dois espaços intercalados. A saída do grampo de retenção poderá ser a partir do apoio localizado na região mesial ou na distal, dependendo da localização da área retentiva do dente. No caso descrito, o grampo circunferencial de retenção inicia-se no apoio na distal e sua ponta ativa localiza-se na mesiovestibular, na área retentiva, e abaixo do equador protético.

Planejamento digital em PPR

Assim como acontece em outros segmentos da Odontologia, a reabilitação parcial com próteses removíveis vem se beneficiando da aplicação dos recursos digitais. A confecção dessas próteses perpassa pelo processamento e pela produção da estrutura metálica e da base acrílica com os dentes artificiais. Para isso, *softwares* específicos podem ser utilizados para o desenho (CAD – *computer assisted design*) de estruturas metálicas de PPR. Esses *softwares* permitem o planejamento, o delineamento e a construção virtual da estrutura.[14]

Previamente ao planejamento digital da PPR, devem ser realizados o exame clínico e todos os exames de imagem que forem indicados para o caso. Em seguida, realiza-se a aquisição das imagens digitais dos arcos a serem reabilitados para estudo. Essas imagens podem ser obtidas de forma direta ou indireta. Na forma direta, a digitalização das estruturas anatômicas é feita diretamente na boca do paciente, utilizando-se, para isso, um *scanner* intraoral. Na forma indireta, a obtenção das imagens digitais é realizada a partir de um modelo de gesso, obtido por moldagem convencional, que pode ser digitalizado por um *scanner* intraoral ou de bancada.[15]

Após a escolha do método de aquisição (direto ou indireto) das imagens digitais, os arquivos servirão para a realização do delineamento digital e planejamento das modificações necessárias nos dentes pilares. Diversos programas estão disponíveis para o planejamento digital, como: Exocad (Exocad, Califórnia, EUA), 3Shape (3Shape, Copenhague, Dinamarca) e Dental Wings (DWOS, Montreal, Canadá). Esses *softwares,* com suas interfaces gráficas, permitem a análise das superfícies anatômicas por meio de visualização precisa das regiões de interesse para o planejamento. É possível verificar a existência de planos guia, de acordo com a trajetória de inserção e remoção da prótese. Além disso, avalia-se a localização dos grampos de retenção e oposição, buscando-se retenção e reciprocidade efetivas, respectivamente. Com isso, o operador pode ter acesso a todas as informações requeridas para o planejamento do preparo de boca (modificações nos dentes pilares).

Nessa etapa, guias de transferência para orientar o preparo dos dentes pilares também podem ser idealizadas em consonância com o delineamento em ambiente virtual. Assim, a interface gráfica do *software* possibilita que a guia de transferência seja esculpida acima do equador protético dos dentes pilares que receberão preparo de planos guia, sendo, em seguida, ajustada com o uso de ferramentas de enceramento e pela interposição de superfícies planas até que estas repousem paralelamente ao eixo de inserção e remoção definido. Ao fim do processo, é gerado um arquivo estereolitografia para modelos 3D (STL) para a produção da guia de preparo, seja por prototipagem rápida (impressão 3D) ou por fresagem de um bloco de resina. A Figura 6 ilustra o delineamento digital de um arco parcialmente desdentado. A escala de cores indica a quantidade de área retentiva, evidenciando, nos limites entre verde claro e verde escuro, a retenção de 0,25 mm, indicada para a liga de cobalto-cromo (Figura 6B a D). Da mesma forma, identificam-se áreas retentivas indesejáveis, onde estão planejados grampos de oposição (Figura 6B a D).

Após a etapa de preparo dos dentes pilares, um novo escaneamento é requerido (direta ou indiretamente). De posse dos arquivos dos modelos mestres gerados pelo escaneamento, um novo delineamento virtual deve ser executado, objetivando confirmar a adequação do preparo de boca realizado com o desenho da estrutura proposto. Após a confirmação do delineamento (Figura 7A e B), o *software* de desenho possibilita a determinação e a quantificação das áreas de alívio (Figura 7C a F), bem como o desenho virtual da estrutura metálica. A Figura 7 ilustra as etapas de desenho de uma estrutura metálica para PPR (Figura 7G a R). Ressalta-se que o desenho da estrutura metálica depende do conhecimento do profissional a respeito do planejamento e do formato dos componentes de uma estrutura metálica.

Uma vez concluído o desenho da PPR, o *software* realiza a união dos componentes em uma única estrutura, oferecendo ao usuário uma visão completa e tridimensional do desenho, necessária para avaliação (Figura 8A e B). Após aprovação da estrutura, o arquivo final poderá ser gerado e enviado para produção (Figura 8C e D).

Para a materialização do projeto da estrutura metálica virtualmente concebido, dois conceitos básicos de fabricação assistida por computador (CAM – *computer-aided manufacturing*) estão disponíveis: a manufatura subtrativa, que utiliza a fresagem, e a manufatura aditiva, que permite uma ampla gama de possibilidades de impressão tridimensional, como a sinterização seletiva a laser de partículas metálicas (SLS – *selective laser sintering*).[16] A manufatura aditiva pode, ainda, utilizar-se de diferentes materiais e técnicas para impressão da estrutura, como a impressão em resina calcinável, que também pode ser realizada por estereolitografia (SLA), ou o processamento digital de luz (DLP), sendo ambos os métodos de impressão 3D amplamente acessíveis e versáteis. Essa versatilidade possibilita que a estrutura em resina possa ser levada à fundição convencional pela técnica da cera perdida.[17]

Por fim, cabe ressaltar que todos os princípios para o planejamento da estrutura metálica abordados neste capítulo são aplicáveis tanto para o planejamento convencional quanto para o virtual. O emprego da tecnologia digital impacta positivamente a redução das etapas laboratoriais e a influência da habilidade técnica.

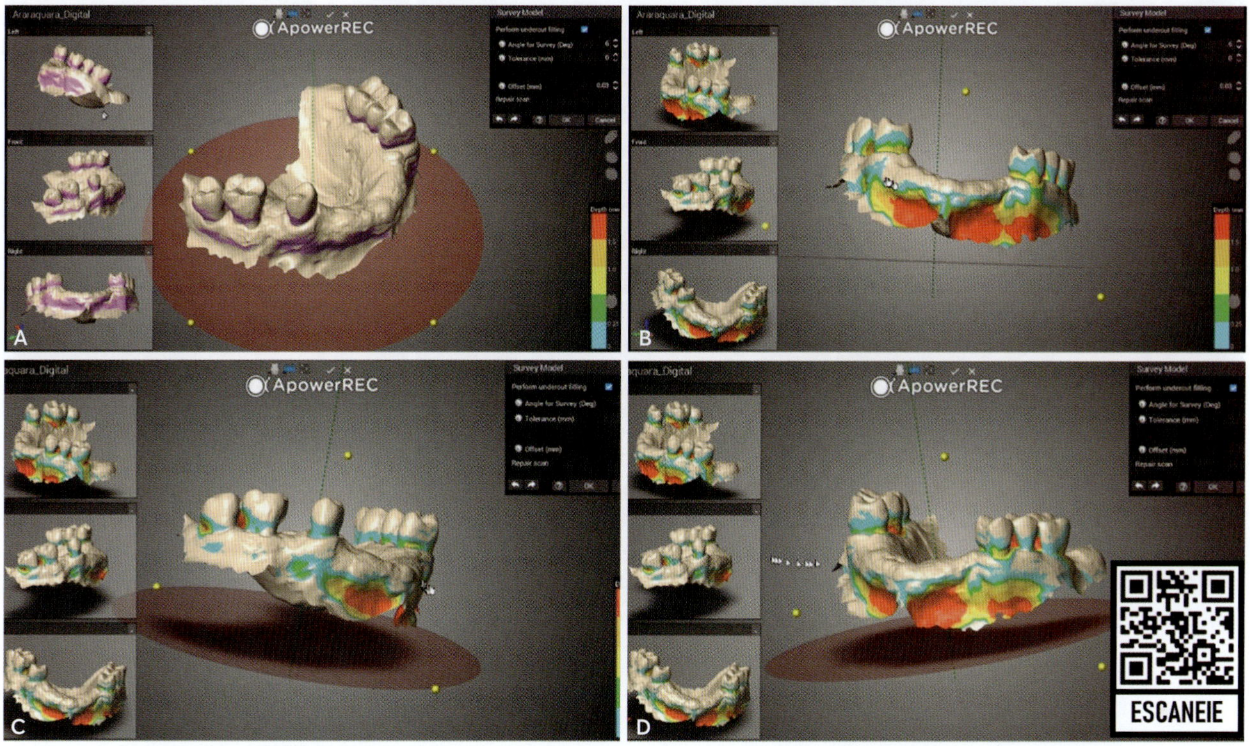

Figura 6 Delineamento digital de um arco parcialmente desdentado. Em (A), definição da trajetória de inserção e remoção; em (B), (C) e (D), visualização das áreas retentivas de acordo com a escala de cores. Com o acesso ao QR *code*, é possível visualizar o delineamento virtual do caso em questão.

Fonte: elaborada pelos autores.

QR *code*: vídeo do delineamento digital.

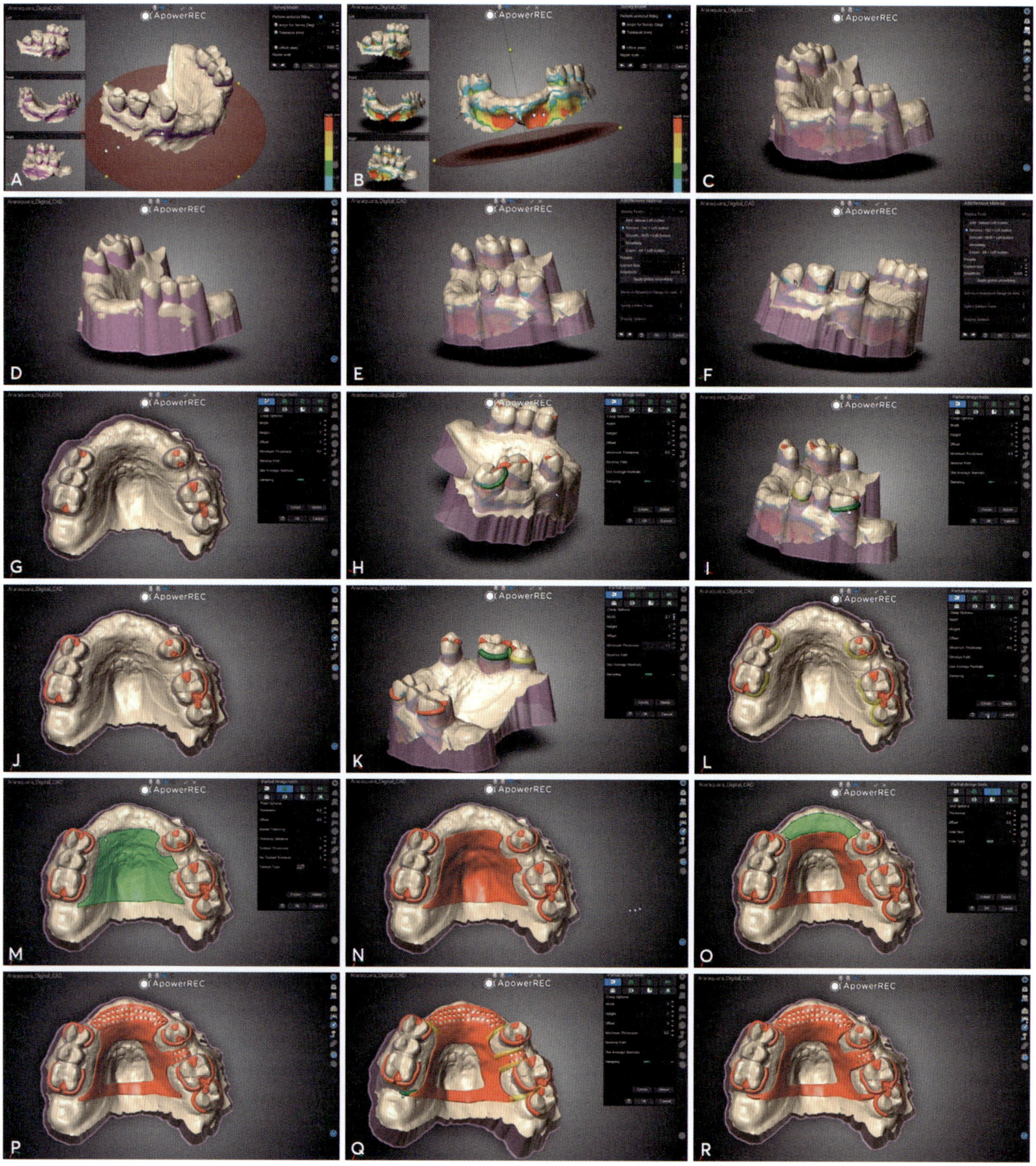

Figura 7 Etapas do desenho digital (A a R) de uma estrutura metálica para PPR. O operador inclui individualmente cada componente de acordo com o formato e a localização, regidos pelos mesmos princípios do planejamento convencional. Fonte: elaborada pelos autores.

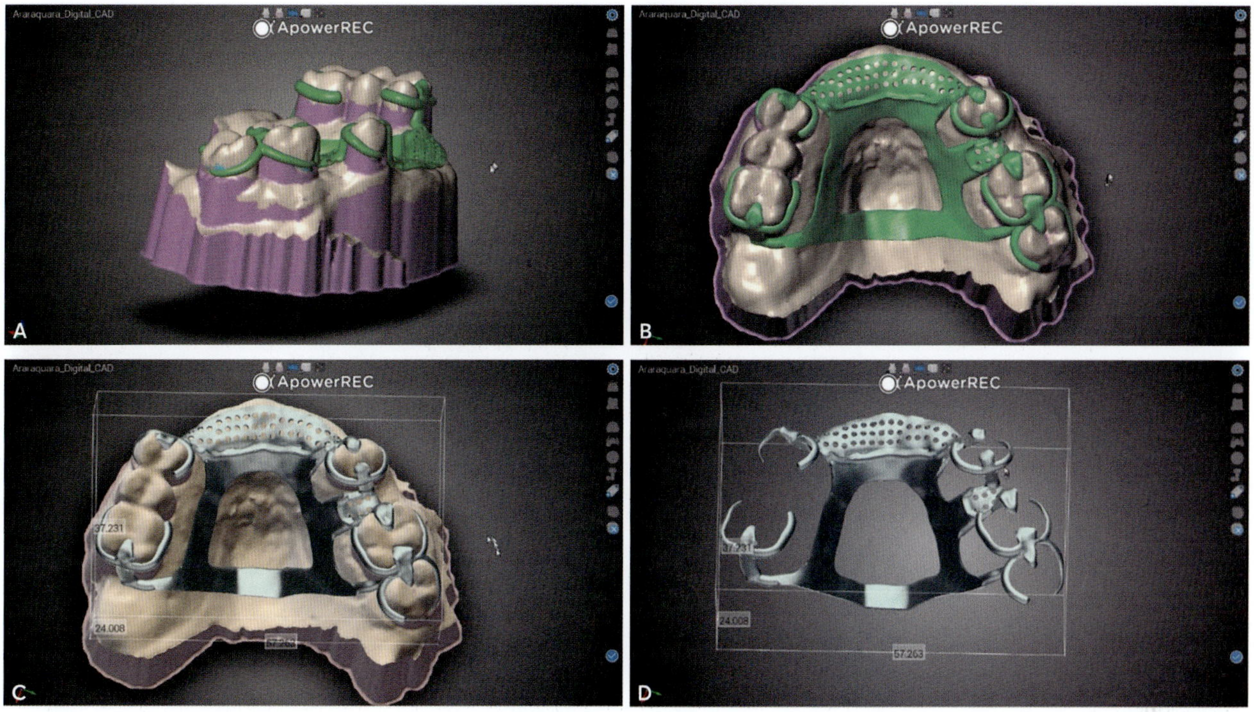

Figura 8 União dos componentes da estrutura, oferecendo ao usuário uma visão completa e tridimensional do desenho.
Fonte: elaborada pelos autores.

FLUXOGRAMA DE CUIDADOS

- Classificação do arco parcialmente desdentado segundo Kennedy
- ↓ Planejamento dos apoios
- ↓ Planejamento dos grampos de retenção
- ↓ Planejamento dos grampos de oposição
- ↓ Planejamento do conector maior
- ↓ Planejamento das selas

- Planejamento dos conectores menores
- ↓ Análise de linhas de fulcro
- ↓ Planejamento dos retentores indiretos
- ↓ Planejamento dos planos guia

CONSIDERAÇÕES FINAIS

O planejamento é fundamental para o sucesso na reabilitação com PPR. Todos os componentes da estrutura metálica devem ser planejados de acordo com princípios biomecânicos, de modo que as forças mastigatórias sejam transmitidas adequadamente às estruturas de suporte. Forças oblíquas podem causar danos aos tecidos periodontais e consequente perda do dente pilar, acarretando desuso da PPR. Além disso, forças excessivas no rebordo residual podem acelerar o processo de reabsorção óssea, o que acentua os movimentos da prótese durante a mastigação. É importante ressaltar também que a responsabilidade do clínico não termina com a colocação da prótese na boca do paciente. Os tecidos bucais nunca permanecem estáticos; pelo contrário, estão em constante modificação. Assim, o paciente deverá ser acompanhado periodicamente para evitar que essas modificações sejam deletérias.

REFERÊNCIAS BIBLIOGRÁFICAS

1. Instituto Brasileiro de Geografia e Estatística. Pesquisa nacional por amostra de domicílios contínua: Características dos moradores e domicílios. 2017. Disponível em: <https://agenciadenoticias.ibge.gov.br/agencia-noticias/2012-agencia-de-noticias/noticias/20980-numero-de-idosos-cresce-18-em-5-anos-e-ultrapassa-30-milhoes-em-2017>. Acesso em: 26 jun. 2021.

2. Abt E, Carr AB, Worthington HV. Interventions for replacing missing teeth: partially absent dentition. Cochrane Database Syst Rev. 2012;15:(2):CD003814.
3. Xie Q, Ding T, Yang G. Rehabilitation of oral function with removable dentures: still an option? J Oral Rehabil. 2015;42(3):234-242.
4. Hoeksema AR, Peters LL, Raghoebar GM, Meijer HJA, Vissink A, Visser A. Health and quality of life differ between community living older people with and without remaining teeth who recently received formal home care: a cross sectional study. Clin Oral Investig. 2018;22(7):2615-2622.
5. Bohnenkamp DM. Removable partial dentures: clinical concepts. Dent Clin North Am. 2014;58(1):69-89.
6. Benso B, Kovalik AC, Jorge JH, Campanha NH. Failures in the rehabilitation treatment with removable partial dentures. Acta Odontol Scand. 2013;71(6):1351-1355.
7. Roumanas ED. The social solution-denture esthetics, phonetics, and function. J Prosthodont. 2009;18(2):112-115.
8. Jorge JH, Quishida CC, Vergani CE, Machado AL, Pavarina AC, Giampaolo ET. Clinical evaluation of failures in removable partial dentures. J Oral Sci. 2012;54(4):337-342.
9. Todescan R, Silva EEB, Silva OJ. Atlas de prótese parcial removível. São Paulo: Santos, 1996.
10. Kliemann C, Oliveira W. Manual de prótese parcial removível. São Paulo: Santos, 1999.
11. Cummer WE. Possible combinations of teeth present and missing in partial restorations. Oral Health. 1920;10:421-430. [apud Skinner CW. A classification of removable partial dentures based upon the principle of anatomy and physiology. J Prosthet Dent. 1959;67(5):664-667.
12. Kennedy E. Partial denture construction. Dent Items Interest. 1925;47(1):23-35.
13. Applegate OC. The rationale of partial denture choice. J Prosthet Dent. 1960;10(5):891-907.
14. Soltanzadeh P, Suprono MS, Kattadiyil MT, Goodacre C, Gregorius W. An in vitro investigation of accuracy and fit of conventional and CAD/CAM removable partial denture frameworks. J Prosthodont. 2019;28(5):547-555.
15. Rudolph H, Salmen H, Moldan M, Kuhn K, Sichwardt V, Wöstmann B et al. Accuracy of intraoral and extraoral digital data acquisition for dental restorations. J Appl Oral Sci. 2016;24(1):85-94.
16. Tasaka A, Shimizu T, Kato Y, Okano H, Ida Y, Higuchi S et al. Accuracy of removable partial denture framework fabricated by casting with a 3D printed pattern and selective laser sintering. J Prosthodont Res. 2020;64(2):224-230.
17. Pereira ALC, de Aquino LMM, de Freitas RFCP, Tôrres ACSP, Carreiro AFP. CAD/CAM-fabricated removable partial dentures: a case report. Int J Comput Dent. 2019;22(4):371-379.

10

Moldagens em prótese parcial removível

Nara Hellen Campanha Bombarda
Vanessa Migliorini Urban
Ana Cláudia Pavarina

As moldagens e modelagens (vazamentos de modelos) dos arcos dentais para a confecção de próteses parciais removíveis (PPR) são passos basilares para o sucesso do tratamento reabilitador, apresentando peculiaridades que as diferenciam das moldagens e modelos utilizados em reabilitações com próteses fixas convencionais. É preciso que todas as moldagens anatômicas (para obtenção de modelos de estudo e modelos mestres) e funcionais (para obtenção de modelos em que as bases das próteses com componente mucossuportado são prensadas), realizadas para a confecção de PPR, reproduzam adequadamente toda a extensão do rebordo alveolar na região edêntula, incluindo o fundo de sulco. Além disso, os modelos de gesso utilizados nas várias etapas de confecção das PPR devem ser robustos para que possam suportar os diversos procedimentos a que são submetidos: análise em delineador, montagem em articulador semiajustável (ASA), duplicação, enceramento e, inclusive, troquelização, nos casos de próteses fixas conjugadas às removíveis. Defeitos nos modelos obtidos a partir de moldes imperfeitos acarretarão imprecisões de diagnóstico ou próteses mal-adaptadas, comprometendo a reabilitação.

Na reabilitação com PPR, no contexto da abordagem de um tratamento odontológico integrado, a moldagem para obtenção dos modelos de estudo, assim como qualquer outra moldagem subsequente, deve ser realizada somente após a conclusão de todos os procedimentos de adequação do meio bucal, como resolução de urgências odontológicas, manejo de dor/disfunção temporomandibular, controle de doenças orais provocadas por acúmulo de biofilme/cálculo, remoção de raízes residuais, realização de restaurações e ajuste de próteses desadaptadas ou mal contornadas, que interferem com a saúde periodontal e da mucosa oral.[1]

Um exame clínico criterioso é imprescindível para guiar a seleção das melhores técnicas de moldagem a serem indicadas para cada paciente. Neste capítulo, serão descritas as principais técnicas de moldagens anatômicas e funcionais utilizadas na confecção de PPR, bem como a fundamentação teórica para a sua proposição. Além disso, serão apresentados alguns modelos envolvidos na sequência técnica das PPR. Ao final do texto, novas perspectivas relacionadas às moldagens virtuais de arcos parcialmente edêntulos serão relacionadas, demonstrando a evolução recente das tecnologias associadas e esse tipo de reabilitação protética.

BASES PARA A PRÁTICA CLÍNICA, NÍVEIS DE EVIDÊNCIA E RECOMENDAÇÕES

Moldagem para a obtenção de modelos de estudo

A moldagem anatômica para a obtenção de modelo de estudo tem a finalidade de complementar o exame clínico do paciente, permitindo a análise da condição dos arcos dentais em fases iniciais do tratamento mediante a simples observação visual dos modelos, o delineamento do modelo de estudo[1] e/ou sua montagem em ASA.[2,3] Além disso, por meio da moldagem anatômica, deve ser obtida uma cópia da conformação geral do arco, incluindo regiões dentadas e desdentadas, afastando-se a mucosa móvel.[4]

O modelo de estudo obtido por meio dessa primeira moldagem anatômica é essencial para o processo de confecção da PPR. Entre suas principais funções, estão:

- ser analisado em delineador para que o profissional possa selecionar, individualmente, o melhor eixo de inserção e remoção da PPR;
- ser montado em ASA, para que o profissional possa analisar a oclusão do paciente e, com os dados des-

sa análise, associados aos exames clínico e radiográfico, realizar o correto diagnóstico e desenvolver um plano de tratamento;

- ser utilizado para a confecção de moldeiras individuais, que serão empregadas para a obtenção de modelos mestres;
- receber o desenho inicial da prótese, que orienta o profissional durante o preparo da cavidade oral;
- ser utilizado para a confecção de PPR provisórias.

Por se tratar de moldagem preliminar, a moldagem para a obtenção de modelo de estudo geralmente é realizada com o auxílio de moldeiras de estoque comercialmente disponíveis, constituídas de metal ou plástico e de tamanho padrão (Figura 1).[4] As moldeiras são dispositivos que servem para conduzir o material de moldagem manipulado até a cavidade bucal, a fim de colocá-lo em contato íntimo com a região a ser moldada, e também para remover o molde sem distorções.[4] O profissional deve dispor de uma variedade de moldeiras de estoque superiores e inferiores, capazes de abranger arcos dentais dos mais diversos tamanhos, formas geométricas e alturas, e de grande multiplicidade de áreas edêntulas (em relação ao número, extensão e posição).

As moldeiras metálicas são preferíveis por sua resistência, possibilidade de esterilização e por proverem moldes com precisão superior em comparação às plásticas descartáveis.[5] Essas moldeiras metálicas podem ser de alumínio ou de aço inoxidável e devem apresentar contenção adequada e retenção mecânica para o material de moldagem. Geralmente, as de alumínio contêm perfurações circulares em toda a sua extensão, para a retenção mecânica do material, enquanto as de aço inoxidável podem apresentar as mesmas perfurações ou, então, um fio ou canaleta em toda a sua periferia, com a mesma finalidade.[5] As moldeiras de aço inoxidável podem ser disponibilizadas no modelo Vernes, que apresentam bordas mais curtas na região posterior, aproximando o seu formato com a anatomia de arcos Classe I de Kennedy. Uma vantagem das moldeiras de alumínio é a facilidade de manipulação de suas bordas para se adequarem à inclinação dos dentes remanescentes.

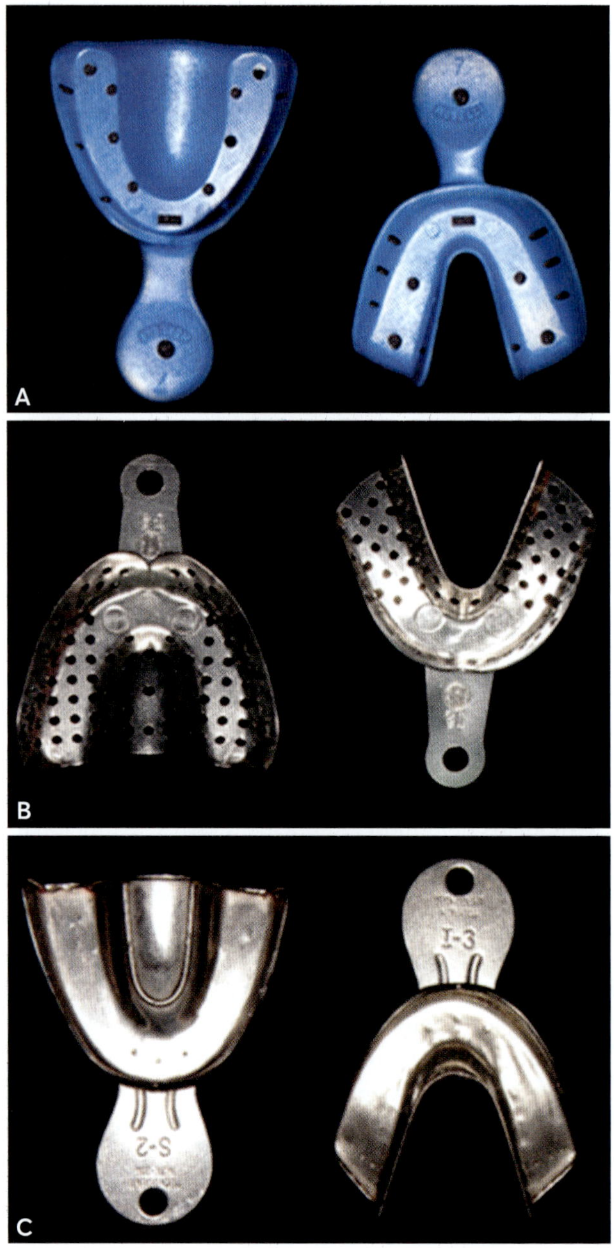

Figura 1 Imagens clínicas representativas dos diferentes tipos de moldeiras de estoque disponíveis no mercado. Em (A), moldeira de plástico; em (B), moldeira de alumínio; em (C), moldeira de aço inoxidável.

Fonte: Disciplina de Prótese Parcial Removível – FOAr-Unesp.

O material mais utilizado pelos clínicos para moldagens anatômicas de arcos parcialmente desdentados é o hidrocoloide irreversível (alginato), que tem boa aceitação, atendendo adequadamente aos requisitos necessários para a moldagem de tecidos moles e dentes remanescentes nessa etapa da reabilitação oral.[6] Os alginatos registram os detalhes com precisão se forem adequadamente controlados. No entanto, um dos seus aspectos mais críticos é a perda de estabilidade ao longo do tempo após a moldagem, em razão da suscetibilidade à perda de água por evaporação e/ou exsudação de fluidos de sua superfície (sinérese). Além disso, o alginato é propenso a sofrer embebição quando em contato com a água.[7,8] Para evitar as consequências dessa desvantagem, o vazamento imediato de moldes de alginato convencionais deve ser realizado, evitando a distorção dos modelos e fornecendo maior precisão de cópia de dentes e tecidos moles.[9]

A seguir, será descrita a técnica de moldagem anatômica com alginato, por se tratar de um material de fácil manipulação e com custo-benefício adequado, prestando-se muito bem para a finalidade. Outras vantagens desse material são: fácil limpeza, caráter hidrofílico, melhor tolerabilidade por parte do paciente, curto tempo requerido para a execução da técnica e possibilidade de obter uma moldagem detalhada (mesmo na presença de retenções) em um único passo.[7]

Profilaxia do arco a ser moldado

Qualquer moldagem odontológica em arcos com dentes remanescentes deve ser realizada após o controle do biofilme e a remoção de cálculo supra e subgengival. A princípio, o paciente deve bochechar aproximadamente 15 mL de solução de gluconato de clorexidina a 0,12% sem álcool, por 1 minuto.[10,11] Na sequência, o profissional deve realizar a profilaxia dos dentes remanescentes do paciente, que pode ser efetuada com taças de borracha, escovas de Robinson ou, então, com jato de bicarbonato.

Seleção e individualização da moldeira de estoque

Para a seleção da moldeira de tamanho adequado ao arco do paciente, deve-se, primeiramente, organizar o conjunto na mesa clínica, por ordem de tamanho. Em seguida, o operador deve se posicionar em pé, em frente ao paciente, que deverá estar sentado em posição ortostática na cadeira odontológica. A cadeira deve ser ajustada em altura tal que o cotovelo do operador se mantenha ao nível do arco a ser moldado. O operador destro deve se posicionar à direita do paciente e segurar a moldeira pelo cabo com a mão direita. Com o indicador da mão esquerda, deve afastar a comissura labial direita do paciente, a quem já terá sido solicitada a abertura leve da boca, para que os músculos orbiculares fiquem relaxados e seja possível obter uma distensão maior das comissuras labiais. A moldeira, então, é levada para a cavidade bucal, com sua borda lateral apoiada na comissura esquerda do paciente. Na sequência, deve-se realizar um movimento de rotação para a direita, introduzindo-a completamente, até que o cabo esteja centralizado com sua linha média. O operador canhoto deve realizar os mesmos procedimentos, porém invertendo os lados descritos.

Após a introdução na cavidade bucal, deve-se conferir se a moldeira está abrangendo toda a extensão do arco. Para a moldeira superior, inicia-se pela análise da região posterior, que pode ser feita inclinando-se o cabo para baixo e deixando a porção distal da moldeira em posição no limite palato duro/palato mole, a fim de verificar se há um espaço de 3 a 4 mm entre a face vestibular dos últimos dentes (ou tábua óssea vestibular na região desdentada posterior) e a porção lateral da moldeira.[12] Para a seleção da moldeira inferior, os procedimentos são semelhantes, porém a moldeira deve ser acomodada primeiramente na região anterior do rebordo e, em seguida, ser rotacionada, observando-se se há recobrimento total, incluindo a papila retromolar.[13] Na sequência, com a moldeira de estoque totalmente assentada no arco dental, o operador deve verificar, para ambos os arcos, a distância da borda até o fundo de sulco, que deve se estender adequadamente para prover suporte suficiente para o material de moldagem atingi-lo e copiá-lo adequadamente.

Quando a moldeira de tamanho compatível com o arco for selecionada, suas bordas devem ser individualizadas e/ou estendidas, dando mais suporte ao alginato. Para isso, as bordas da moldeira devem receber uma adaptação de cera periférica, especialmente designada para essa finalidade, ou um pequeno acréscimo de cera utilidade, a fim de engrossá-las e aproximá-las do fundo de sulco (Figura 2). Após a adaptação, a cera é plastificada em lamparina a álcool e a moldeira é levada à boca, momento em que os tecidos periféricos são ativados com movimentos e manipulações funcionais para imprimir as bridas e as inserções musculares na cera, embora de maneira sobre-estendida. Além das bordas, pode ser indicada a individualização na região do palato da moldeira, em caso de pacientes com palato profundo.

Proporcionamento e manipulação do material de moldagem e sua inserção na moldeira

O alginato é disponibilizado comercialmente na forma de pó para ser misturado à água em doses apropriadas. Previamente ao proporcionamento, o pó deve ser homogeneizado, agitando-se o frasco tampado para promover a quebra das partículas, cujos componentes têm diferentes densidades, obtendo-se, assim, medidas mais precisas. O proporcionamento do material deve ser realizado de acordo com as instruções do fabricante, utilizando-se proporcionadores específicos. A colher de medida deve ser imersa no pó homogeneizado, de maneira a coletar todo o volume de uma medida em uma única inserção da colher. Os excessos devem ser removidos, passando-se a espátula de alginato rente ao topo da colher medidora, sem condensar o pó na colher. Na mensuração da água, em virtude de sua tensão superficial e de o copo geralmente ser estreito, forma-se um menisco na superfície do líquido (com a concavidade voltada para cima). A altura da porção mais baixa da concavidade deve estar no nível da graduação desejada do copo, obtendo-se, assim, o volume adequado.

Após os proporcionamentos, a mistura deve ser iniciada pela incorporação do pó à água, que já deve

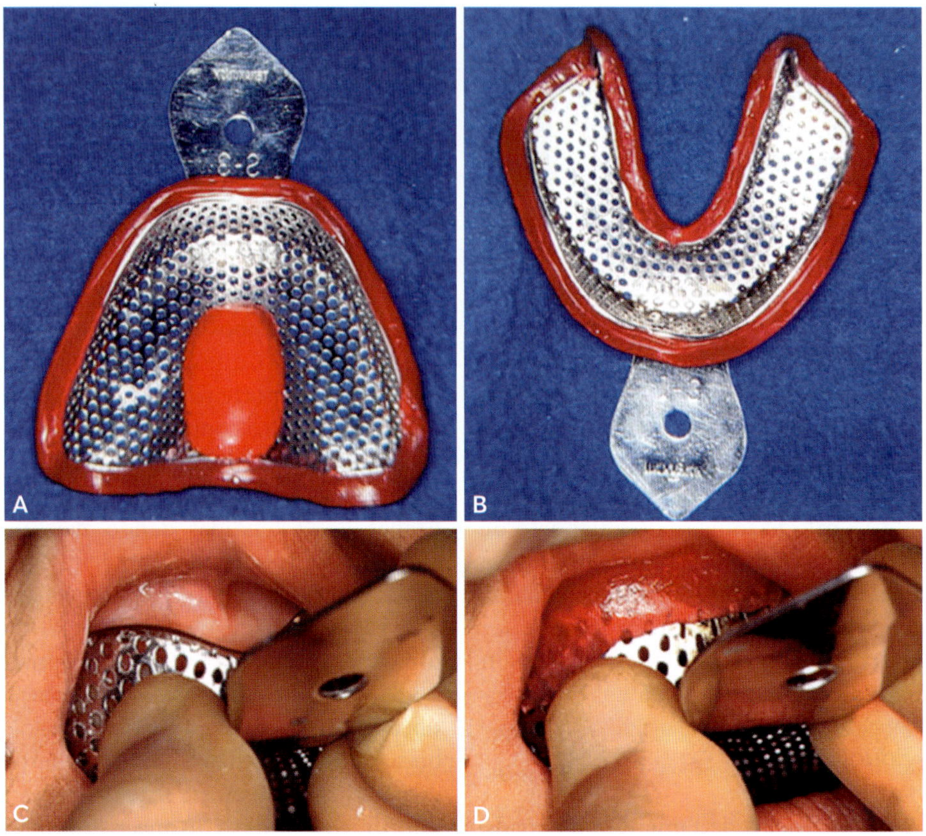

Figura 2 Imagens clínicas representativas da individualização das bordas das moldeiras de estoque de aço inoxidável com cera periférica. Em (A) e (B), moldeira superior e inferior, respectivamente, com acréscimo de cera periférica nas bordas; em (C), prova da moldeira superior sem individualização das bordas; em (D), prova da moldeira superior após individualização das bordas com cera periférica.
Fonte: Disciplina de Prótese Parcial Removível – FOAr-Unesp.

estar no gral de borracha (de uso exclusivo para alginato). No início, a incorporação deve ser lenta, com a espátula bem verticalizada, permitindo que o pó se umedeça. Em seguida, deve ser iniciada a espatulação mais vigorosa e rápida, de forma que a massa obtida atinja a homogeneização e, depois, seja comprimida de encontro às paredes do gral. Uma vez misturado, o alginato se transforma em uma pasta macia, pronta para ser inserida na moldeira, preferencialmente em porção única carregada na espátula, evitando-se, assim, que camadas sobrepostas de material incorporem novas bolhas de ar. A acomodação do material na moldeira pode também ser auxiliada pelo dedo indicador umedecido em água.[13]

Moldagem propriamente dita dos arcos superior e inferior

O processo de moldagem se inicia com o posicionamento do paciente e do operador. Para moldagens tanto do arco superior quanto do inferior, a cadeira deverá estar em uma altura tal que posicione o arco a ser moldado no nível do antebraço do operador.[1]

Para o arco superior, o paciente deve estar sentado na cadeira, com a cabeça firmemente apoiada no encosto e ligeiramente inclinado para trás,[14] de maneira que o plano de Camper fique paralelo ao solo.[4] A moldagem do arco superior se inicia pela inserção da moldeira carregada com alginato, estando o operador em frente e à direita do paciente (Figura 3A). Então, o tracionamento da mucosa e a rotação da moldeira são realizados como mencionado anteriormente, com o início da inserção da moldeira (Figura 3B). A seguir, o operador se posiciona por trás da cadeira odontológica[15] e realiza a centralização do cabo da moldeira, de acordo com a linha média do paciente (Figura 3C). A moldeira é, então, comprimida de forma a superar a resistência oferecida pelo material de moldagem, até o momento em que o operador identifique que o fundo de sulco foi atingido (Figura 3D). É fundamental que essa manobra seja feita primeiramente na região posterior e, em seguida, na região anterior, para que o material escoe para a frente, e não para a orofaringe do paciente, evitando, assim, desconforto. Na sequência, o operador deve tracionar os lábios e as bochechas do

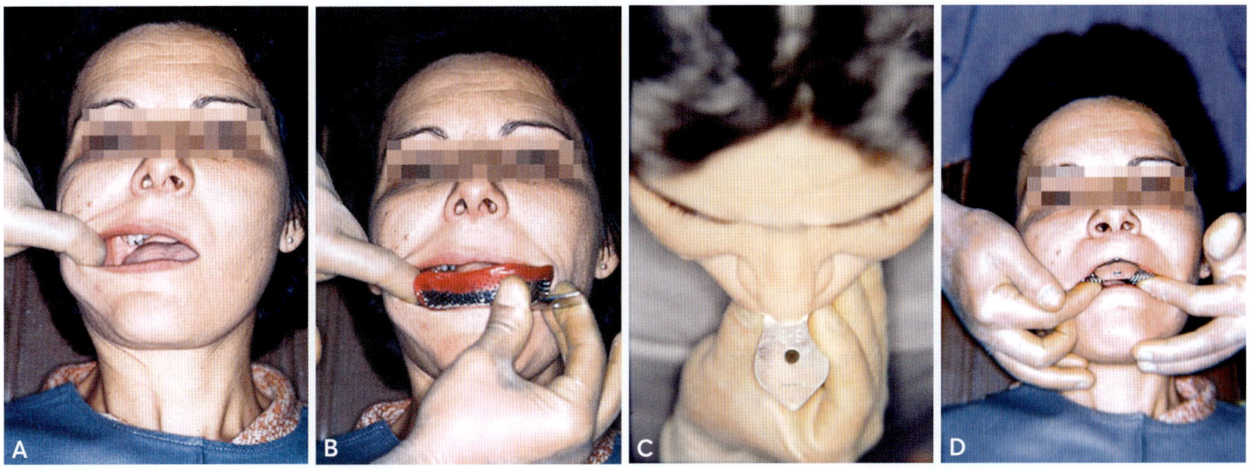

Figura 3 Imagens clínicas da moldagem do arco superior. Em (A), operador posicionado em frente ao paciente, tracionando sua comissura labial; em (B), a rotação da moldeira para propiciar a inserção na cavidade bucal e sua centralização; em (C), a centralização do cabo da moldeira de acordo com a linha média do paciente; em (D), compressão na região dos pré-molares superiores, com o operador posicionado atrás do paciente.

Fonte: Disciplina de Prótese Parcial Removível – FOAr-Unesp.

paciente, liberando porções de ar aprisionadas e propiciando a moldagem do fundo de sulco.

Para a moldagem do arco inferior, o operador deve se posicionar todo o tempo em frente e à direita do paciente, ou seja, durante a inserção, centralização, compressão, manutenção e remoção do molde da cavidade bucal (Figura 4A e B). Após a compressão, deve-se solicitar que o paciente eleve a língua ligeiramente para a realização da moldagem do fundo de sulco lingual.

Durante a moldagem em ambos os arcos, o operador deve sempre manter a moldeira estabilizada e em posição, pressionando a região dos pré-molares até a geleificação do material, respeitando o tempo recomendado pelo fabricante para se alcançar o máximo de sua resistência ao rasgamento (Figura 3C). A remoção do molde de alginato deve ser realizada com movimento preciso e direção única, produzindo a menor deformação permanente possível.[16]

Após a remoção da moldeira da boca do paciente, o molde deve ser lavado abundantemente em água corrente, para eliminação de saliva, e seco com jatos de ar. Visualmente, o molde não deve exibir

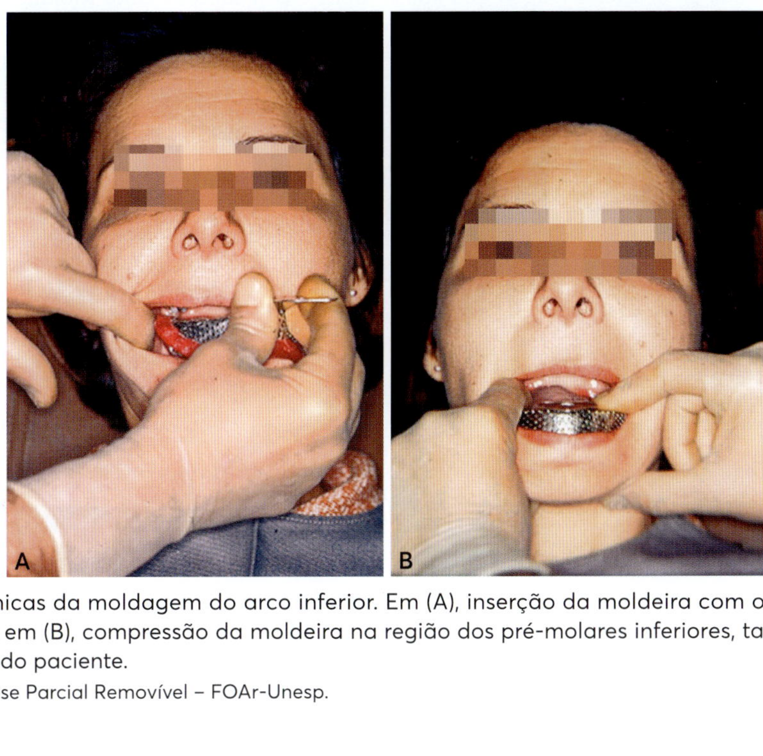

Figura 4 Imagens clínicas da moldagem do arco inferior. Em (A), inserção da moldeira com o operador posicionado na frente do paciente; em (B), compressão da moldeira na região dos pré-molares inferiores, também com o operador posicionado na frente do paciente.

Fonte: Disciplina de Prótese Parcial Removível – FOAr-Unesp.

deslocamento da moldeira em nenhuma região nem bolhas em locais de interesse, ou seja, dentes pilares, rebordo edêntulo e face oclusal/incisal de todos os dentes. Além disso, não deve ser observado rasgamento do material, e o molde deve apresentar uma cópia fiel do fundo de sulco (Figura 5A).

Após o exame criterioso do molde, os excessos de material, principalmente na região posterior ao selado palatino, devem ser removidos. Para os modelos inferiores, deve ser preparado um suporte para a região da língua, a fim de obter um modelo com base mais resistente, que possa ser manipulado sem riscos de fraturas. Para isso, papel-toalha ou gaze umedecidos devem ser posicionados na região lingual e, em seguida, forrados com uma pequena camada de alginato recém-manipulado, tomando-se criterioso cuidado para que o fundo de sulco moldado não seja recoberto.

Tanto o molde superior quanto o inferior devem ser desinfetados por umedecimento com hipoclorito de sódio a 1% (solução de Milton) e envoltos em gaze, por cerca de 10 minutos.[10] Após esse período, o molde deve ser novamente lavado em água corrente para eliminação do desinfetante e seco com jatos de ar até que a superfície se torne brilhante, mas sem nenhuma película ou gotícula de água aparente no momento do vazamento em gesso.[17]

Vazamento, separação do conjunto molde/modelo e tratamento de modelos de estudo

O gesso pedra (tipo III) deve ser cuidadosamente proporcionado (peso do pó/volume do líquido) e manipulado de acordo com as instruções do fabricante. Na espatulação manual, coloca-se primeiro a água na cuba de borracha e, em seguida, adiciona-se o pó. Em seguida, faz-se uma espatulação vigorosa por 1 minuto contra as paredes do gral. Com uma espátula pequena, adiciona-se, primeiramente, o gesso na região distal do molde, a fim de que essa primeira porção de material seja vibrada ao longo do arco até a parte anterior do molde. Pequenas porções de gesso são adicionadas na mesma área para permitir o preenchimento das porções mais profundas, como cúspides e cristas do rebordo, seguidas pelo corpo do modelo. É primordial essa acomodação em pequenas porções de gesso para evitar o aprisionamento de ar e, consequentemente, a formação de bolhas no modelo. Após a presa inicial da primeira camada de gesso (perda de brilho superficial), confecciona-se a base, de aproximadamente 2,5 cm, e inverte-se o conjunto,[18] que deve ser mantido em cuba umidificadora.

Depois da presa do gesso, que leva de 45 a 60 minutos, o conjunto molde/modelo pode ser separado. Nas primeiras 24 horas, o modelo não deve ser manipulado ou lavado em água corrente, para que a camada superficial de proteção não seja removida, causando alteração dimensional.[12] Após esse período, o modelo deve ser levado ao recortador para que se eliminem os excessos laterais e se aplaine a superfície da base, cuja altura, após o recorte, não deve ser inferior a 1 cm, a fim de fornecer resistência (Figura 5B). Pequenas bolhas em positivo podem ser removidas com instrumento delicado.

Moldagem para obtenção de modelo mestre

A moldagem para a obtenção do modelo mestre também é considerada uma moldagem anatômica, embora

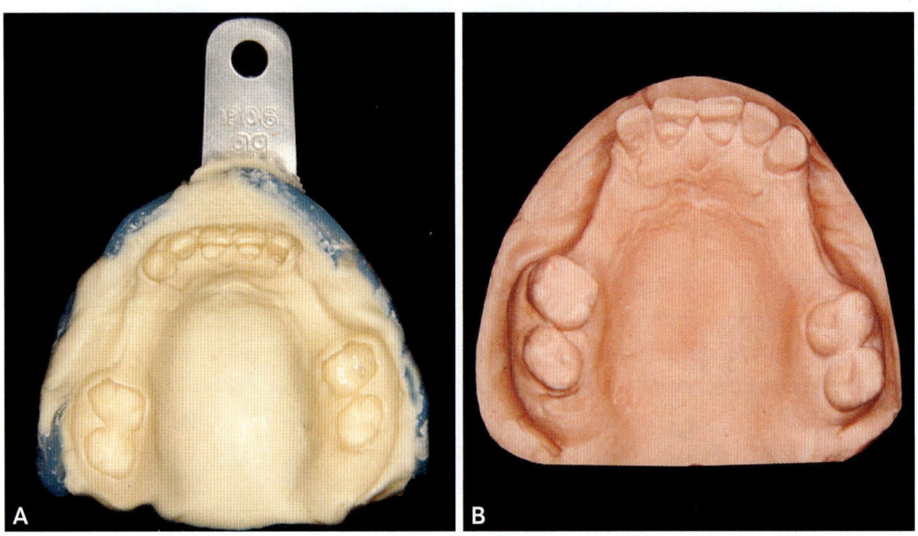

Figura 5 Imagens clínicas representativas do aspecto final do molde superior e do modelo superior após o vazamento. Em (A), vista oclusal do molde, com ausência de bolhas nos locais de interesse e sem rasgamento ou descolamento da moldeira; em (B), vista oclusal do modelo recortado, preservando o fundo de sulco e com ausência de bolhas na superfície.
Fonte: Disciplina de Prótese Parcial Removível – FOAr-Unesp.

seja realizada com moldeira individual. Nesse tipo de moldagem, objetiva-se um afastamento leve dos tecidos periféricos (fundo de sulco vestibular e lingual/palatino). Essa moldagem deve proporcionar um modelo mestre preciso e resistente, já que este é encaminhado ao laboratório para a confecção da estrutura metálica da PPR.

Apesar de ambos os modelos — de estudo e mestre — serem produzidos por meio de moldagens anatômicas, há diferenças significativas entre eles. Enquanto o modelo de estudo é concebido após a adequação da cavidade bucal, mas antes de qualquer preparo nos dentes remanescentes, o modelo mestre é obtido após o planejamento da PPR, da primeira análise em delineador e do preparo dos dentes pilares.

Entre suas muitas funções, o modelo mestre é utilizado para:

- verificar, após análise em delineador, se todas as modificações realizadas nos dentes pilares estão de acordo com o planejado anteriormente;
- determinar a trajetória de inserção e remoção da prótese e, após isso, ter esse eixo registrado pela cimentação de pino direcionador;
- localizar e encerar as áreas de alívio para selas, grampos de ação de ponta, conectores maiores (somente inferiores) e menores, bloqueio de ângulos mortos e limites para estruturas;
- obter o modelo de revestimento refratário para o enceramento e a fundição da estrutura metálica;
- posicionar a estrutura metálica, após fundição, para ser devolvida ao profissional;
- auxiliar na confecção de moldeiras individuais, para a moldagem funcional;
- no caso de PPR dentossuportadas, no modelo mestre, são montados os dentes artificiais e acrilizadas as bases protéticas.

Confecção de moldeira individual acrílica

A moldeira individual utilizada na moldagem para a obtenção do modelo mestre deve ser construída em resina acrílica sobre o modelo de estudo. Para isso, as regiões dos dentes e do rebordo, que devem ser copiadas durante a moldagem, são delimitadas a lápis e, em seguida, aliviadas com duas lâminas de cera 7. Esse alívio é mandatório para que, durante a moldagem, seja obtida uma espessura uniforme de, no mínimo, 3 mm de alginato entre dentes, rebordo e moldeira (Figura 6A).[19]

O modelo deve ser isolado com duas camadas de isolante para resina à base de alginato de sódio. A resina acrílica autopolimerizável deve ser preparada, laminada na sua fase plástica e, então, acomodada sobre a área aliviada no modelo. Em seguida, os excessos do material devem ser recortados com Lecron, e uma porção sobressalente deve ser conformada para que se confeccione um cabo acrílico localizado na crista do rebordo anterior, afastando-se dessa região com uma orientação inclinada em 45° para a região vestibular. Esse cabo deve apresentar uma anatomia que facilite sua apreensão durante a moldagem (Figura 6B). Após polimerizada, a moldeira deve ter suas bordas acabadas e polidas e receber perfurações de 1 mm de diâmetro em toda a sua extensão, a fim de promover retenção mecânica ao alginato (Figura 6C).

A moldeira individual deve ser lavada em água corrente e desinfetada previamente à sua utilização. Essa desinfecção pode ser feita por imersão em hipoclorito de sódio a 1% (solução de Milton) por 10 minutos, sendo, em seguida, enxaguada em água corrente e seca com gaze.[10] Após a desinfecção, a moldeira deve ser provada em boca e, se necessário, pequenos ajustes devem ser realizados para evitar desconforto ao paciente (Figura 6D).

Moldagem propriamente dita para a obtenção do modelo mestre

Todos os procedimentos de moldagem para obtenção do modelo mestre, desde a profilaxia dos arcos dentais até o vazamento do modelo, são idênticos aos realizados para a moldagem/modelagem dos modelos de estudo (Figura 7A a C). Uma particularidade da moldagem para obtenção do modelo mestre é sua realização após a confecção de nichos e outros preparos nos dentes pilares, que devem ser perfeitamente copiados. Por isso, para evitar a presença de bolhas no molde, durante o carregamento da moldeira com o material de moldagem, o operador deve levar, com a ponta dos dedos, porções de alginato às regiões correspondentes a esses preparos e a outras áreas de difícil acesso. O molde obtido deve ser analisado em relação a vários aspectos, como detalhes, precisão, presença de bolhas, retenção do material moldador à moldeira e rasgamento do material (Figura 7D). Os excessos que escoarem além das áreas a serem moldadas, nas laterais ou mesmo nas regiões posteriores, devem ser recortados cuidadosamente com uma lâmina de bisturi ou com Lecron para evitar que toquem no vibrador de gesso, prevenindo distorções no molde ou deslocamento dele da moldeira.

Outro cuidado adicional deve ser tomado durante a remoção de modelos de gesso das moldeiras acrílicas. Nos casos em que existam dentes isolados (sem adjacentes) ou com perda de inserção periodontal, deve-se considerar o recorte das moldeiras acrílicas com discos para preservar o modelo obtido, uma vez que os moldes ficam firmemente retidos aos modelos, que podem ser fraturados durante sua separação da moldeira.

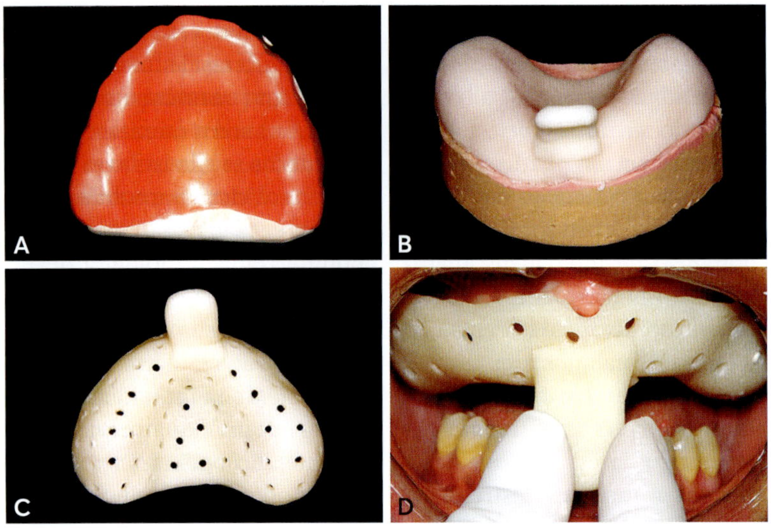

Figura 6 Imagens clínicas representativas da confecção de moldeira para modelo mestre. Em (A), modelo de estudo aliviado com duas lâminas de cera 7; em (B), moldeira superior confeccionada sobre o modelo de estudo, com cabo centralizado na região anterior do rebordo; em (C), moldeira com perfurações para proporcionar retenção mecânica ao material de moldagem; em (D), moldeira sendo provada no arco superior do paciente. Observa-se o detalhe do cabo centralizado na linha média do paciente.
Fonte: Disciplina de Prótese Parcial Removível – FOAr-Unesp.

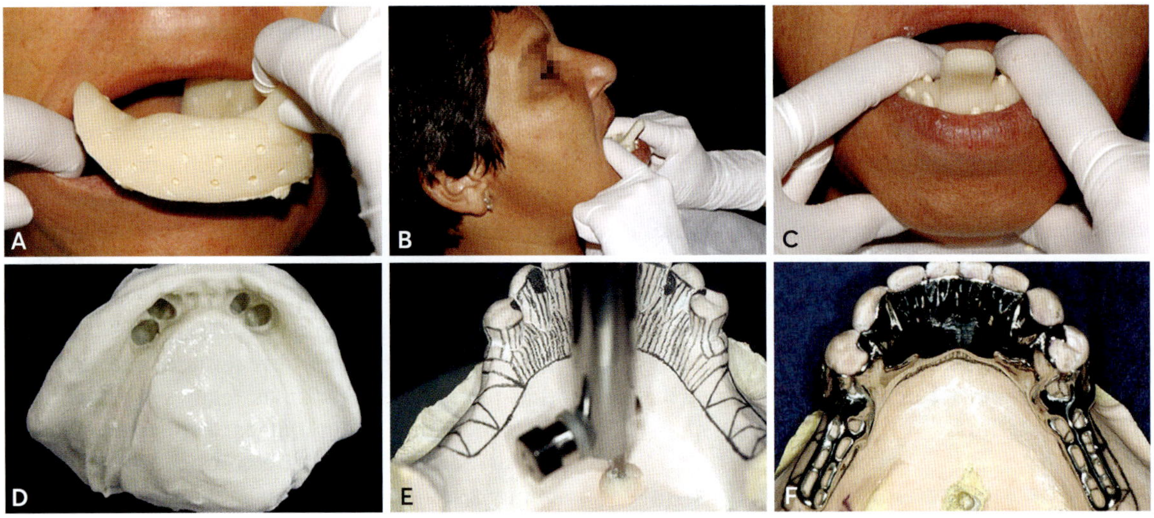

Figura 7 Imagens clínicas representativas da moldagem para modelo mestre inferior. Em (A), inserção da moldeira carregada com alginato e o operador posicionado de frente para o paciente; em (B), centralização do cabo da moldeira em relação à linha média do paciente; em (C), compressão da moldeira inferior; em (D), aspecto final do molde obtido com a confecção de um suporte na região da língua (língua de alginato); em (E), modelo mestre após a análise em delineador, cimentação do pino e desenho da estrutura metálica; em (F), estrutura metálica fundida, adaptada sobre o modelo mestre.
Fonte: Disciplina de Prótese Parcial Removível – FOAr-Unesp.

Uma das finalidades do modelo mestre é verificar se todos os preparos planejados no modelo de estudo e transferidos para a boca foram corretamente realizados. Para isso, o modelo mestre é analisado em delineador e, após a determinação do eixo de inserção e remoção, é realizada a cimentação do pino (Figura 7E). Outra função do modelo mestre é orientar o técnico, já que é a partir desse modelo que é feito o desenho da estrutura metálica. No laboratório, o modelo mestre é duplicado, obtendo-se uma réplica em revestimento refratário para os procedimentos de fundição da estrutura metálica. Antes da duplicação, o técnico adiciona cera sobre o modelo mestre nas regiões em que a estrutura deverá apresentar alívio. Após sua fundição, a estrutura metálica é posicionada sobre o modelo mestre e enviada de volta à clínica (Figura 7F), para as fases subsequentes de confecção da PPR.

Moldagens funcionais em PPR

A falta de adaptação de uma PPR é o problema mais comum no tratamento de pacientes parcialmente edêntulos. Entre outros fatores, essa desadaptação pode ser resultante de uma impressão distorcida dos tecidos moles.[20] As cargas oclusais, quando aplicadas à PPR dentossuportada, são direcionadas aos apoios oclusais dos dentes pilares e transmitidas ao osso alveolar pelas fibras do ligamento periodontal desses dentes. Nesse caso, os rebordos edêntulos não contribuem para o suporte da prótese, já que os dentes absorvem as cargas oclusais. Por esse motivo, a PPR dentossuportada pode ser construída sobre o modelo mestre, confeccionado a partir de uma moldagem simples que registra os dentes e os tecidos moles em suas formas anatômicas.[21] Entretanto, quando aplicadas a uma PPR dentomucossuportada, as cargas oclusais devem ser uniformemente distribuídas, tanto aos dentes pilares quanto aos tecidos que revestem o rebordo. Essa distribuição adequada não pode ser alcançada se a PPR for confeccionada sobre um modelo mestre obtido a partir de uma moldagem anatômica.[21]

Em PPR dentomucossuportada, a transmissão de forças mastigatórias ao osso alveolar é feita de maneiras distintas, ou seja, tanto pelas fibras do ligamento periodontal, que exercem ação de tracionamento sobre o osso alveolar, resultando em estímulo positivo para a preservação óssea, quanto pela fibromucosa de revestimento do rebordo residual, que recebe forças compressivas, resultando em estímulo negativo ao tecido ósseo, ou seja, contribuindo para acelerar o processo de reabsorção fisiológica do rebordo.[22] Além disso, a diferença entre a elasticidade das fibras do ligamento periodontal e a resiliência da fibromucosa tem grande influência no movimento realizado pela base acrílica da prótese, resultando em instabilidade (ver Capítulo 6). Para limitar essa movimentação, a base acrílica da prótese deve ser adaptada o máximo possível ao rebordo residual, o que exige técnicas específicas de moldagem para a obtenção de modelos precisos.[12] Dessa forma, os dentes devem ser moldados por uma técnica que capture suas posições anatômicas, e a moldagem do rebordo residual deve registrar os tecidos moles em sua forma funcional. Portanto, o molde deve:

- registrar e relacionar os tecidos sob uma carga uniforme;
- distribuir a carga pela maior área possível;
- delinear, de forma precisa, as extensões periféricas da base da futura prótese.[21]

Se a prótese dentomucossuportada for confeccionada sobre um modelo resultante de uma moldagem anatômica simples, ocorrerá um desequilíbrio biomecânico entre os dentes de suporte e a fibromucosa da região de extremidade livre. Isso significa que, ao exercer uma força sobre os dentes artificiais, estando a PPR rigidamente retida aos dentes de suporte por meio dos grampos, a capacidade de resiliência da fibromucosa atribui aos dentes a total responsabilidade de neutralizar a carga exercida sobre a base da prótese.[23] Segundo Miller,[24] nesses casos, é estabelecido um efeito de alavanca, no qual o dente desempenha "tanto o papel de fulcro quanto o de carga". Dessa forma, o objetivo da moldagem é minimizar o efeito de alavanca exercido sobre os dentes pilares e proporcionar uma adequada distribuição de forças. Além disso, o aumento da precisão do modelo mestre por intermédio de uma moldagem funcional e a definição da extensão do flange vestibular são primordiais para uma distribuição das forças apropriadas.[21]

A moldagem funcional é indicada para PPR com extremidades livres[21] ou para arcos superiores que contenham espaços edêntulos muito amplos, com necessidade de recobrimento do palato. Além disso, está indicada também para área edêntula anterior, normalmente envolvendo pelo menos seis dentes, em que o rebordo deve oferecer suporte adicional para a PPR.

Filosofias de moldagem funcional

As moldagens funcionais podem ser divididas em compressivas, não compressivas e com pressão seletiva.[15] Em relação à filosofia compressiva, é desvantagem o registro dos tecidos bucais em suas posições funcionais (comprimidos), com o paciente ocluindo ou com o operador aplicando pressão digital sobre a moldeira.[15] Geralmente, são utilizados materiais com alta viscosidade para a obtenção desses moldes.[25] De acordo com Basker et al.,[26] os tecidos são registrados em posição deformada: se a ação dos grampos de retenção for suficiente para manter a base da prótese na posição moldada, os tecidos do rebordo estarão sob compressão, resultando em fluxo sanguíneo comprometido, reações adversas aos tecidos moles e reabsorção do osso subjacente. Por outro lado, se a ação dos grampos de retenção não for suficiente para manter os tecidos na posição moldada, a base da prótese será posicionada mais oclusalmente quando os tecidos estiverem em repouso, resultando em contato prematuro dos dentes artificiais.[21]

Deve ser observada também a diferença entre as técnicas de moldagem com boca fechada ou com boca aberta. Em vista da dificuldade de controle da pressão exercida pelo paciente, as moldagens com boca fechada são intrinsecamente compressíveis.[25] Já as moldagens de boca aberta podem ser descritas como:

- compressíveis, dependendo da força aplicada e do material de moldagem utilizado;
- não compressíveis, quando realizadas com materiais de alta fluidez e sem a realização de moldagem de borda;
- pressão seletiva, quando a compressão é realizada durante a moldagem de borda e são aliviadas as regiões que não devem sofrer compressão.[27]

A moldagem não compressiva ou mucostática surgiu a partir do insucesso obtido com a moldagem compressiva. Essa filosofia parte do princípio de que a prótese permanece em repouso durante a maior parte do tempo em que está sendo utilizada,[15] e, por isso, a moldagem sem compressão possibilitaria maior preservação óssea.[27] Entretanto, a prótese não teria retenção e estabilidade adequadas, pois, nesse tipo de moldagem, há menor recobrimento do rebordo alveolar e ausência de moldagem de selado periférico. Além disso, durante a aplicação de forças, o posicionamento dos tecidos seria alterado, fazendo a prótese se deslocar.[25]

Já a moldagem com pressão seletiva objetiva combinar os princípios das duas filosofias anteriores, proporcionando cobertura máxima da área chapeável dentro da tolerância dos tecidos.[15] A fibromucosa de suporte aderida deve ser registrada de forma não compressiva em função da presença de tecido ósseo subjacente. Por sua vez, a mucosa móvel não aderida, correspondente ao selado periférico, deve ser registrada sob leve pressão.[28] Essa filosofia atende ao maior número de princípios básicos de moldagem, como retenção e estabilidade (moldagem do selado periférico), preservação dos tecidos e suporte (moldagem propriamente dita), e estética, pela extensão da flange vestibular.[29] Para atender a esses princípios, os materiais utilizados para a moldagem da região do selado periférico (moldagem de borda) devem apresentar consistência regular ou pesada, possibilitando a moldagem sob leve pressão. Para a área de suporte, devem ser utilizados materiais de consistência leve, a fim de que essa região seja moldada de forma não compressiva.[25,29]

Para PPR dentomucossuportadas, existem relatos de técnicas de dupla moldagem dentro das duas filosofias descritas anteriormente, ou seja, de moldagem fisiológica (ou compressiva) e de moldagem com pressão seletiva.[21] Como mencionado, a filosofia de moldagem fisiológica (compressiva) registra, no modelo, a porção do rebordo em sua forma funcional por intermédio da aplicação de carga oclusal ou digital na moldeira durante sua realização. Quatro técnicas de moldagem fisiológica ou compressiva podem ser citadas:

- técnica de McLean-Hindels ou da moldagem dupla;
- técnica de reembasamento funcional;
- técnica da cera fluida;[21]
- técnica de moldagem funcional com boca fechada ou moldagem funcional direta.[23]

Já a moldagem com pressão seletiva tem como intuito equilibrar o suporte entre os dentes pilares e os tecidos moles e direcionar as forças para as porções do rebordo, que são mais aptas a resistir a elas. Nesse caso, três técnicas podem ser citadas:

- técnica do modelo corrigido, seccionado ou alterado (ou técnica de McCracken);[12,21]
- técnica de moldagem funcional de transferência;[22]
- técnica da moldeira individual.[12]

Neste capítulo, são descritas três moldagens funcionais previamente selecionadas por Cucci et al. para atender todos os casos de reabilitação oral com PPR.[22] Dessas técnicas, duas promovem compressão seletiva (as técnicas do modelo alterado[12,21] e de moldagem funcional de transferência) e uma, moldagem compressiva (técnica de moldagem funcional direta). Para todas as técnicas de moldagem descritas, recomenda-se seguir as instruções já mencionadas para as moldagens anatômicas com relação aos seguintes aspectos:

- bochecho com antisséptico e profilaxia dos dentes remanescentes do paciente previamente à moldagem;
- posicionamento adequado do operador e do paciente, de acordo com o arco a ser moldado (inferior ou superior);
- desinfecção dos moldes obtidos e dos trabalhos advindos do laboratório antes de sua inserção na cavidade oral do paciente.[10]

Sequência clínico-laboratorial de moldagem pela técnica do modelo alterado, corrigido ou seccionado (técnica de McCracken)

Após o preparo dos dentes pilares, obtém-se um modelo mestre como descrito previamente, no qual a fibromucosa é registrada em sua forma anatômica, com ligeira sobre-extensão dos tecidos. Sobre esse modelo, são executadas as fases seguintes do tratamento até a confecção da estrutura metálica. Essa estrutura é, então, testada na boca para que se verifique sua adaptação, observando-se, principalmente, a existência do espaço necessário para a sela acrílica entre a sela metálica e a fibromucosa do rebordo (Figura 8A e B).

Previamente à realização da moldagem, uma moldeira individual é confeccionada sobre a sela metálica em todas as regiões correspondentes à extremidade livre. Para isso, a área chapeável das extremidades livres é delimitada no modelo mestre. Sobre essa área, é acomodada uma lâmina de cera 7 aquecida em chama, promovendo um alívio de aproximadamente 1 mm (Figura 8C). Em seguida, as regiões de selas metálicas das extremidades livres são também aquecidas em chama (o profissional apreende a estrutura com alicate para executar essa ação), e a estrutura metálica é posicionada no modelo. A seguir, a cera derretida que possa se acomodar na região da grade metálica deve ser removida com o auxílio de um Lecron (Figura 8C). Dessa maneira, a grade da sela metálica fica liberada para reter mecanicamente a resina acrílica autopolimerizável, que é posicionada nessa região para a confecção da moldeira individual. A seguir, o modelo é isolado com duas camadas de isolante para resina à base de alginato de sódio. Para cada área de extremidade livre, é confeccionada uma moldeira em resina acrílica autopolimerizável. Para isso, essa resina, na fase plástica, deve ser laminada e acomodada sobre as grades da sela metálica, de modo a recobrir toda a área correspondente ao alívio realizado sobre o modelo (Figura 8D). Antes da polimerização final da resina, são recortados os excessos de material que ultrapassam a área correspondente ao alívio com Lecron embebido em monômero, e, após a polimerização, o conjunto formado por estrutura metálica e moldeiras é removido do modelo. A cera que porventura tenha permanecido aderida internamente nas moldeiras deve ser removida, e suas bordas devem ser acabadas e polidas para que fiquem com uma configuração arredondada.

A moldeira confeccionada em resina acrílica autopolimerizável, unida à estrutura metálica pela grade metálica das selas, é provada na boca do paciente para a realização de ajustes de bordas, de forma a criar espaço para o material de moldagem periférica (Figura 9). Inicialmente, para o ajuste de moldeira na região vestibular, tracionamentos em lábio e mucosa jugal são realizados pelo operador para ativação de freios e bridas. As regiões da moldeira que estiverem sobre-estendidas devem ser aliviadas pelo recorte da bordas com *minicut* cilíndrica ou cônica (Figura 9A). Já no caso do freio lingual, as manobras são realizadas ativamente pelo próprio paciente, sob instrução. Após os ajustes de freios e bridas, as outras áreas das bordas são ajustadas e devem ficar 2 mm aquém do fundo de sulco (Figura 9B).

No arco superior, o freio labial anterior é um tecido bastante frágil e móvel, devendo ser liberado totalmente, enquanto, no arco orbicular, há tecidos muito tensos, capazes de deslocar as PPR que ultrapassem seus limites funcionais. Para o freio lateral, o recorte da moldeira deve ser realizado em forma de "U" aberto e ligeiramente voltado para trás, já que esse freio é ativado, para anterior, pela ação do músculo orbicular do lábio e, para posterior, pela ação do músculo bucinador.[14] Na região posterior, no processo zigomático, há uma fina camada de tecido mole recobrindo uma tábua óssea bastante densa, que deve estar aliviada. Seguindo para a região mais posterior, distal e ascendentemente, encontram-se o arco da tuberosidade e o espaço coronomaxilar; nesse espaço, limitado medialmente pela tuberosidade da maxila e lateralmente pelo

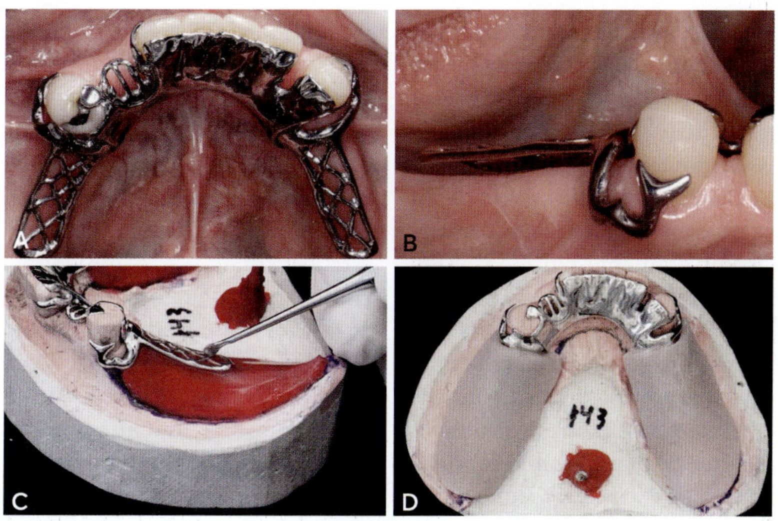

Figura 8 Imagens clínicas representativas da prova da estrutura metálica e confecção da moldeira individual para moldagem funcional. Em (A), prova da estrutura metálica inferior; em (B), verificação clínica da existência de espaço para a sela acrílica entre a sela metálica e a fibromucosa do rebordo; em (C), alívio com cera em toda a área chapeável da extremidade livre e remoção da cera da região da grade metálica com Lecron; em (D), moldeira individual confeccionada sobre a área chapeável.
Fonte: Disciplina de Prótese Parcial Removível – FOAr-Unesp.

processo coronoide da mandíbula,[30] a moldeira deve receber o mesmo recorte de 2 mm aquém do fundo de vestíbulo.

A extensão vestibular da moldeira inferior pode ser observada à medida que o lábio e as bochechas são movimentados para baixo, para a frente e suavemente para cima.[14] Enquanto esses movimentos ocorrem, a borda da moldeira deve estar 2 mm aquém do fundo do vestíbulo,[21] ou seja, de sua extensão funcional estimada.[24] O freio labial inferior deve ser liberado, pois ele contém fibras de tecido conjuntivo fibroso que auxiliam a inserção do músculo orbicular do lábio, sendo muito sensível e móvel. Para o alívio do freio lingual, o paciente é orientado a projetar a língua para cima, de modo que sua ponta toque a abóbada palatina; o desgaste da moldeira deve prover espaço suficiente para o freio lingual, sem interferir com a inserção alta do músculo genioglosso.[14] Posteriormente, a moldeira inferior deve alcançar dois terços da altura do trígono retromolar, o que deve ser determinado pela observação direta do operador.[21] Na região posterior lingual, a moldeira deve abranger a área da fossa retromolar, pois esse espaço proporcionará estabilidade para a prótese inferior.[31] O comprimento distolingual da moldeira é verificado solicitando-se ao paciente que posicione a ponta da língua contra o lábio superior. Se a moldeira se levantar durante esse movimento, mesmo que apenas ligeiramente, o comprimento distolingual deve ser reduzido.[21] O paciente deve ser orientado a retruir a língua por meio da pronúncia da interjeição "oh" e, vagarosamente, projetá-la para fora da boca o máximo possível, a fim de prover a ativação da inserção mais alta do músculo milo-hióideo e guiar o alívio.[14] O restante da flange lingual é, então, avaliado, orientando-se o paciente a pressionar a ponta da língua contra um dos lados da mucosa jugal e verificando o levantamento da moldeira do lado oposto. O profissional deve ter pleno acesso visual a esses movimentos e proceder aos ajustes apropriados das flanges linguais.[21] Quando as extensões da moldeira estiverem corretas, isto é, quando a moldeira estiver completamente ajustada, essas manipulações não devem provocar nenhum tipo de movimento da moldeira.[21]

Com a moldeira devidamente ajustada e antes de realizar a moldagem da área basal propriamente dita, é iniciada a moldagem de bordas, com a finalidade de obter o vedamento periférico da prótese. É importante ressaltar que, durante ambas as etapas, a estrutura metálica que contém as moldeiras deve ser mantida em posição de assentamento máximo pelo operador, por meio de pressão manual dos apoios oclusais (Figura 9C). Nenhuma compressão digital deve ser feita na moldeira. A compressão da fibromucosa na sua forma funcional, como se pretende, é efetivada tão somente pela densidade do material de moldagem e seu confinamento na moldeira.

Para a moldagem de borda, também chamada de selado periférico, é utilizada a godiva em bastão, uma vez que esse material apresenta alta viscosidade. A godiva deve ser plastificada em chama de lamparina até que seja atingido seu limite de escoamento. Em seguida, o material deve ser aplicado, por etapas, nos bordos da moldeira correspondentes às regiões a serem moldadas. A moldeira é, então, inserida na boca, e os tecidos são gentilmente manipulados para proporcionar um contorno arredondado, que se estende por todo o fundo de sulco, sempre mantendo a estrutura metálica em posição pelos apoios oclusais (Figura 9C). O objetivo é criar uma borda ao redor da qual o tecido móvel possa funcionar sem desconforto para o paciente e sem exercer uma força de deslocamento contra a prótese.[24]

A moldagem do selado periférico nos arcos superiores pode ser dividida em regiões. Para moldagens que englobam o fundo de vestíbulo anterior, a godiva deve ser aplicada nas bordas da moldeira, desde o final da depressão do freio labial até o início da depressão do freio lateral. A estrutura metálica é introduzida na boca do paciente e mantida em posição pelos apoios, e, então, são realizadas manipulações de lábio e bochecha para cima, para frente e suavemente para baixo. Após o enrijecimento do material, a moldeira deve ser removida e o molde deve ser seco e analisado. Se o molde apresentar uma superfície uniforme, convexa e fosca, isso significa que foi registrado o vedamento periférico anterior. Os excessos de material na região interna da moldeira devem ser removidos com Lecron aquecido, mantendo-se 1 mm em extensão do material na porção interna.

A próxima região do fundo de vestíbulo posterior pode ser moldada pela aplicação do material desde o final da depressão do freio lateral até o arco da tuberosidade, conforme descrito anteriormente. A godiva deve ser plastificada apenas na região em que está sendo moldada, com a utilização de lamparina de chama horizontal. Após a inserção do conjunto formado por estrutura metálica e moldeira na cavidade bucal, o clínico executa manipulação da bochecha para cima, para a frente e suavemente para baixo.[14] Os excessos são removidos da mesma forma e, então, passa-se para a próxima etapa. A impressão do selado palatino posterior, que deve concluir a moldagem do arco superior, está descrita em detalhes no item que descreve a técnica de moldagem de transferência. A moldeira deve ser removida, e o molde, analisado. Em seguida, os excessos de material também devem ser removidos.

Para a moldagem do selado periférico nos arcos inferiores, no fundo do vestíbulo anterior, a godiva deve ser aplicada nas bordas da moldeira, desde o final da depressão do freio labial até o início da depressão do freio lateral. A estrutura metálica é introduzida na boca do paciente e mantida em posição pelos apoios oclusais (Figura 9C), e, então, são realizadas manipulações de lábio e bochecha para baixo, para a frente e suavemente para cima (Figura 9D). O molde deve ser analisado, e os excessos, removidos. É necessário posicionar a godiva na região localizada entre o final da depressão do freio lateral e o arco retrovestibular, e o operador deve fazer os mesmos movimentos descritos na etapa anterior. Para registrar a impressão na região posterior do arco retrovestibular, o profissional deve tracionar a bochecha para a frente.[14] Na sequência, a godiva deve ser aplicada na superfície da borda lingual, seguindo os mesmos cuidados mencionados anteriormente. O paciente, então, deve ser orientado a retruir a língua e, vagarosamente, projetá-la para fora da boca, para, finalmente, empurrar vigorosamente sua ponta contra a mucosa jugal do lado oposto e pressioná-la contra o lábio superior.[14,21] A moldagem do fundo de sulco lingual também é realizada em etapas, como descrito previamente. Quando a moldagem periférica for concluída, a língua e os tecidos moles devem estar livres durante os movimentos, sem que provoquem o deslocamento da moldeira.[21]

Para a verificação da precisão da moldagem do selado periférico, a superfície da godiva deve ser avaliada. Quando a moldagem for efetiva e copiar adequadamente as estruturas anatômicas do paciente em sua forma funcional, a godiva, após seca, deverá apresentar um aspecto fosco (Figura 9E). Por outro lado, se a manipulação funcional não tiver sido adequada e a moldagem não copiar fielmente essas estruturas, a godiva, quando seca, apresentará um aspecto de brilho. Nesses casos, a região deficiente deve ser moldada novamente. Para isso, a godiva deve ser novamente aquecida e plastificada por meio de lamparina de chama horizontal, o conjunto formado por estrutura metálica e moldeira deve ser inserido na boca, posicionado e mantido em posição pelos apoios oclusais, e os mesmos passos anteriormente descritos para a manipulação funcional da musculatura paraprotética devem ser repetidos.

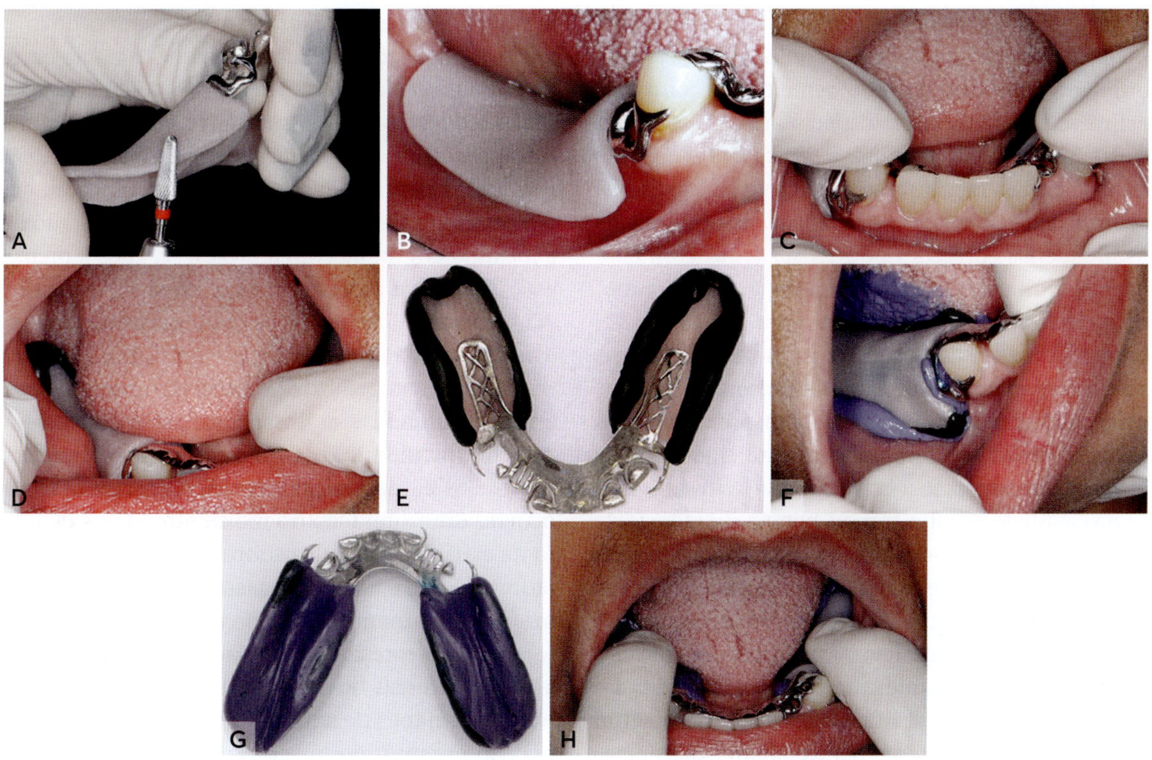

Figura 9 Imagens clínicas representativas das etapas clínicas relativas ao ajuste da moldeira individual e moldagem funcional para modelo alterado inferior. Em (A e B), ajuste da moldeira individual, mantida de 2 a 3 mm aquém do fundo de sulco; em (C), manutenção da estrutura metálica em posição pelos apoios oclusais durante a moldagem do selado periférico com godiva; em (D), movimentação da musculatura paraprotética durante a moldagem do selado periférico com godiva; em (E), aspecto opaco da godiva após a moldagem do selado periférico; em (F), manutenção da estrutura metálica em posição e movimentação da musculatura paraprotética durante a moldagem funcional; em (G), aspecto final do molde; em (H), verificação do suporte e estabilidade do molde por meio de pressão digital na região das moldeiras.
Fonte: Disciplina de Prótese Parcial Removível – FOAr-Unesp.

Na sequência, deve ser iniciada a moldagem da área basal propriamente dita. Para isso, a moldeira deve estar limpa de saliva e seca, bem como a cavidade oral. O material de moldagem, de consistência leve ou regular, é manipulado e inserido internamente na moldeira, em porção única para evitar a formação de bolhas, sendo espalhado, até mesmo, na porção externa do selado periférico obtido após a moldagem com godiva. O conjunto de estrutura metálica e moldeira é colocado na boca até que se tenha certeza de seu total assentamento, o que é realizado por pressão digital exercida apenas sobre os apoios oclusais. Nesse momento, ocorre escoamento do material de moldagem, e o profissional deve realizar a manipulação funcional de lábios e bochechas, e instruir o paciente a realizar os movimentos funcionais da língua, conforme citado anteriormente para a moldagem de bordas (Figura 9F).

Após a reação de presa do material, o conjunto que agora contém o molde na estrutura metálica é removido cuidadosamente da boca do paciente, com o operador empurrando os grampos de retenção no sentido oclusal. Os excessos devem ser removidos com Lecron aquecido em chama (em caso de pasta zincoenólica) ou com bisturi/tesoura (em caso de elastômero), e o molde, avaliado. Para isso, primeiramente, o molde deve ser lavado abundantemente em água corrente e seco com jatos de ar. Em seguida, deve ser inspecionado visualmente para a verificação de qualidade, presença de bolhas e fidelidade de cópia, sendo comparado com as estruturas bucais (Figura 9G). Caso seja verificada a presença de bolhas, pequenas correções podem ser feitas com cera 7 fundida. Após a verificação do molde, a estrutura metálica é posicionada novamente na boca e testes de suporte e estabilidade são realizados, aplicando-se forças verticais, no sentido do assentamento, e forças oblíquas sobre as moldeiras (Figura 9H). No caso de materiais de moldagem elastoméricos, cuidados adicionais deverão ser tomados durante a remoção e a reinserção do molde na cavidade bucal, a fim de evitar a incidência de tensões, especialmente as de compressão, que são mal toleradas por esse tipo de material em razão de seu comportamento viscoelástico.[17] A inspeção visual criteriosa para verificar possíveis deslocamentos e o aumento da espessura do alívio durante a confecção da moldeira individual (obtendo-se maior espessura do material de moldagem e, consequentemente, maior resistência) podem ajudar a proteger o molde elastomérico obtido. Possíveis descolamentos da moldeira podem ser evitados com a utilização prévia de adesivos disponibilizados pelos fabricantes do material elastomérico selecionado. Aprovado o molde, o conjunto deve ser encaminhado com o modelo mestre ao laboratório para a confecção do modelo alterado.

Para a confecção do modelo alterado, devem ser removidas, do modelo mestre, as áreas correspondentes ao rebordo residual, já que essas regiões são substituídas pelo molde funcional. Inicialmente, são recortadas as porções do modelo mestre correspondentes às áreas desdentadas a 1 mm da face distal do último dente,[12] deixando-se apenas a parte dentada e a região central do modelo (Figura 10A). Para auxiliar a fixação do gesso que será vazado posteriormente, são feitas retenções nas laterais do modelo, que é hidratado em água (Figura 10B). Em seguida, a estrutura metálica com o molde funcional é posicionada sobre a parte dentada do modelo mestre (Figura 10C). Sobre a região dos apoios oclusais e grampos, deve ser aplicada cera pegajosa ou godiva em bastão com a finalidade de assegurar a manutenção da posição correta da estrutura sobre o modelo. Um debrum com cera utilidade, posicionado 2 a 3 mm das bordas do molde e com extensão de 3 a 4 mm,[21] é elaborado para facilitar a cópia do selado periférico pelo gesso (Figura 10D), e uma dicagem (ou encaixotamento) com cera 7 pode ser feita ao redor do molde para facilitar o vazamento e a contenção do gesso.[12] É realizado, então, o preenchimento com gesso tipo IV, de forma que a parte dentada preexistente passe a formar um único modelo com o novo gesso, em que o rebordo residual representa a cópia da forma funcional da fibromucosa, e a parte dentada, a cópia da forma anatômica dos dentes remanescentes (Figura 10E e F). Então, sobre a estrutura metálica, é confeccionado o rolete de cera, e as etapas seguintes de confecção da PPR são feitas sobre esse modelo.[23] O modelo alterado obtido é incluído em mufla com a prótese, e, após a prensagem e acrilização da prótese, os modelos são remontados em ASA para a realização dos primeiros ajustes oclusais após a acrilização da PPR.

As desvantagens da técnica do modelo alterado estão relacionadas às sessões clínicas extras requeridas e à dificuldade de confecção do modelo alterado, pois, se os cuidados citados não forem tomados, pode ocorrer uma alteração no momento do posicionamento da estrutura metálica sobre o modelo mestre recortado.[22,32,33] Essa alteração, caso ocorra, pode promover um relacionamento incorreto da região correspondente ao rebordo residual moldado funcionalmente com a região central do modelo mestre, interferindo nas próximas etapas de confecção da PPR.[22,33] Esse problema, no entanto, pode ser evitado orientando-se adequadamente o técnico de laboratório responsável pela confecção do modelo alterado.

Por outro lado, essa técnica apresenta várias vantagens, como maior estabilidade da base da prótese nas áreas da extremidade livre, manutenção da oclusão obtida por períodos mais longos, redução das forças laterais sobre os dentes pilares, redução dos ajustes exigidos após

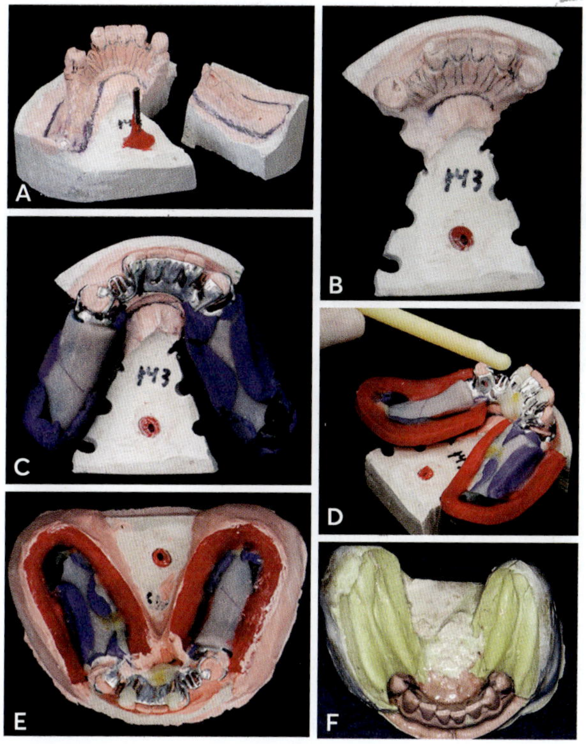

Figura 10 Imagens clínicas representativas das etapas laboratoriais relativas à confecção do modelo alterado. Em (A), recorte da área correspondente ao rebordo a ser moldado funcionalmente no modelo mestre; em (B), confecção de retenções no modelo mestre; em (C e D), estrutura metálica fixada em posição com cera pegajosa e debrum confeccionado; em (E), modelo alterado após o vazamento; em (F), aspecto final do modelo alterado — observa-se que o gesso amarelo corresponde à área da moldagem funcional, e o gesso rosa, à área de moldagem anatômica (modelo mestre).
Fonte: Disciplina de Prótese Parcial Removível – FOAr-Unesp.

instalação da prótese e diminuição da movimentação da base da prótese em direção do rebordo residual.[22,33,34]

Sequência clínico-laboratorial de moldagem funcional direta

A moldagem funcional direta é uma técnica de moldagem compressiva realizada após a montagem dos dentes em cera, juntamente com a sessão clínica de prova e ajuste dos dentes. Após a prova e o ajuste da estrutura metálica, a moldeira individual é produzida. Para isso, realiza-se a delimitação da área chapeável no modelo mestre. Nas regiões edêntulas, são confeccionados alívios com cera 7 fundida em uma espessura uniforme de aproximadamente 0,5 mm, além de abranger as áreas retentivas do rebordo. Em seguida, a moldeira individual é confeccionada sobre a grade metálica da sela da estrutura metálica, da mesma forma como previamente descrito para a técnica de modelo alterado.

Na sequência, a moldeira acrílica é ajustada na boca do paciente, também conforme descrito para a técnica de modelo alterado. Entretanto, o desgaste em relação ao fundo de sulco é menos acentuado, devendo ficar em torno de 1 mm aquém do fundo de sulco. Isso se justifica porque, nessa técnica, não é feita a moldagem de bordas com a godiva. A seguir, a presença de áreas de compressão deve ser avaliada por meio de pressão digital leve sobre a moldeira, contendo, em sua porção interna, evidenciadores especialmente designados para esse fim[35] ou a pasta base da pasta zincoenólica, uniformemente aplicados.[36] As áreas em que houver eliminação da pasta, com consequente visualização da base/moldeira, devem ser eliminadas com o auxílio de fresas do tipo *minicut*. O procedimento deve ser repetido até o completo alívio das áreas de compressão.[37] Finalizados os ajustes da moldeira, são confeccionados roletes de cera sobre as regiões edêntulas, para que sejam realizadas as sessões clínicas de determinação de planos de orientação e das relações intermaxilares e escolha da cor dos dentes. Então, os modelos são montados em ASA (ver Capítulo 13) e os dentes, montados em cera. O trabalho retorna do laboratório para a prova dos dentes em cera e a realização da moldagem funcional direta.

Nessa sessão de prova dos dentes em cera, inicialmente, são avaliados as relações intermaxilares e o padrão oclusal (Figura 11A). Quando necessário, é realizado um ajuste oclusal. Somente após essas etapas a moldagem funcional propriamente dita pode ser executada. Para isso, deve ser utilizado um material de moldagem de consistência leve (preferencialmente pasta zincoenólica, mas também pode ser utilizado poliéter ou polissulfeto). A moldagem de bordas para obtenção de selado periférico não pode ser realizada com godiva, pois o calor exigido para a plastificação desse material pode desalinhar os dentes e deformar a ceroplastia. Previamente à moldagem, o conjunto base/moldeira/estrutura metálica deve ser seco, e os dentes artificiais e as flanges da moldeira já esculpida em cera devem ser isolados com vaselina sólida até o limite de 3 mm das bordas (Figura 11B).

O arco a ser moldado deve ser lavado com água da seringa tríplice e, em seguida, seco. Então, o material de moldagem é proporcionado e manipulado de acordo com as instruções do fabricante e levado ao interior da moldeira em porção única, para evitar a incorporação de bolhas, devendo recobrir os 3 mm da porção vestibular da borda não vaselinada. O conjunto estrutura metálica/moldeira, com os dentes montados em cera, é colocado na boca por pressão digital exercida apenas sobre os apoios oclusais, até que ocorra o total assentamento da estrutura metálica (Figura 11C). Nesse momento, não deve ser realizada nenhuma pressão sobre a região dos dentes artificiais. O material irá escoar e, mantendo a estrutura em posição pelos apoios oclusais, o profis-

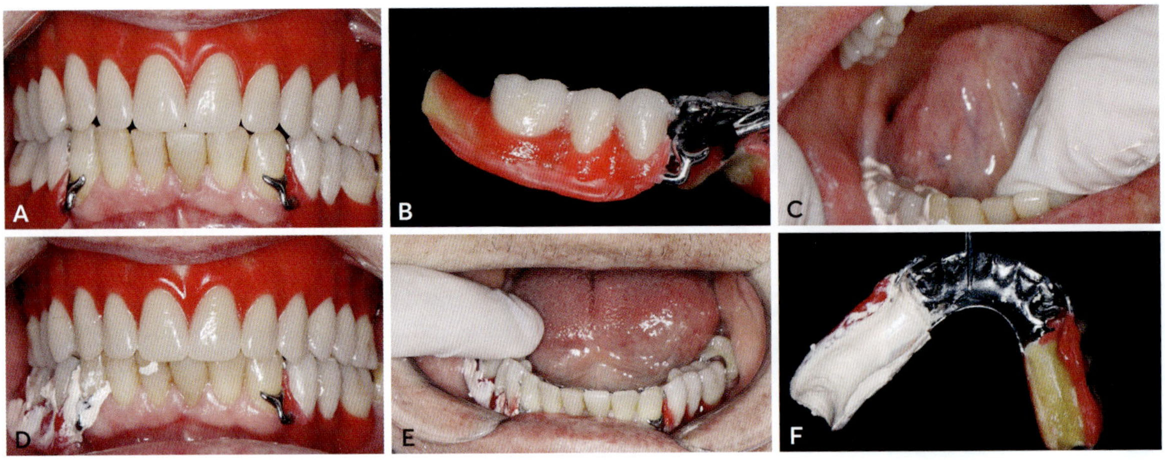

Figura 11 Imagens clínicas representativas das etapas clínicas relativas à moldagem funcional pela técnica direta. Em (A), sessão de prova dos dentes artificiais, com avaliação das relações intermaxilares e do padrão oclusal obtido; em (B), isolamento, com vaselina sólida, da região dos dentes artificiais e flanges já esculpidos em cera, até o limite de 3 mm das bordas; em (C), manipulação funcional da musculatura paraprotética (nota-se que a estrutura metálica é mantida em posição por pressão digital nos apoios oclusais); em (D), o paciente oclui levemente, após o material ter adquirido maior consistência; em (E), teste de suporte por pressão digital na região da sela; em (F), aspecto final do molde obtido.
Fonte: Disciplina de Prótese Parcial Removível – FOAr-Unesp.

sional deve realizar a manipulação funcional de lábios e bochechas, assim como orientar o paciente a realizar os movimentos funcionais da língua. Após os movimentos funcionais iniciais, quando o material começar a adquirir maior consistência, o paciente deve ser orientado a ocluir levemente, sendo guiado pelo operador para a posição oclusal adequada (Figura 11D). O paciente, então, deve permanecer com os dentes ocluídos até a completa presa do material.

O conjunto, que agora contém o molde sob os dentes montados em cera na estrutura metálica, é removido cuidadosamente da boca do paciente, e o molde deve ser criteriosamente avaliado. Para isso, é lavado abundantemente em água corrente, seco com jatos de ar e inspecionado visualmente para verificação de fidelidade de cópia, sendo comparado com as estruturas bucais. Pequenas correções com cera 7 fluida podem ser efetuadas, quando necessário, e os excessos devem ser removidos com Lecron aquecido. A seguir, a estrutura metálica é reposicionada na cavidade bucal do paciente para verificação do suporte e da estabilidade do molde, utilizando, para isso, pressão digital na região da base (Figura 11E). Aprovado o molde, o conjunto não poderá mais voltar a ser adaptado ao modelo mestre, sob o risco de ser danificado (Figura 11F). Para a acrilização da base da prótese, o conjunto deverá ser incluído em mufla sem esse modelo.

Diferenças, vantagens e desvantagens das técnicas do modelo alterado e moldagem funcional direta

Ambas as técnicas de moldagem abrangem as indicações da grande maioria dos casos clínicos, que exigem uma moldagem funcional para a reabilitação com PPR. Pela observação da sequência clínica das duas técnicas, é possível perceber que existem diferenças relevantes entre elas no que diz respeito ao processo de elaboração. Na moldagem funcional direta, apesar de se eliminar a etapa de confecção do novo modelo (modelo alterado), diminuindo o tempo de trabalho, não é realizada a moldagem do selado periférico com godiva, em razão do risco de o aquecimento da godiva plastificar também a cera, alterando a posição dos dentes artificiais. Além disso, a estrutura metálica e o molde são incluídos diretamente na mufla para acrilização e prensagem, o que pode ocasionar distorções. Por fim, como não há um novo modelo, essa técnica não permite a possibilidade de remontagem em ASA para a realização dos primeiros ajustes oclusais após a acrilização da prótese, dificultando os procedimentos de ajuste no momento da instalação da PPR.[22]

Diante dessas diferenças entre o modelo alterado e a moldagem funcional direta, as vantagens relacionadas à utilização da primeira técnica foram demonstradas por vários estudos,[22,33,38-41] podendo-se citar:

- maior estabilidade e suporte da PPR, em virtude da diminuição da movimentação da base da prótese em direção ao rebordo residual e da presença de menor espaço entre a base da prótese e o rebordo residual;
- redução das forças que incidem sobre os dentes pilares remanescentes, incluindo as forças laterais prejudiciais ao periodonto de sustentação;
- preservação do rebordo residual por meio da distribuição adequada das forças mastigatórias, da

diminuição da impacção alimentar e da menor sobrecarga nos dentes pilares;
- menor infraextensão da base da prótese com relação aos limites da área chapeável;
- redução do número de retornos após a instalação da PPR;
- maior conforto e satisfação do paciente;
- preservação da saúde oral.

Assim, apesar de a técnica do modelo alterado ser mais complexa e requerer mais tempo de trabalho, suas vantagens são evidentes e tornam o tratamento reabilitador mais seguro, confiável, com melhor prognóstico e maior longevidade.

Sequência clínico-laboratorial da técnica de moldagem funcional de transferência ou *pick-up* proposta por Bauman e Deboer[39]

Nos casos em que um arco superior apresenta poucos dentes remanescentes distribuídos linearmente, espaço desdentado anterior extenso ou quando só apresenta molares no arco (Figura 12A), deve-se utilizar a região do palato duro para a distribuição dos esforços e, até mesmo, para auxiliar a retenção da PPR por meio dos princípios de adesão, coesão, pressão atmosférica e tensão superficial. Assim, essa região do palato deve ser coberta com metal ou metal e resina acrílica termopolimerizável, utilizando, para isso, a cobertura total do palato (ver Capítulo 5). Para que essa etapa seja realizada de forma adequada, é preciso fazer uma moldagem funcional dessa área, a fim de proporcionar uma perfeita adaptação da prótese.[22] Nesse tipo de moldagem, o modelo mestre e o modelo funcional são obtidos simultaneamente após o preparo dos dentes pilares.

Sobre o modelo de estudo, é confeccionada uma moldeira individual, abrangendo o palato e a região desdentada nos limites da área chapeável (Figura 12B) e contornando os dentes remanescentes. Áreas retentivas e que não podem ser comprimidas durante a moldagem devem ser aliviadas com cera. A moldeira deve apresentar retenções (em forma de cogumelo, com 3 a 4 mm de altura), distribuídas de acordo com sua extensão na superfície externa, que, além de prover retenção para o material de moldagem, também fornecem um ponto de parada (*stop*) para a moldeira de estoque. Após o planejamento da prótese e o preparo dos dentes pilares (planos guia, áreas retentivas, adequações de equador protético e nichos) terem sido finalizados, essa moldeira individual deve ser provada e ajustada na boca, localizada 2 mm aquém do fundo de sulco, conforme descrito anteriormente (Figura 12C). Uma vez que a moldeira não apresenta cabo, sua apreensão — para ser levada à boca e para ajustes para a moldagem propriamente dita — é realizada pelas retenções confeccionadas na sua porção externa.

A linha vibratória do palato é o limite mais posterior da moldeira individual nos casos de cobertura total de palato (estende-se de um sulco hamular ao outro e marca o início do movimento do palato mole). Essa zona vibratória pode ser marcada com a utilização de um lápis cópia, solicitando ao paciente a pronúncia da interjeição "ah!". A moldeira é, então, posicionada, e o paciente é solicitado a falar novamente, de modo que, com a vibração do palato mole, a linha fique registrada na superfície interna da moldeira, orientando seu ajuste nessa região.[14]

Após o ajuste da moldeira, a moldagem funcional de borda é realizada com godiva e por partes, como descrito previamente na técnica do modelo alterado. A área do selado palatino posterior deve receber atenção especial durante a moldagem de borda, sendo a godiva inserida, internamente, de 2 a 3 mm aquém do limite da moldeira. O paciente deve ser orientado a fazer sucção durante a moldagem dessa região. Finalizada a moldagem de borda, a godiva deve apresentar um aspecto opaco (Figura 12D). Os excessos devem ser removidos e o molde deve retornar para a boca do paciente para a verificação de retenção e estabilidade. Para a moldagem da área basal propriamente dita, materiais de moldagem de consistência leve ou regular podem ser utilizados.[1] Deve-se, também, eliminar o excesso de saliva da moldeira e da região a ser moldada. Em seguida, prepara-se o material, levando-o à moldeira, inclusive recobrindo a borda periférica moldada com godiva. A moldeira carregada com o material é levada em posição, utilizando-se suas retenções como meio de apreensão. Nesse momento, o profissional deve novamente realizar a movimentação da musculatura paraprotética, mantendo a moldeira em posição até a reação completa do material de moldagem (Figura 12E).

Após a moldagem funcional ser concluída, o molde é removido e os excessos são recortados. Na sequência, o molde deve ser analisado quanto a sua precisão e à ausência de bolhas (Figura 12F). Se necessário, pequenas correções com cera 7 fluida podem ser realizadas. A seguir, o molde é reposicionado na boca e uma moldeira de estoque, abrangendo todo o arco e a moldeira acrílica, deve ser selecionada (Figura 12G). Essa moldeira é preenchida com alginato e levada, em posição, para a realização da segunda etapa da moldagem (sobremoldagem). Após a geleificação do alginato, a moldeira de estoque é retirada da boca do paciente e, nesse momento, a moldeira individual também é removida no conjunto. O molde obtido, considerado mestre e funcional, apresenta os dentes remanescentes preparados, copiados com o molde de alginato, bem como o registro da área chapeável, copiada com o molde fun-

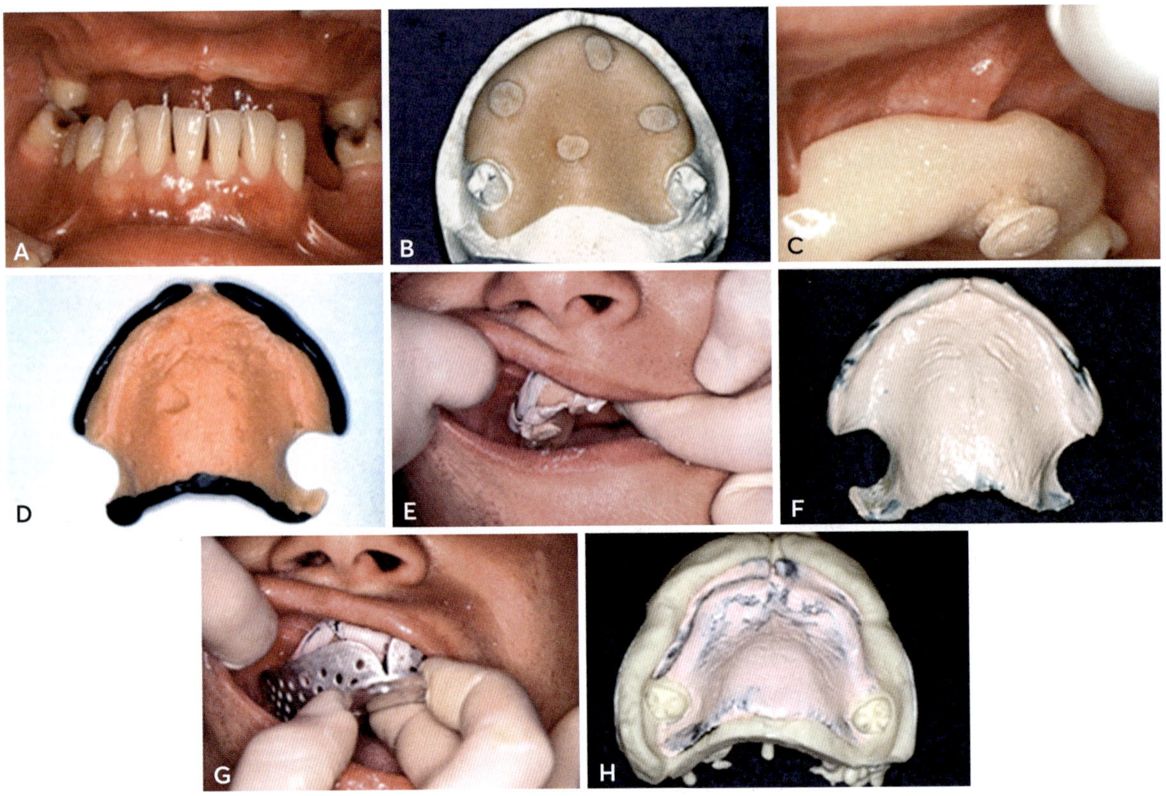

Figura 12 Imagens clínicas representativas das etapas clínicas relativas à moldagem de transferência. Em (A), paciente com poucos dentes remanescentes superiores e indicação de cobertura total de palato; em (B), moldeira individual contendo retenções externas; em (C), prova e ajuste da moldeira individual na boca (nota-se o detalhe da retenção na moldeira); em (D), moldagem do selado periférico com godiva (observa-se aspecto superficial fosco do material de moldagem); em (E), moldagem funcional com pasta zincoenólica; em (F), aspecto do molde funcional; em (G), seleção da moldeira de estoque com o molde funcional posicionado na boca; em (H), molde mestre e funcional obtido (dentes moldados com alginato e região correspondente ao rebordo moldada com pasta zincoenólica).
Fonte: Disciplina de Prótese Parcial Removível – FOAr-Unesp.

cional (Figura 12H). Esse modelo é, então, utilizado para todas as etapas seguintes de confecção da PPR, desde a confecção da estrutura metálica até a inclusão em mufla e a acrilização da prótese.

O modelo obtido por meio dessa técnica é incluído em mufla com a prótese, e, após a prensagem, a parte interna do acrílico da PPR apresenta uma perfeita adaptação na região do rebordo dentro dos limites da área chapeável. A PPR confeccionada a partir dessa técnica proporciona adequada distribuição dos esforços, tanto para os dentes remanescentes como para o rebordo residual, além de apresentar maior retenção e estabilidade.[22]

Tecnologia CAD/CAM (*computer-aided design/ computer-aided manufacturing*) na cópia de tecidos e construção de bases protéticas de PPR

As moldagens anatômicas para a obtenção de modelos mestres poderão, em um futuro próximo, ser substituídas pelo escaneamento intraoral para o registro de tecidos dentais e mucosos, criando-se arquivos estereolitográficos para serem importados em *softwares* CAD, visando ao *design* e à confecção de estruturas metálicas.[42] Além disso, a potencial associação da modelagem digital e da otimização computacional com a construção independente de práticas laboratoriais convencionais manuais tem sido sugerida como um novo paradigma para a confecção de PPR,[42] dispensando moldagens de qualquer natureza. Essas técnicas, segundo Chen et al.,[43] visam à melhor distribuição de tensões sob a área basal da prótese, reduzindo o desconforto pós-instalação e, consequentemente, diminuindo a reabsorção do rebordo residual. Como vantagens dessa técnica,[43] os autores citam:

- íntima interação com a mucosa oral e o osso subjacente, individualizada às características dos tecidos do paciente por meio de tomografias computadorizadas;
- redução do número e da duração de sessões clínicas;
- não depende de mão de obra técnica intensiva.

Similarmente, Lee e Lee[44] propuseram um modelo estereolitográfico para a simplificação de técnicas de confecção de PPR, realizando-se, em sessão única, a prova da estrutura metálica, a moldagem para a confecção de modelo alterado e o registro das relações intermaxilares. De maneira resumida, esses autores propõem o escaneamento do modelo mestre e o projeto do desenho da estrutura metálica nos princípios do *software* CAD. Em outro projeto de CAD, a moldeira individual para a moldagem funcional e um rolete de registro são desenhados em peça única e adaptável ao projeto da estrutura metálica. A técnica prevê a prototipagem por adição desses dois projetos em resina estereolitográfica, para que a estrutura metálica em resina seja provada na boca e que, na mesma sessão, seja realizada a moldagem apenas de bordas pela técnica do modelo alterado, com a estrutura metálica e o conjunto moldeira/roletes de registro sobre a estrutura em posição na boca. Ainda nessa mesma sessão e com esse mesmo conjunto, faz-se o registro das relações intermaxilares com silicone de adição.

Não se sabe quanto tempo é requerido para que o fluxo digital substitua o analógico na confecção das PPR nem se esse processo eliminará todas as moldagens convencionais envolvidas na sequência técnica. Entretanto, o conhecimento das filosofias de moldagem e da anatomia das estruturas paraprotéticas dificilmente poderá ser delegado a *softwares*, cujo domínio é imprescindível para o profissional de Odontologia.

CONSIDERAÇÕES FINAIS

A obtenção de modelos anatômicos que atendam à necessidade de exame complementar do arco edêntulo e análise em delineador, bem como outras fases do tratamento, como a sua montagem em ASA, depende da execução de uma técnica de moldagem capaz de copiar fielmente as estruturas dentais e afastar a mucosa móvel. Por sua vez, as moldagens funcionais são mandatórias nos casos em que há um componente de suporte mucoso envolvido na reabilitação oral. Tanto a moldagem anatômica quanto a funcional devem ser realizadas dentro de princípios técnicos rígidos e bem estabelecidos, provendo próteses precisas e adequadamente adaptadas, minimizando desconfortos após a colocação no paciente e, principalmente, visando a manter íntegras e saudáveis suas estruturas orais remanescentes, os dentes naturais e o rebordo alveolar. Nesse contexto, o domínio das técnicas de moldagem anatômicas e funcionais, bem como sua indicação e fundamentação, é essencial para todo profissional que irá conduzir reabilitações orais com PPR.

FLUXOGRAMA DE CUIDADOS

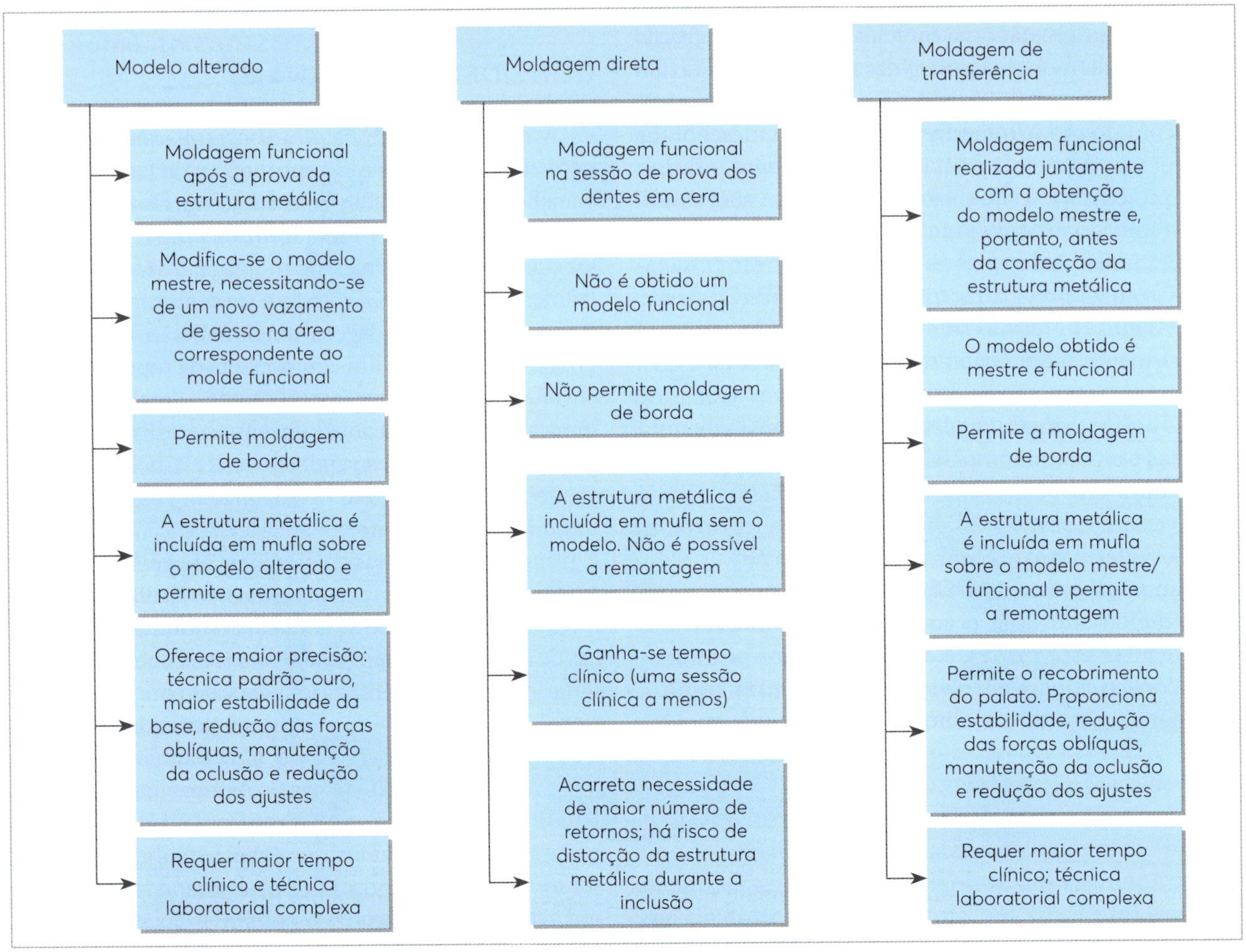

REFERÊNCIAS BIBLIOGRÁFICAS

1. Russi S, Rocha EP. Prótese total e prótese parcial removível. Série Abeno: Odontologia essencial. São Paulo: Artes Médicas, 2015.
2. Petropoulos VC, Rashedi B. Removable partial denture education in U.S. dental schools. J Prosthodont. 2006;15(1):62-68.
3. Cartagena AF, Figuerôa RMS, Jorge JH, Urban VM, Campanha NH. Montagem de modelos de próteses removíveis em articulador semiajustável. Rev Odontol UNESP. 2012;41(3):215-220.
4. Tamaki T. Dentaduras completas. 4.ed. São Paulo: Sarvier, 1983.
5. Hansson O, Eklund J. A historical review of hydrocolloids and an investigation of the dimensional accuracy of the new alginates for crown and bridge impressions when using stock trays. Swed Dent J. 1984;8(2):81-95.
6. Hidalgo BG, Nascimento DS, Sanches MFB, Rocha PES, Santos RR, Haddad MF. Sequência laboratorial para a confecção de prótese parcial removível – Parte I: do modelo de estudo a inclusão da escultura. Rev Odontol Arac. 2013;4(2):45-49.
7. Cervino G, Fiorillo L, Herford AS, Laino L, Troiano G, Amoroso G et al. Alginate materials and dental impression technique: a current state of the art and application to dental practice. Mar Drugs. 2018;17(1):1-18.
8. Fonte-Boa JC, Lanza MDS, Peixoto RTRC, Drummond AF, de Souza EL. Análise dimensional de moldes de alginato após armazenamento. Arq Odontol. 2016;52(2):117-122.
9. Rohanian A, Shabestari GO, Zeighami S, Samadi MJ, Shamshiri AR. Effect of storage time of extended-pour and conventional alginate impressions on dimensional accuracy of casts. J Dent (Tehran). 2014;11(6):655-664.
10. Bandeca SCS, Urban VM. Boas práticas em biossegurança do Curso de Odontologia da UEPG para a prevenção de infecção de COVID-19 [livro eletrônico]. Ponta Grossa: UEPG, 2020. Disponível em: <https://www2.uepg.br//proex/wp-content/uploads/sites/8/2020/09/BOAS-PRATICAS-EM-BIOSSEGURANCA-DO-CURSO-DE-ODONTOLOGIA.pdf>. Acesso em: 27 jun. 2021.
11. Dasgupta D, Sen SK, Ghosh S, Bhattacharyya J, Preeti G. Effectiveness of mouthrinses and oral prophylaxis on reduction of microorganisms count in irreversible hydrocolloid impression: an in vivo study. J Indian Prosthodont Soc. 2013;13(4):578-586.
12. Kliemann C, Oliveira W. Manual de prótese parcial removível. 3.ed. São Paulo: Santos, 2009.
13. Gennari Filho H, Vedovatto E, Assunção WG. Avaliação da qualidade de superfície de moldes obtidos a partir de duas técnicas de moldagem utilizando-se três marcas de alginato. Cienc Odontol Bras. 2005;8(4):39-48.

14. Turano JC, Turano LM. Fudamentos de Prótese total. 7.ed. São Paulo: Santos, 2004.
15. Heartwell CM, Rahn AO. Syllabus of complete dentures. 2.ed. Philadelphia: Lea & Febider, 1974.
16. Gennari Filho H, Goiato MC, Zuim PRJ, Turcio KHJ, Guiotti AM, Alves LMN. Precisão dimensional de modelos obtidos de moldes de alginato pelos métodos invertido e não invertido. Rev Odontol Arac. 2017;36(3):27-33.
17. Anusavice KJ, Shen C, Hawls HR. Phillips materiais dentários. 12.ed. Rio de Janeiro: Guanabara Koogan, 2013.
18. Shillingburg H, Hobo S, Whitsett LD, Jacobi R, Brackett SE. Fundamentos de prótese fixa. 3.ed. São Paulo: Quintessence, 1998.
19. Chain MC. Materiais dentários. Série Abeno: Odontologia essencial. São Paulo: Artes Médicas, 2013.
20. Hsu YT. A technique for assessing the fit of a removable partial denture framework on the patient and on the definitive cast. J Prosthet Dent. 2016;116(4):630-631.
21. Phoenix RD, Cagna DR, DeFreest CE. Prótese parcial removível - clínica de Stewart. 3.ed. São Paulo: Quintessence, 2007.
22. Cucci ALM, Vergani CE, Giampaolo ET. Moldagens funcionais em prótese parcial removível. J Bras Odontol Clin. 1997;1(3):21-26.
23. Todescan R, Silva EEB, Silva OJ. Atlas de prótese parcial removível. São Paulo: Santos, 2006.
24. Miller EL, Grasso JE. Prótese parcial removível. 2.ed. São Paulo: Santos, 1990.
25. Reis JMSN, Perez LEC, Nogueira SS, Ariolli Filho JN, Mollo Júnior FA. Moldagem em prótese total – uma revisão da literatura. RFO. 2007;12(1):70-74.
26. Basker R, Davenport C, Tomlin HR. Prosthetic treatment of the edentulous patient. London: Macmillan, 1992.
27. Levin B. Impressions for complete dentures. Chicago: Quintessence, 1984.
28. Felton DA, Cooper LF, Scurria MS. Predictable impression procedures for complete dentures. Dent Clin North Am. 1996;40(1):39-51.
29. Nogueira SS, Compagnoni MA, Lombardo JG, Russi S. Próteses totais: moldagem de borda com silicone. Rev Assoc Paul Cir Dent. 1992;46(3):785-787.
30. Goiato MC, dos Santos DM, Silva EVF. Como realizar o selamento periférico e a moldagem funcional? Rev Odontol Arac. 2013;34(1):14-19.
31. Gennari Filho H. Moldagens em prótese total. Rev Odontol Arac. 2013;34(1):50-55.
32. Frank RP, Brudvik JS, Noonan CJ. Clinical outcome of the altered cast impression procedure compared with use of a one-piece cast. J Prosthet Dent. 2004;91(5):468-476.
33. Holmes JB. Influence of impression procedures and occlusal loading on partial denture movement. 1965. J Prosthet Dent. 2001;86(4):335-341.
34. Madihalli AU, Tavane PN, Yadav NS, Abraham S, Reddy PM, Baiju G. A comparative study of impression procedures for distal extension removable partial dentures. J Contemp Dent Pract. 2011;12(5):333-338.
35. Russi S, Loffredo LCM, Nogueira CM, Aquino EB. Instalação das próteses totais. RGO. 2003;51(1):54-56.
36. Russi S, Mollo Junior FA, Porciuncula HF. Instalação das próteses totais: avaliação de materiais reveladores das áreas de compressão. RGO. 2001;49(2):76-78.
37. Barbosa DB, Barão VAR, Assunção WG, Gennari Filho H, Goiato MC. Instalação de prótese total: uma revisão. Rev Odontol UNESP. 2006;35(1):53-60.
38. Maxfield JB, Nicholls JI, Smith DE. The measurement of forces transmitted to abutment teeth of removable partial dentures. J Prosthet Dent. 1979;41(2):134-142.
39. Bauman R, Deboer J. A modification of the altered cast technique. J Prosthet Dent. 1982;47(2):212-213.
40. Leupold RJ, Flinton RJ, Pfeifer DL. Comparison of vertical movement occurring during loading of distal-extension removable partial denture bases made by three impression techniques. J Prosthet Dent. 1992;68(2):290-293.
41. Feit DB. The altered cast impression technique revisited. J Am Dent Assoc. 1999;130(10):1476-1481.
42. Kattadiyil MT, Mursic Z, AlRumaih H, Goodacre CJ. Intraoral scanning of hard and soft tissues for partial removable dental prosthesis fabrication. J Prosthet Dent. 2014;112(3):444-448.
43. Chen J, Ahmad R, Suenaga H, Li W, Sasaki K, Swain M et al. Shape optimization for additive manufacturing of removable partial dentures – A new paradigm for prosthetic CAD/CAM. PLoS One. 2015;10(7):e0132552.
44. Lee JH, Lee CH. A stereolithographic resin pattern for evaluating the framework, altered cast partial removable dental prosthesis impression, and maxillomandibular relationship record in a single appointment. J Prosthet Dent. 2015;114(5):625-626.

11

Preparo de dentes pilares

Janaina Habib Jorge

O sucesso da reabilitação oral com próteses parciais removíveis (PPR) depende de alguns fatores, como: condições de higiene bucal do paciente, prevenção e controle da doença periodontal e controle das forças geradas pela prótese sobre os tecidos de suporte.[1-3] Os dois primeiros fatores citados estão relacionados, principalmente, ao paciente e seus hábitos. Quanto ao terceiro aspecto, a forma como a PPR interage com os dentes pilares e remanescentes, gerando forças sobre essas estruturas e seus tecidos de suporte, está relacionada a um adequado planejamento do caso clínico, que é iniciado com a coleta de informações durante um exame clínico detalhado (ver Capítulo 8), seguido do diagnóstico do caso e, então, da definição de um plano de tratamento, que consiste na enumeração de várias etapas a serem realizadas. Nesse contexto, durante a fase protética de confecção de uma PPR, os procedimentos a seguir devem ser realizados de acordo com a seguinte sequência clínica: moldagem para a obtenção dos modelos de estudo, análise do modelo de estudo em delineador, preparo dos dentes pilares, moldagem para a obtenção dos modelos mestre, análise do modelo mestre em delineador e desenho da estrutura metálica, prova da estrutura metálica, moldagem funcional para a confecção de modelo alterado, tomada do arco facial e montagem do modelo superior em articulador semiajustável (ASA), determinação dos planos de orientação, estabelecimento de dimensão vertical de oclusão e registro da relação intermaxilar, montagem do modelo inferior em ASA, provas funcionais dos dentes em cera, colocação das próteses e retornos. A elaboração desse planejamento, prevendo todas as etapas clínicas, é mandatória para evitar intercorrências durante a execução dos procedimentos, estando diretamente relacionada ao sucesso do tratamento proposto.

Além do planejamento detalhado, de acordo com Miller e Grasso,[4] o grau de sucesso da reabilitação oral depende da correlação entre os quatro fatores determinados durante a análise do modelo em delineador: planos guia, áreas retentivas, interferências e estética. De fato, a análise dos modelos em delineador é uma das etapas mais importantes do processo de confecção de uma PPR, pois tem como objetivo determinar um único eixo de inserção e remoção dessa prótese, evitando, assim, forças laterais nocivas aos tecidos de suporte (ver Capítulo 2). Durante essa análise, é planejado o preparo dos dentes pilares, etapa responsável por alterações de forma e contorno dos dentes para proporcionar melhor direcionamento das forças advindas da mastigação e da inserção e remoção da prótese.[5] O preparo dos dentes pilares contribui para a filosofia de que a prótese deve não apenas substituir o que está faltando, mas também preservar o que ainda resta, que é até mais indispensável.[6] De fato, Jorge et al.[7] sugerem que o planejamento meticuloso do tratamento protético, incluindo o preparo dos dentes pilares, as instruções adequadas de higiene oral e as consultas regulares de retorno, são fundamentais na prevenção de alterações nos tecidos de suporte, causadas pela colocação da PPR. Além disso, Aquino et al.[8] concluíram que o preparo adequado dos dentes pilares permite a apropriada transmissão de forças aos tecidos de suporte e fornece retenção, estabilidade e apoio para a prótese, fatores significativos para a longevidade da reabilitação. Por outro lado, a ausência de preparo pode acarretar falhas no tratamento, como instabilidade da prótese, falta de retenção, interferências oclusais, mobilidade dentária e problemas periodontais, entre outras consequências (Figura 1).[1,3,9,10]

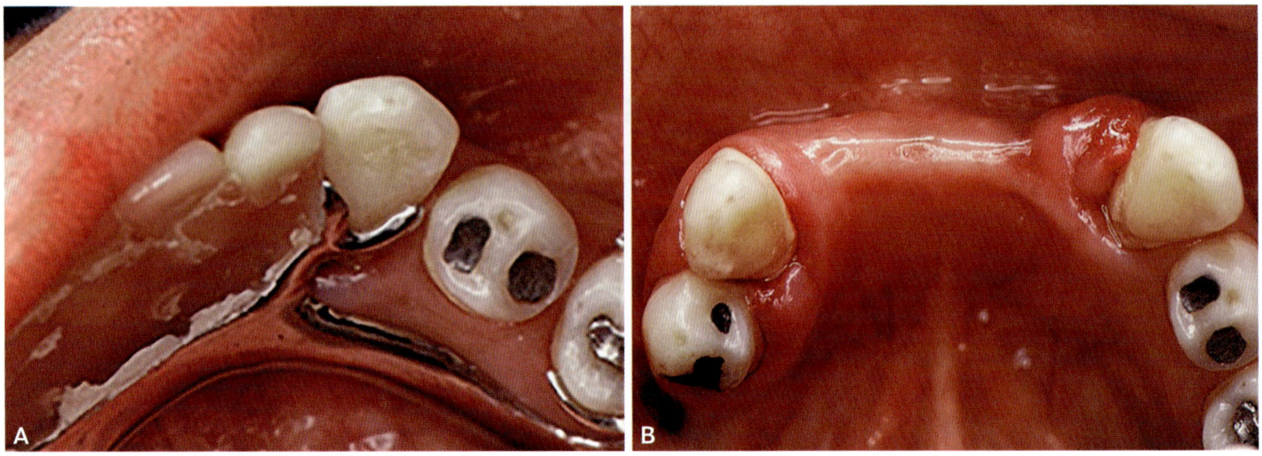

Figura 1 Imagens clínicas ilustrativas dos problemas periodontais causados pela ausência de nicho nos dentes pilares. Ausência dos nichos nos dentes pilares (A) gera movimentação da PPR, causando danos aos tecidos moles (B).
Fonte: Disciplina de Prótese Parcial Removível – FOAr-Unesp.

Diante dos fatores apontados anteriormente, este capítulo tem como objetivo descrever os preparos que devem ser realizados durante o tratamento reabilitador com PPR em dentes pilares íntegros ou restaurados, adequadamente posicionados no plano oclusal. Esses preparos devem ser planejados durante a análise do modelo de estudo em delineador e realizados somente após a determinação e o registro do eixo de inserção e remoção da prótese nesse modelo (ver Capítulo 2). Além disso, todos os preparos devem ser conferidos em delineador após a obtenção do modelo mestre.

BASES PARA A PRÁTICA CLÍNICA, NÍVEIS DE EVIDÊNCIA E RECOMENDAÇÕES

Com base no planejamento do caso clínico e na análise do modelo de estudo em delineador, as etapas de preparo dos dentes pilares que podem ser realizadas são: preparo de planos guia, confecção de áreas retentivas, preparo para colocação do grampo de oposição, adequação do equador protético, preparo para o terço rígido do grampo de retenção, redução do campo de ação expulsivo, preparo de nichos e preparo para a saída dos grampos.

Preparo de planos guia

Os planos guia devem ser preparados nas superfícies proximais dos dentes pilares, adjacentes ao espaço protético, com o intuito de se obter paralelismo em relação ao eixo de inserção e remoção da prótese.[11-14] A determinação dos planos guia é realizada no delineador com o auxílio de um acessório denominado faca (ver Capítulo 2). Para isso, o modelo é posicionado na platina do delineador e, em seguida, movimentos no sentido anteroposterior são realizados até que todas as superfícies proximais vizinhas aos espaços protéticos fiquem paralelas à faca e entre si. Em função da anatomia e do posicionamento dos dentes pilares, dificilmente a situação ideal de paralelismo entre todas as superfícies é encontrada durante essa análise. Normalmente, para a maioria dos casos clínicos, é necessário recorrer a desgastes para o recontorno dessas superfícies e, consequentemente, para a obtenção de paralelismo. Esses desgastes devem sempre se limitar ao esmalte dentário. Para isso, o modelo é posicionado de maneira a distribuir o desgaste entre os dentes pilares, evitando-se, assim, a exposição de dentina (Figura 2).

Após sua realização no modelo de estudo, os preparos dos planos guia são transferidos para a boca do paciente com o auxílio de guias de transferência. A sequência para a realização dos preparos no modelo, da confecção das guias e da transferência dos preparos para a boca do paciente está descrita a seguir.

Preparo do modelo e confecção das guias

1. Posicionar a peça reta, junto com uma ponta *minicut* cilíndrica, na haste vertical móvel do delineador com auxílio de uma braçadeira, de modo que todo o conjunto fique paralelo ao eixo de inserção e remoção da prótese (Figura 3A).
2. Desgastar o modelo até a obtenção de uma superfície plana, em torno de 3 a 4 mm de altura (Figura 3B). Em seguida, checar o paralelismo dessa superfície com a faca.
3. Demarcar a área desgastada com grafite (Figura 3C).
4. Isolar o modelo com isolante para gesso (Figura 3D).
5. Confeccionar uma guia de transferência em resina acrílica autopolimerizável. Para isso, a resina deve ser proporcionada, manipulada e posicionada so-

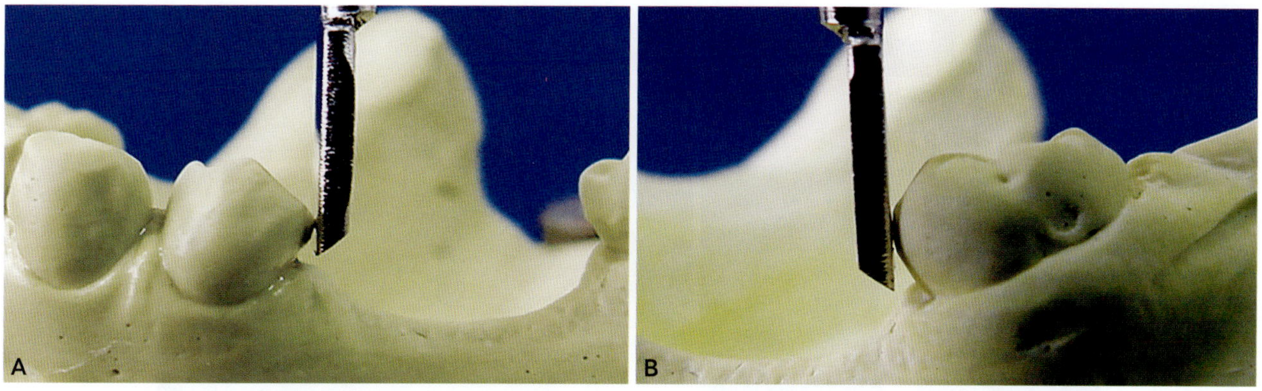

Figura 2 Imagens ilustrativas de modelo de estudo sendo analisado em delineador, evidenciando a presença de superfícies proximais retentivas (A e B) que requerem desgaste para a adequação dos planos guia.
Fonte: Disciplina de Prótese Parcial Removível – FOAr-Unesp.

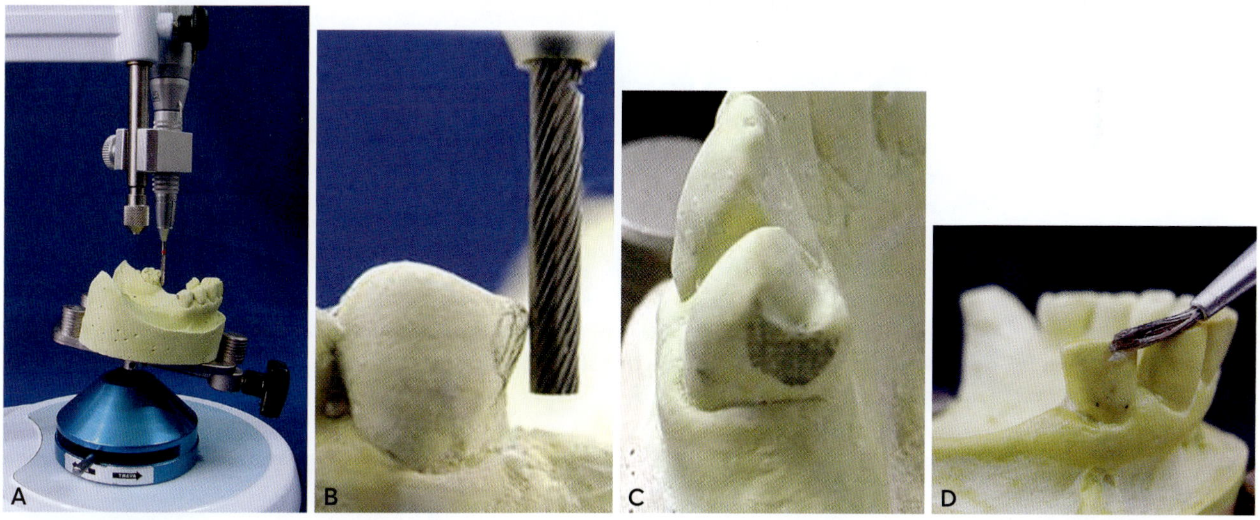

Figura 3 Sequência de desgaste do plano guia no modelo. Em (A), peça reta posicionada no delineador com auxílio de uma braçadeira; em (B), desgaste do modelo para a obtenção de uma superfície plana; em (C), área desgastada demarcada com grafite; em (D), isolamento do modelo.
Fonte: Disciplina de Prótese Parcial Removível – FOAr-Unesp.

bre o dente na fase plástica, sem ultrapassar o equador protético do dente pilar. A guia deve conter as seguintes características: ser convexa em todos os sentidos, ter altura de 3 a 4 mm e, para maior estabilidade, abranger pelo menos um dente adjacente, quando presente. Durante o tempo de polimerização da resina acrílica, a guia de transferência deve ser removida e posicionada no dente diversas vezes, evitando, assim, sua contração e fixação ao dente do modelo. Esse procedimento deve ser realizado até a completa polimerização da resina.

6. Finalizada a confecção da guia de transferência, deve-se iniciar seu desgaste com a ponta *minicut* cilíndrica acoplada na peça reta (Figura 4A), como descrito no item 2 (Figura 4B), até que a área demarcada com o grafite seja visualizada no dente pilar (Figura 4C). Em seguida, deve-se checar o paralelismo da guia com a faca.
7. Ao término do desgaste, a guia deve ser armazenada em água até o momento da sua utilização, na transferência do preparo para a boca do paciente.

Transferência dos preparos para a boca

1. Posicionar a guia sobre o dente pilar (Figura 5A). Se ficar instável, a guia pode ser cimentada com cimento provisório.
2. Desgastar o esmalte do dente pilar com ponta diamantada cilíndrica (4219) posicionada paralelamente à guia (Figura 5B), até que a ponta encoste na mesma (Figura 5C).
3. Remover a guia e polir a superfície desgastada do dente.

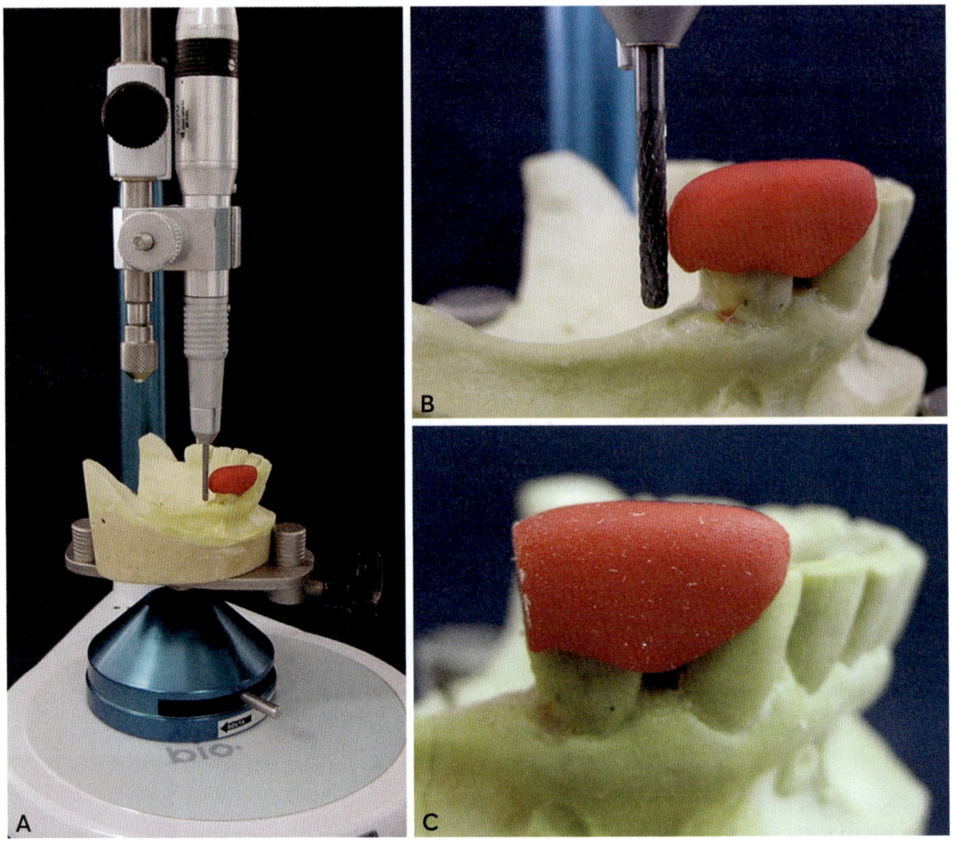

Figura 4 Sequência de confecção da guia de transferência. Em (A), posicionamento da peça reta para desgaste da guia de transferência; em (B), desgaste da guia; em (C), guia de transferência desgastada.
Fonte: Disciplina de Prótese Parcial Removível – FOAr-Unesp.

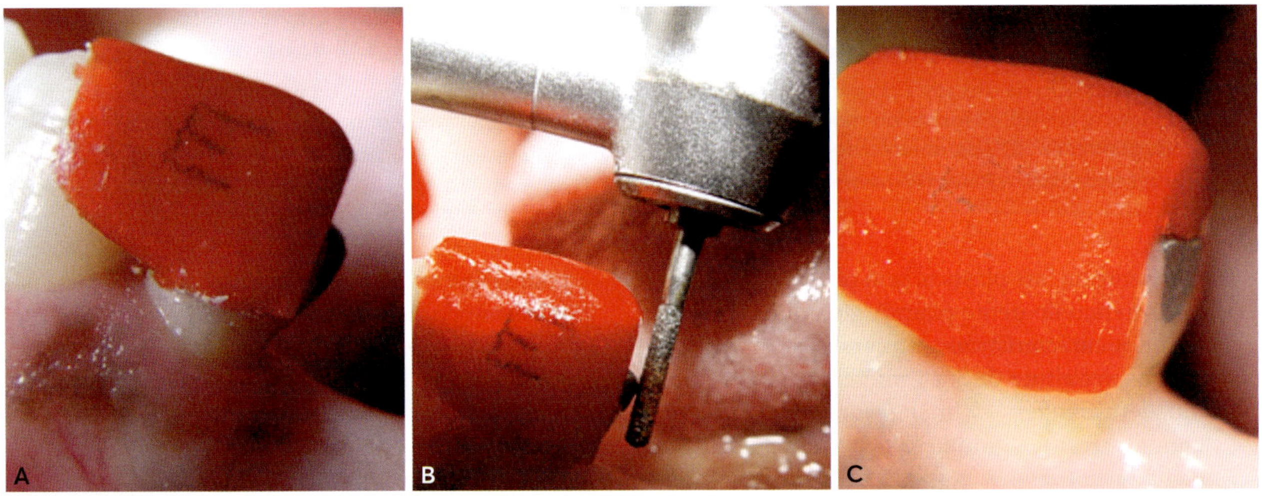

Figura 5 Sequência de transferência do preparo planejado para a boca. Em (A), guia de transferência posicionada sobre o dente pilar; em (B), dente pilar sendo desgastado; em (C), dente desgastado de acordo com a guia de transferência.
Fonte: Disciplina de Prótese Parcial Removível – FOAr-Unesp.

Confecção de áreas retentivas

Todo grampo de retenção planejado deve ter sua ponta ativa localizada em área retentiva, que é caracterizada pela presença de um triângulo formado pela ponta do disco calibrador, a haste do disco e o dente (Figura 6). A área retentiva deve ser determinada em delineador com o auxílio do disco calibrador modificado de 0,25 mm (ver Capítulo 2). Durante essa análise, o modelo, posicionado na platina, deve ser mo-

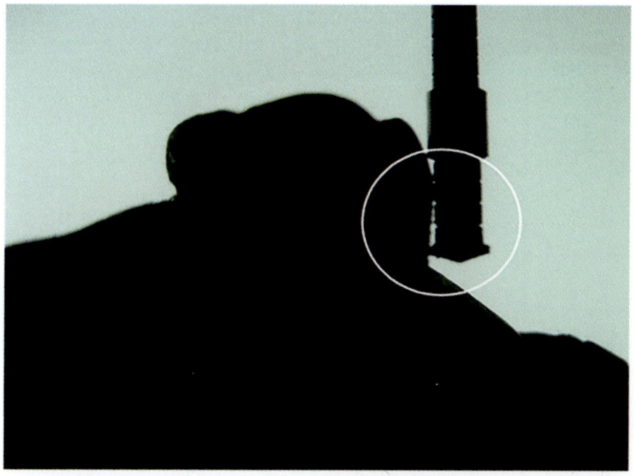

Figura 6 Imagem ilustrativa de área retentiva, caracterizada por um triângulo formado pela ponta do disco calibrador, a haste do disco e o dente.
Fonte: Disciplina de Prótese Parcial Removível – FOAr-Unesp.

vimentado no sentido laterolateral até a visualização de áreas retentivas nas superfícies que irão receber a ponta ativa do grampo de retenção.

Quando essas áreas retentivas não forem encontradas mesmo após movimentações do modelo, devem ser realizados recontornos na superfície do dente pilar. Vários métodos têm sido descritos na literatura para a obtenção de áreas retentivas,[15-23] entre os quais podem ser citados os métodos invasivos (preparo para coroas totais fresadas e desgaste seletivo em esmalte) e os métodos pouco ou não invasivos (cimentação de facetas em porcelana e recontorno do dente com resina composta). Vale ressaltar que os métodos invasivos são utilizados apenas quando estritamente indicados. Neste capítulo, serão descritos detalhadamente o desgaste seletivo em esmalte e o recontorno do dente com resina composta.

Desgaste seletivo em esmalte

Esse tipo de preparo é indicado quando a quantidade de desgaste for mínima e quando o recontorno com resina composta não for possível, uma vez que é feito de forma aleatória, sem a utilização de guias de transferência. Para o preparo, uma ponta diamantada troncocônica deve ser posicionada sobre o dente pilar, de acordo com a localização da ponta ativa do grampo de retenção indicado (Figura 7A). A profundidade do desgaste deve ser de, aproximadamente, 0,25 mm e ter de 3 a 4 mm de extensão (Figura 7B). A quantidade de desgaste deve ser verificada durante a análise do modelo mestre no delineador, com auxílio do disco calibrador modificado de 0,25 mm (Figura 7C). A ponta ativa do grampo de retenção ficará posicionada no preparo realizado (Figura 7D). Quando a técnica de desgaste seletivo do esmalte for indicada, cuidados importantes devem ser tomados, como evitar a formação de ângulos ou degraus, não atingir a dentina, realizar o acabamento e o polimento do esmalte e aplicar flúor topicamente.

Recontorno do dente com resina composta

Por ser um método não invasivo, a técnica mais indicada para a confecção de áreas retentivas é o recontorno do dente com resina composta.[14,23] Para isso, devem ser realizados alguns procedimentos no modelo de estudo, como enceramento e confecção de guias, seguidos de preparos na boca do paciente, como descrito a seguir:

1. Realizar enceramento de uma área retentiva no modelo, com cera em bastão e gotejadores de cera. Em seguida, conferir a área retentiva encerada com o auxílio de delineador e do disco calibrador modificado de 0,25 mm. Essa área deve ser recontornada até que a cera, a haste e a ponta do disco formem um triângulo (Figura 8A).
2. Isolar o dente e o enceramento com glicerina líquida. Esse material deve ser utilizado no lugar de isolante para gesso, pois não interfere com a reação de polimerização da guia, confeccionada em seguida (Figura 8B).
3. Confeccionar a guia de transferência utilizando cimento provisório fotopolimerizável. Essa guia deve ser pouco espessa e cobrir todo o enceramento, abrangendo, ainda, a oclusal/incisal do dente pilar (Figura 9A). Esse cimento é indicado para a confecção de guias de transferência para áreas retentivas, por ser transparente (permitindo, portanto, a passagem de luz no momento da fotopolimerização da resina composta que será utilizada no dente do paciente) e flexível (possibilitando a remoção da guia em área retentiva do dente). Após a acomodação do material na posição adequada, deve-se fotopolimerizar o cimento por 40 segundos (Figura 9B). É importante ressaltar que a guia deve ser mantida em água até sua utilização, na transferência do preparo para a boca do paciente.
4. Para o preparo do dente na boca do paciente, deve-se realizar, inicialmente, profilaxia do elemento dental e seleção de cor da resina composta.
5. Em seguida, isolar o campo operatório e realizar as etapas para preparo do esmalte, como condicionamento ácido e aplicação de sistema adesivo (Figura 10A).
6. Isolar a porção interna da guia com glicerina líquida, remover os excessos com jato de ar e acomodar a resina composta na guia, sem que haja contaminação da resina (Figura 10B).

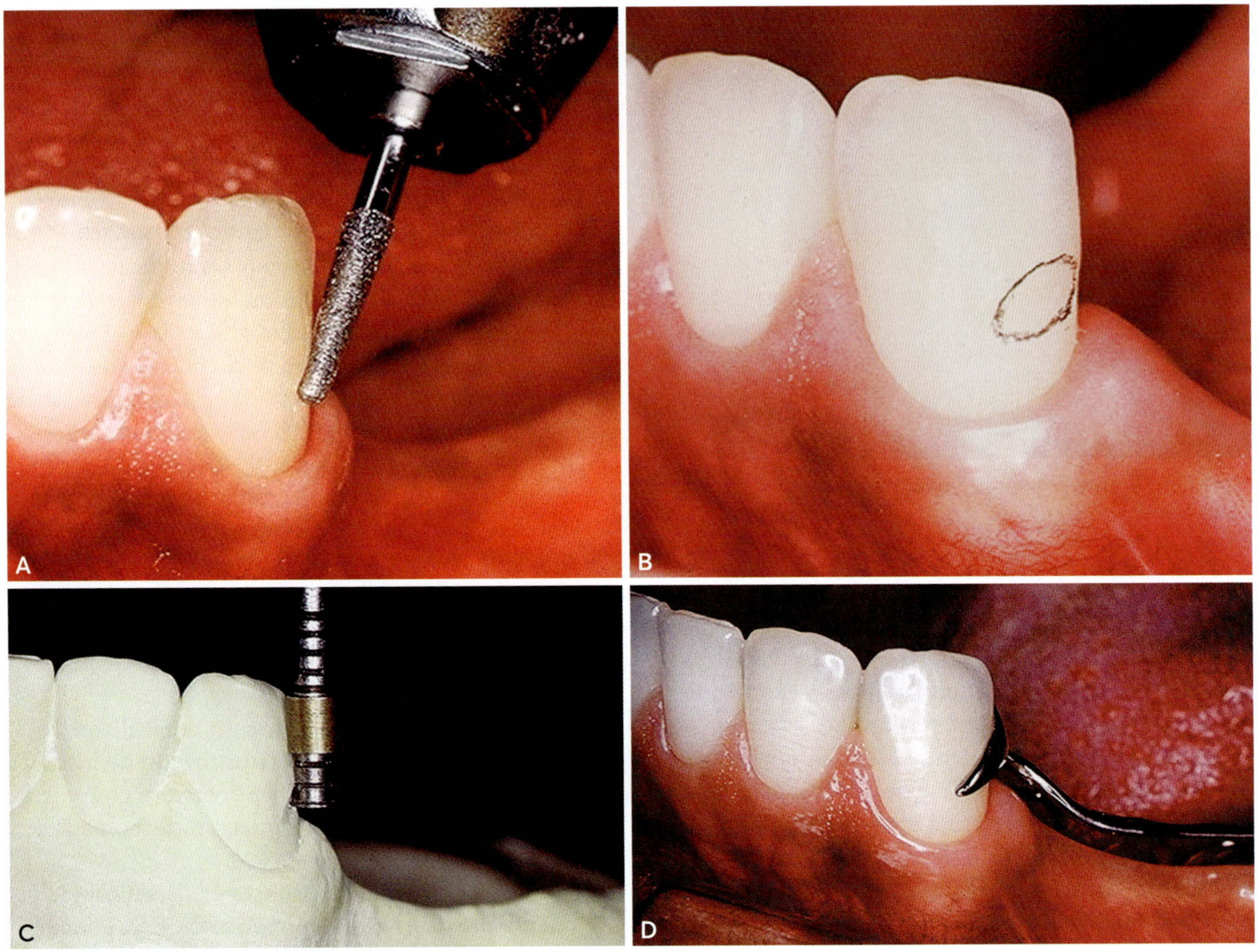

Figura 7 Sequência de desgaste seletivo em esmalte para confecção de área retentiva. Em (A), ponta diamantada troncocônica posicionada sobre o dente pilar; em (B), área retentiva preparada; em (C), área retentiva de 0,25 mm em modelo mestre; em (D), ponta do grampo de retenção posicionada no preparo.

Fonte: Disciplina de Prótese Parcial Removível – FOAr-Unesp.

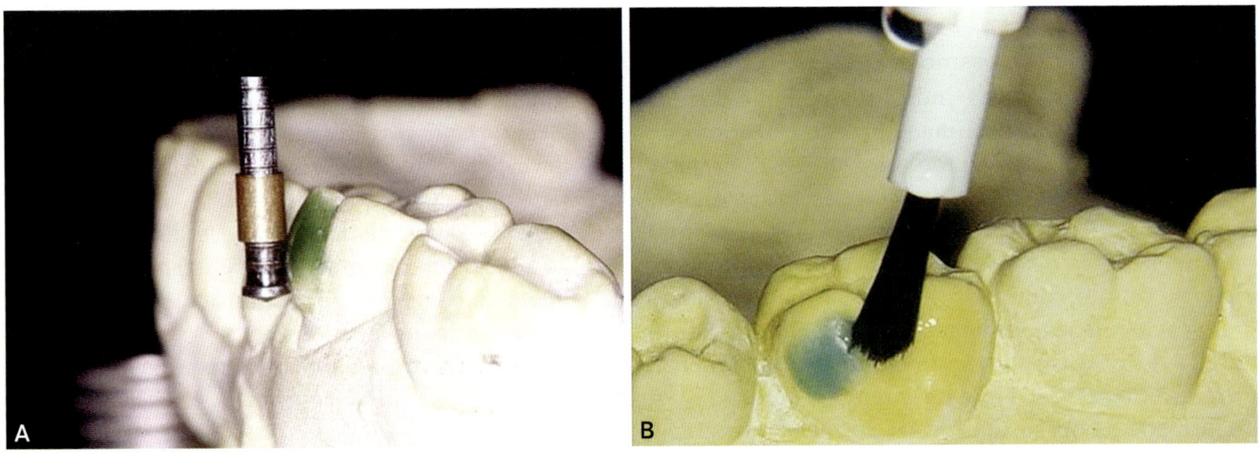

Figura 8 Enceramento da área retentiva. Em (A), área retentiva encerada com 0,25 mm de retenção horizontal; em (B), isolamento do enceramento e do dente com glicerina líquida.

Fonte: Disciplina de Prótese Parcial Removível – FOAr-Unesp.

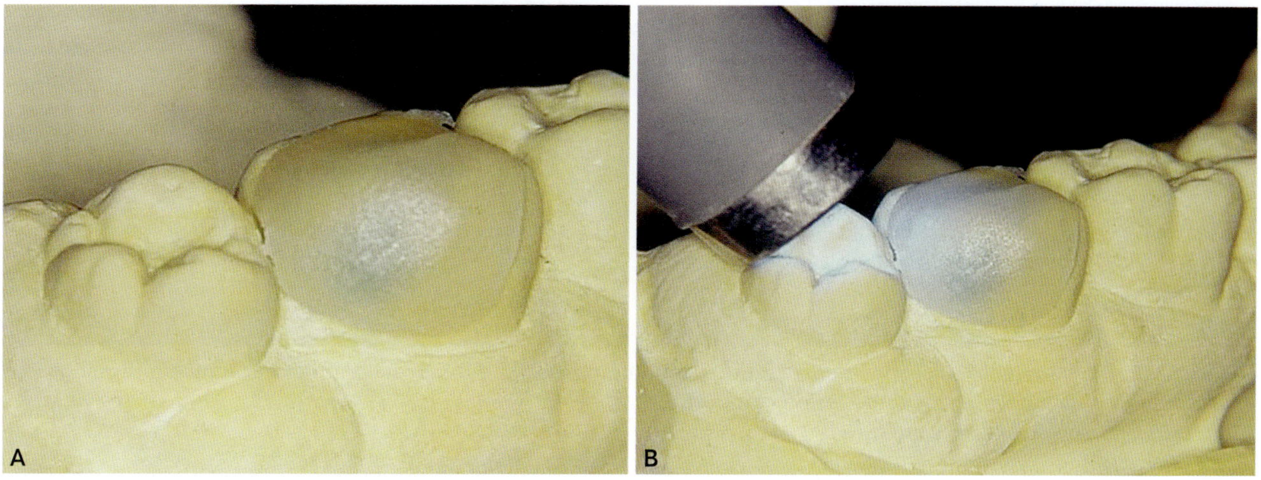

Figura 9 Confecção e fotopolimerização da guia de transferência. Em (A), guia de transferência confeccionada com cimento provisório fotopolimerizável (transparente e flexível); em (B), fotopolimerização da guia.
Fonte: Disciplina de Prótese Parcial Removível – FOAr-Unesp.

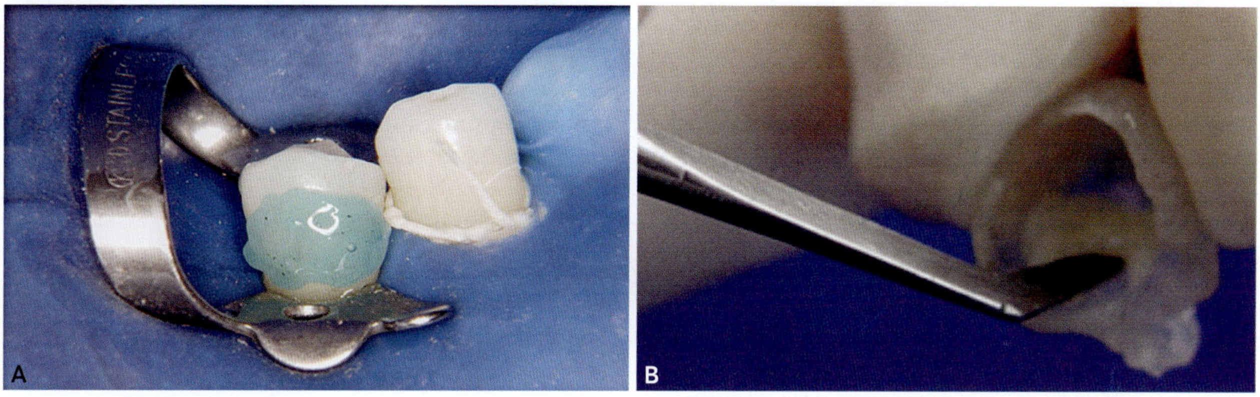

Figura 10 Preparo do dente e da guia. Em (A), isolamento absoluto e preparo do esmalte; em (B), acomodação da resina composta na guia após isolamento com glicerina.
Fonte: Disciplina de Prótese Parcial Removível – FOAr-Unesp.

7. Posicionar a guia com a resina composta no dente, remover os excessos com uma sonda exploradora (Figura 11A) e fotopolimerizar a resina (Figura 11B).
8. Após a remoção da guia, realizar acabamento e polimento do recontorno com fresas apropriadas para o polimento de resina composta (Figura 12A a C).

Os preparos realizados na boca do paciente devem ser conferidos, no modelo mestre, durante nova análise em delineador. A área retentiva confeccionada deve ter características adequadas (Figura 13A), especificadas no Capítulo 2, de maneira que o grampo de retenção fique posicionado abaixo dessa área (Figura 13B).

O recontorno do dente com resina composta apresenta algumas vantagens em relação às demais técnicas de confecção de área retentiva, como ser um método rápido, eficaz, reversível e não invasivo.[14,23] Com essa técnica, é possível controlar a quantidade de resina composta acrescentada ao dente pilar, por meio do enceramento da área retentiva (utilizando-se o disco calibrador modificado de 0,25 mm) e de sua transferência com uma guia, de forma a respeitar o limite de tolerância biológica do dente e o módulo de elasticidade da liga de cobalto-cromo, geralmente utilizada na fundição da estrutura metálica. Outra vantagem da técnica é a longevidade desse tipo de restauração. Davenport et al.[24] avaliaram a resistência à abrasão de resinas compostas empregadas para confecção de área retentiva em dentes pilares de PPR e observaram que não houve perda significativa de retenção após simulação de cinco anos de uso da prótese.

Preparo para a colocação do grampo de oposição

Após a análise dos planos guia e das áreas retentivas, é determinante verificar as superfícies nas quais estarão localizados os grampos de oposição. O grampo de oposição é um componente rígido que tem a função de anular

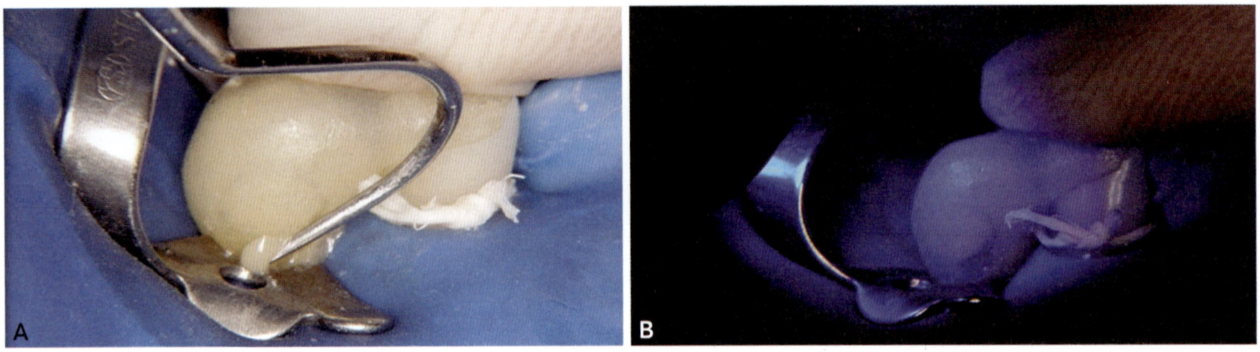

Figura 11 Posicionamento e fotopolimerização da resina composta. Em (A), posicionamento da guia e remoção dos excessos; em (B), fotopolimerização da resina composta.

Fonte: Disciplina de Prótese Parcial Removível – FOAr-Unesp.

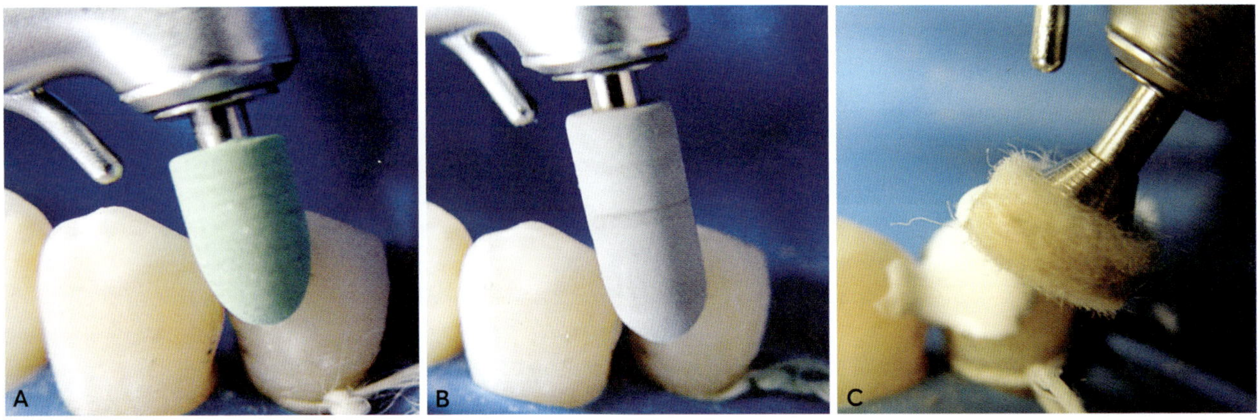

Figura 12 Acabamento e polimento do recontorno em resina composta. Em (A) e (B), borrachas abrasivas; em (C), disco de feltro.

Fonte: Disciplina de Prótese Parcial Removível – FOAr-Unesp.

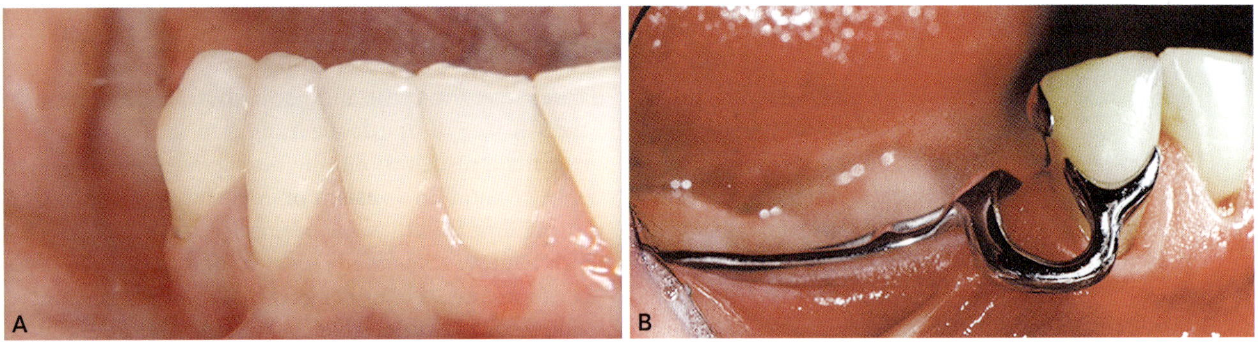

Figura 13 Em (A), área retentiva confeccionada em dente pilar; em (B), grampo de retenção posicionado abaixo da área retentiva.

Fonte: Disciplina de Prótese Parcial Removível – FOAr-Unesp.

as forças horizontais e/ou oblíquas geradas pelo grampo de retenção durante a inserção e a remoção da prótese e durante a mastigação.[25] Como descrito detalhadamente no Capítulo 4, para que o grampo de oposição exerça corretamente sua função, os princípios de reciprocidade horizontal e vertical devem ser seguidos.[25] De acordo com esses princípios, forças iguais em sentidos opostos se anulam, ou seja, se os grampos de retenção e oposição gerarem forças iguais sobre os dentes pilares, mas que atuam em sentidos opostos, elas serão anuladas, não sobrecarregando os elementos dentários. Assim, para garantir o equilíbrio de forças e obter reciprocidade, o dente pilar deve ser avaliado por oclusal (para obtenção da reciprocidade horizontal) e por proximal (para obtenção da reciprocidade vertical) durante a análise em delineador e o planejamento da PPR.

Com relação à reciprocidade horizontal, os grampos de retenção e oposição devem abraçar o dente ultrapassando uma linha de 180°, quando vistos por oclusal, garantindo, assim, anulação das forças – conceitos que foram detalhadamente explicados e ilustrados no Capítulo 4. Durante a análise do dente pilar por proximal, a simples colocação de um grampo de oposição não garante sua efetividade para a obtenção de reciprocidade vertical. Dessa maneira, alguns aspectos devem ser ponderados. Durante toda a ação do grampo de retenção, deve haver contato do grampo de oposição com a superfície oposta, garantindo o princípio de reciprocidade vertical. A ação simultânea dos grampos de retenção e de oposição garante a neutralização de forças sobre o dente pilar.[25]

A análise da reciprocidade vertical é realizada em delineador, nas superfícies que irão receber os grampos de oposição, com auxílio da faca e do disco calibrador modificado (ver Capítulo 4). Durante essa análise, três situações podem ser encontradas: a superfície pode estar retentiva, expulsiva ou paralela (considerada ideal). Se os grampos de oposição fossem planejados sobre áreas retentivas, sem qualquer alteração do seu contorno, o grampo de retenção seria localizado no terço cervical (retentivo), enquanto o grampo de oposição seria desenhado no terço oclusal da face lingual (expulsivo). Como consequência, haveria um momento de força, gerado pelo desnível existente entre os pontos de atuação das forças do grampo de retenção e oposição, resultando em forças laterais nocivas sobre o dente pilar (Figura 14).

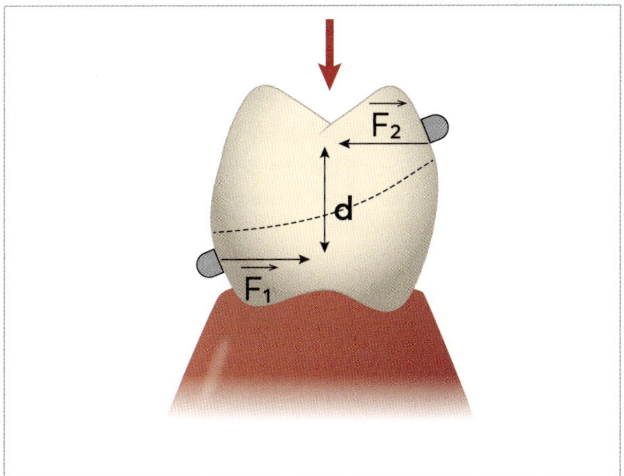

Figura 14 Momento de força (d) gerado em função do desnível existente entre os pontos de atuação das forças do grampo de retenção (F_1) e oposição (F_2).
Fonte: Disciplina de Prótese Parcial Removível – FOAr-Unesp.

Assim, nos casos em que, mesmo após as movimentações necessárias do modelo na platina, ainda houver retenção nas superfícies em que serão posicionados os grampos de oposição, preparos devem ser realizados, de modo a torná-las paralelas ao eixo de inserção e remoção da prótese. O preparo para a colocação do grampo de oposição, além de proporcionar a reciprocidade vertical exigida, permite que esse grampo atue como um plano guia adicional. A sequência para a realização dos preparos no modelo, confecção das guias (Figura 15) e transferência dos preparos para a boca do paciente é a mesma descrita previamente para o preparo de planos guia (Figura 16).

Adequação do equador protético

Há casos em que a superfície de atuação do grampo de oposição está retentiva, mas não há a possibilidade de desgaste e preparo de guia de transferência no delineador. Para essas situações, pode ser realizada a adequação do equador protético. Esse procedimento é feito para diminuir o momento de força criado pelo desnível entre os pontos de atuação das forças do grampo de retenção e de oposição (Figura 14). Como demonstrado na Figura 17, o desgaste é realizado aleatoriamente, com pontas diamantadas troncocônicas, a fim de transferir o equador protético para a região mais cervical possível, tornando a superfície expulsiva.

Preparo para o terço rígido do grampo de retenção

Uma análise negligenciada ou esquecida durante o planejamento é a verificação, com o disco calibrador modificado, da presença de retenção na superfície do dente por onde passará o terço rígido do grampo de retenção (Figura 18), ou seja, o terço inicial, que se origina no apoio oclusal. Por ser rígido, não deve haver retenção nessa região, prevenindo interferência no assentamento final da prótese ou a incidência de forças nocivas ao dente pilar. Quando essa retenção não é identificada na análise em delineador pelo cirurgião-dentista, um alívio ou desgaste dessa área normalmente é realizado pelo protético, o que ocasiona desadaptação do grampo na boca do paciente, podendo causar impacção alimentar.

Assim, o preparo dessa região deve ser realizado durante a análise em delineador. A sequência de realização dos preparos, confecção das guias e transferência dos preparos para a boca do paciente é a mesma descrita previamente para o preparo de planos guia. Após a transferência do preparo para a boca do paciente, o terço rígido do grampo de retenção também irá

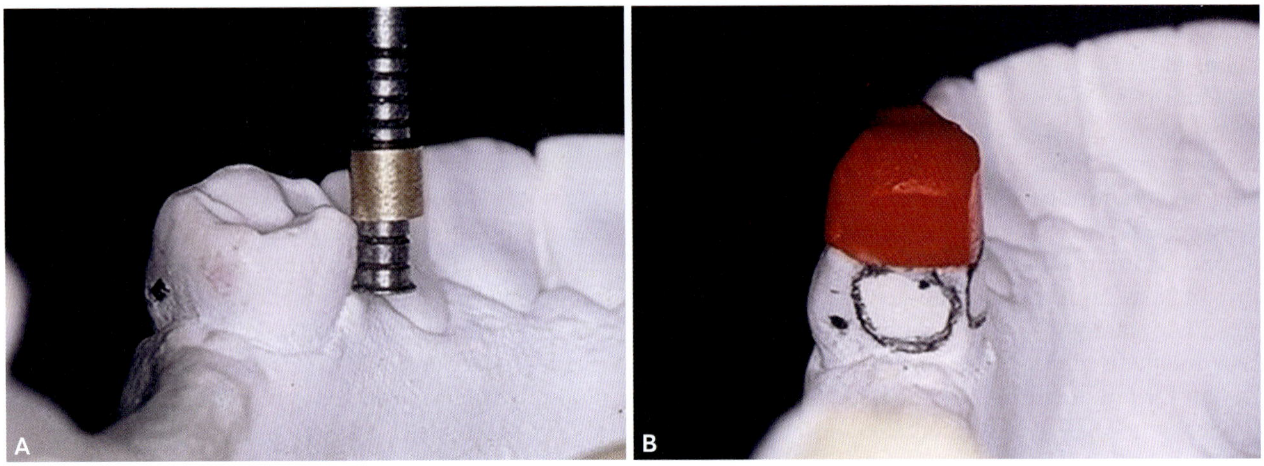

Figura 15 Imagens ilustrativas do preparo da guia no modelo de estudo. Em (A), localização de área retentiva; em (B), guia preparada sob o modelo.
Fonte: Disciplina de Prótese Parcial Removível – FOAr-Unesp.

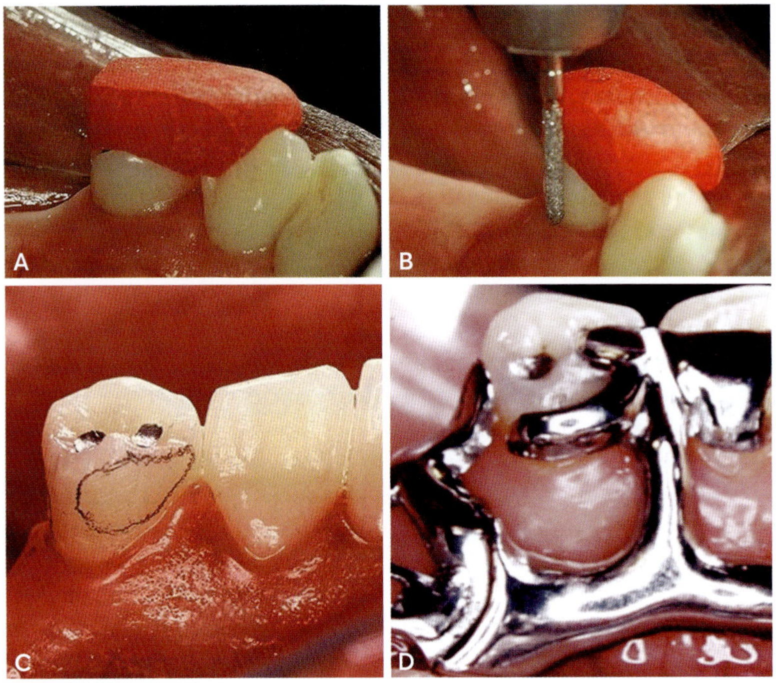

Figura 16 Sequência clínica para a realização do preparo de plano guia para a localização do grampo de oposição no dente pilar. Em (A), guia de transferência em posição; em (B), desgaste do dente; em (C), área desgastada do dente referente à localização do grampo de oposição; em (D), grampo de oposição assentado.
Fonte: Disciplina de Prótese Parcial Removível – FOAr-Unesp.

atuar como plano guia, uma vez que haverá um componente rígido deslizando em uma área preparada paralelamente ao eixo de inserção e remoção da prótese. Ressalta-se que esse procedimento deve ser realizado quando forem utilizados grampos circunferenciais, que partem do apoio oclusal em direção à área retentiva do dente (de oclusal para cervical). Os grampos tipo barra não necessitam desse tipo de preparo, pois têm origem na barra e partem de cervical para a oclusal.

Redução do campo de ação expulsivo

Em dentes anteriores, o princípio da reciprocidade vertical é desfavorecido em função da anatomia dental,

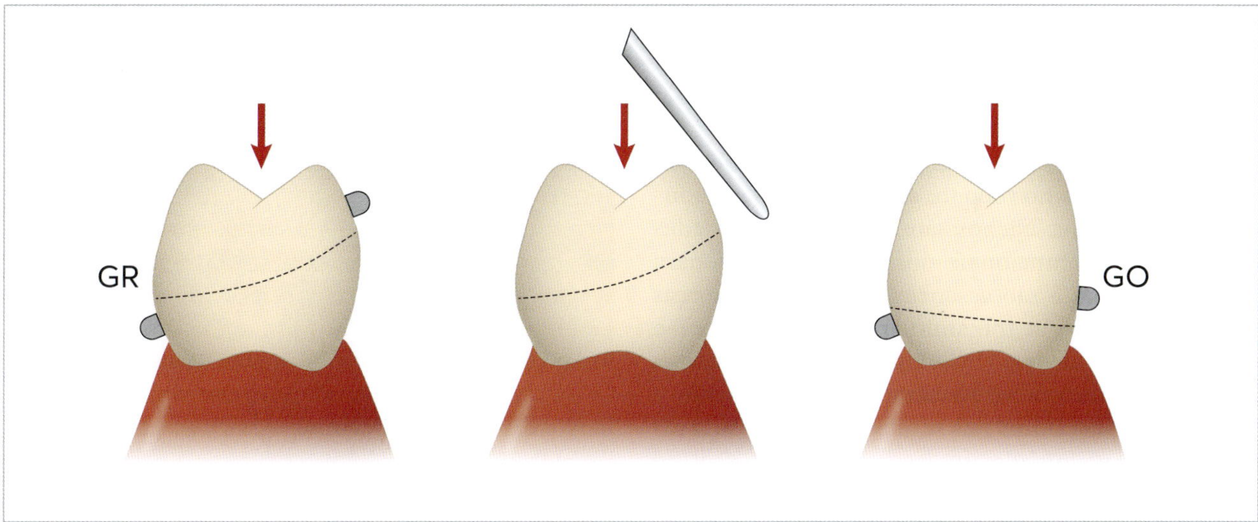

Figura 17 Adequação do equador protético.
GR: grampo de retenção; GO: grampo de oposição.
Fonte: Disciplina de Prótese Parcial Removível – FOAr-Unesp.

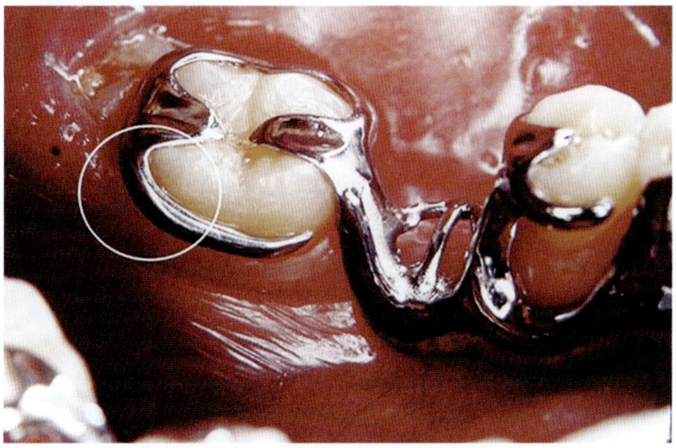

Figura 18 Terço rígido do grampo de retenção.
Fonte: Disciplina de Prótese Parcial Removível – FOAr-Unesp.

uma vez que as superfícies palatinas e/ou linguais dos dentes são expulsivas. Assim, a reciprocidade vertical é alcançada somente no assentamento final da prótese, quando as forças geradas pelo grampo de retenção são anuladas pelas forças geradas pelo grampo de oposição. Durante a análise em delineador com disco calibrador modificado, se for observado que o campo de ação expulsivo do grampo de retenção é maior que 5 mm (Figura 19A), deve ser realizada a redução desse campo diretamente na boca, utilizando-se, para isso, uma ponta diamantada troncocônica (Figura 19B), a fim de diminuir o momento de força gerado pelo desnível entre os pontos de atuação das forças do grampo de retenção e oposição durante a inserção e a remoção da prótese. Assim como os demais preparos, o desgaste deverá ser avaliado posteriormente, em delineador, sobre o modelo mestre.

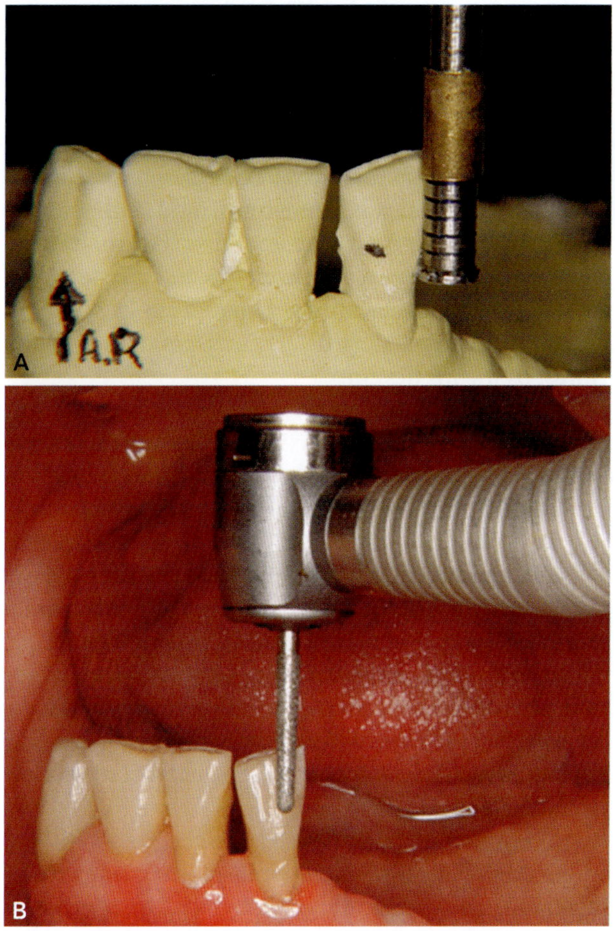

Figura 19 Em (A), campo de ação expulsivo do grampo de retenção maior do que 5 mm; em (B), redução do campo de ação expulsivo do grampo de retenção.
Fonte: Disciplina de Prótese Parcial Removível – FOAr-Unesp.

Preparo de nichos

Uma vez que todas as condições de contorno axial dos dentes pilares estejam favoráveis para a colocação dos planos guia e dos grampos de retenção e de oposição, o próximo preparo a ser realizado é a confecção dos nichos. Nichos são cavidades preparadas nas superfícies funcionais dos dentes pilares para alojar os apoios e são essenciais para que as forças mastigatórias sejam transmitidas de acordo com o longo eixo dos dentes.[5,14,25] Os apoios são elementos rígidos da PPR, que se localizam sobre os nichos e apresentam várias funções, destacando-se o suporte da prótese, que impede seu deslocamento no sentido ocluso-cervical.[25] Em dentes posteriores, o preparo do nicho é imprescindível para alojar o apoio e impedi-lo de interferir na oclusão. Em dentes anteriores, a colocação do apoio na região de cíngulo, sem preparo de nicho, pode ocasionar forças laterais no dente pilar, em decorrência da formação de um plano inclinado. Com o preparo do nicho, as forças mastigatórias são transmitidas de acordo com o longo eixo do dente, e não de forma oblíqua. Esses aspectos são fundamentais para a preservação e a proteção do periodonto de sustentação (ver Capítulo 3).

Os nichos e, por consequência, os apoios têm características específicas para que as forças geradas durante a mastigação sejam transmitidas de acordo com o longo eixo do dente, estando relacionadas aos seguintes aspectos: extensão, angulação, tipo de dente, tipo de superfície e localização (ver Capítulo 3).

Em função dessas características, em dentes posteriores, os nichos devem:

- abranger, no sentido próximo-proximal, metade da raiz, no caso de dentes monorradiculares, ou, pelo menos, uma das raízes, no caso de dentes multirradiculares;
- ter ângulo de 90° com o conector menor;
- ter formato triangular, com o vértice do triângulo voltado para o centro da face oclusal do dente;
- ter ângulos internos arredondados;
- a parede cervical do preparo deve ser perpendicular ao longo eixo do dente;
- as paredes internas (vestibular e lingual) devem estar expulsivas;
- no sentido vestíbulo-lingual, o nicho deve abranger a metade da distância intercuspídea, com profundidade de 1,5 mm.[5,14]

A Figura 20A apresenta um nicho confeccionado em dente posterior, com as características ideais mencionadas anteriormente, enquanto a Figura 20B mostra um apoio oclusal assentado em nicho em dente posterior.

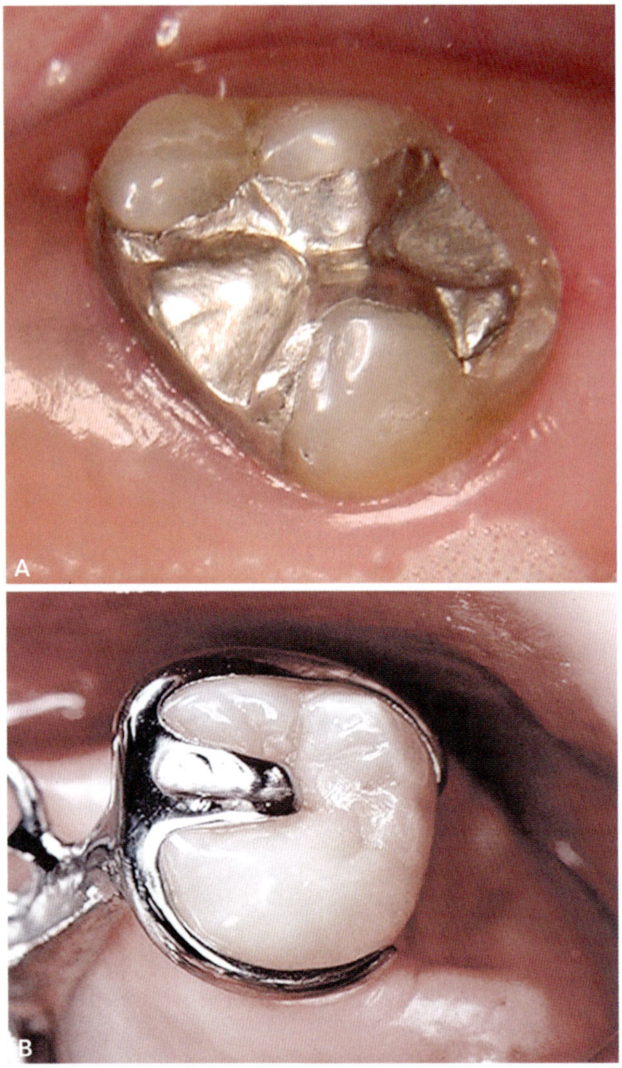

Figura 20 Em (A), nicho em dente posterior; em (B), apoio oclusal assentado em nicho de dente posterior.
Fonte: Disciplina de Prótese Parcial Removível – FOAr-Unesp.

Para a realização do preparo, é utilizada a ponta diamantada 2130 ou 2131, dependendo do tamanho do dente, que deve ser posicionada paralelamente ao longo eixo do dente (Figura 21A). O preparo deve ser feito do meio do dente em direção à crista marginal, com consequente rompimento da crista (Figura 21B). A utilização dessa ponta proporciona ao nicho ângulos internos arredondados, parede cervical paralela ao longo eixo do dente e paredes internas expulsivas.

Em dentes anteriores, os nichos, localizados geralmente no cíngulo, devem apresentar as seguintes características:

- abranger a distância de metade da raiz no sentido próximo-proximal;

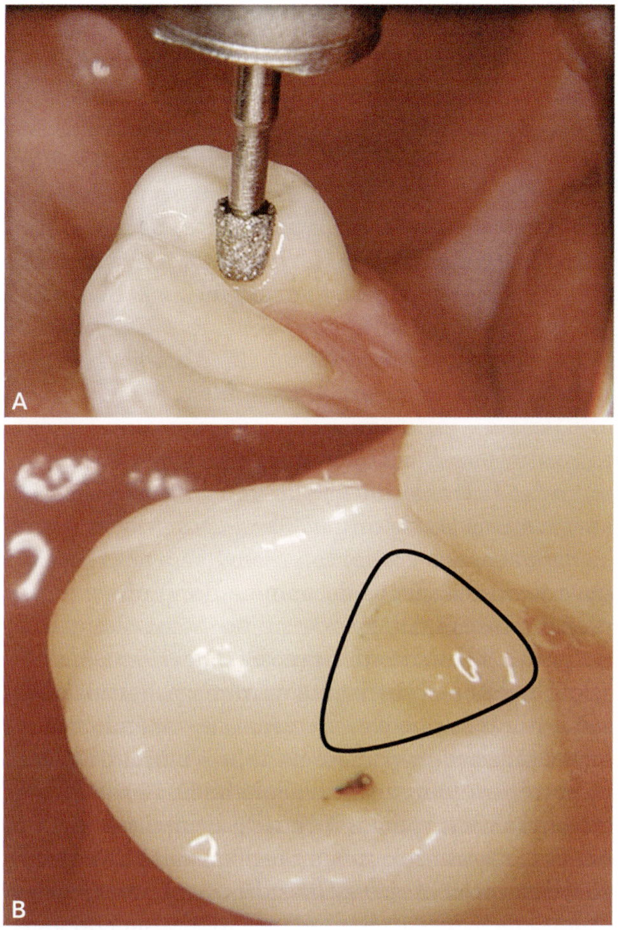

Figura 21 Preparo do nicho em dentes posteriores. Em (A), ponta diamantada 2130 posicionada paralelamente ao longo eixo do dente; em (B), nicho preparado em dente posterior.
Fonte: Disciplina de Prótese Parcial Removível – FOAr-Unesp.

- formar ângulo de 90° com o conector menor;
- ter ângulos internos arredondados, com a parede cervical do preparo perpendicular ao longo eixo do dente (forma de degrau) e a parede interna expulsiva, sem interferir com o eixo de inserção e remoção;
- profundidade de 1,5 mm.[14,25]

Esse preparo também pode ser feito com as pontas diamantadas 2130 ou 2131, posicionadas paralelamente ao longo eixo do dente, de maneira a romper a crista marginal (Figura 22A). Assim como acontece com os dentes posteriores, a utilização dessa ponta proporciona ao nicho a parede cervical do preparo perpendicular ao longo eixo do dente (forma de degrau) e a parede interna expulsiva (Figura 22A a C).

Para dentes anteriores com pouca espessura de esmalte na região de cíngulo, como os dentes anteriores inferiores, indica-se o preparo dos nichos por meio do recontorno do dente em resina composta.[21,26-30] Nesses casos, os nichos devem apresentar as mesmas

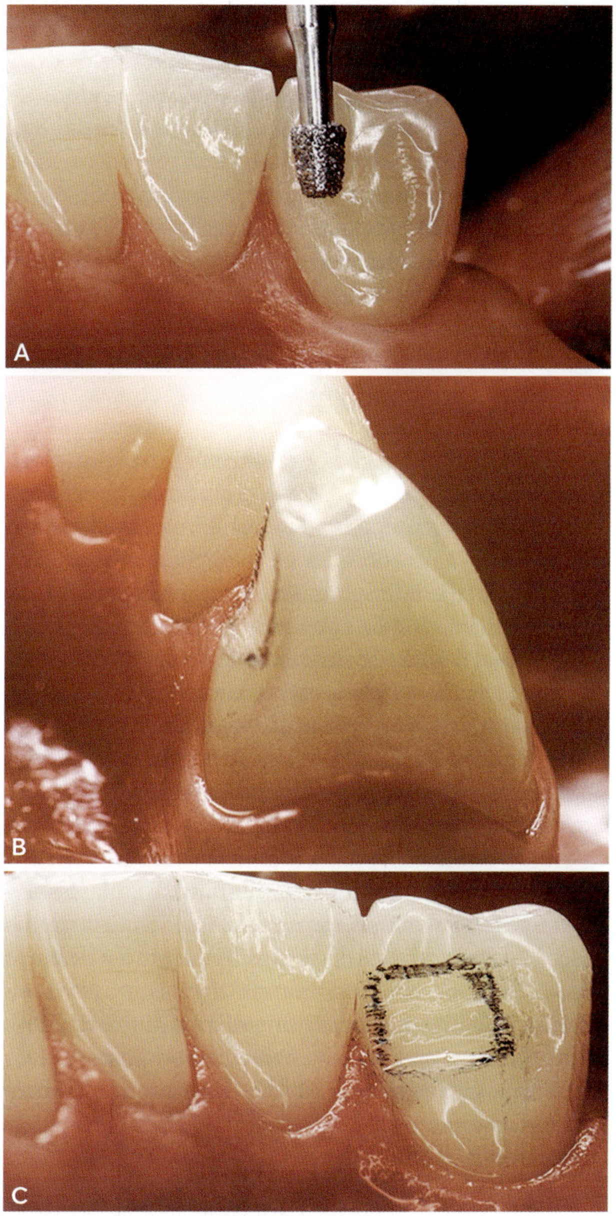

Figura 22 Preparo do nicho em dentes anteriores. Em (A), ponta diamantada 2130 posicionada paralelamente ao longo eixo do dente; em (B), vista proximal do nicho em dente anterior; em (C), vista lingual do nicho em dente anterior.
Fonte: Disciplina de Prótese Parcial Removível – FOAr-Unesp.

características do preparo descrito anteriormente, e, para a sua confecção, isolamento absoluto deve ser utilizado (Figura 23). Essa técnica é, além de reversível, menos invasiva.

Em relação à longevidade, alguns estudos, por meio de testes de cisalhamento e fadiga, comprovaram a capacidade de os nichos em resina composta resistirem às forças geradas durante a mastigação.[28,29] Em estudo recente realizado por Aquino et al.,[8] cujo objetivo era avaliar a integridade dos nichos confeccionados em esmalte, amálgama ou resina, foi observado

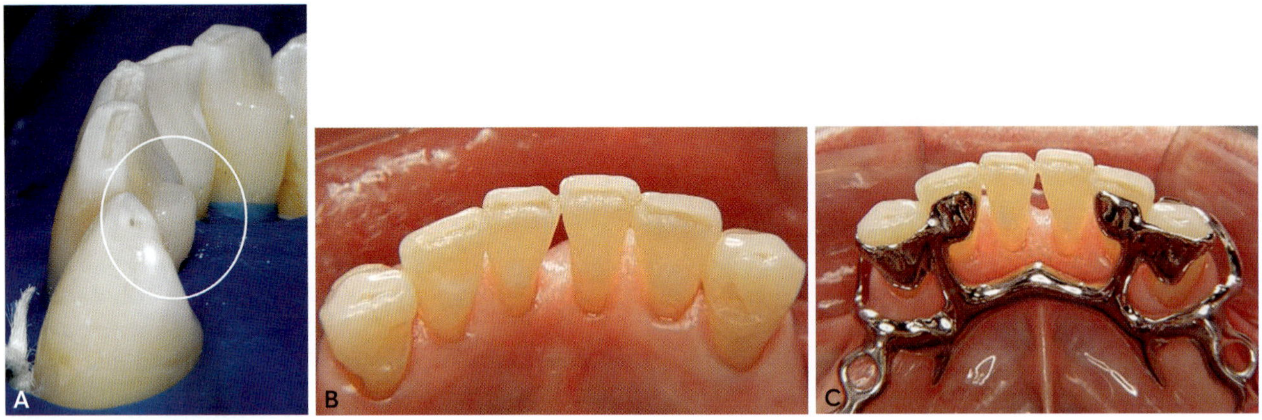

Figura 23 Em (A), detalhe de um nicho confeccionado em resina composta, com isolamento absoluto do campo operatório; em (B), dentes com nichos em resina composta; em (C), PPR em posição, com os apoios devidamente assentados nos nichos.
Fonte: Disciplina de Prótese Parcial Removível – FOAr-Unesp.

que os nichos se apresentaram intactos após dois anos de utilização das PPR, independentemente do material sobre o qual o nicho foi preparado.

Preparo para a saída dos grampos

No caso de nichos preparados em dentes posteriores adjacentes, não vizinhos a espaços protéticos, é preciso realizar o preparo para a saída dos braços dos grampos circunferenciais (Figura 24). Na ausência desse preparo, haveria um afilamento dos grampos circunferenciais na região, tornando-os frágeis, ou, ainda, o braço do grampo poderia interferir na oclusão. Assim, durante o preparo dos nichos, desgastes adicionais devem ser realizados para permitir a união dos grampos circunferenciais aos apoios. Para isso, com a ponta diamantada 2130 posicionada paralelamente ao longo eixo do dente (Figura 25A), as vertentes proximais das cúspides próximas aos nichos preparados são rompidas, de modo a tornar a parede pulpar plana (Figura 25B). A Figura 25C mostra o posicionamento do apoio e do grampo após o preparo dos dentes.

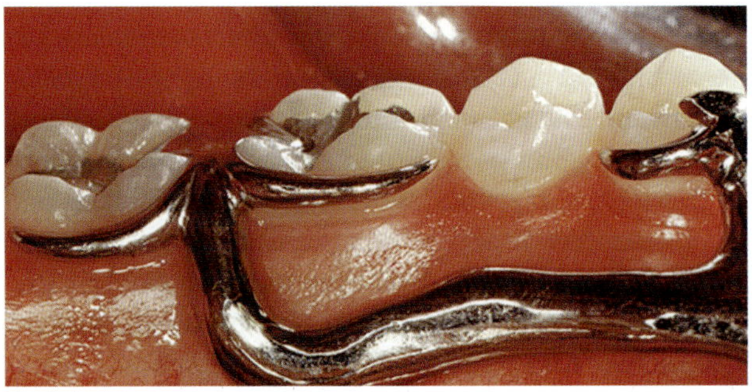

Figura 24 Grampos circunferenciais em dentes posteriores adjacentes, adaptados em função do preparo para a saída dos braços dos grampos.
Fonte: Disciplina de Prótese Parcial Removível – FOAr-Unesp.

Após a realização dos preparos anteriormente descritos, todas as superfícies devem receber acabamento e polimento para prevenir acúmulo de biofilme. Em esmalte, utilizam-se as mesmas pontas utilizadas para o preparo, mas com menor granulação (F, FF); em seguida, são utilizadas pontas laminadas de tungstênio e, por último, roda de feltro com pasta diamantada. De acordo com Giampaolo et al.,[31] essa sequência proporciona uma lisura semelhante ao esmalte intacto. Em superfícies de resina composta e amálgama, deve-se usar as pontas recomendadas para o acabamento e polimento desses materiais. Posteriormente, realiza-se a aplicação de flúor, reforçando as instruções de higiene oral ao paciente. Além disso, todos os preparos transferidos ou feitos diretamente na boca do paciente devem ser conferidos no modelo mestre durante nova análise em delineador, previamente ao desenho da estrutura metálica.

CONSIDERAÇÕES FINAIS

O sucesso do tratamento reabilitador com PPR depende de vários fatores, incluindo adequado diagnóstico e plano de tratamento. O planejamento dos componentes da estrutura metálica deve ser realizado por meio da análise em delineador, etapa durante a qual os preparos dos dentes pilares (planos guia, preparos relacionados aos grampos, áreas retentivas e nichos) devem ser definidos, com o objetivo de determinar um único eixo de inserção e remoção da prótese e minimizar as forças laterais que podem incidir sobre os dentes. Esses preparos auxiliam na retenção, na estabilidade e no suporte da prótese, sendo procedimentos essenciais para a preservação das estruturas de suporte biológico.

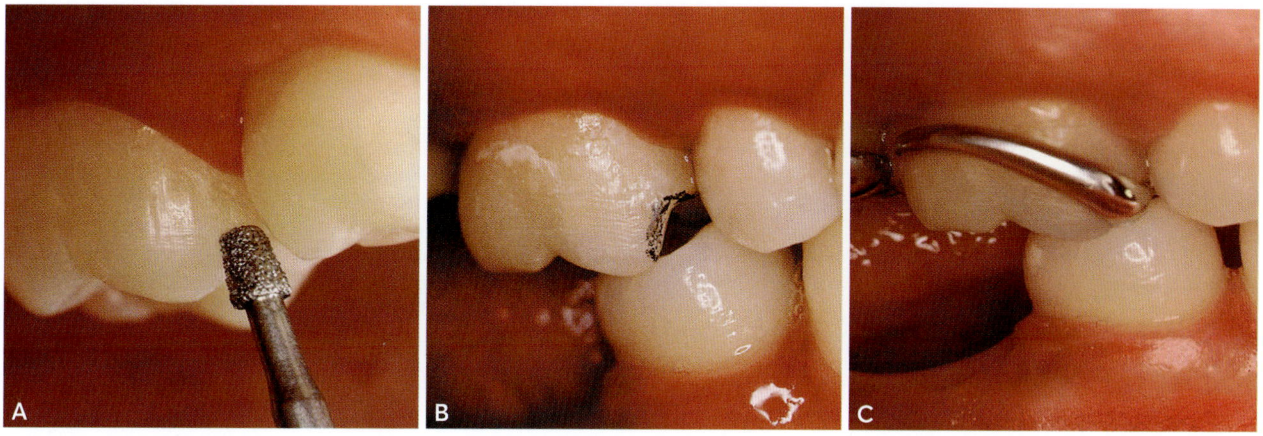

Figura 25 Preparo para a saída dos grampos. Em (A), ponta diamantada posicionada paralelamente ao longo eixo do dente; em (B), vertente proximal rompida; em (C), posicionamento do apoio e grampo após preparo dos dentes.
Fonte: Disciplina de Prótese Parcial Removível – FOAr-Unesp.

FLUXOGRAMA DE CUIDADOS

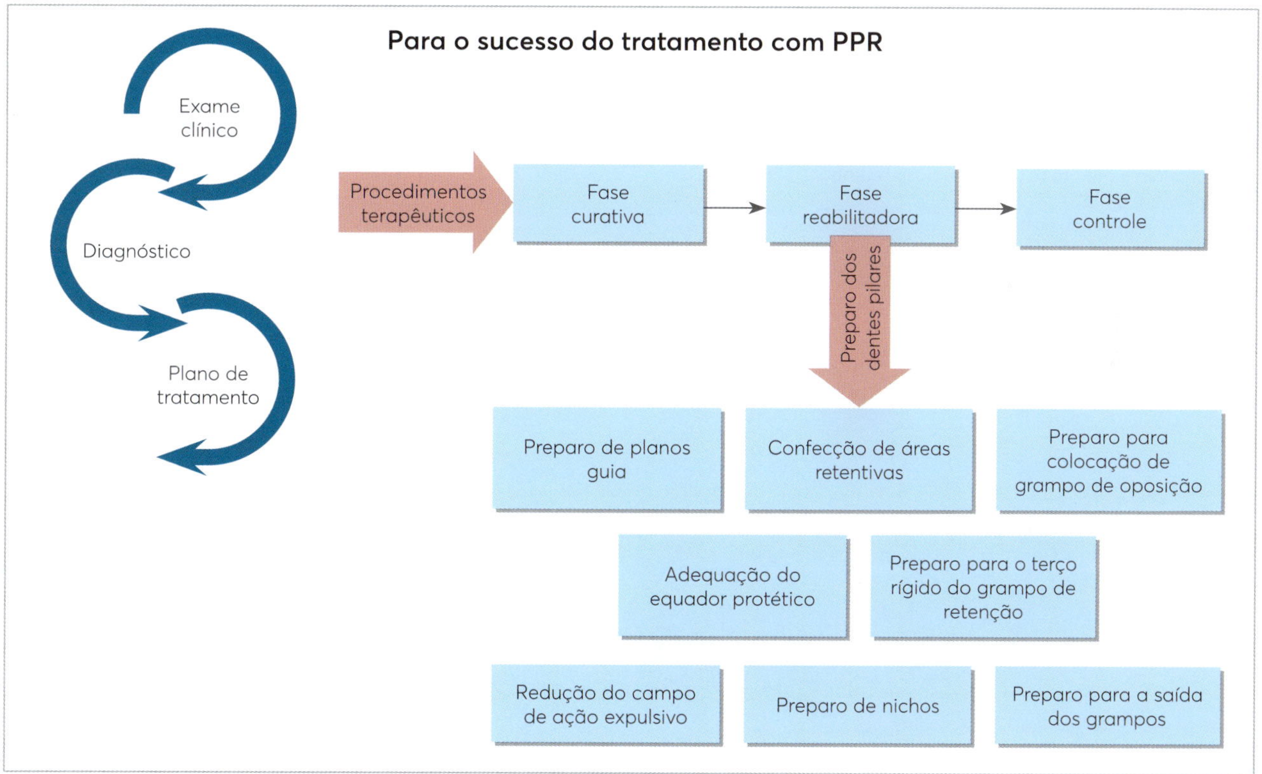

REFERÊNCIAS BIBLIOGRÁFICAS

1. Jorge JH, Quishida CC, Vergani CE, Machado AL, Pavarina AC, Giampaolo ET. Clinical evaluation of failures in removable partial dentures. J Oral Sci. 2012;54(4):337-342.
2. Dhingra K. Oral rehabilitation considerations for partially edentulous periodontal patients. J Prosthodont. 2012;21(6):494-513.
3. Benso B, Kovalik AC, Jorge JH, Campanha NH. Failures in the rehabilitation treatment with removable partial dentures. Acta Odontol Scand. 2013;71(6):1351-1355.
4. Miller EL, Grasso JE. Prótese parcial removível. 2.ed. São Paulo: Santos, 1990.
5. Carreiro AFP, Batista AU. Prótese parcial removível contemporânea. 1.ed. São Paulo: Santos, 2013.
6. Henderson D, Steffel VL. Prótese parcial removível de McCracken. 5.ed. São Paulo: Artes Médicas, 1979.
7. Jorge JH, Giampaolo ET, Vergani CE, Machado AL, Pavarina AC, Cardoso de Oliveira MR. Clinical evaluation of abutment teeth of removable partial denture by means of the Periotest method. J Oral Rehabil. 2007;34(3):222-227.

8. Aquino AR, Barreto AO, de Aquino LM, Ferreira ÂM, Carreiro AF. Longitudinal clinical evaluation of undercut areas and rest seats of abutment teeth in removable partial denture treatment. J Prosthodont. 2011;20(8):639-642.
9. Rudd RW, Bange AA, Rudd KD, Montalvo R. Preparing teeth to receive a removable partial denture. J Prosthet Dent. 1999;82(5):536-549.
10. Zlatarić DK, Celebić A, Valentić-Peruzović M. The effect of removable partial dentures on periodontal health of abutment and non-abutment teeth. J Periodontol. 2002;73(2):137-144.
11. Krikos AA. Preparing guide planes for removable partial dentures. J Prosthet Dent. 1975;34(2):152-155.
12. Cucci AL, Giampaolo ET, Vergani CE, Pavarina AC, Zanetti Júnior V. Preparo de superfícies axiais paralelas em prótese removível. Efeito de diferentes técnicas. Rev Odontol Unesp. 1996;25(1):153-155.
13. Cucci AL, Vergani CE, Pavarina AC, Giampaolo ET. Techniques indicated for preparing parallel tooth surfaces in removable partial denture (abstract B-156). J Dent. Res. 1999;78(5):1013.
14. Jorge JH, Vergani CE, Giampaolo ET, Machado AL, Pavarina AC. Preparo para dentes pilares para prótese parcial removível. Rev Odontol Unesp. 2006;35(3):215-222.
15. Alfonso C, Toothaker RW, Wright RF, White GS. A technique to create appropriate abutment tooth contours for removable partial dentures. J Prosthodont. 1999;8(4):273-275.
16. Axinn S. Preparation of retentive areas for clasps in enamel. J Prosthet Dent. 1975;34(4):405-407.
17. Burns DR, Unger JW. The construction of crowns for removable partial denture abutment teeth. Quintessence Int. 1994;25(7):471-475.
18. Crowther DS, Lauciello FR, Casey DM. Fabricated retention for removable partial dentures. Quintessence Int. 1981;12(12):1263-1267.
19. Dixon DL, Breeding LC, Swift Jr EJ. Use of a partial coverage porcelain laminate to enhance clasp retention. J Prosthet Dent. 1990;63(1):55-58.
20. Krikos AA. Artificial undercuts for teeth which have unfavorable shapes for clasping. J Prosthet Dent. 1969;22(3):301-306.
21. Lata Jr GH. A technique for preparation of lingual rest seats in light-cured composite. J Prosthet Dent. 1988;60(1):127.
22. Quinn DM. Artificial undercuts for partial denture clasps. A technique using composite filling materials. Br Dent J. 1981;151(6):192-194.
23. Pavarina AC, Machado AL, Vergani CE, Giampaolo ET. Preparation of composite retentive areas for removable partial denture retairners. J Prosthet Dent. 2002;88(2):218-220.
24. Davenport JC, Hawamdeh K, Harrington E, Wilson HJ. Clasp retention and composites: an abrasion study. J Dent. 1990;18(4):198-202.
25. Carr AB, Brown DT. McCraken´s removable partial prosthodontics. 12.ed. St. Louis: Elsevier Mosby, 2011.
26. Costa B, Galvan R, Mutarelli PS, Oliveira MAP. Descanso sobre cíngulo de resina composta aplicada em esmalte e dentina. Rev Assoc Paul Cir Dent. 1998;52(1):29-33.
27. Costa B, Galvan R, Navarro H, Muench A, Todescan R. Apoios e cíngulos em resina composta para prótese parcial removível: aspectos da sua viabilidade clínica. Rev Assoc Paul Cir Dent. 1991;45(3):495-499.
28. Toth RW, Fiebiger GE, Mackert Jr JR, King GE, Goldman BM. Load cycling of lingual rest seats prepared in bonded composite. J Prosthet Dent. 1986;56(2):239-242.
29. Toth RW, Fiebiger GE, Mackert Jr JR, Goldman BM. Shear strength of lingual rest seats prepared in bonded composite. J Prosthet Dent. 1986;56(1):99-104.
30. Shimizu H, Takahashi Y. Highly filled composite partial coverage restorations with lingual rest seats and guide planes for removable partial dentures. J Prosthet Dent. 2008;99(1):73-74.
31. Giampaolo ET, Machado AL, Pavarina AC, Vergani CE. Different methods of finishing and polishing enamel. J Prosthet Dent. 2003;89(2):135-140.

12

Prova e ajuste da estrutura metálica

Karin Hermana Neppelenbroek
Ewerton Garcia de Oliveira Mima

Mais importante do que assegurar uma reabilitação funcional e estética ao paciente,[1] a prótese parcial removível (PPR) deve preservar a saúde dos dentes pilares e tecidos bucais remanescentes,[2] o que somente é alcançado quando seu planejamento preenche os princípios básicos de retenção, suporte e estabilidade. Para que todos esses requisitos sejam atingidos, além do planejamento adequado da PPR, é fundamental que sua estrutura metálica se assente perfeitamente no arco parcialmente edêntulo.[3]

O fluxo de trabalho parcial ou totalmente digital em PPR vem sendo cada vez mais difundido e adotado por profissionais e técnicos de laboratório, sendo uma alternativa viável para reduzir o tempo clínico e laboratorial, bem como para minimizar falhas de moldagem e etapas de fundição.[4] Apesar das vantagens oferecidas pela tecnologia CAD-CAM (*computer-aided design* e *computer-aided manufacturing*, respectivamente) para planejamento e desenho digitais da estrutura metálica e de sua possível associação a adicionais técnicas de impressão 3D, o fluxo de trabalho digital em PPR ainda é pouco utilizado no ensino de graduação em Odontologia.[4,5] Isso se deve principalmente ao alto custo da conversão das rotinas convencionais em digitais, processo que envolve a aquisição de equipamentos, o treinamento de funcionários e a própria capacitação da equipe técnica odontológica. Além disso, os métodos utilizados nessa tecnologia digital não são aplicáveis a todos os pacientes, pois alguns planejamentos e desenhos não podem ser facilmente produzidos em razão das limitações do *software* disponível e do processo de fabricação.[5] Dessa forma, este capítulo abordará a prova e o ajuste da estrutura metálica da PPR obtida convencionalmente, ou seja, por enceramento manual em modelo de revestimento e fundição pela técnica da cera perdida, utilizando-se liga de cobalto-cromo, por ser esse o método mais amplamente adotado nas escolas de Odontologia em todo o país, além de ser aplicável a todos os casos de indicação dessas próteses.

Mesmo com todo o cuidado tomado durante as fases clínica e laboratorial para a confecção da PPR e apesar das melhorias constantes nas técnicas e nos materiais empregados, estima-se que até 75% das estruturas metálicas de cobalto-cromo ainda apresentem algum grau de desadaptação em boca no momento da prova.[6] Clinicamente, tem sido demonstrado que apenas 24% dos apoios apresentam adaptação efetiva em seus respectivos nichos,[7] sendo observado melhor assentamento desses componentes apenas na região de preparo próxima à crista marginal.[8] Foi sugerido que essa desadaptação está relacionada a mínimas imprecisões na região interna da estrutura metálica correspondente a grampos e conectores menores, que são decorrentes da contração de fundição da liga e podem funcionar como um chanfro, interferindo com o assentamento dos apoios.[8]

As discrepâncias na superfície interna da estrutura metálica que impedem seu assentamento completo são o maior problema no tratamento com PPR[1] e a principal razão de inutilização dessas próteses pelos pacientes.[5,6] Esses desajustes acabam resultando, muitas vezes, em sobrecarga nos dentes pilares, traumas aos tecidos moles e ao tecido ósseo de suporte, lesões cariosas (sobretudo radiculares), complicações periodontais, halitose e desconforto.[3,6,9] Falhas nas estruturas metálicas e desajustes no momento da prova podem variar de leves, que requerem pequenas modificações na clínica, a graves, que podem resultar na necessidade de confecção de novas estruturas.[10] Inúmeros fatores clínicos e laboratoriais apresentam implicação em potencial na adaptação da estrutura metálica de cobalto-cromo.[11-16] Esses fatores podem ser de responsabilidade exclusiva do profissional dentista, do técnico em prótese dentária ou, ainda, de ambos.[17]

Cabe ao cirurgião-dentista estabelecer um adequado diagnóstico mediante a análise minuciosa de toda a cavidade bucal, em especial dos dentes remanescentes e do rebordo residual, que serão envolvidos no suporte da PPR, bem como da relação oclusal com o arco antagonista.[17,18] A partir do diagnóstico, o profissional deve estabelecer um cuidadoso plano de tratamento envolvendo o delineamento do modelo de estudo, sendo uma etapa fundamental para o correto planejamento da estrutura metálica. O diagnóstico, o plano de tratamento e o delineamento somente terão validade clínica se o preparo da boca for meticulosamente executado pelo clínico.[18]

Nesse contexto, a seleção e, por conseguinte, o desenho dos conectores maiores maxilares, em particular, podem interferir na adaptação da estrutura metálica, em virtude da sua ampla área de cobertura mucosa em uma relação de contato de suporte com os tecidos palatinos. Maiores desajustes foram observados com a placa palatina[19,20] e a barra palatina única[20] em relação à barra palatina anteroposterior. Esse achado pode ser atribuído à ocorrência de contração excessiva da liga metálica em direção ao centro do palato,[21] sugerindo que a conexão de escolha para a PPR superior é a barra anteroposterior, com exceção de arcos com poucos dentes remanescentes e/ou com distribuição linear desses dentes, nos quais a cobertura total de palato metaloplástica é mais bem indicada.

É também de inteira responsabilidade do cirurgião-dentista realizar uma moldagem fiel de todos os preparos protéticos dos pilares e das demais estruturas relacionadas à estrutura metálica, bem como providenciar a obtenção do modelo mestre tão logo quanto possível, a fim de evitar alterações dimensionais do material moldador. De posse do modelo mestre, o profissional deve conferir sua precisão e, então, realizar seu delineamento, para conferir se todos os preparos realizados em boca foram adequadamente executados. Se houver discrepâncias em relação ao que foi planejado inicialmente no delineamento do modelo de estudo, cabe ao clínico readequar o preparo da boca e obter um novo molde. Apenas com um delineamento condizente com o que foi planejado e executado em boca é que o profissional poderá registrar o eixo de inserção da PPR no modelo mestre, no qual realizará o desenho da estrutura metálica.[17] Assim, cabe ao cirurgião-dentista transmitir uma orientação precisa ao laboratório, não apenas por meio do desenho da estrutura metálica no modelo mestre delineado, mas também comunicando outras informações relevantes, de preferência por escrito, que não possam ser incluídas no desenho.[22] Por fim, é aconselhável que o modelo antagonista seja enviado com o modelo mestre ao laboratório, sendo esse procedimento dispensável quando o paciente tiver uma prótese total no arco oposto.[23]

Três principais falhas têm sido atribuídas ao profissional na obtenção de uma estrutura metálica adequada: ausência de delineamento, desenho e orientações ao laboratório; ausência ou execução inadequada de preparos protéticos; e transferência parcial ou total da responsabilidade do planejamento da PPR ao técnico, que não recebeu formação para desempenhar essa função. Resultados de vários estudos nacionais[24-28] e internacionais[29-32] reforçam essa problemática, concluindo que a comunicação entre a clínica odontológica e o laboratório de prótese ainda é muito insatisfatória em mais de 80% dos casos. Foi demonstrado que a maioria dos modelos enviados pelo cirurgião-dentista ao laboratório apresenta qualidade inadequada (62,5 a 85%), falta de planejamento ou de desenho da estrutura metálica (62,5 a 97,1%) e ausência de análise em delineador (50 a quase 100%).[24-32] Além disso, a maior parte dos modelos mestres enviados para a confecção da estrutura metálica evidencia ausência de preparos dentários prévios (80,3 a 94,5%), os quais, quando presentes, geralmente estão em número insuficiente ou são realizados sem critérios (68,4 a 94,5%).[24-26,28-30]

Embora tenha sido anteriormente demonstrado que a adaptação da estrutura metálica de cobalto-cromo, proveniente de molde de hidrocoloide irreversível, foi significativamente melhor do que a resultante de moldes de silicone por condensação,[33] atualmente tem sido aceito que não há diferenças clinicamente significativas para o mesmo assentamento produzido por diferentes materiais moldadores.[13-16] Quando comparado à silicona por adição, o alginato provou ser um material de moldagem viável para a confecção da estrutura metálica de cobalto-cromo, com a vantagem de ser utilizado em uma técnica mais simples, rápida e de custo reduzido.[29] No entanto, em razão dos fenômenos de sinérese e embebição, essas vantagens somente podem ser alcançadas se o molde de alginato for vazado imediatamente ou, no máximo, em até 1 hora da sua obtenção. Apesar disso, tem sido demonstrado que os profissionais levam bem mais tempo para vazar o molde, acarretando alterações dimensionais significativas no alginato, sobretudo quando são utilizadas moldeiras de estoque em vez de individuais, o que resulta em desajustes na estrutura metálica.[29] Por fim, o tipo de arco parcialmente edêntulo (Classes de Kennedy) não interferiu na adaptação da estrutura metálica de modo relevante.[15,16]

Vários são os fatores de inteira responsabilidade do técnico de laboratório que podem interferir na adaptação da estrutura metálica de cobalto-cromo. Cabe ao protético executar adequadamente os alívios no terço cervical de placas distais e conectores menores, bem como na região de braços dos grampos de Roach e em toda a extensão dos conectores maiores inferiores. O excesso de alívios impedirá que os componentes da PPR executem devidamente suas funções, ao passo que sua falta causará interferências no assentamento da estrutura metálica e traumas nos tecidos envolvidos.[17] Para a duplicação do modelo mestre, o técnico em prótese dentária deve utilizar materiais duplicadores com boa qualidade de reprodução e revestimentos com a expansão adequada para compensar a contração da cera e da liga de cobalto-cromo, respeitando os tempos apropriados de espatulação, trabalho e presa. Têm sido relatados desajustes na estrutura metálica resultantes da duplicação e dos materiais de revestimento.[21] Ainda, a expansão de presa, a expansão térmica e tipos e métodos de espatulação do revestimento foram relacionados com discrepâncias no ajuste das estruturas metálicas.[21] Além disso, a própria irregularidade superficial, inerente ao material de revestimento, pode dificultar o acabamento da estrutura e acarretar desajustes.[34]

Compete ao técnico seguir cuidadosamente o desenho da estrutura metálica realizado no modelo pelo cirurgião-dentista e todas as instruções que o acompanham para, então, proceder ao enceramento com as características e espessuras ideais de cada componente. É preconizado que o cirurgião-dentista verifique e aprove o trabalho realizado em cera antes da fundição, conferindo se o planejamento estabelecido foi corretamente seguido e verificando se é preciso realizar modificações no enceramento.[24] Entretanto, esse procedimento pode acarretar distorções na estrutura metálica, uma vez que a precisão de seu ajuste é deteriorada acentuadamente à medida que o tempo de armazenagem do padrão em cera aumenta de 3 horas para 24 horas[20] e de 24 horas até 30 dias.[19] Assim, idealmente, é recomendado que os padrões de cera referentes à estrutura metálica em PPR sejam confeccionados dentro de 1 hora ou menos e, então, imediatamente incluídos.[19,20] Previamente à inclusão, o protético deve dispensar especial atenção aos condutos de alimentação colocados sobre o enceramento. O número e a disposição dos canais de alimentação devem ser planejados de acordo com a complexidade da estrutura metálica. Recomenda-se a confecção de canais de alimentação curtos, diretos, curvos, calibrosos e em número reduzido, de modo a evitar turbulência na liga metálica fundida, com consequente aprisionamento de gases. Para prevenir a incorporação de bolhas durante o procedimento de inclusão, recomenda-se o uso de agentes redutores de tensão superficial sobre o enceramento e condutos de alimentação, a espatulação à vácuo do material de revestimento e o preenchimento do anel de fundição sob vibração.[23,34]

O laboratório deve utilizar ligas de boa qualidade e com alongamento adequado, permitindo que os componentes da estrutura metálica possam desempenhar corretamente suas funções sem sobrecarregar os dentes pilares, traumatizar os tecidos moles ou sofrer fadiga/fratura, sobretudo os grampos de retenção, pela flexão sofrida durante a inserção e a remoção da PPR. Atualmente, as ligas de cobalto-cromo seguem como a primeira escolha para a confecção da estrutura metálica, apesar de apresentarem maior contração média de fundição (2,3%) em comparação às ligas metálicas contendo níquel (2%) e às ligas de ouro. Além da menor contração, as ligas de cobalto-cromo que contêm níquel em sua composição têm sido as mais utilizadas para PPR por apresentarem melhor alongamento e maior resistência à flexão, permitindo atuação clínica satisfatória dos grampos de retenção.[35] A área de superfície de fundição em relação ao seu volume e a manipulação da liga sob diferentes temperatura de fundição, temperatura de molde e procedimentos de queima também têm sido relatados como fatores causais de contração da liga metálica e, consequentemente, da falta de adaptação das estruturas metálicas da PPR.[17,23] Cabe ao protético adotar o método de fundição mais adequado à liga selecionada, para que sejam produzidas menores contração e porosidade na estrutura metálica resultante. A liga de cobalto-cromo geralmente é fundida em máquinas que usam força centrífuga, após ter sido liquefeita com chama de maçarico gás oxigênio acetileno (1.300°C), um método eficiente e de baixo custo. Atualmente, o uso do arco voltaico não é recomendado pelo excesso de contaminação por carbono nas ligas metálicas e superaquecimento.[36] De qualquer forma, independentemente do método de fundição adotado, a chave para um procedimento bem-sucedido ainda é um técnico de laboratório habilidoso.[36]

Após o resfriamento completo do revestimento e da liga fundida, compete ao protético realizar uma cuidadosa desinclusão da estrutura metálica, pois movimentos abruptos podem distorcê-la, sobretudo em regiões delicadas, prejudicando sua adaptação. A peça desincluída deve ser jateada (óxido de alumínio de 100 a 125 µm, 80 libras de pressão) para que as partículas do revestimento sejam eliminadas e, em seguida, os condutos de alimentação, cortados.[6] Nessa etapa, um ponto crucial é o reaproveitamento da liga de cobalto-cromo proveniente desse corte, procedimento muito comum nos laboratórios de prótese dentária e que altera a composição e as propriedades físico-mecânicas do material.[17] Quanto a mais refundições uma liga for submetida, sem que seja feito um acréscimo proporcional de novo metal, pior será a qualidade da estrutura metálica obtida, tanto em termos de adaptação quanto de resistência.[17] Por outro lado, reutilizar o excesso de liga de cobalto-cromo adicionando-o a um novo metal, em uma proporção de 50% cada, mostrou-se uma alternativa viável à rotina laboratorial, pois não interfere de forma significativa na resistência à fadiga da estrutura metálica produzida.[37]

Por fim, a fase de acabamento e polimento é uma etapa crucial para a adaptação da estrutura metálica, durante a qual o técnico deve redobrar a atenção em todos os passos do processo, começando pelo banho pré-polimento da estrutura metálica em solução eletrolítica, pois um tempo maior de contato pode acarretar afilamento dos componentes, resultando, por exemplo, em perda de adaptação de grampos ou conectores. Os procedimentos envolvidos na fase de acabamento e polimento são extremamente laboriosos, exigindo habilidade manual e conhecimento técnico para o uso da longa sequência de pedras, pontas montadas, borrachas com diversas formas e granulações e feltros. É imprescindível que o manuseio desses materiais seja meticuloso, já que o desgaste excessivo de um único componente da estrutura metálica pode comprometer o correto desempenho biomecânico da PPR,[23,34] bem como causar fraturas.

Os aspectos apresentados evidenciam a necessidade de o profissional ter conhecimento de todos os fatores que podem interferir na adaptação da estrutura metálica, estando ciente de suas competências e da responsabilidade do laboratório nesse processo. Nesse contexto, é relevante que o clínico conheça bem o trabalho dos técnicos responsáveis pelos diferentes procedimentos executados durante a confecção da estrutura metálica, estabelecendo continuamente uma comunicação efetiva com o laboratório. Com isso, o cirurgião-dentista poderá atuar de forma efetiva na prevenção das falhas e em sua identificação, o que permitirá a análise de possíveis ajustes no momento da sessão de prova da estrutura metálica. Nessa consulta, compete ao profissional assegurar sua excelente adaptação e assentamento passivo na boca, o que requer paciência, exame cuidadoso e ajuste preciso, tornando o procedimento clínico de prova exigente e, às vezes, frustrante.[3] Para otimizar esse processo, deve-se racionalizar a sequência clínica a ser executada durante a prova da estrutura metálica, utilizando, para isso, métodos eficazes e viáveis para a detecção de áreas de interferência, que serão apresentados a seguir.

BASES PARA A PRÁTICA CLÍNICA, NÍVEIS DE EVIDÊNCIA E RECOMENDAÇÕES

A consulta para a prova e possíveis ajustes da estrutura metálica em boca deve ser realizada em uma sequência lógica e racional, visando a facilitar a identificação de desajustes e, quando possível, a seleção dos procedimentos exigidos para sua correção.[3]

Análise da estrutura metálica no modelo

Primeiramente, o cirurgião-dentista precisa certificar-se de que todas as instruções foram seguidas pelo laboratório, conferindo se a estrutura metálica está adaptada ao modelo mestre e em perfeita harmonia com o planejamento realizado.[23,38] Quando os procedimentos laboratoriais são bem executados, a estrutura é corretamente adaptada tanto ao modelo quanto em boca (Figuras 1 e 2).[23]

Na análise da estrutura metálica no modelo mestre, deve-se verificar se os apoios estão em uma linha de continuidade com os nichos e se as linhas de término e os retentores indiretos estão devidamente posicionados. Deve ser observado se os grampos de retenção e oposição apresentam extensão, formato e posição adequados, de acordo com os princípios de reciprocidade e localização em relação ao equador protético. No caso de grampos de ação de ponta, deve-se conferir seu afilamento progressivo e a localização correta de sua ponta ativa, segundo o planejamento e o delineamento (Figuras 1B, 2C, 3A e B). O contorno de áreas retentivas em tecidos moles também deve ser checado desde a análise da estrutura metálica no modelo. Os conectores menores devem ser avaliados quanto ao alívio na região de gengiva marginal, à uniformidade de espessura e à união perpendicular ao conector maior (Figura 1A). É preciso conferir, ainda, se as placas distais e os demais elementos constituintes da PPR que funcionarão como planos guia estão devidamente localizados nas áreas preparadas, seguindo o eixo de inserção e remoção determinado. As placas distais também devem ser avaliadas em relação ao alívio no terço gengival do dente pilar (Figura 2D).[9,23]

A extensão dos conectores maiores no modelo deve ser checada, assim como a relação de contato (superior) ou alívio (inferior) com o gesso (Figuras 1A, 2A e 3C).[3,23] Nesse contexto, deve-se avaliar o posicionamento da borda superior dos conectores maiores maxilares a uma distância de 5 a 6 mm da margem gengival, acompanhando as depressões da rugosidade palatina. Também é preciso verificar as barras ou fitas laterais (dependendo do tipo de conexão maior) em relação à sua extensão, que devem atingir o final do rebordo

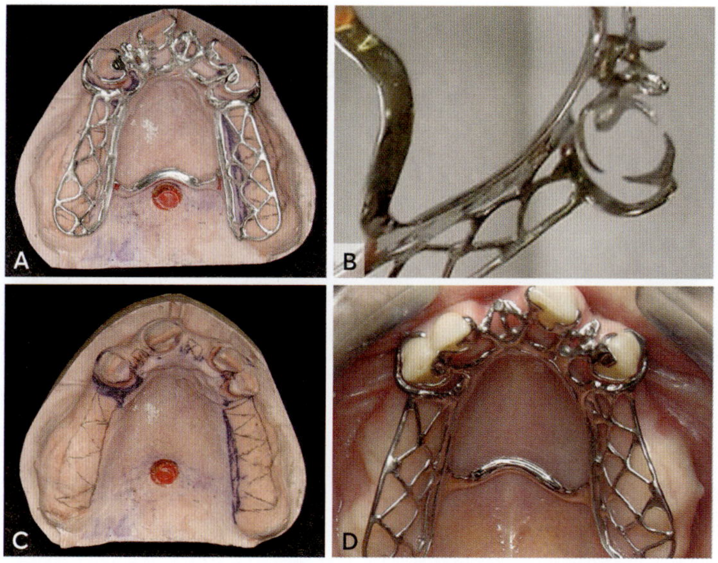

Figura 1 Uma estrutura metálica bem adaptada ao modelo mestre (A), com características adequadas de espessura, conformação, acabamento e polimento dos componentes (B), seguindo o planejamento e o eixo de inserção predeterminados (C), que se assenta passivamente na boca, sem necessidade de ajustes (D).
Fonte: Disciplina de Prótese Parcial Removível – FOAr-Unesp.

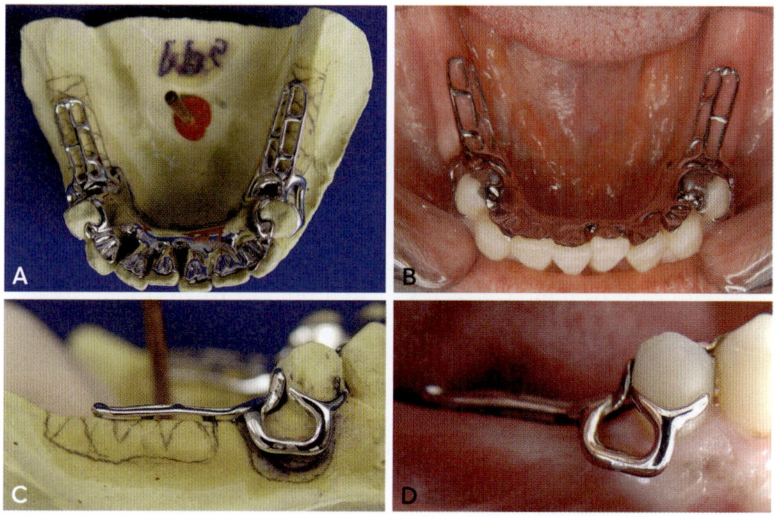

Figura 2 Estrutura metálica posicionada no modelo mestre inferior (A), reproduzindo, em boca, o perfeito assentamento da placa lingual nos dentes pilares (B) e o adequado alívio na região sob a sela metálica no espaço edêntulo de extremo livre e no terço gengival da placa distal (C e D).
Fonte: Disciplina de Prótese Parcial Removível – FOAr-Unesp.

residual, nos casos de extremidade livre, ou a região do último apoio oclusal, em espaços edêntulos intercalados. Se houver barra posterior, é necessário conferir seu correto posicionamento, que deve ser perpendicular à linha mediana, e seu limite mais posterior, em arcos de extremo livre, que é o limite entre o palato duro e o palato mole (Figuras 1A e 3C).[6] Os conectores maiores inferiores devem ser checados em sua extensão, tanto no caso de espaços intercalados (até o último apoio planejado) quanto nas situações de extremo livre (um pouco além da distal do último dente, unindo-se ao braço do grampo de Roach) (Figura 2A).

Para assegurar espaço para a resina acrílica, a sela metálica precisa estar ligeiramente afastada do gesso; além disso, sua superfície deve apresentar acabamento sem muito polimento para auxiliar na retenção dessa base, propiciando espaço para a montagem dos dentes artificiais.[3,23] Deve-se conferir se a extensão da sela metálica foi feita até o final do rebordo maxilar (acompanhando a conexão maior), em casos de próteses de extremidade

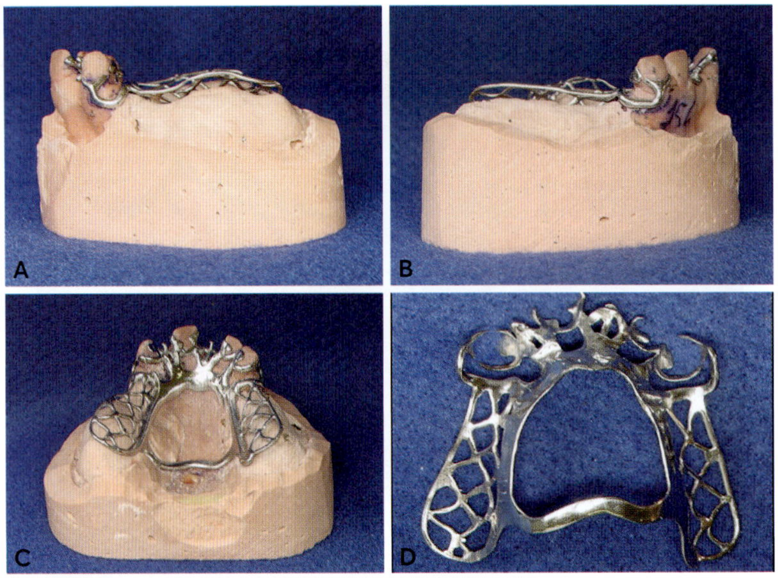

Figura 3 Estrutura metálica adaptada ao modelo mestre, evidenciando alívio nas regiões sob as selas metálicas (A e B) e adequada configuração dos componentes em suas superfícies externa (C) e interna (D).
Fonte: Disciplina de Prótese Parcial Removível – FOAr-Unesp.

livre superior, e até a região do 1º molar, nas PPR de extremidade livre inferior (Figuras 2C e 3A e B).[6]

Após essa primeira análise, a estrutura metálica é retirada do modelo e, em seguida, procede-se à análise das condições de acabamento e polimento da superfície externa da peça, que deve se apresentar lisa e com brilho. A superfície interna, referente aos conectores maiores superiores (Figura 3D) e às áreas em que a placa lingual entra em contato com os dentes, precisa apresentar textura fina, mas sem polimento, para não comprometer a adaptação. Grampos, retentores indiretos, conectores menores e conectores maiores mandibulares devem ser altamente polidos em sua superfície externa; em sua superfície interna, devem ser lisos e livres de irregularidades (Figuras 1A e B, 2A e 3C e D).[3] As linhas de acabamento internas e externas devem ser nítidas e distintas, com um recorte suave para favorecer a retenção mecânica da resina acrílica (Figuras 1 e 3C e D). Bordas cortantes, ângulos vivos e irregularidades devem ser eliminados com pedras montadas, pois são potenciais fontes de injúria aos tecidos moles, sobretudo na região de friso dos conectores maiores. Na sequência, a superfície externa deve ser polida com borrachas abrasivas.[23]

É importante observar atentamente a presença de áreas de desgaste ou fraturas no modelo mestre, indicativas de que a estrutura metálica foi forçada contra o gesso até seu assentamento final. Essas áreas podem representar retenções que não foram adequadamente aliviadas e que, portanto, irão corresponder a áreas de interferências na boca (Figura 4).[3,23,34,38]

Porosidades e falhas de fundição devem ser cuidadosamente examinadas sob luz adequada e com o auxílio de uma lupa. A fragilidade estrutural, representada por áreas finas, passíveis de fratura e presença de bolhas, pode ser ocasionalmente detectada com o auxílio de radiografias oclusais ou periapicais.[23]

Se a estrutura metálica não se encaixar bem no modelo mestre, então provavelmente não irá se adaptar em boca. Quando isso ocorrer, o mais indicado é realizar outra moldagem e nova estrutura.[3] Após constatação de adaptação satisfatória ao modelo e inspeção visual da peça, o clínico deve proceder à análise na boca do paciente.

Análise da estrutura metálica na boca do paciente

Adaptação da superfície interna

Previamente à análise da estrutura metálica em boca, cabe ao profissional fazer sua desinfecção. Como é constituída por liga metálica, não se deve utilizar soluções à base de hipoclorito de sódio, em razão do seu efeito corrosivo. Para a adequada descontaminação, inclusive contra a infecção por SARS-CoV-2, responsável pela COVID-19, recomenda-se a imersão da estrutura metálica em solução de clorexidina a 0,2% ou ácido peracético a 1% durante 10 minutos.[39]

Durante a inserção para a prova, o cirurgião-dentista deverá tomar o máximo de cuidado para não reter a mucosa vestibular entre o grampo e os dentes, uma vez que esse acidente pode causar lesões e um grande

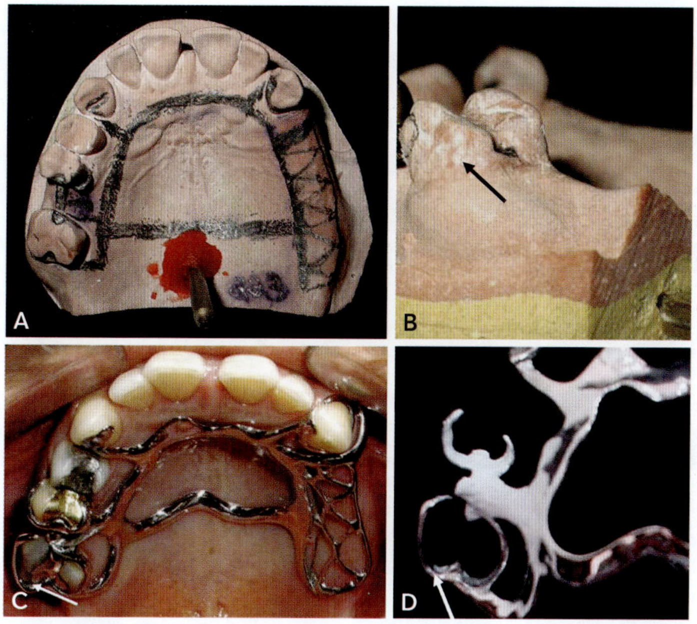

Figura 4 Modelo mestre com desenho da estrutura metálica (A), mostrando desgaste do gesso no terço inicial (região distovestibular) do grampo circunferencial de retenção (B), o que, clinicamente, representou uma desadaptação local em boca (C), identificada pelo evidenciador removido na superfície interna correspondente (D). Setas evidenciam o local de maior desajuste da estrutura metálica.
Fonte: Disciplina de Prótese Parcial Removível – FOAr-Unesp.

desconforto ao paciente, abalando sua confiança no profissional.[6] O assentamento da estrutura metálica sobre os dentes pilares deve ser iniciado por meio de uma pressão digital firme e vertical direcionada aos apoios, segundo o eixo de inserção preestabelecido. Não se deve aplicar pressão na região da sela metálica em caso de extremos livres, o que acarretaria rotação à estrutura e, por conseguinte, um assentamento final impreciso.[3,6] O assentamento final deve ser obtido suavemente, em uma trajetória deslizante, nunca forçada.[3] Se isso acontecer acompanhado de um "clique", é um forte indício de grande resistência à flexão da liga metálica de um ou mais grampos, em decorrência de sua ponta ativa ter sido posicionada em uma área de grande quantidade de retenção.[6]

Em seu assentamento final, uma estrutura metálica perfeitamente adaptada não pode apresentar báscula quando pressionada pelos apoios de cada hemiarco alternadamente. Ao mesmo tempo, deve demonstrar adequada relação de alívio ou contato com os tecidos moles e dentários. Além disso, em uma estrutura bem adaptada, não pode haver espaços entre os dentes e o metal, com exceção das áreas que devem ser aliviadas, pois isso resultaria em impacção alimentar. Ao observar o assentamento passivo e completo da estrutura metálica em boca, o profissional deve conferir cada um dos componentes em relação a todas as características de forma, extensão, localização e espessura previamente observadas no modelo mestre.[23]

A adaptação da estrutura metálica de uma PPR é adequada quando:[1,2,10,40,41]

- todos os apoios se assentam completamente em seus respectivos nichos (Figura 5A e B);
- os elementos rígidos (grampos de oposição, terço inicial dos grampos de retenção, conectores menores, placas linguais e placas distais em suas áreas de contato com os terços médio e oclusal/incisal dos pilares) tocam confortavelmente as superfícies dentárias de suporte, apresentando os devidos alívios quando necessário (braço dos grampos de Roach, conectores menores, placas linguais e placas distais na área correspondente ao terço cervical dos pilares) (Figura 5);
- as pontas ativas dos grampos de retenção se localizam precisamente nas áreas retentivas predeterminadas nos pilares (Figura 6);
- as superfícies internas dos conectores maiores se mantêm em contato suave (superiores) ou afastadas no mínimo 1 mm (inferiores) da fibromucosa de revestimento dos rebordos (Figura 7A a F);
- as selas metálicas se apresentam levemente afastadas da fibromucosa (Figura 7G e H).

Por outro lado, se não houver assentamento passivo e total da estrutura metálica, o profissional, ao sentir qualquer resistência durante sua inserção, não deve forçá-la, observando se o desajuste verificado é total ou parcial. No caso de desajuste total (Figura 8), em que

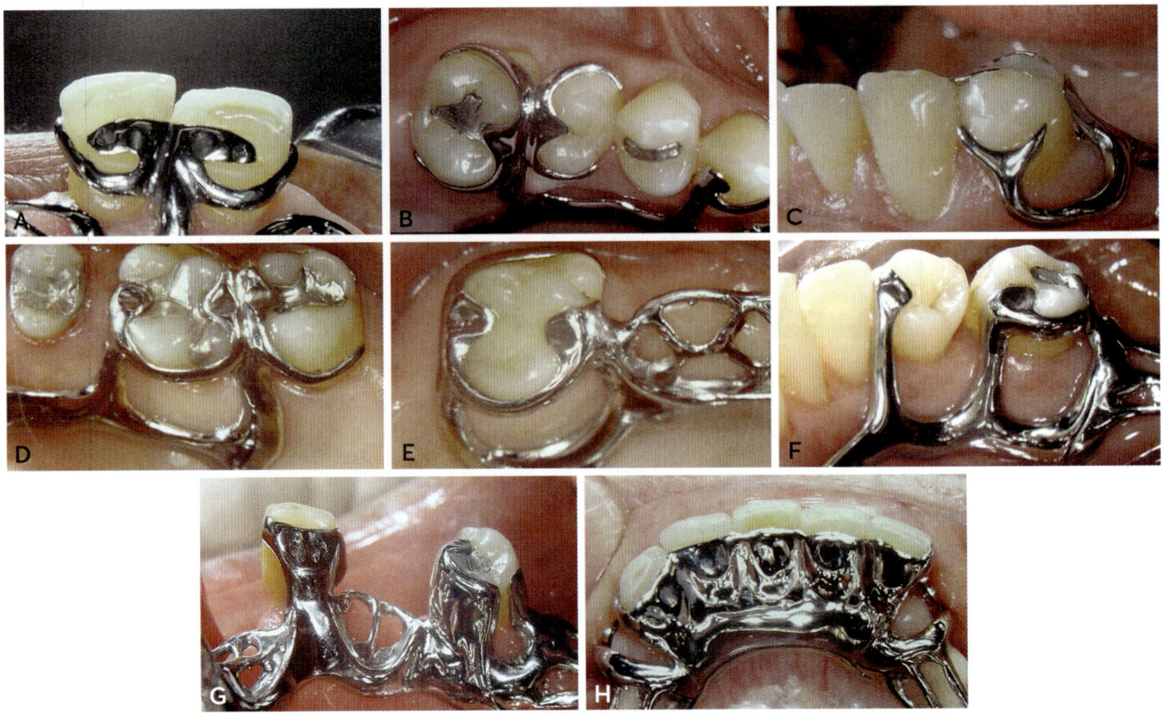

Figura 5 Estrutura metálica adaptada: apoios cingulares (A) e oclusais (B) devidamente assentados; grampos de oposição (A, D, E e F) e terço inicial dos grampos de retenção (A e B) em contato com as superfícies dentárias; placas distais (C, F e G) em contato com os planos guia e alívios no terço cervical dos pilares; conectores menores interproximais ou vizinhos a espaços protéticos em correta relação com os pilares e a fibromucosa (A, D, E e F); placas linguais perfeitamente assentadas nos pilares (G e H).

Fonte: Disciplina de Prótese Parcial Removível – FOAr-Unesp.

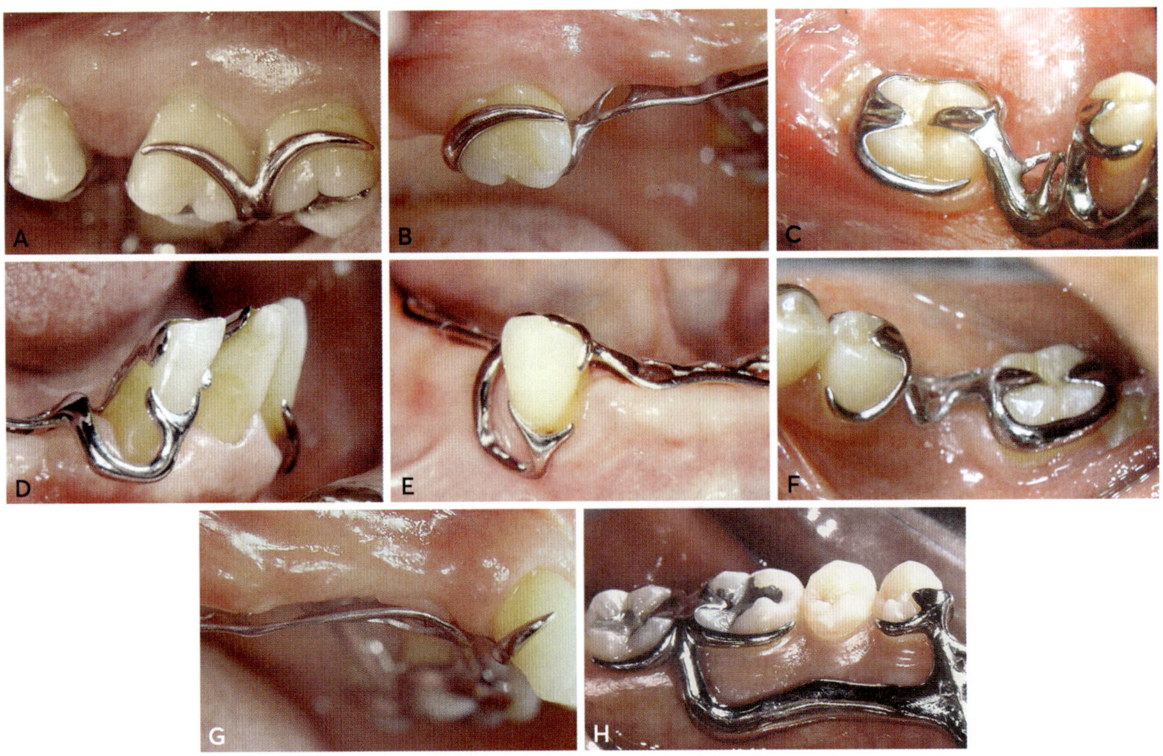

Figura 6 Estrutura metálica adaptada, evidenciando correto afilamento dos grampos de retenção, com precisa localização das pontas ativas nas áreas retentivas predeterminadas nos pilares.

Fonte: Disciplina de Prótese Parcial Removível – FOAr-Unesp.

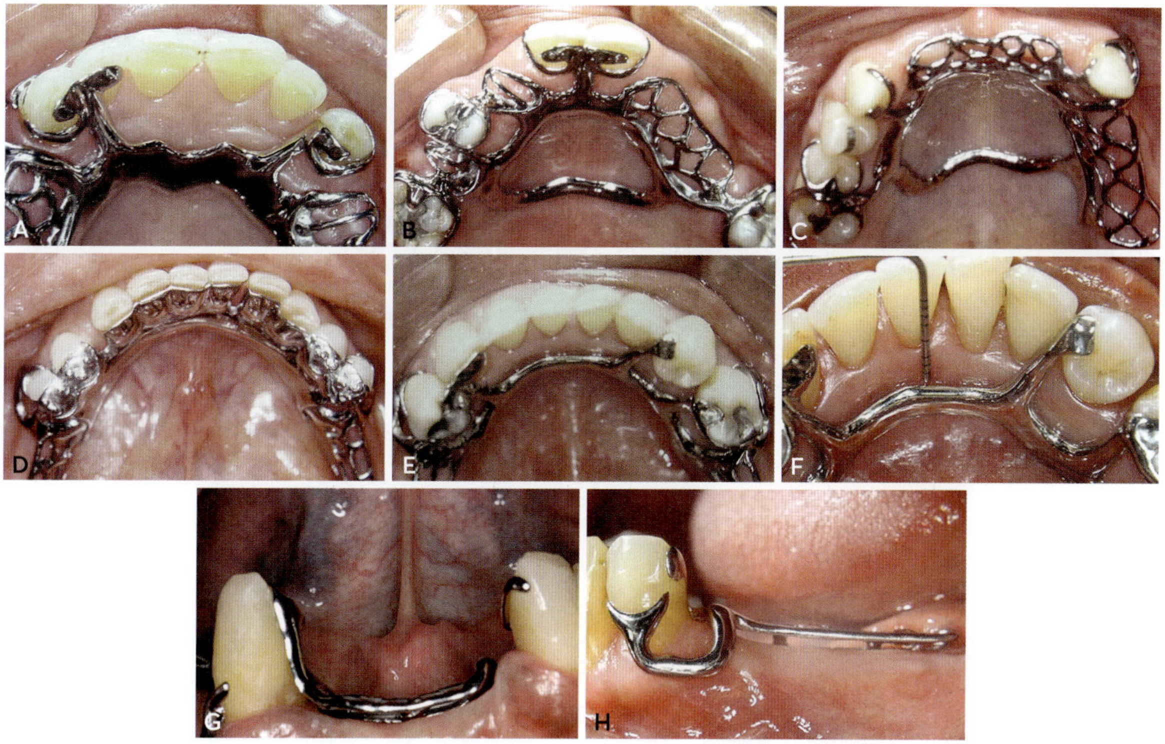

Figura 7 Estrutura metálica adaptada: conectores maiores superiores em contato com a fibromucosa, com borda superior distando 5 a 6 mm da margem gengival (A) e extensão adequada nos terminais dentados (B) e edêntulo (C); conector maior inferior tipo placa lingual, com correto relacionamento com superfícies dentárias e mucosas (D); conector maior inferior do tipo barra lingual, mostrando alívio com a fibromucosa (E) e adequada distância (4 a 5 mm) entre sua borda superior e a margem gengival (F); selas metálicas em espaço edêntulos intercalado (G) e em extremo livre (H), mostrando devido afastamento da fibromucosa.

Fonte: Disciplina de Prótese Parcial Removível – FOAr-Unesp.

não há assentamento final de nenhum componente da PPR, o clínico deve assegurar, mais uma vez, que o eixo de inserção preestabelecido está sendo seguido. Se o problema de interferência não for a direção de inserção, o cirurgião-dentista não deve proceder com prova em boca, mas, sim, realizar nova moldagem para modelo mestre e confecção de outra estrutura metálica.[6]

Em caso de desajuste parcial, em que apenas parte da estrutura não se assenta corretamente, procede-se à identificação das áreas de interferência e pressão. No caso de retenção excessiva que impeça o assentamento total da estrutura, alguns autores recomendam o uso de alicates ortodônticos com pontas uniformes e ápices biselados para realizar pequenas flexões nos grampos de retenção.[3,42] Entretanto, esse tipo de procedimento pode causar deformação permanente no componente ajustado, induzindo depressões e tensões e aumentando a friabilidade da estrutura metálica. Como a liga de cobalto-cromo apresenta alta rigidez, se não houver uma deformação permanente dos componentes após o ajuste com alicates, é provável que ocorra sua fratura.[43] Assim, para identificar as áreas de interferência e pressão em caso de um desajuste parcial da estrutura metálica, o clínico deve aplicar evidenciadores em sua superfície interna e, dessa forma, planejar os ajustes por meio de desgastes mínimos. Diversos evidenciadores estão disponíveis comercialmente, sendo os seguintes produtos os mais utilizados e encontrados no mercado nacional: carbono líquido (Figura 9A), *spray* oclusal (Figura 9B), líquido corretivo à base de água para datilografia (Figura 9C), papel-carbono para articulação e silicona de consistência leve. Outros produtos empregados para detectar áreas de interferência na estrutura metálica da PPR incluem ceras evidenciadoras (Figura 9D), jateamento abrasivo de óxido de alumínio e mistura de clorofórmio e ruge.[3,23,38]

Antes de iniciar o procedimento de ajuste da estrutura metálica, alguns cuidados e aspectos relevantes devem ser ponderados pelo profissional nessa etapa clínica. Maior atenção deve ser dispensada às áreas da estrutura metálica com maior ocorrência de interferências, ou seja, a união entre apoio e conector menor, as bordas dos apoios, o terço inicial dos grampos circunferenciais, os planos guia e as extensões interproximais das placas linguais.[3,38] Mesmo uma pequena interferência não aliviada pode causar aos dentes pilares uma pressão leve, mas contínua, resultando em dor e desconforto. Apesar

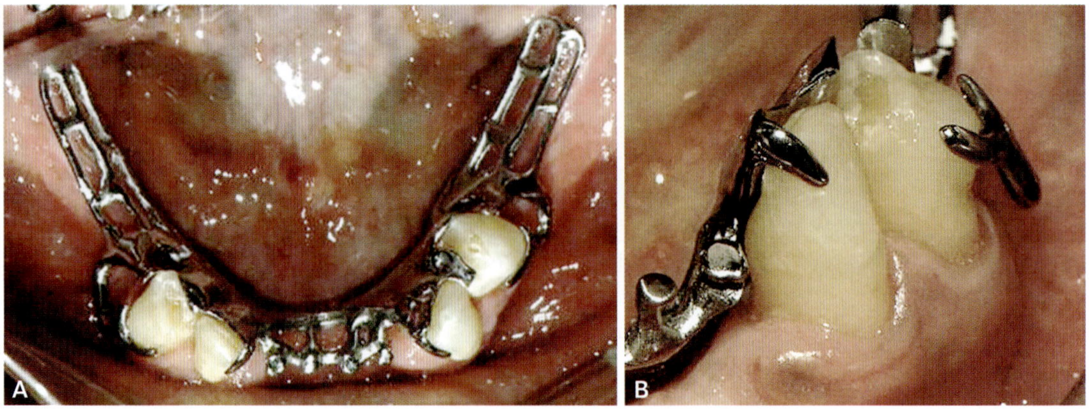

Figura 8 Estrutura metálica sem assentamento final (A), evidenciando desajuste de todos os componentes (B).
Fonte: Disciplina de Prótese Parcial Removível – FOAr-Unesp.

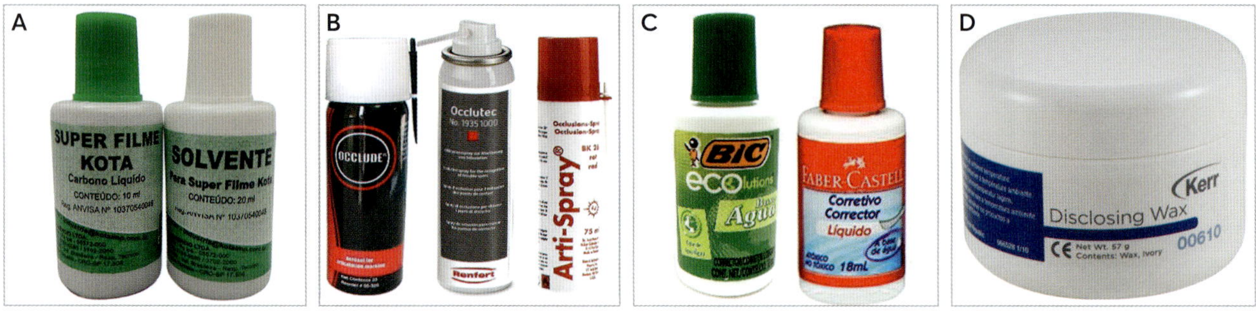

Figura 9 Evidenciadores utilizados para detectar interferências na estrutura metálica da PPR. Em (A), carbono líquido; em (B), *spray* oclusal de diferentes marcas e cores; em (C), líquidos corretivos à base de água para datilografia; em (D), cera evidenciadora.
Fontes: https://www.kotaimp.com/noticias/super-filme-kota/ (A); https://www.amazon.com/ (B e C); https://www.kerrdental.com/en-nl/dental-laboratory-products/disclosing-wax-dental-waxes (D).

desse risco, o clínico deve saber distinguir as verdadeiras áreas de interferência das superfícies que representam os planos guia, evitando seu desgaste arbitrário. Afinal, essas superfícies determinam o eixo de inserção e remoção da PPR e, em muitos casos, promovem reciprocidade aos grampos de retenção. Deve-se ter o mesmo cuidado com os apoios e as pontas ativas dos grampos de retenção, pois o contato entre esses componentes e os pilares propicia retenção e estabilidade à estrutura metálica, auxiliando sua manutenção em posição. Com prática suficiente, o cirurgião-dentista deve ser capaz de diferenciar as marcações dos evidenciadores causadas por interferências reais daquelas resultantes de fricção durante a inserção e a remoção da estrutura metálica.[3]

Para que tenha maior eficácia, o evidenciador deve ser aplicado sobre a superfície interna da estrutura metálica previamente seca. A cada ajuste, o evidenciador deve ser totalmente removido antes de uma nova aplicação, objetivando-se obter uma camada fina para evitar a marcação de falsas áreas de interferência. Essas áreas devem ser sempre ajustadas na estrutura, e nunca no dente pilar. É indispensável que o profissional mensure a espessura da estrutura metálica na área a ser desgastada com o auxílio de um espessímetro. A eliminação da interferência não pode resultar em uma espessura menor que 1,5 mm para não comprometer a resistência. Outro ponto importante é realizar movimentos intermitentes durante o ajuste do metal, refrigerando o local com jato de ar contínuo, no caso de uso de brocas em alta rotação,[6] a fim de evitar o superaquecimento da liga metálica, que poderia alterar sua têmpera e, consequentemente, suas propriedades.[3]

Para os produtos aplicáveis com o pincel do próprio frasco, como o líquido corretivo e o carbono líquido, é preciso que o profissional tome o máximo de cuidado com a contaminação cruzada. Assim, uma pequena quantidade do evidenciador deve ser dispensada na parte rasa de um pote Dappen, que deve ser protegido para evitar sua evaporação. Então, um pincel descartável é utilizado para realizar a aplicação do produto na estrutura metálica. Para os evidenciadores em *spray*, a aplicação é feita diretamente na estrutura, segundo as instruções do fabricante, o que exige apenas que o frasco seja externamente protegido para prevenir a contaminação cruzada. Nos dois casos (produtos líquidos ou em *spray*), a sequência clínica para a evidenciação das áreas de interferência na estrutura metálica é a mesma:[3,23,38]

- secar bem a estrutura metálica;
- aplicar uma camada fina e uniforme do evidenciador na região interna da estrutura (Figuras 10A e 12A);
- após profilaxia, secar os dentes do paciente e levar a estrutura metálica em posição de forma suave, sem forçar, até encontrar a resistência promovida pelas possíveis interferências (Figuras 10B e 11A);
- remover cuidadosamente a estrutura metálica da boca para evitar distorções no material evidenciador utilizado (Figura 10C);
- observar as áreas de interferência na região interna da estrutura, demarcadas onde o evidenciador foi removido (geralmente marcando o pilar – Figura 10D) e o metal ficou exposto (Figuras 10E, 11B e 12B);
- ajustar as interferências por meio de desgaste criterioso, utilizando, para isso, pontas multilaminadas ou diamantadas sob refrigeração (Figura 10F) e/ou discos e pontas especiais impregnadas com carborundum para ligas de cobalto-cromo (Figura 11C);
- remover todo o evidenciador, secar a estrutura metálica e aplicar novamente o produto em uma fina película;
- testar novamente a estrutura em boca e repetir todo o processo descrito até ser observado seu assentamento de maneira uniforme e completa (Figura 11D).

Os evidenciadores líquidos (carbono líquido e corretivo), bem como os *sprays* de articulação, são eficientes para marcar áreas de interferência definidas. No caso dos líquidos, a dificuldade técnica ocorre na medida em que o produto seca rápido, antes mesmo de ser totalmente aplicado com pincel, o que pode produzir camadas mais espessas. Os *sprays* são de fácil aplicação por não requererem pincel, mas também estão propensos a originar películas mais grossas se não forem devidamente manipulados. Além disso, os *sprays* apresentam custo mais elevado que os evidenciadores líquidos. Em virtude de sua base aquosa, ambos os produtos acabam apresentando algum grau de dissolução em boca, sendo difíceis de trabalhar em ambiente úmido.[3]

Como mencionado previamente, o conector maior inferior não deve apresentar contato com a fibromucosa, que é facilmente suscetível a traumas decorrentes de sua espessura fina, inervação e irrigação mais superficiais e menor aderência ao osso subjacente. Para conferir se existe o alívio adequado na área da conexão mandibular correspondente à fibromucosa, após ter sido verificado o completo assentamento da estrutura metálica, recomenda-se utilizar uma silicona de consistência leve, seja de condensação ou de adição. Nessa situação, uma camada do material deve ser aplicada sobre toda a extensão do conector maior relacionada à fibromucosa. A estrutura é, então, acomodada em sua posição final, sempre pelos apoios, sendo mantida até a polimerização da silicona. Ao remover a estrutura de posição, uma camada uniforme do material (1,5 a 2 mm de espessura) deve ser observada, indicando que o alívio foi suficiente.[6,23,38] A película de silicona pode ser destacada da estrutura para uma análise tridimensional da espessura do material (alívio).

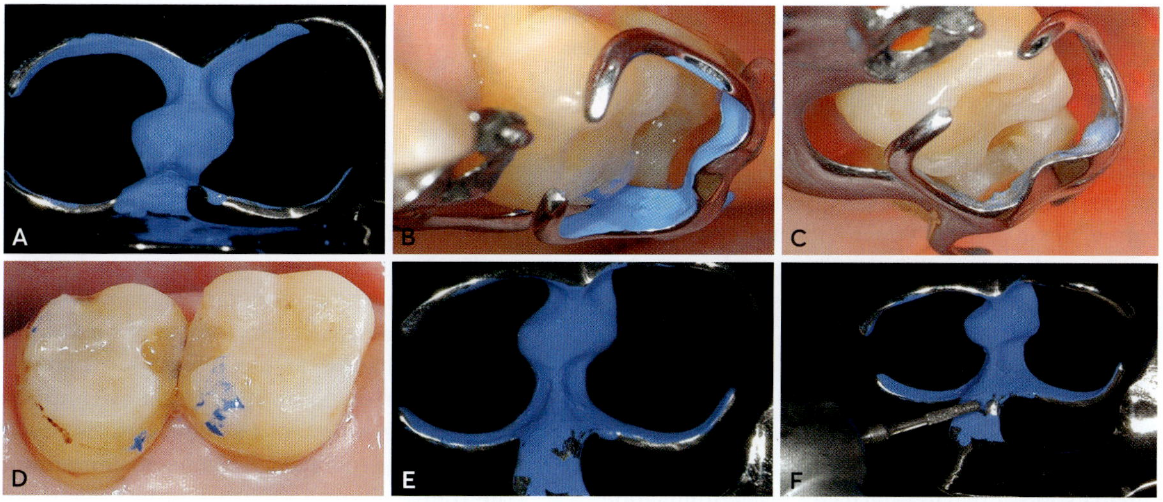

Figura 10 Em (A), carbono líquido aplicado na região de possível interferência; em (B), inserção da estrutura metálica até encontrar resistência; em (C), remoção cuidadosa da estrutura; em (D), áreas de interferência marcadas nos dentes pilares; em (E), áreas correspondentes na estrutura metálica, representadas pela exposição do metal; em (F), desgaste suave e sob refrigeração das interferências no metal.
Fonte: acervo pessoal do Prof. Dr. Gerson Bonfante – FOB-USP.

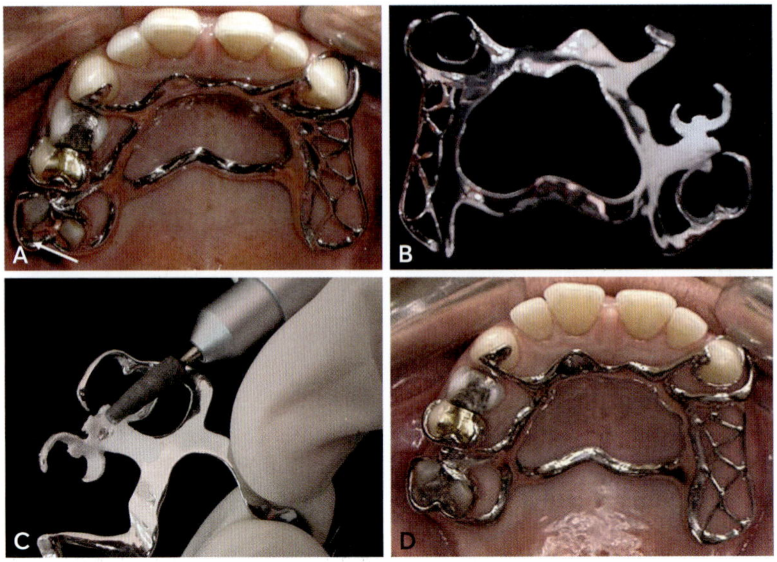

Figura 11 Em (A), interferência da estrutura metálica na região de grampos do molar e conector menor, impedindo o assentamento final (afastamento do conector maior dos tecidos de suporte); em (B), remoção cuidadosa da estrutura com evidenciador do tipo corretivo líquido; em (C), desgaste suave das interferências do metal com ponta montada para liga de cobalto-cromo; em (D), estrutura metálica devidamente assentada após ajustes.
Fonte: Disciplina de Prótese Parcial Removível – FOAr-Unesp.

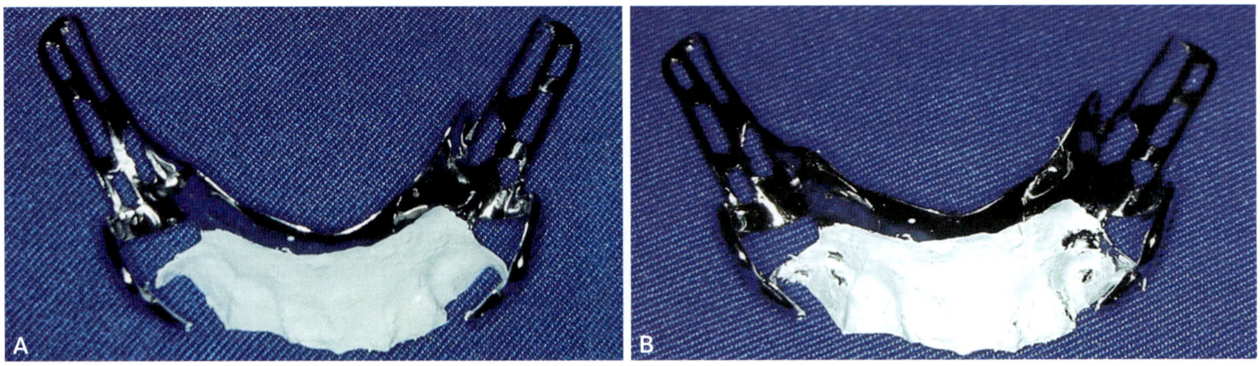

Figura 12 Em (A), corretivo líquido aplicado por toda a placa lingual para verificação de possíveis interferências; em (B), áreas de interferência evidenciadas pela exposição do metal.
Fonte: Disciplina de Prótese Parcial Removível – FOAr-Unesp.

A silicona leve também pode ser empregada para evidenciar interferências da placa lingual durante a inserção e, nesse caso, deve ser aplicada na estrutura metálica, que é posicionada até o ponto de resistência.[3] A sequência clínica pode ser resumida nos seguintes passos:

- secar bem a estrutura metálica;
- proporcionar e manipular a silicona leve de acordo com as recomendações do fabricante e aplicar uma camada sobre a região interna da placa lingual que mantém contato com os dentes pilares (Figura 13A e B);
- levar a estrutura metálica em posição, realizando pressão suave e bilateral pelos apoios até encontrar a resistência promovida pelas interferências (Figura 13C e D);
- remover cuidadosamente a estrutura após a polimerização do material;
- marcar com grafite as áreas expostas de metal na estrutura, nas quais seja possível observar o rasgamento da silicona (Figura 13E);
- remover a camada de silicona da estrutura metálica para prevenir seu descolamento (Figura 13E), o que pode ocorrer facilmente, ao menor contato com o instrumento rotatório utilizado para o desgaste das interferências previamente demarcadas com grafite;
- realizar criterioso desgaste das interferências, com pontas multilaminadas ou diamantadas sob refri-

geração ou pontas especiais para a liga metálica de cobalto-cromo;

- testar novamente a estrutura em boca e repetir o procedimento até que seja observado seu assentamento final (Figura 13F), sempre mensurando a espessura do metal para garantir um mínimo de 1,5 mm.

As maiores vantagens das siliconas como evidenciadores são a produção de resultados de simples interpretação, graças à sua propriedade tridimensional, e a facilidade de remoção da estrutura metálica da PPR. No entanto, são materiais de maior custo, sobretudo as siliconas de adição, e que requerem mistura, sendo necessário aguardar os devidos tempos de trabalho e polimerização a cada aplicação.[3,6]

O papel-carbono para articulação dupla-face do tipo superfino, como o Accufilm®, também pode ser utilizado como evidenciador de interferências internas da estrutura da PPR, quando o assentamento completo observado no modelo mestre (Figura 14A) não for obtido durante a prova em boca (Figura 14B). A sequência clínica para remoção desse desajuste parcial é a seguinte:[3,44]

- secar a estrutura metálica e as regiões de interferência na boca;
- colocar uma fita de papel carbono para articulação sobre cada região de suporte em boca que ofereceu resistência ao assentamento da estrutura;
- inserir a estrutura metálica sobre os papéis-carbono cuidadosamente, para não os deslocar de sua posição, exercendo pressão suave e bilateral pelos apoios, até alcançar o ponto de resistência das interferências (Figura 14C);
- remover a estrutura e avaliar as áreas de interferência, representadas pela marcação do carbono no metal (Figura 14D), conferindo sempre a espessura da estrutura a ser desgastada, a fim de manter o mínimo de 1,5 mm (Figura 14E);
- desgastar criteriosamente as interferências, com pontas multilaminadas ou diamantadas sob refrigeração (Figura 14F) ou com pontas especiais para a liga de cobalto-cromo.

Ceras evidenciadoras se mostraram eficazes em produzir uma representação tridimensional da adaptação da estrutura metálica, evidenciando bem o grau de interferência. Em espessuras finas, o material toma a cor acinzentada da estrutura metálica; nas mais grossas, fica com coloração esbranquiçada. Dessa forma, as ceras podem indicar não somente as áreas bem adaptadas, mas também as regiões de pressão excessiva e desadaptação significativa.[6] Por outro lado, essas ceras possuem como desvantagens não serem encontradas facilmente no mercado nacional, requererem uma fonte de calor para que possam ser aplicadas e serem consideradas de difícil remoção.[3]

Pastas evidenciadoras de pressão, como a branca catalisadora do conjunto da pasta zincoenólica, também podem ser utilizadas. Entretanto, em sua consistência original (sem reação de presa ou evaporação de solvente/água), acabam produzindo uma camada mais espessa de material no interior da estrutura metálica,

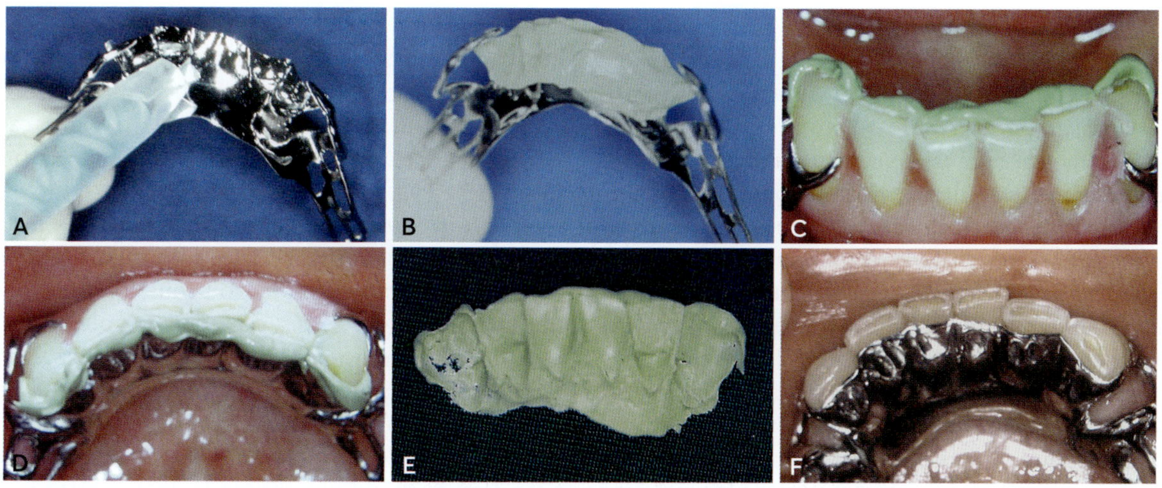

Figura 13 Em (A) e (B), aplicação da silicona leve de adição em uma camada sobre a região de contato dental da placa lingual; em (C) e (D), inserção da estrutura metálica até o ponto de resistência; em (E), material polimerizado e removido da estrutura após marcação das regiões de interferência, representadas pela exposição do metal e por áreas de rasgamento da silicona; em (F), assentamento final da estrutura metálica após os procedimentos de ajustes.
Fonte: Disciplina de Prótese Parcial Removível – FOAr-Unesp.

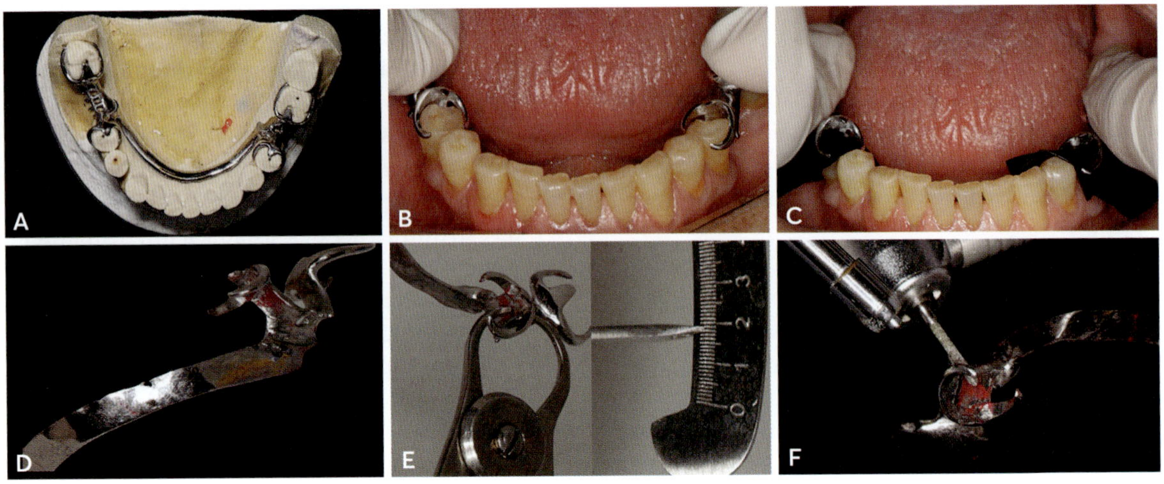

Figura 14 Em (A), assentamento completo da estrutura metálica no modelo mestre; em (B), assentamento parcial em boca; em (C), inserção da estrutura sobre os papéis-carbono previamente posicionados sobre as áreas de interferência até o ponto de resistência; em (D), áreas de interferência marcadas em vermelho pelo carbono; em (E) mensuração da espessura do metal com espessímetro para assegurar a redução até o mínimo de 1,5 mm; em (F), desgaste da interferência com ponta diamantada em alta rotação, sob refrigeração constante com jato de ar.

Fonte: acervo pessoal da Profa. Dra. Karin Hermana Neppelenbroek – FOB-USP.

que, além de ser de difícil limpeza, é altamente suscetível a sofrer interferências durante a inserção ou remoção da estrutura, ou seja, originar falsas áreas de evidenciação ao encostar em qualquer estrutura da cavidade bucal antes do assentamento final.[23]

As maiores vantagens do jateamento da região interna da estrutura metálica com óxido de alumínio (50 µm) são a boa marcação das áreas de interferência e, à semelhança do papel carbono, o fato de o método ser "limpo". Por outro lado, requer equipamento próprio e, dependendo da intensidade e do tempo de jateamento, pode resultar em abrasão da superfície interna da estrutura metálica, com consequente desadaptação.[3]

Ajuste oclusal

Após o completo assentamento da estrutura metálica no arco parcialmente edêntulo em questão, o clínico deve proceder ao ajuste oclusal com a arcada antagonista, no caso de presença de dentes remanescentes. A menos que se deseje um aumento da dimensão vertical (casos de PPR com *overlay*), a oclusão estabelecida entre os dentes naturais não deve variar com o assentamento da estrutura metálica, seja nos movimentos cêntricos (Figura 15A e B) ou nos excêntricos.[3,6,23] Para isso, devem ser marcados, com papel-carbono, os contatos dentários em máxima intercuspidação habitual (MIH), solicitando que o paciente oclua sem a estrutura metálica em posição (Figura 15C e D). Esses contatos servirão de guia para determinar a quantidade necessária de ajuste oclusal, pois o clínico deve assegurar que sejam mantidos quando a estrutura for assentada em boca.[3] Essa premissa é válida mesmo nos casos de estruturas duplas, ou seja, superior e inferior.[38] Para fazer o ajuste oclusal, recomenda-se o uso de papel-carbono superfino bilateralmente (Figura 15E), a fim de evitar que o paciente oclua mais fortemente de um lado do que do outro.[45] Assim, a estrutura metálica deve ser inserida e, em seguida, as folhas de papel-carbono devem ser posicionadas sobre os dentes remanescentes previamente secos da arcada inferior, uma de cada lado.

Para o ajuste em cêntrica, instrui-se o paciente a ocluir com força vertical leve, objetivando evidenciar os contatos de interferência da estrutura metálica que impedem o fechamento normal. A estrutura é removida da boca e, por questão de conforto, os desgastes dos contatos prematuros marcados pelo carbono são gradualmente realizados com pontas multilaminadas ou diamantadas em alta rotação sob refrigeração ou pontas e discos impregnados com carburundum (Figura 15F).[38] A cada sequência de ajuste, o clínico deve limpar as eventuais marcas remanescentes de carbono com álcool, antes de repetir todo o processo. Com o auxílio de um espessímetro, o profissional deve sempre mensurar a espessura do metal na área de interferência,[6] como os apoios e terços iniciais dos grampos circunferenciais, de modo a assegurar a resistência da estrutura. Quando o desgaste comprometer a espessura mínima de 1,5 mm de metal, o cirurgião-dentista deve avaliar a possibilidade de desgastar o dente antagonista natural, sempre em nível de esmalte.[3] Se esse método for selecionado, o clínico deve se certificar de que a oclusão do paciente não será alterada mesmo na ausência da PPR. Embora mínimos ajustes

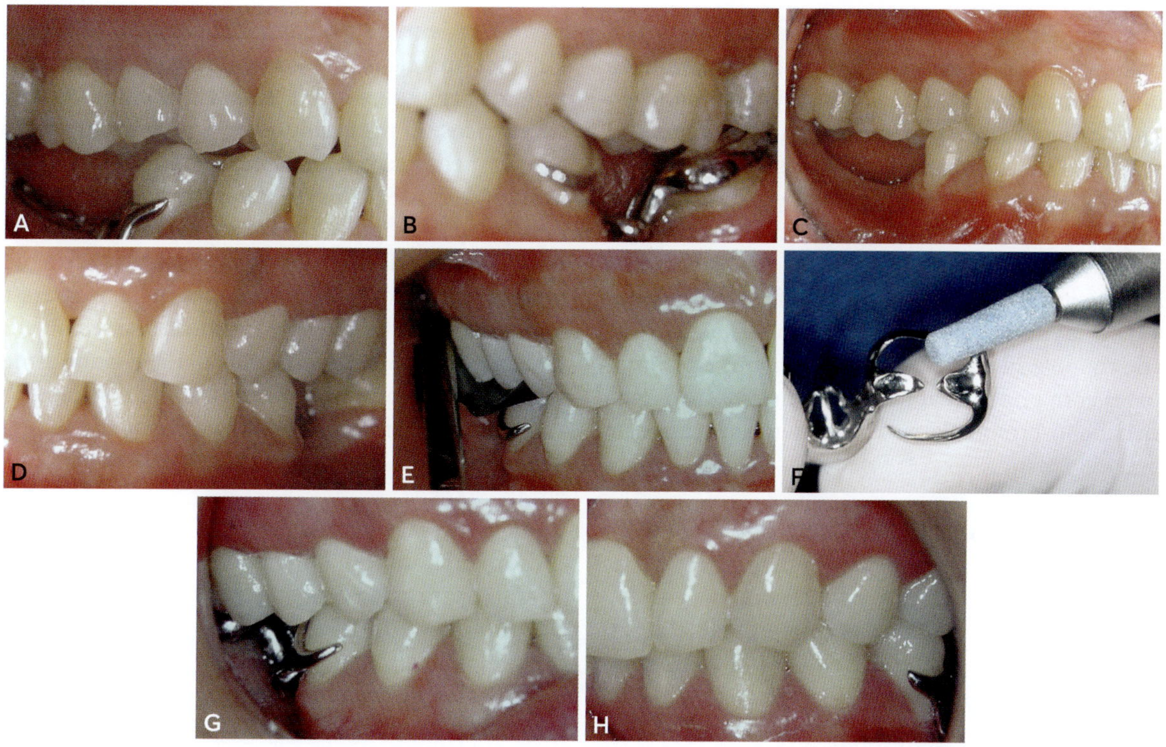

Figura 15 Ajuste oclusal da estrutura metálica em cêntrica: em (A) e (B), alteração do padrão oclusal com a inserção da estrutura metálica; em (C) e (D), identificação dos pontos de contato oclusais sem a estrutura; em (E), marcação dos contatos prematuros com papel-carbono, bilateralmente; em (F), desgaste das interferências com ponta impregnada com carborundum; em (G) e (H), estrutura metálica em posição após ajustes, mostrando o restabelecimento do padrão oclusal do paciente.

Fonte: Disciplina de Prótese Parcial Removível – FOAr-Unesp.

no dente natural antagonista sejam permitidos, a necessidade de maiores desgastes indica planejamento inadequado e preparo de boca insuficiente.[3] Após o restabelecimento da oclusão cêntrica original do paciente (Figura 15G e H), procede-se ao ajuste oclusal durante os movimentos excêntricos. O mesmo procedimento de identificação dos contatos prematuros com papel-carbono é realizado novamente, solicitando-se que o paciente execute os movimentos de lateralidade e protrusão.[6]

No caso das reabilitações orais com PPR dupla (superior e inferior), o profissional deve realizar o ajuste de uma estrutura metálica por vez. Após o ajuste de cada uma, ambas são assentadas em boca para identificação de possíveis interferências residuais, que, se existirem, devem ser marcadas com papel-carbono e desgastas como descrito anteriormente.[6,38]

Concluído o ajuste oclusal, as superfícies internas desgastadas da estrutura devem ser submetidas a um alisamento, ao passo que as externas devem receber acabamento e polimento. Esses procedimentos são feitos com o auxílio de pedras e discos abrasivos de carborundum, além de pontas de borracha, discos de feltro e escovas.[6] Na presença de muitas áreas externas de desgaste, é indicado ao profissional enviar a estrutura ao laboratório de prótese para o repolimento em alta velocidade e potência, com o intuito de prevenir o acúmulo de biofilme.[23]

CONSIDERAÇÕES FINAIS

A adaptação adequada da estrutura metálica de cobalto-cromo é imprescindível para a manutenção da saúde dos dentes e dos tecidos remanescentes e, consequentemente, para a obtenção do sucesso na reabilitação oral com PPR. Para assegurar um ajuste preciso, o profissional deve adotar o uso de um processo lógico e ordenado de procedimentos durante a sessão clínica de prova da estrutura metálica. Primeiramente, cabe ao clínico analisar a estrutura no modelo de gesso, conferindo, de forma meticulosa, se o planejamento e o desenho foram seguidos pelo protético. Depois, ele deve remover a estrutura do modelo e avaliá-la tátil e visualmente em relação aos seguintes aspectos: superfícies externas e internas, linhas de término e forma, volume, localização e extensão de seus componentes. É imprescindível detectar as áreas de desgaste e/ou fraturas no modelo de gesso sob os componentes da estrutura metálica, uma vez que são indícios de interferências em boca. Durante a prova clínica, todos os detalhes observados para a estrutura posicionada no modelo devem ser novamente checados em boca. O assentamento deve ser completo e passivo, e o padrão oclusal do paciente sem a estrutura deve ser mantido. Em caso de desajuste total, o clínico deve realizar uma nova moldagem para a obtenção de nova estrutura metálica. Nas situações de desajuste parcial, evidenciadores podem ser utilizados na superfície interna da estrutura, de modo a identificar as interferências e orientar os ajustes com pontas diamantadas ou especiais para a liga de cobalto-cromo. Para as interferências oclusais, o cirurgião-dentista deve empregar papel-carbono para a devida marcação, procedendo aos desgastes até observar harmonia oclusal nos movimentos cêntricos e excêntricos. O profissional deve estar ciente de que o assentamento da estrutura metálica nunca pode ser subestimado. Estruturas metálicas próximas de estarem bem adaptadas podem ser tão danosas às estruturas bucais quanto as que estão mal adaptadas. Um assentamento preciso é imprescindível para o sucesso do tratamento, e o tempo dispendido nessa sessão clínica, dedicada a melhorar a adaptação da estrutura metálica, será compensado pela sensação de conforto do paciente e pela redução de ajustes subsequentes.

FLUXOGRAMA DE CUIDADOS

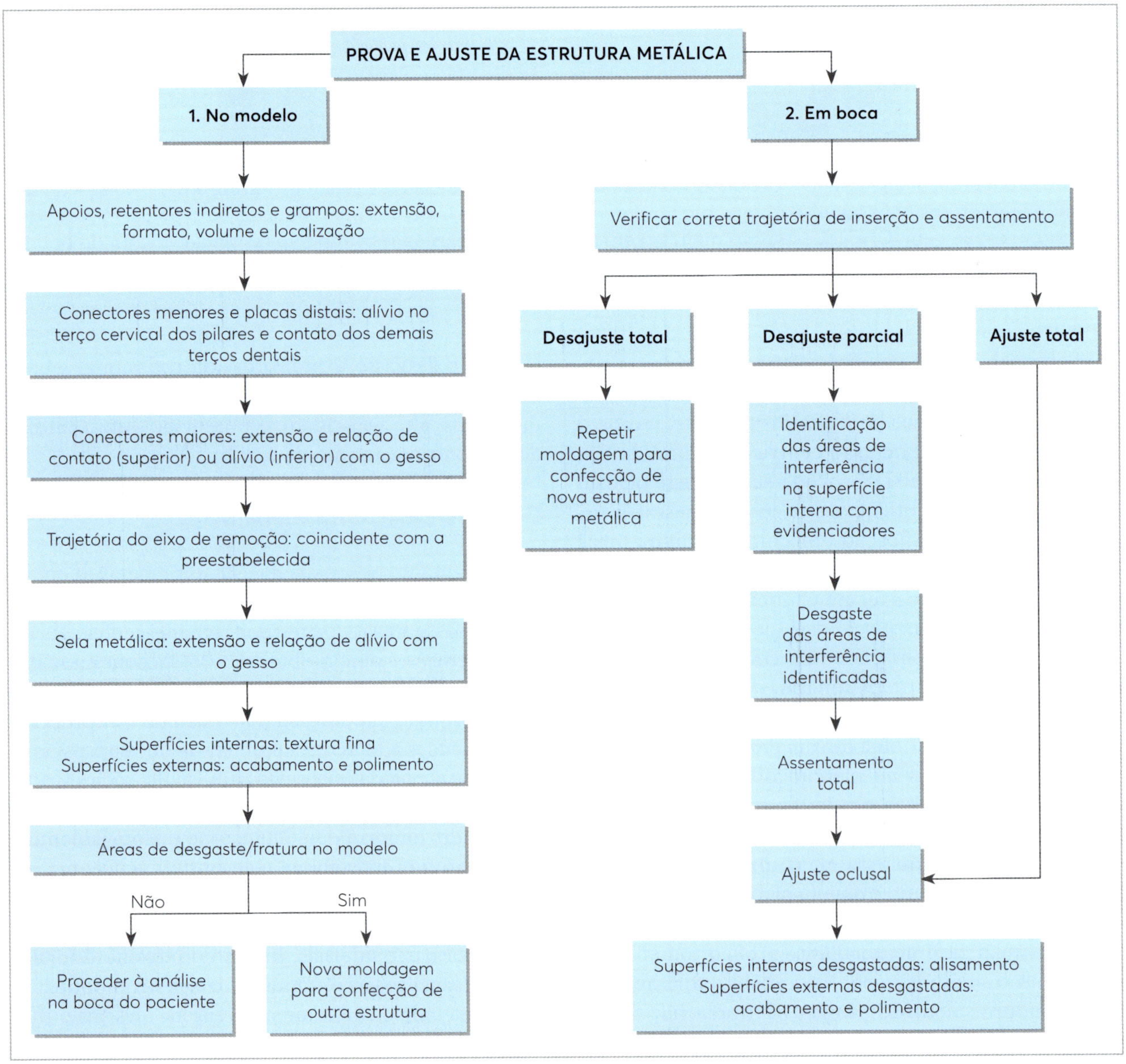

REFERÊNCIAS BIBLIOGRÁFICAS

1. Frank RP, Brudvik JS, Leroux B, Milgrom P, Hawkins N. Relationship between the standards of removable partial denture construction, clinical acceptability, and patient satisfaction. J Prosthet Dent. 2000;83(5):521-527.
2. Principles, concepts, and practices in prosthodontics – 1994. Academy of Prosthodontics. J Prosthet Dent. 1995;73(1):73-94.
3. Wong MT, Calverley MJ, Nagy WW. Removable partial denture framework try-in. J Prosthet Dent. 1993;69(4):363-368.
4. Pereira ALC, de Medeiros AKB, Santos KS, de Almeida EO, Barbosa GAS, Carreiro AFP. Accuracy of CAD-CAM systems for removable partial denture framework fabrication: a systematic review. J Prosthet Dent. 2021;125(2):241-248.
5. Almufleh B, Emami E, Alageel O, de Melo F, Seng F, Caron E et al. Patient satisfaction with laser-sintered removable partial dentures: A crossover pilot clinical trial. J Prosthet Dent. 2018;119(4):560-567.
6. Phoenix RD. Prótese parcial removível clínica de Stewart. 3.ed. São Paulo: Quintessence, 2007.
7. Dunham D, Brudvik JS, Morris WJ, Plummer KD, Cameron SM. A clinical investigation of the fit of removable partial dental prosthesis clasp assemblies. J Prosthet Dent. 2006;95(4):323-326.
8. Stern MA, Brudvik JS, Frank RP. Clinical evaluation of removable partial denture rest seat adaptation. J Prosthet Dent. 1985;53(5):658-662.
9. Yang Y, Zhang H, Chai Z, Chen J, Zhang S. Multiple logistic regression analysis of risk factors associated with denture plaque and staining in Chinese removable denture wearers over 40 years old in Xi'an – a cross-sectional study. PLoS One. 2014;9(2):e87749.
10. Barsby MJ, Schwarz WD. The qualitative assessment of cobalt--chromium castings for partial dentures. Br Dent J. 1989;166(6):211-216.
11. Cho GC, Chee WW. Distortion of disposable plastic stock trays when used with putty vinyl polysiloxane impression materials. J Prosthet Dent. 2004;92(4):354-358.
12. Shetty MS, Shenoy KK. Techniques for evaluating the fit of removable and fixed prosthesis. ISRN Dent. 2011;2011:348372.
13. Dubal RK, Friel T, Taylor PD. An investigation into the accuracy of two currently available dental impression materials in the construction of cobalt-chromium frameworks for removable partial dentures. Eur J Prosthodont Restor Dent. 2015;23(1):16-28.
14. Fokkinga WA, Witter DJ, Bronkhorst EM, Creugers NH. Clinical fit of partial removable dental prostheses based on alginate or polyvinyl siloxane impressions. Int J Prosthodont. 2017;30(1):33-37.
15. Baig MR, Akbar JH, Qudeimat M, Omar R. Effects of impression material, impression tray type, and type of partial edentulism on the fit of cobalt-chromium partial denture frameworks on initial clinical insertion: A retrospective clinical evaluation. Int J Prosthodont. 2018;31(2):120-123.
16. Baig MR, Qudeimat M, Omar R. Assessment of factors affecting partial removable dental prostheses framework fit: A clinical prospective study. Int J Prosthodont. 2019;32(6):497-502.
17. Todescan R, Silva EEB, Silva O. Atlas de prótese parcial removível. 3.ed. São Paulo: Santos, 1998.
18. Heintz WD. Treatment planning and design: prevention of errors of omission and commission. Dent Clin North Am. 1979;23(1):3-12.
19. Diwan R, Talic Y, Omar N, Sadiq W. The effect of storage time of removable partial denture wax pattern on the accuracy of fit of the cast framework. J Prosthet Dent. 1997;77(4):375-381.
20. Viswambaran M, Sundaram RK. Effect of storage time and framework design on the accuracy of maxillary cobalt-chromium cast removable partial dentures. Contemp Clin Dent. 2015;6(4):471-476.
21. Fenlon MR, Juszczyk AS, Hughes RJ, Walter JD, Sherriff M. Accuracy of fit of cobalt-chromium removable partial denture frameworks on master casts. Eur J Prosthodont Restor Dent. 1993;1(3):127-130.
22. Smith GP. The responsibility of the dentist toward laboratory procedures fixed and removable dentures prosthesis. J Prosthet Dent. 1963;13(2):295-301.
23. Kliemann C, Oliveira W. Manual de prótese parcial removível. 3.ed. São Paulo: Santos, 2009.
24. Castro JCO, Zanetti RV, Feltrin PP, Froner EE, Moura CDVS. Modelos de prótese parcial removível e comunicação entre cirurgiões-dentistas e técnicos nos laboratórios na cidade de Teresina, Piauí. RGO. 2009;57(3):273-279.
25. Oliveira MC, Vieira AC, Santos LB, Oliveira VM, Sampaio NM. Prevalência do planejamento em prótese parcial removível na cidade de Feira de Santana. Int J Dent. 2009;8(2):67-71.
26. Batista AUD, Sales JPLA, Farias-Neto A, Carreiro AFP. Avaliação do planejamento de prótese parcial removível em modelos recebidos por laboratórios de João Pessoa, PB. Pesq Bras Odontoped Clin Integr. 2011;11(1):53-58.
27. Ribeiro CF, Melo AUC, Almeida Júnior AA, Oliveira JLG, Araújo VP, Neves ACC. Relação cirurgião-dentista/laboratório de prótese dentaria: quem realiza o planejamento das armações metálicas das próteses parciais removíveis. Rev Bras Cien Med Saúde. 2012;16(4):525-530.
28. Torban P, Freitas Junior AC, Braz R, Duarte Filho ESD. Avaliação qualitativa e quantitativa dos planejamentos de próteses parciais removíveis enviados pelos dentistas aos laboratórios de prótese dentária. Odontol Clín Cient. 2016;15(2):109-114.
29. Radhi A, Lynch CD, Hannigan A. Quality of written communication and master impressions for fabrication of removable partial prostheses in the Kingdom of Bahrain. J Oral Rehabil. 2007;34(2):153-157.
30. Haj-Ali R, Al Quran F, Adel O. Dental laboratory communication regarding removable dental prosthesis design in the UAE. J Prosthodont. 2012;21(5):425-428.
31. Cebeci NÖ. Factors associated with insufficient removable partial denture design instructions. Dent Med Probl. 2018;55(2):173-177.
32. Punj A, Bompolaki D, Kurtz KS. Dentist-laboratory communication and quality assessment of removable prostheses in Oregon: a cross-sectional pilot study. J Prosthet Dent. 2021;126(1):103-109.
33. Hochman N, Yaniv O. Comparative clinical evaluation of removable partial dentures made from impressions with different materials. Compend Contin Educ Dent. 1998;19(2):200-202, 204-206.
34. Di Fiori SR, Di Fiori MA, Di Fiori AP. Atlas de prótese parcial removível: Princípios biomecânicos, bioprotéticos e de oclusão. 1.ed. São Paulo: Santos, 2010.
35. Giampaolo ET, Leonardi P, Cucci ALM, Fuller JB. Grampos de retenção para prótese parcial removível. Análise da resistência à flexão em função de grampos, ligas e técnicas de fusão. Rev Odontol UNESP. 1991;20:293-298.
36. McCabe JF, Walls AWG. Materiais dentários diretos: princípios básicos à aplicação clínica. 8.ed. São Paulo: Santos. 2006.
37. Henriques GE, Consani S, Rollo JM, Silva FA. Soldering and remelting influence on fatigue strength of cobalt-chromium alloys. J Prosthet Dent. 1997;78(2):146-152.
38. Carreiro AFP, Batista AUD. Prótese parcial removível contemporânea. 1.ed. São Paulo: Santos, 2013.
39. Bandeca SCS, Urban VM. Boas práticas em biossegurança do Curso de Odontologia da UEPG para a prevenção de infecção de COVID-19. Ponta Grossa: UEPG, 2020. Disponível em: <https://www2.uepg.br//proex/wp-content/uploads/sites/8/2020/09/BOAS-PRATICAS-EM-BIOSSEGURANCA--DO-CURSO-DE-ODONTOLOGIA.pdf>. Acesso em: 02 jul. 2021.

40. British Society for the Study of Prosthetic Dentistry. Guides to standards in prosthetic dentistry – Complete and partial dentures. Disponível em: <https://www.bsspd.org/About/BSSPD+-guidelines.aspx>. Acesso em: 4 jul. 2021.
41. Lang LA, Tulunoglu I. A critically appraised topic review of computer-aided design/computer-aided machining of removable partial denture frameworks. Dent Clin North Am. 2014;58(1):247-255.
42. Miller EL, Grasso JE. Prótese parcial removível. 2.ed. São Paulo: Santos, 1990.
43. Bates JF. The functional strain in cobalt-chromium dentures. A preliminary report. Br Dent J. 1966;120(2):79-83.
44. Neppelenbroek KH, Campos Sugio CY, Gomes ACG, Cano IP, Urban VM, Porto VC. Occlusal marking film for accurate interference assessments of removable partial denture frameworks. A dental technique. J Prosthet Dent. 2021;S0022-3913(21)00077-9. doi.org/ 10.1016/j.prosdent.2021.02.006.
45. Santos Junior J. Oclusão clínica: atlas colorido. 2.ed. São Paulo: Santos, 2000.

13

Determinação dos planos de orientação e prova dos dentes em cera

Mariana Montenegro Silva
Ewerton Garcia de Oliveira Mima

A determinação dos planos de orientação no tratamento reabilitador tem como objetivo fornecer ao paciente parcial ou totalmente edêntulo uma oclusão satisfatória, por meio de adequada relação maxilomandibular e dentes em harmonia oclusal. Os planos de orientação, também denominados planos de oclusão ou de referência, são representativos do padrão oclusal da futura prótese dentária. Eles têm por objetivo prover a previsibilidade do tratamento reabilitador, uma vez que possibilitam o registro das relações intermaxilares e a recuperação de características estéticas dos indivíduos total ou parcialmente edêntulos.[1-3]

Posteriormente às sessões de determinação dos planos de orientação e ao posicionamento destes em articulador semiajustável (ASA), é realizada a seleção e a montagem dos dentes artificiais. Componentes importantes das próteses removíveis, os dentes artificiais foram idealizados para repor os dentes naturais ausentes e, por isso, exercem uma função significativa na eficiência mastigatória, na pronúncia dos sons e na estética satisfatória do tratamento reabilitador.[4-5]

A seleção dos dentes deve ser criteriosa e realizada em conjunto com o paciente, levando-se em consideração as suas características e expectativas. O tamanho, a forma, a cor e a disposição dos dentes são os fatores mais importantes para o restabelecimento estético dos casos clínicos. Após a seleção, realiza-se a montagem dos dentes, trabalho que geralmente é executado pelos protéticos, ou seja, os técnicos em prótese dental, mas também pode ser realizado pelos cirurgiões-dentistas.[4-6]

Após a montagem, inicia-se a prova dos dentes em cera na cavidade bucal do paciente. Nesse momento, é possível ter uma noção bastante certeira do resultado final da prótese, mas ainda é possível realizar alterações. É válido ressaltar que a prótese parcial removível (PPR) deve ser confeccionada de acordo com os anseios e as necessidades estéticas e funcionais do paciente. Nessa sessão clínica, sempre que possível, o paciente deve estar acompanhado de algum amigo ou familiar para o auxiliar na aprovação do trabalho.[4-6]

Assim, o objetivo deste capítulo é reportar o embasamento teórico, bem como descrever detalhadamente os passos clínicos que devem ser realizados e analisados pelo cirurgião-dentista nas etapas que vão desde a determinação dos planos até a prova clínica dos dentes em cera.

BASES PARA A PRÁTICA CLÍNICA, NÍVEIS DE EVIDÊNCIA E RECOMENDAÇÕES

Planos de orientação

Os planos de orientação são utilizados para estabelecer uma correta relação maxilomandibular e reproduzir as curvas de compensação de uma dentição natural (curva de Spee, no plano sagital, e curva de Wilson, no plano frontal) para a montagem dos dentes artificiais de maneira funcional e estética. Os planos de orientação compõem um conjunto formado por um rolete de cera ancorado em uma base acrílica e recebem diferentes denominações, dependendo do tipo de prótese a que se destinam:

- base de prova, quando confeccionados no modelo de trabalho para uma prótese total;
- base de registro, quando confeccionados em modelo de estudo para uma PPR provisória;
- rolete de cera, quando posicionados sobre a estrutura metálica de uma PPR definitiva (Figura 1).

Após ajustados e relacionados na boca, os planos de orientação permitem a adequada montagem dos

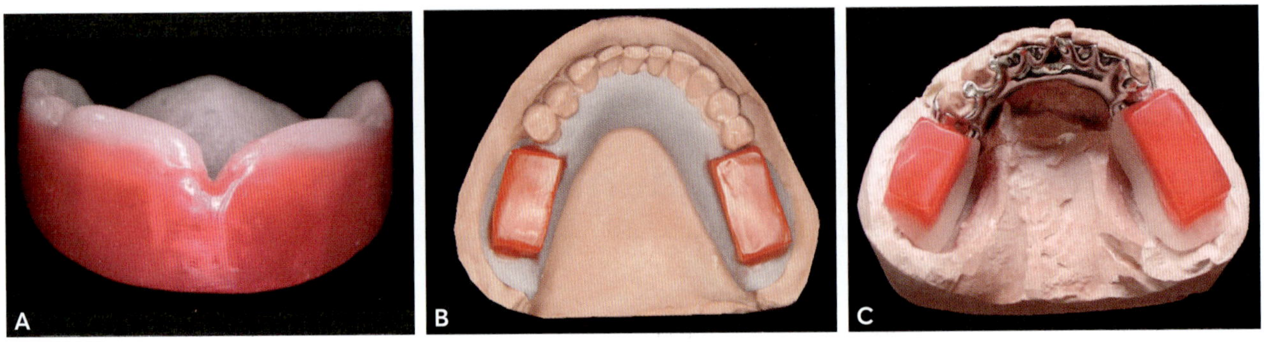

Figura 1 Planos de orientação. Em (A), base de prova confeccionada sobre modelo funcional (prótese total); em (B), base de registro sobre modelo de estudo (PPR provisória); em (C), roletes de cera sobre a estrutura metálica em modelo alterado (PPR definitiva).
Fonte: Disciplina de Prótese Parcial Removível – FOAr-Unesp.

modelos em articulador, assim como a seleção e a disposição (montagem) dos dentes artificiais.[3,7-8]

Confecção dos planos de orientação

No caso dos roletes de cera para PPR, é fundamental que a estrutura metálica tenha sido provada e ajustada, conforme descrito no Capítulo 12. Na sequência, para a colocação do plano de cera sobre a estrutura metálica, é necessário realizar as seguintes etapas laboratoriais:[2,7,9]

- delimitação da área basal no modelo, também denominada área chapeável;
- alívio das regiões retentivas e de rebordo com cera n. 07 fundida;
- isolamento da área basal e adjacente com isolante de resina acrílica (p.ex., Cel-Lac);
- posicionamento da estrutura metálica aquecida no modelo;
- proporção e manipulação da resina acrílica ativada quimicamente (RAAQ), conforme recomendação do fabricante;
- acomodação da resina sobre as regiões de selas da estrutura metálica, abrangendo toda a área chapeável delimitada, quando a resina estiver na fase de trabalho (plástica), e recortando os excessos com espátula metálica Lecron;
- aguardar a polimerização completa da RAAQ para, em seguida, realizar o seu acabamento com broca de tungstênio do tipo *maxicut* e tiras de lixas abrasivas, com o objetivo de remover arestas cortantes e eventuais excessos. A base de resina acrílica obtida deve ter espessura em torno 2 mm, além de ser estável e rígida;
- para a confecção do plano de cera sobre a base acrílica, uma lâmina e meia de cera n. 07 deve ser plastificada e dobrada sobre si mesma, no sentido longitudinal, cerca de 6 a 9 vezes, de modo que a sua largura final seja de aproximadamente 1 cm. O rolete de cera deve, então, ser acomodado sobre a base acrílica, com forma e comprimento compatíveis com a área edêntula e sem causar interferências na língua e na bochecha do paciente (zona neutra).[2,9-10]

A altura do rolete de cera deve corresponder à da fossa oclusal dos dentes pilares adjacentes e ser suficiente para registrar apenas as pontas de cúspides dos dentes antagonistas.[2,10] Nos casos de arco inferior Classes I e II de Kennedy, atenção especial deve ser dada à região posterior do rolete de cera, que deve terminar ao nível do terço médio da papila retromolar, para não interferir no registro intermaxilar.[11]

Após confeccionado, o plano de orientação é removido do modelo mestre ou alterado, para ser ajustado na boca do paciente e transferido para o ASA, para a montagem dos modelos. Para isso, é necessário realizar a tomada do arco facial; os ajustes dos planos de orientação (superior e/ou inferior); e o registro da relação maxilomandibular do paciente, que é levado ao modelo superior no ASA e, em seguida, à montagem do modelo inferior.

Se houver contenção posterior, ou seja, se existirem dentes posteriores em oclusão suficientes para estabilizar a mandíbula, a dimensão vertical de oclusão (DVO) é mantida e a montagem em ASA é realizada em máxima intercuspidação habitual (MIH). Caso contrário, a DVO precisa ser restabelecida e a montagem em ASA, efetuada em relação cêntrica (RC – quando houver ausência de contenção posterior).[1-3]

Articulador

O articulador é um instrumento mecânico, no qual os modelos mestre (PPR de espaço intercalado ou dentossuportada) ou alterado (PPR de extremidade livre ou dentomucossuportada) do paciente são fixados para reproduzir tridimensionalmente uma posição craniomandibular, possibilitando, assim, a montagem dos dentes para o restabelecimento de uma oclusão satisfatória.[12]

Atualmente, existe uma vasta quantidade de marcas comerciais e tipos de articuladores que, de acordo com o seu grau de precisão e complexidade, são classificados em:[3,13]

1. Articuladores não ajustáveis: também denominados charneiras, são os mais simples. Reproduzem apenas os movimentos de abertura e fechamento mandibular e, por isso, sua utilização é extremamente limitada, sendo contraindicados para as reabilitações protéticas.
2. ASA: esse tipo de articulador permite a reprodução dos pontos inicial e final dos movimentos condilares e, geralmente, apresenta três componentes que devem ser ajustados para sua efetiva movimentação:
   - inclinação condilar: registra a trajetória sagital do côndilo no movimento de protrusão, sendo ajustado numa média de 30°;
   - ângulo de Bennett: representa o movimento de translação lateral, sendo ajustado numa média de 15°;
   - distância intercondilar: utiliza-se a posição P, M ou G (ou 1, 2 ou 3, respectivamente), de acordo com a distância intercondilar obtida pela tomada do arco facial.
3. Articuladores totalmente ajustáveis: proporcionam a reprodução completa dos movimentos mandibulares, mas, em razão de seu alto custo e dificuldade de manuseio, não são utilizados rotineiramente pelos cirurgiões-dentistas.

Os ASA são os articuladores de escolha para o cirurgião-dentista, pois permitem o restabelecimento do padrão oclusal, a reprodução dos movimentos mandibulares de interesse protético e os ajustes oclusais necessários das próteses previamente à sua colocação na boca. Além disso, apresentam um ótimo custo-benefício, quando comparados aos demais tipos de articuladores.

Componentes do ASA

O ASA é constituído essencialmente por três partes: corpo, ramos e guias. O corpo é a parte principal, na qual estão ligados os ramos, a mesa e o pino incisais e os elementos condilares (guias e esferas). Os ramos são barras horizontais (superior e inferior), nas quais os modelos são fixados por meio das placas de montagem. As guias condilares são localizadas no ramo superior e as esferas condilares, no ramo inferior, e ambas são justapostas, simulando a cavidade glenoide e os côndilos mandibulares do paciente. Estes, juntamente com a mesa e o pino incisais, acoplados aos ramos inferior e superior, respectivamente, possibilitam a simulação dos movimentos mandibulares (Figura 2).

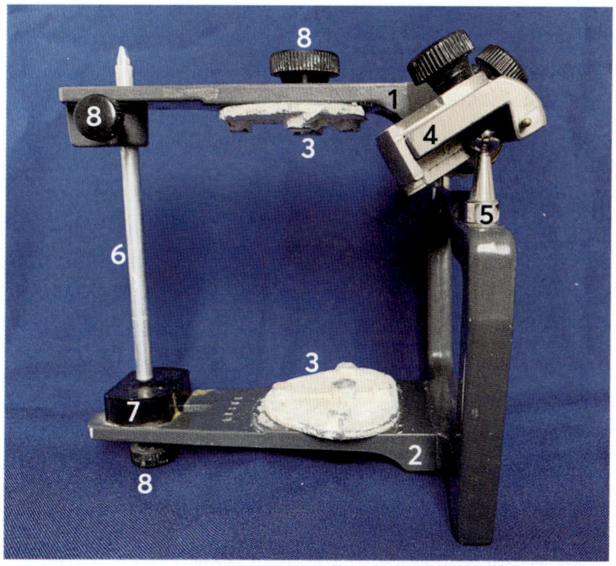

Figura 2 ASA: 1: Ramo superior; 2: ramo inferior; 3: placas de montagem; 4: guia condilar; 5: esfera condilar; 6: pino incisal; 7: mesa incisal; 8: parafusos de fixação.
Fonte: Disciplina de Prótese Parcial Removível – FOAr-Unesp.

Quanto à localização dos elementos condilares, os articuladores são classificados em:[3,13]

- arcon: é o tipo mais comercializado no Brasil. Nele, as esferas condilares estão localizadas no ramo inferior do articulador, e as guias condilares, no ramo superior;
- não arcon: os elementos condilares estão localizados no ramo superior do articulador e não permitem o ajuste da distância intercondilar.

Ainda, acompanham o articulador o garfo de mordida, utilizado para registro das pontas de cúspides e/ou oclusal do rolete de cera superior, o relator náseo ou frontonasal e o arco facial (Figura 3), cujo uso será descrito a seguir.

Etapas clínicas

Montagem do modelo superior no ASA

A determinação dos planos de orientação inicia-se pela tomada do arco facial no paciente, que é utilizado para a montagem do modelo superior no ASA. Quando se confecciona uma prótese total superior, a tomada do arco facial pode ser realizada após os ajustes da base de prova superior, visando à otimização do tempo clínico. As funções do arco facial são registrar o posicionamento espacial tridimensional da maxila em relação à base do crânio do paciente e, em seguida, transferi-lo para o articulador, além de permitir a definição da distância intercondilar.[3,13] As partes constituintes do arco facial são mostradas na Figura 3A.

Para a tomada do arco facial, inicialmente é feito o registro das pontas de cúspide para casos de PPR ou do plano de orientação da base de prova superior para a confecção de prótese total em pacientes com o arco superior totalmente desdentado. Neste último caso, a superfície do garfo é unida à superfície oclusal do rolete de cera da base de prova, por meio de cera n. 07 ou silicona de condensação pesada.

No caso de pacientes parcialmente desdentados, para a confecção de PPR final superior, utiliza-se godiva em bastão em três áreas do garfo (Figura 4A), sendo uma anterior e duas posteriores (um à direita e outro à esquerda das extremidades do garfo). Uma pequena porção de godiva fundida na chama de uma lamparina a álcool é colocada na superfície superior do garfo para o registro das pontas de cúspides dos dentes remanescentes. Nas áreas desdentadas, a espessura da godiva deve ser aumentada até alcançar o rebordo do paciente, formando uma "muralha" de godiva (Figura 4B).

Durante o registro no garfo, o cabo deste deve ser alinhado à linha média facial do paciente, de maneira que o garfo fique centralizado no indivíduo (Figura 4C). Após a solidificação da godiva, o registro pode ser refinado com pasta zincoenólica (ZOE). Sempre que se utiliza a pasta ZOE, os tecidos do paciente (dentes, mucosas e lábios) devem ser isolados com vaselina, para evitar a aderência da pasta. O registro deve ficar estável, sem báscula, tanto no arco superior do paciente como no modelo superior.

Com o garfo estável no arco superior do paciente, acopla-se o arco facial ao garfo, inserindo a porção inferior do arco facial ao cabo do garfo, por meio do orifício localizado próximo aos parafusos de fixação inferiores. Durante a tomada do arco facial, o paciente pode colaborar, mantendo o garfo em posição no arco superior com os polegares de ambas as mãos. Concomitantemente, as olivas auriculares do arco facial devem ser encaixadas nos meatos acústicos externos do paciente; nesse momento, é possível visualizar a distância intercondilar do paciente na região frontal do arco facial. O relator náseo deve, então, ser ajustado firmemente na região de glabela do paciente; para isso, a altura do arco facial deve ser ajustada na haste vertical que une o garfo à haste transversal. Por fim, todos os parafusos devem ser apertados: o parafuso do relator náseo; o parafuso central, que fixa a distância intercondilar; e os parafusos inferiores, que estabilizam o cabo do garfo. Com isso, o arco facial deve se manter estável no paciente: o registro do garfo deve permanecer em íntimo contato com as pontas de cúspides e/ou rolete de cera (Figura 5). Nesse momento, deve-se anotar a distância intercondilar de acordo com as seguintes referências: 1/P, 2/M ou 3/G. É válido ressaltar que, se o arco facial apresentar movimentação vertical, o registro deverá ser refeito.

Para remoção do arco facial do paciente, somente os parafusos do relator náseo e da distância intercondilar, após ter sido registrada, devem ser afrouxados. É importante ressaltar que os parafusos do garfo de mordida **não** podem ser soltos, caso contrário o registro feito com o arco facial é perdido. Em seguida, a distância intercondilar deve ser ajustada no ASA, aproximando ou afastando as guias e as esferas condilares (tamanho 1/P, 2/M ou 3/G) de acordo com a distância intercondilar do paciente. No ASA, também são ajus-

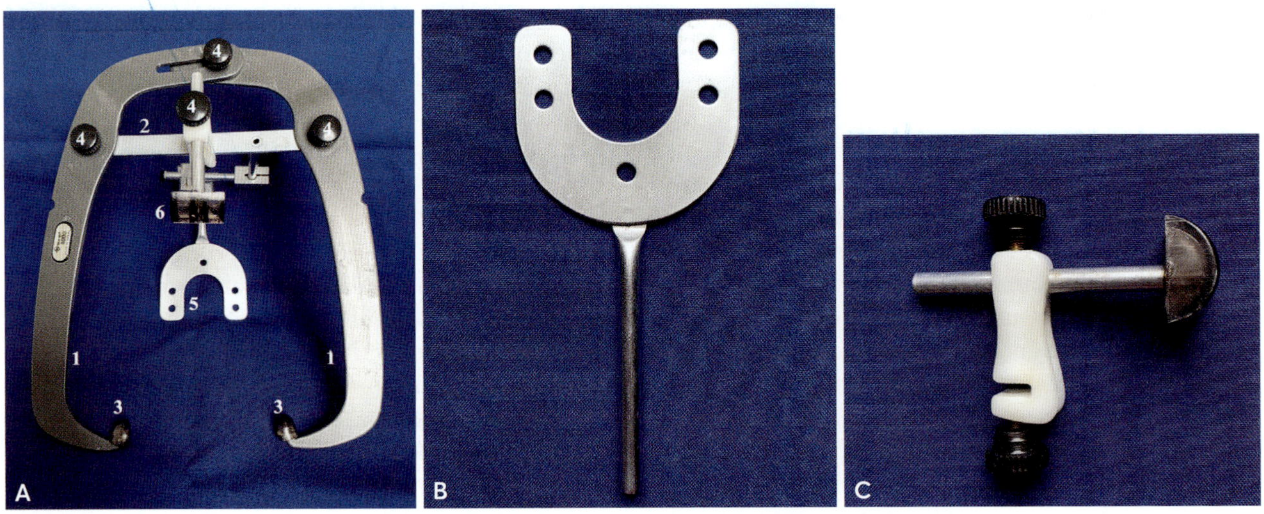

Figura 3 Arco facial (A) e seus componentes: 1. braços curvos; 2. haste transversal; 3. olivas auriculares; 4. parafusos de fixação; 5. garfo de mordida (B); 6. relator náseo ou frontonasal (C).

Fonte: Disciplina de Prótese Parcial Removível – FOAr-Unesp.

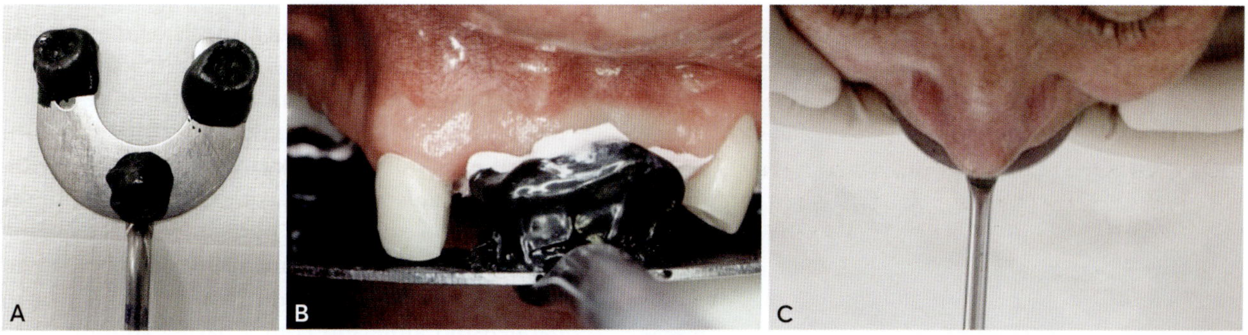

Figura 4 Registro oclusal superior no garfo para tomada do arco facial. Em (A), a godiva é colocada em três regiões do garfo para registro das pontas de cúspide dos dentes remanescentes; em (B), nas regiões edêntulas, a espessura de godiva é aumentada até que se registre a superfície do rebordo ("muralha" de godiva) — esse registro pode ser refinado com pasta zincoenólica; em (C), durante o registro com o garfo, o seu cabo deve estar centralizado em relação à linha média facial do paciente.

Fonte: Disciplina de Prótese Parcial Removível – FOAr-Unesp.

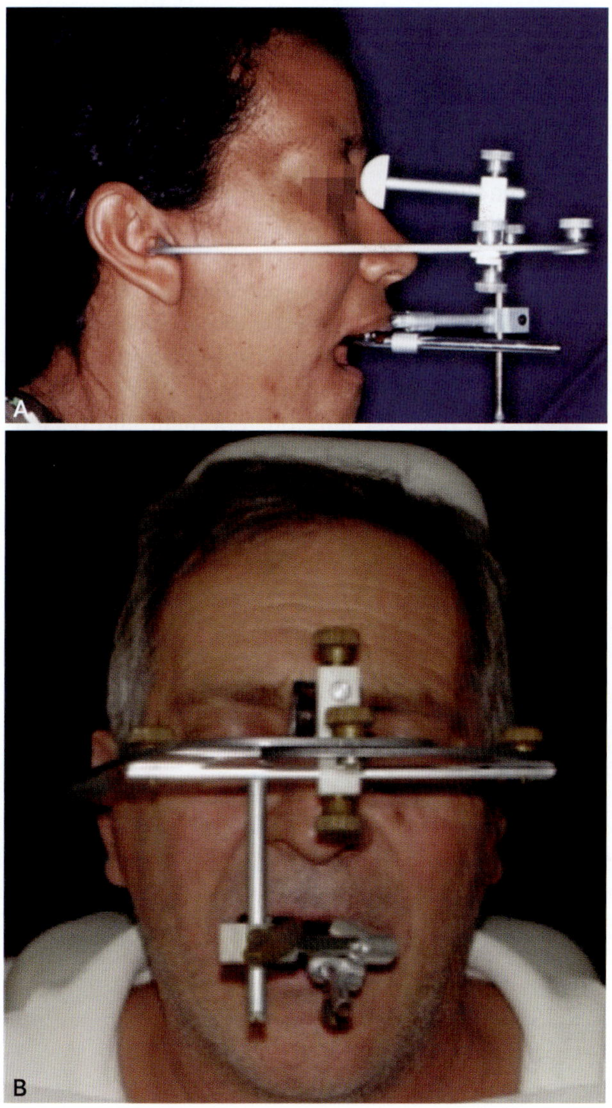

Figura 5 Tomada do arco facial. Em (A), vista lateral; em (B), vista frontal.

Fonte: Disciplina de Prótese Parcial Removível – FOAr-Unesp.

tados a inclinação condilar (30°) e o ângulo de Bennet (15°). O arco facial é, então, acoplado ao ASA, encaixando-se as olivas à parte externa da guia condilar.

Com o arco facial em posição no ASA, o modelo superior é montado. Para isso, entalhes devem ser confeccionados na base do modelo, que deve ser isolada com vaselina. Isso permite que, após a montagem, o modelo possa ser removido do ASA para inclusão durante a acrilização da prótese e, posteriormente, retorne à mesma posição no ASA para o ajuste oclusal (fase de remontagem). Essa técnica de montagem do modelo no ASA é chamada de *split-cast*. Com a base do modelo isolada, uma fita adesiva pode ser utilizada em volta da lateral do modelo, para auxiliar sua fixação no articulador. O modelo superior é, então, posicionado no registro do garfo de mordida, acoplado ao arco facial no ASA, e o gesso pedra especial (tipo IV) é, em seguida, proporcionado, manipulado e colocado entre a base do modelo e a placa de montagem superior do ASA. No centro da placa de montagem, elabora-se um pilar com esse gesso especial e, após sua presa, completa-se com gesso comum, apenas com a finalidade de preenchimento (Figura 6). É recomendada a colocação de elásticos ou algum objeto (de cerca de 150 g) sobre o articulador, para evitar que a expansão do gesso altere a posição registrada.

Individualização do plano de orientação superior

O principal objetivo dessa etapa clínica é restaurar as características estéticas e a sustentação dos tecidos do terço inferior da face, que foi alterada com a perda dos dentes naturais. Para isso, são empregadas a espátula metálica n. 36, aquecida em chama de lamparina, a espátula metálica Lecron e a cera n. 07, para remoções ou acréscimos de volume da cera onde for necessário. Os ajustes são realizados na região anterior

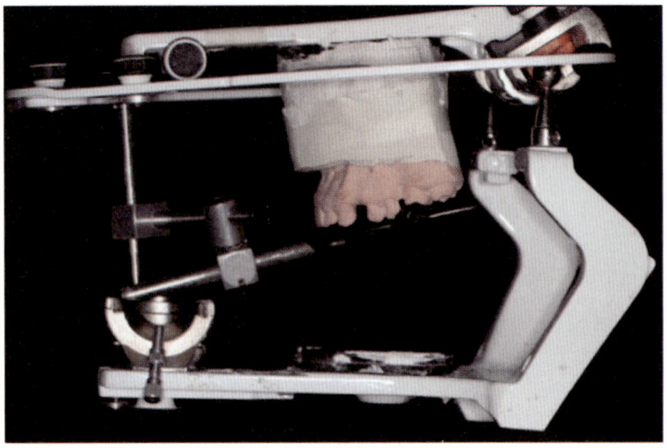

Figura 6 Modelo superior montado no ASA após tomada do arco facial.
Fonte: Disciplina de Prótese Parcial Removível – FOAr-Unesp.

do rolete de cera (suporte labial, altura incisal, paralelismo com a linha bipupilar e linhas guias), quando há ausência de dentes anteriores superiores, e também na região posterior (corredor bucal e plano de Camper), na ausência de dentes posteriores superiores (Figura 7). Nos casos de confecção de prótese total superior, essa etapa pode ser realizada antes da tomada do arco facial, na mesma sessão clínica, a fim de otimizar o tempo clínico. A seguinte sequência é indicada para a individualização do plano de orientação superior:

1. **Suporte labial**: é avaliado pela relação da superfície vestibular do plano de cera superior com o lábio. Para isso, a quantidade de cera empregada é fundamental para manter o lábio em sua posição original, sem alterar a fisionomia do paciente. Como referências, são utilizadas a posição e a inclinação do lábio quando o ângulo nasolabial (formado entre a base do nariz e o lábio) é de aproximadamente 90° (Figura 7A). O suporte labial reduzido (ângulo nasolabial obtuso) resulta em aparência de envelhecimento precoce, em decorrência do aprofundamento dos sulcos labiais (nasogeniano e nasolabial) e invaginação das bordas do lábio. Já um suporte excessivo (ângulo nasolabial agudo) proporciona uma acentuada projeção do lábio, o que deixa o indivíduo com o aspecto de "boca cheia".[1-3,12,14]
2. **Altura incisal**: é determinada por meio da porção visível do rolete de cera quando os lábios estão em repouso. Um resultado estético agradável é obtido quando a cera fica de 1 a 3 mm abaixo do tubérculo do lábio superior em pacientes mais jovens, ao nível do lábio em pacientes de meia-idade (Figura 7B) e de 1 a 2 mm acima dos lábios nos pacientes mais idosos. Segundo Genari Filho,[14] é necessário atentar para o tipo de lábio (arqueado, reto ou caído), pois ele pode motivar diferenças no posicionamento e até na escolha do tamanho dos dentes artificiais.[1-3,11,12]
3. **Paralelismo com a linha bipupilar**: a régua ou plano de Fox é um instrumento extremamente útil para o ajuste do plano oclusal na região anterior, sendo formado por dois componentes, um intrabucal e outro extraoral. A parte intrabucal da régua de Fox é posicionada sobre a superfície oclusal do plano de orientação, com o objetivo de ajustar o paralelismo almejado com a parte extraoral. Para isso, o componente externo da régua de Fox é posicionado na frente das pupilas do paciente, que deve fixar o olhar no horizonte, e, em seguida, o componente intrabucal é colocado em contato com a superfície oclusal do rolete de cera anterior. Com isso, os componentes externo e interno da régua de Fox devem ficar paralelos entre si (Figura 7C); caso contrário, a superfície oclusal do rolete de cera deve ser corrigida.[3,11,12,14]
4. **Paralelismo com o plano de Camper**: para essa análise, o componente interno da régua de Fox é posicionado na superfície do rolete de cera posterior, enquanto o componente externo é posicionado na face do paciente, na linha que passa na asa do nariz ao trágus (plano de Camper). Deve-se observar paralelismo entre os componentes da régua de Fox (Figura 7D) e, caso isso não ocorra, a superfície oclusal do rolete de cera posterior deve ser corrigida. Em ausências dentais posteriores bilaterais, essa avaliação deve ser feita bilateralmente no paciente. É importante ressaltar que a superfície oclusal posterior do plano de orientação superior deve ser curva de maneira ascendente, simulando a curva de Spee da dentição natural.
5. **Corredor bucal**: constitui o espaço dinâmico existente entre a superfície vestibular dos dentes posteriores superiores e a mucosa interna dos tecidos moles, que formam as bochechas e os cantos da boca quando o indivíduo sorri.[1,2,15] O corredor bucal é responsável pela amplitude do sorriso, tendo, assim, grande importância estética. O corredor bucal ausente ou insuficiente provoca no observador a sensação de "boca cheia de dentes" ou "teclado de piano". Nessa situação clínica, deve-se desgastar o plano de cera na região vestibular posterior. Caso contrário, a cera dessa região precisa ser acrescentada quando o corredor bucal estiver excessivo. Tais modificações são realizadas até que o sorriso do paciente se torne agradável e simétrico (Figura 7E).[1-3,14,15]
6. **Linhas de referência**: o emprego das linhas de referência favorece os resultados estéticos da reabilitação protética, uma vez que orientam o cirurgião-dentista quanto à seleção e ao posicionamen-

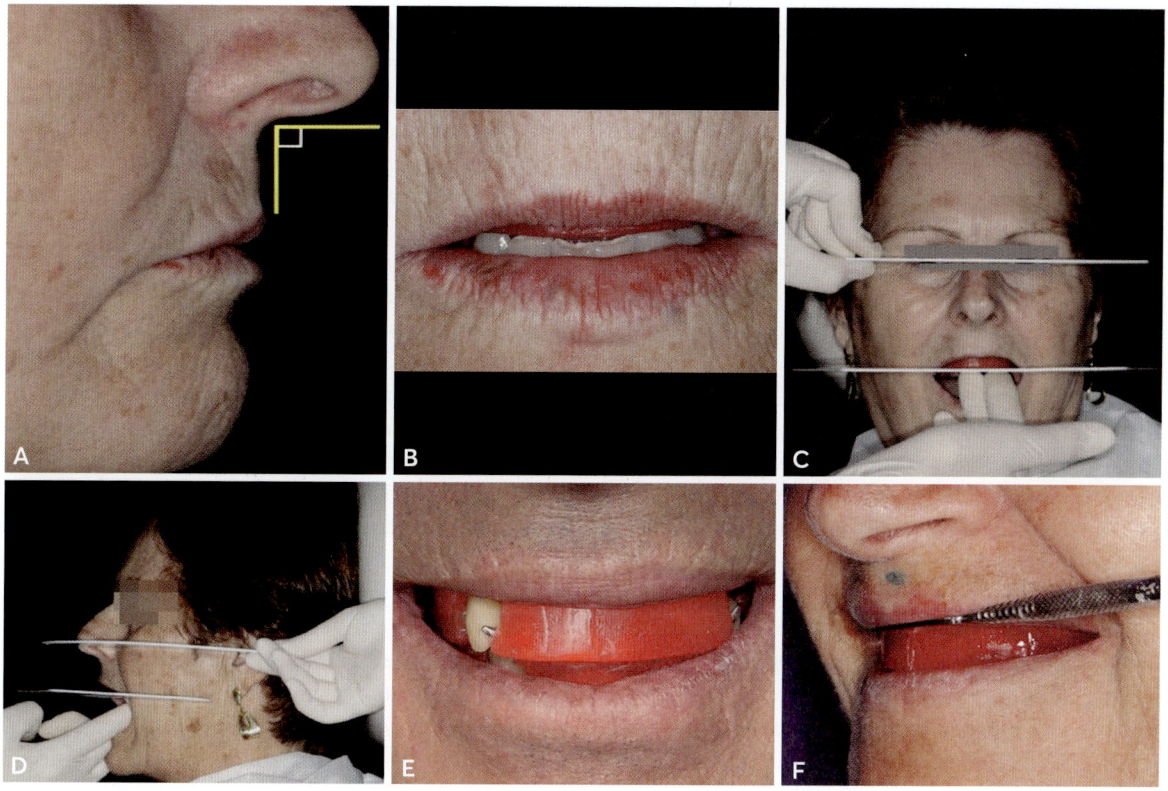

Figura 7 Os ajustes do plano de orientação superior envolvem o suporte labial em 90° (A); altura do rolete de cera, de acordo com a idade do paciente (em pacientes de meia-idade, deve ficar na altura do lábio) (B); paralelismo com a linha bipupilar, usando a régua de Fox (C); paralelismo do plano de Camper, também usando a régua de Fox (D); corredor bucal (E); e marcação das linhas guias (linha média, das comissuras labiais e altura do sorriso) (F).
Fonte: Disciplina de Prótese Parcial Removível – FOAr-Unesp.

to adequados dos dentes artificiais na construção das PPR com área edêntula anterior. As linhas de referência abrangem a linha média da face, a linha alta do sorriso e as linhas das comissuras labiais (Figura 7F).

Na dentição natural, o desenvolvimento simétrico dos processos maxilares direito e esquerdo resulta em uma face com linha média reta e dentes anteriores superiores devidamente alinhados, de modo que 70% dos indivíduos apresentam a linha média dos incisivos centrais superiores coincidente com a linha média facial.[3] Dessa forma, para se conseguir um arranjo harmônico dos dentes artificiais da PPR, utiliza-se a espátula metálica Lecron para realizar a marcação no plano de cera, tendo como referência a linha média da face do paciente, que pode ser mais bem visualizada com o auxílio de um fio dental posicionado verticalmente sobre a face.

Em seguida, solicita-se ao paciente um sorriso forçado para que a linha alta do sorriso seja observada e demarcada na cera também com Lecron, registrando-se a posição do lábio nesse momento. Essa linha de referência determina a altura do incisivo central superior que será utilizado na futura prótese. Para isso, no momento da seleção dos dentes artificiais, mensura-se, com a ajuda de uma régua plástica flexível, a distância entre a linha alta do sorriso e o plano incisal do rolete de cera na região correspondente ao incisivo central.

Por fim, com o paciente na posição de repouso muscular, registra-se a linha das comissuras labiais. Para esse procedimento, deve-se marcar, no plano de cera, a região correspondente às comissuras labiais, pois a distância entre as comissuras em curva é igual à distância entre as distais dos caninos. Essa medida é utilizada para definir a largura dos seis dentes anteriores superiores da prótese em elaboração.[1-3]

Registro das relações intermaxilares em PPR

As relações intermaxilares compreendem o relacionamento tridimensional entre a maxila e a mandíbula nas formas estática e dinâmica, permitindo a realização das diversas funções do sistema estomatognático, como mastigação, fonação e deglutição. Nesse relacionamento, a referência utilizada no plano vertical é a dimensão vertical (DV); no plano horizontal, utiliza-se a RC ou a MIH, dependendo da ausência ou não de contenção posterior, respectivamente.[11,16] A contenção posterior consiste na presença de quantidade suficiente de dentes posteriores em oclusão para manter a mandíbula estável. A falta de contenção posterior acarreta problemas sérios ao paciente, como impossibilidade de mastigação efetiva, desgaste e alteração da posição de dentes anteriores (quando presentes, pois estes passam a ser utilizados para mastigar os alimentos), ausência de suporte facial (perfil de polichinelo), além de problemas relacionados à redução da DV, descritos a seguir.

Dimensão vertical (DV)

Consiste na distância vertical entre dois pontos arbitrários, um localizado na maxila e outro, na mandíbula. Corresponde, assim, à altura do terço inferior da face, sendo essencial para os seguintes aspectos:

- eficiência funcional do sistema estomatognático;
- favorecimento da deglutição e da fonética;
- prevenção de fadiga muscular;
- posicionamento das articulações temporomandibulares (ATM);
- preservação dos tecidos de suporte;
- estética facial;
- RC.

A DV varia de acordo com a função que o indivíduo realiza ou com a situação na qual ele se encontra.[1] Portanto, ela é mutável e influenciada por múltiplos fatores, como ansiedade, fadiga, hipertonicidade muscular, temperatura, posição do corpo e cabeça, sono, idade, dor, desordens temporomandibulares (DTM), medicamentos, entre outros.[1-2]

Quando a mandíbula está na posição de repouso postural, a altura do terço inferior da face, medida por dois pontos arbitrários, corresponde à dimensão vertical de repouso (DVR). Já a altura do terço inferior da face, medida por dois pontos arbitrários quando as superfícies oclusais estão em oclusão ou quando os planos de orientação estão em contato, constitui a DVO, que é a posição reproduzível no ASA, utilizada para a confecção da prótese.[1,16]

Entre a posição de repouso postural mandibular, DVR, e o contato máximo entre as superfícies oclusais dos dentes, DVO, existe um espaço que mede em torno de 2 a 3 mm, denominado espaço funcional livre (EFL). Assim, equaciona-se que DVO = DVR - EFL (2 a 3 mm).[10]

Um indivíduo com DVO diminuída pode apresentar aspecto de envelhecimento precoce, em função de pronunciamento de rugas e linhas de expressão, dificuldades mastigatórias e fonéticas, contato labial excessivo, queilite angular e DTM, pois o espaço funcional livre encontra-se ampliado. Quando a DVO é aumentada, ocorre supressão do espaço funcional livre, o que pode acarretar dores musculares, contatos dentais prematuros e contínuos, dor e reabsorção dos rebordos, desgaste dos dentes artificiais, dificuldades mastigatórias, fonéticas e na deglutição, aparência de sorriso permanente e fadiga muscular.[11,16-21]

O restabelecimento de uma adequada DV é uma das fases mais importantes em reabilitações protéticas amplas, principalmente em pacientes com ausência de contenção posterior, como casos de indivíduos parcialmente edêntulos com extremidade livre bilateral extensa (Classe I de Kennedy).[22] A DV deve também ser restabelecida nos casos em que, apesar da existência de contato oclusal posterior, os dentes posteriores apresentam-se com severos desgastes e alteração de alinhamento, como migrações, extrusões e inclinações, de maneira que não seja possível manter a estabilidade mandibular. Desse modo, para determinação da DV na reabilitação com próteses removíveis, a literatura descreve tanto métodos que utilizam registros prévios como outros que não empregam registros anteriores. Aqueles que utilizam registros prévios empregam referências anteriores à extração de dentes, como radiografias de perfil, fotografias de perfil e modelos com dentes em oclusão. Já os que não utilizam registros prévios compreendem vários métodos descritos ao longo dos anos, como:

1. Método das proporções faciais: a DVO é determinada por distâncias da face do paciente, mensuradas com régua, paquímetro ou compasso de Willis. De acordo com Boyanov,[23] a distância das comissuras labiais equivale à distância entre o tubérculo do lábio superior e a base do mento (Figura 8A). Já segundo Willis,[24] a distância entre o canto do olho e a comissura labial corresponde à distância entre a base do nariz e a base do mento (Figura 8B). Apesar desse método ser frequentemente utilizado para determinação da DVO por sua simplicidade e rapidez, essas distâncias apresentam variabilidade na população e são mensuradas em tecido mole, o que pode acarretar medidas imprecisas em razão da tonicidade muscular do paciente.
2. Método métrico: formulado por Pleasure,[25] consiste na obtenção da DVO a partir da posição fisiológica de repouso. Para isso, o paciente desencosta da cadeira e mantém o tronco ereto, e o cirurgião-dentista solicita que ele realize o movimento de deglutição ou, ainda, que pronuncie repetidamente o fonema "M", até alcançar o relaxamento muscular

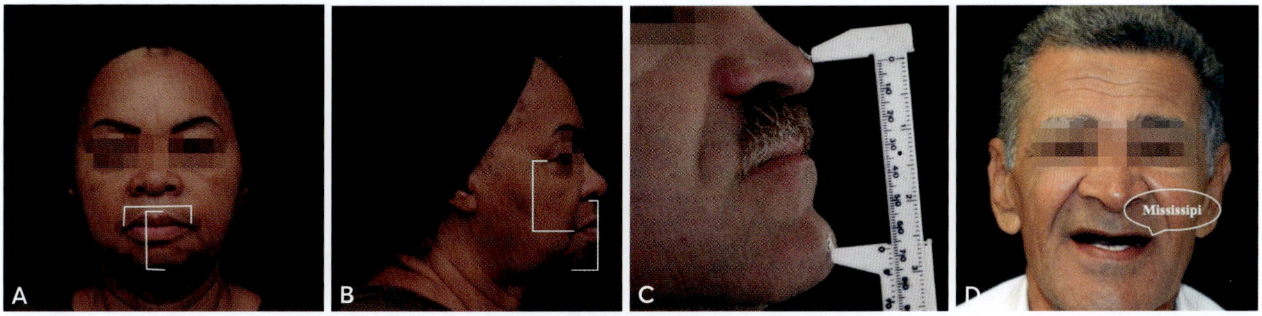

Figura 8 Métodos de determinação da dimensão vertical. No método das proporções faciais, a distância entre as comissuras labiais é igual à distância do tubérculo do lábio à base do mento (A), e a medida entre o canto do olho e a comissura labial é igual à medida da base do nariz até a base do mento (B). No método métrico, a DVR é determinada pela distância entre dois pontos arbitrários, mensurada após o paciente pronunciar o fonema "M" sem os roletes de cera (C). No método fonético, não deve haver contato entre os roletes de cera durante a pronúncia de sons sibilantes, como "sessenta e seis", "Silvio Santos", "Mississipi", entre outros (D).
Fonte: Disciplina de Prótese Parcial Removível – FOAr-Unesp.

da mandíbula. Em seguida, a DVR é medida entre dois pontos arbitrários, um na maxila e outro na mandíbula, e registrada com uma régua, paquímetro, compasso de ponta seca ou compasso de Willis (Figura 8C). Do valor de DVR obtido, subtrai-se 3 mm referente ao EFL, para, assim, determinar a DVO. Deve-se ressaltar que esse método é realizado sem as bases de prova na boca do paciente.[1-3,12]

3. Método estético: descrito por Turner e Fox,[26] tem como fator essencial a harmonia facial. Para isso, os planos de orientação devem ser ajustados até o terço inferior da face estar em simetria com as demais partes do rosto, determinando, assim, a adequada DVO da reabilitação protética.[1,3]
4. Método fonético: reportado por Silverman,[27] define a DVO por meio de sons fonéticos. Para esse fim, solicita-se ao paciente que ele pronuncie palavras com sons sibilantes, ou seja, ricos em fonema "S" ("sessenta e seis", "Silvio Santos", "Mississipi"), e observa-se, durante o movimento da mandíbula, o espaço funcional de pronúncia (EFP), em torno de 1 mm.[1,3] Durante a pronúncia dos sons, não deve haver toque entre as superfícies oclusais dos planos de cera (Figura 8D).[27] Se houver contato, o plano de cera inferior é reduzido até que o EFP seja obtido. O oposto também deve ser verificado: um espaço muito acentuado entre os planos de cera durante a fala é indicativo de que a DVO está reduzida, sendo necessário acrescentar cera no plano de orientação inferior. Deve-se ressaltar que, para que a avaliação fonética não seja prejudicada, as bases devem estar firmes na boca (se necessário, fixadas com adesivo).[12]
5. Método da deglutição: descrita por Monson,[28] consiste no registro da DVO durante a deglutição, momento em que a mandíbula é posicionada em relação central. Para o registro, a cera deve estar plástica, e os planos de orientação, no interior da cavidade bucal.

Outros métodos também têm sido reportados, como o cefalométrico, o eletromiográfico e o da força de mordida, mas são complexos e necessitam de aparelhos específicos.[3] Preconiza-se a associação de pelo menos três métodos para determinação da DV, como os métodos métrico, fonético e estético, uma vez que nenhum método isolado é preciso.[1,2,12,16,19,20,22,29]

No plano horizontal, o tipo de relacionamento maxilomandibular está diretamente relacionado à morfologia oclusal satisfatória e à presença de dentes remanescentes em número suficiente para preservar a manutenção da estabilidade oclusal e da DVO. Alguns autores recomendam a presença de três contatos positivos entre os dentes posteriores opostos distribuídos nos hemiarcos, além de ausência de contato em dentes anteriores e de desgaste dos dentes remanescentes. Quando isso ocorre, a máxima intercuspidação habitual é a posição maxilomandibular de escolha.[1,12] Assim, para finalizar a etapa de montagem dos modelos em ASA, é recomendável obter um registro oclusal em MIH e na DVO do paciente. Para isso, utiliza-se um material de registro interposto entre os roletes de cera e/ou os dentes do arco antagonista (Figura 9). Os materiais utilizados para o registro são a pasta ZOE ou o elastômero (poliéter ou silicona de consistência leve). Como já mencionado, os tecidos do paciente devem ser isolados com vaselina ao se utilizar a pasta ZOE.

Após a presa do material utilizado no registro, os planos de orientação devem ser desinfetados quimicamente antes de serem levados ao modelo superior já montado em ASA. Para a desinfecção química, o hipoclorito de sódio não deve ser utilizado para o rolete de

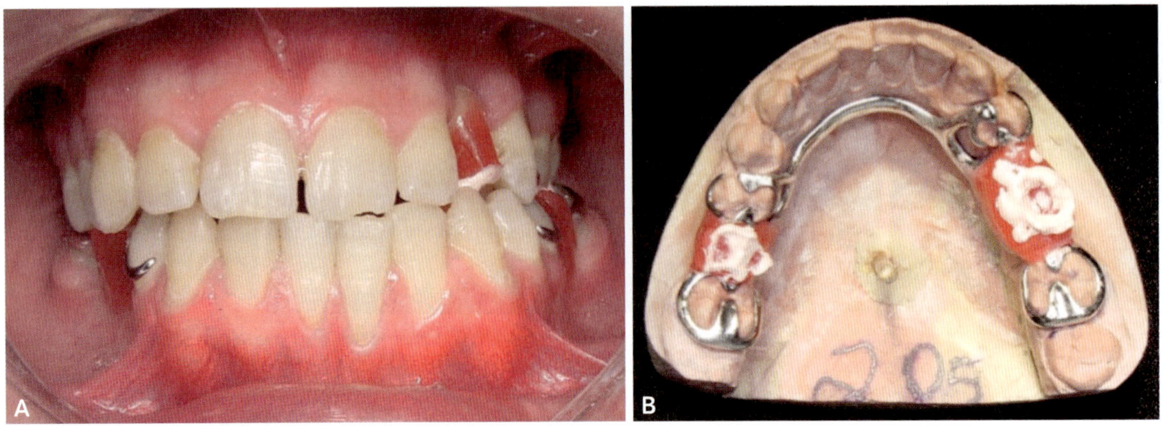

Figura 9 Em (A), registro intrabucal da MIH com pasta ZOE; em (B), transferência do registro para o modelo inferior, que será montado em ASA.
Fonte: Disciplina de Prótese Parcial Removível – FOAr-Unesp.

cera na estrutura metálica da PPR. Nesse caso, utiliza-se solução de clorexidina a 0,2% ou ácido peracético a 1% durante 10 minutos.[30]

Em seguida, o modelo inferior deve ser preparado para ser montado em ASA pela técnica do *split-cast*, como descrito para o modelo superior; entalhes devem ser realizados na base do modelo, que deve ser vaselinada. O registro é posicionado no modelo inferior e interposto contra o modelo superior, e ambos são afixados por meio de palitos com godiva de baixa fusão. Na sequência, o gesso pedra especial (tipo IV) é manipulado e vertido sobre a base do modelo inferior, e o ramo inferior é fechado até o pino guia incisal tocar a mesa incisal. Assim como no modelo superior, é recomendada a colocação de elásticos ou de algum objeto (de cerca de 150 g) sobre o articulador para evitar que a expansão do gesso altere a posição registrada.

Relação cêntrica (RC)

Quando há ausência de contenção posterior, o relacionamento maxilomandibular horizontal de referência é a relação cêntrica, também chamada de relação central. Portanto, a RC é utilizada nas reabilitações com próteses totais e também com PPR, quando o paciente não apresenta dentes posteriores antagonistas, quando esses dentes não ocluem entre si ou quando apresentam desgastes, destruição coronária, migrações, extrusões e outras alterações no alinhamento dentário. A RC também tem outras denominações: posição central, posição dorsal, posição de oclusão terminal, posição de bisagra, posição de repouso retraído, relação cêntrica retraída e relação cêntrica funcional.[1,3] Por ser independente de contatos dentários, a RC é uma posição exclusivamente articular, sendo que os côndilos estão localizados na fossa articular, numa posição anterossuperior, com os discos corretamente interpostos.[10] Também é reconhecida como uma posição de relacionamento fisiológico na ATM, ortopedicamente mais estável. A RC é constante para cada indivíduo, podendo ser reproduzida em qualquer período.[7,31]

A RC é de fundamental importância para as reabilitações protéticas com ausência de contenção posterior, pois, além de possibilitar o correto posicionamento horizontal da mandíbula em relação à base do crânio, é uma posição reproduzível e de referência decorrente da perda de propriocepção periodontal, permitindo controle da oclusão e estabilidade da mandíbula, possibilitando os ajustes das guias condilares durante a reabilitação protética e orientando a relação do modelo inferior com o eixo de relação articular.[1]

O registro adequado da DVO e da RC permite, de forma clinicamente segura, representar o posicionamento da mandíbula com a maxila no ASA, onde são reproduzidos os movimentos da mandíbula do paciente e é elaborado o arranjo desejado do plano oclusal.[7,12] Assim como na DVO, inúmeros métodos têm sido propostos para a determinação da RC, e a associação desses métodos também é recomendada nas reabilitações com PPR.[1-3,7,12]

Alguns dos métodos descritos na literatura para obtenção da RC compreendem:

1. Método gráfico: descrito por Gysi, em 1910,[32] para determinar a RC em desdentados totais. Consiste em um dispositivo extraoral com uma ponta de registro acoplada à base de prova superior e uma placa registradora fixada à base de prova inferior. Para o registro da RC, uma camada de cera é colocada sobre a placa registradora e, em seguida, as bases de prova são colocadas na cavidade bucal do paciente, que realiza movimentos de lateralidade e protrusão. Essa movimentação é inscrita na cera

com a ponta de registro, que é conhecido como arco gótico de Gysi, composto por três linhas: a linha central, que equivale ao movimento de protrusão, e as linhas laterais, que correspondem aos movimentos de lateralidade. O ponto de união dessas linhas é a RC. Esse método também foi reportado por Phillips, em 1927,[33] utilizando um dispositivo de registro semelhante, porém intrabucal.

2. Métodos fisiológicos: consistem em levar a mandíbula para a posição de RC basicamente por meio da atividade neuromuscular. São representados pelo método da deglutição, do levantamento da língua (também denominado retrusão lingual) e do reflexo funcional.[1-3,7,12]
   - Método da deglutição: descrito por Monson, em 1921,[28] no qual o paciente deve deglutir e fechar a boca lentamente, para que a mandíbula atinja a posição de RC e, em seguida, a posição de repouso.
   - Método da retrusão da língua: o paciente é requerido a colocar a ponta da língua na região posterior do palato e, simultaneamente, fechar a boca sem mudar a língua de posição. Essa técnica resulta na contração dos músculos elevadores da mandíbula, do assoalho da boca e do pescoço, induzindo a mandíbula à posição de RC.[1-3,7,12]
   - Método do reflexo funcional: reportado por Boyanov, em 1970,[23] consiste em obter a RC por meio da inclinação da cabeça para trás, com o paciente sentado na cadeira odontológica sem o encosto de cabeça. Nessa posição, o reflexo motor da musculatura mastigatória e dos músculos supra-hioides conduz a mandíbula para trás e para cima, na posição de RC.
3. Métodos de manipulação: são aqueles nos quais o cirurgião-dentista manipula a mandíbula do paciente para a posição de RC.
   - Método guiado, não forçado (Celenza):[34] o cirurgião-dentista utiliza as mãos para guiar suavemente o movimento de fechamento da mandíbula do paciente em uma posição mais retruída e, assim, chegar à RC. O paciente deve relaxar e ser ensinado a realizar movimentos curtos e rápidos de abertura e fechamento da boca, visando a relaxar a musculatura e evitar reflexos de fechamento habitual. Em seguida, o paciente realiza movimento de fechamento bucal, com sua mandíbula guiada manualmente pelo profissional de maneira não forçada, até que os roletes de cera ocluam. Para isso, é importante que o plano de orientação inferior seja estabilizado com os dedos indicador e polegar de uma das mãos e que, com os mesmos dedos da outra mão, o movimento mandibular seja guiado.[1-3,7,12]
   - Método da manipulação bilateral da mandíbula (Dawson):[35] o paciente é deitado na cadeira odontológica e o profissional posiciona-se sentado atrás da cabeça do paciente (posição de 12 horas). O paciente é instruído a inclinar sua cabeça para trás, para evitar a protrusão da mandíbula. Os polegares do profissional devem ser posicionados na sínfise mentoniana; os demais dedos, na base da mandíbula. Em seguida, são realizados movimentos curtos de abertura e fechamento com a mandíbula do paciente, até que esta passe a realizar movimentos livres. Nesse momento, com uma firme pressão nos polegares para baixo e nos demais dedos para cima, os côndilos são conduzidos superiormente.
   - Manipulação unimanual do mento (Ash e Ramfjord):[36] o paciente é colocado na cadeira odontológica numa inclinação de 30° a 45°, de maneira relaxada, e o profissional apoia uma das mãos na mandíbula do paciente. O polegar é posicionado na região da gengiva anterior e inferior, e os dedos indicador e médio, no ramo da mandíbula. Com a boca do paciente aberta, o profissional guia o fechamento da mandíbula de maneira que os côndilos sejam posicionados na vertente posterior da fossa articular.
4. Métodos mecânicos: utilizam dispositivos posicionados nos dentes incisivos para obtenção da RC.
   - Técnica do *jig* (Lucia, 1964 apud Telles, 2013):[3] o *jig* é confeccionado com resina acrílica vermelha, envolvendo a vestibular e a palatina dos incisivos centrais superiores e parte do palato, com uma plataforma na região palatina. O paciente realiza movimentos de protrusão e lateralidade, que são registrados no *jig* por meio de carbono, para obtenção do arco gótico. O *jig* é, então, ajustado com ponta reta e *maxicut*, até que ocorra um único toque nos incisivos inferiores, no ponto central do arco gótico.[3]
   - Técnica do *leaf gauge* (Long, 1973 apud Telles, 2013):[3] utiliza um dispositivo com tiras plásticas interpostas entre os incisivos centrais do paciente. A espessura do dispositivo é controlada com maior ou menor número de tiras. A mandíbula é guiada para o fechamento na posição mais retruída, sob ação muscular fisiológica.

Para favorecer a precisão na determinação da RC, os métodos fisiológicos de deglutição e retrusão da língua devem ser aplicados simultaneamente, com o método de manipulação guiado não forçado. Uma vez estabelecida a posição de RC, os planos de orientação são unidos com uma pequena quantidade de pasta ZOE ou elastômero (poliéter ou silicona de consistência leve) e, quando possível, fixados com o auxílio de grampos metálicos (grampos para papel) aquecidos e inseridos em pontos distintos dos roletes de cera (Figura 10A), preferencialmente dois posteriores e um anterior.[1-3,7,12]

De acordo com Carreiro e Batista,[1] o registro da RC também pode ser realizado por meio de encaixes dos tipos macho (positivo) e fêmea (negativo) na superfície oclusal dos planos de orientação. Para isso, com uma espátula Lecron aquecida, realizam-se, na região posterior do plano superior, entalhes em forma de "V", denominados encaixes fêmeas (negativos). Os positivos são adquiridos por adaptação da pasta ZOE ou elastômero sobre o plano oclusal inferior. Para a realização dessa técnica, recomenda-se que o plano superior seja isolado com vaselina sólida previamente à utilização da pasta ZOE ou elastômero e que ranhuras sejam realizadas na superfície oclusal do plano inferior para melhorar a aderência da pasta ZOE. Se a opção for pelo poliéter, um adesivo deve ser aplicado no plano de orientação inferior.

Quando a região antagonista for dentada, o registro pode ser feito diretamente sobre o plano de cera, e o seu refinamento é obtido interpondo-se uma camada de pasta ZOE ou elastômero sobre o plano de cera (Figura 9A).

Por fim, todo o conjunto é removido da boca do paciente e examinado (Figura 10B). Para a remoção da estrutura metálica com os roletes de ceras antagonistas unidos, o profissional deve apoiar firmemente os dedos nos grampos enquanto o paciente abre a boca, de maneira que a estrutura metálica seja removida de posição sem danificar o registro maxilomandibular. É importante enfatizar que não deve haver contato na região distal posterior das bases acrílicas (o contato deve ser somente entre os roletes de cera), o que frequentemente acarreta erros de registro.[12]

Em seguida, o conjunto é submetido à desinfecção química antes de ser levado para posicionamento e montagem do modelo inferior em ASA pela técnica de *split-cast*, como descrito previamente. Nesse caso, utiliza-se solução de clorexidina a 0,2% ou ácido peracético a 1% durante 10 minutos.[30]

Para montar o conjunto dos planos de orientação e o modelo inferior em ASA, devem ser realizados os seguintes passos:

- travar o pino guia incisal em zero (marcação de linha contínua);
- inverter o articulador, de maneira a apoiar o seu ramo superior na bancada de trabalho;
- encaixar, no modelo superior, o conjunto dos planos de orientação com o registro interoclusal;
- adaptar o modelo inferior na base de prova inferior ou na infraestrutura metálica da PPR;
- prosseguir com a finalização da montagem em ASA, conforme descrito para a posição de MIH.[1,2,12]

Posteriormente ao ajuste dos planos de orientação, ao registro das relações maxilomandibulares e à montagem dos modelos em articulador, é realizada a seleção dos dentes artificiais.

Seleção dos dentes artificiais

Os dentes artificiais têm sido objeto de estudo há muitos anos, e os fatores considerados mais influentes para a harmonia facial e para a estética dental são o tamanho, a forma e a cor dos dentes. Além disso, a disposição dos dentes nos arcos é um elemento indispensável na elaboração de uma prótese dentária mais esteticamente agradável, tornando-a mais natural.[37,38]

A estética é moldada por padrões culturais e sociais, o que a torna muito subjetiva. Por isso, na etapa

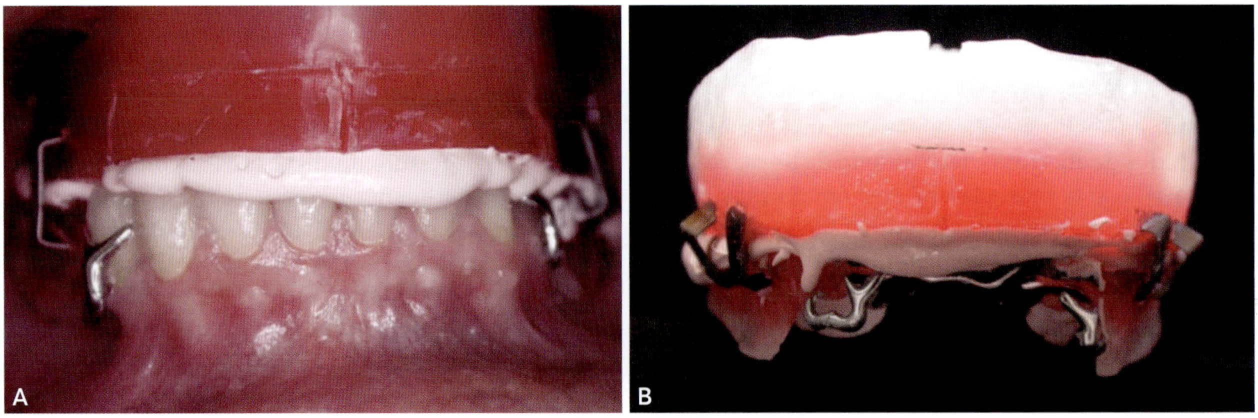

Figura 10 Em (A), registro da RC com pasta ZOE e grampos metálicos; em (B), registro retirado da cavidade bucal para ser levado ao modelo superior no ASA, para montagem do modelo inferior.
Fonte: Disciplina de Prótese Parcial Removível – FOAr-Unesp.

clínica de seleção dos dentes artificiais, o paciente deve participar ativamente da escolha, e suas demandas devem ser discutidas com o cirurgião-dentista. Cada paciente deve ser analisado em suas especificidades, com o objetivo de possibilitar satisfação máxima no tratamento reabilitador.[37,38]

Muitos tipos e marcas de dentes artificiais estão disponíveis comercialmente, o que pode gerar dúvidas no profissional. Por isso, na etapa clínica de seleção dos dentes artificiais, quatro aspectos devem ser considerados para favorecer a opção adequada dos dentes anteriores superiores: material de confecção, tamanho, forma e cor.[4] Mais detalhes sobre esses aspectos são abordados no Capítulo 6. Os dentes anteriores inferiores e os posteriores são determinados por meio das cartas moldes dos fabricantes, pela correspondência com os anteriores superiores escolhidos.[1,37,38]

A cor do dente artificial é decisiva para a aceitação do tratamento protético pelo paciente, sendo uma escolha muito pessoal. Nas reabilitações protéticas com PPR, os dentes naturais remanescentes são usualmente empregados na determinação da cor dos dentes artificiais. Para isso, compara-se a cor dos naturais com as cores da escala do fabricante dos dentes artificiais que serão utilizados. Durante esse procedimento, deve-se ter os seguintes cuidados:[1,10]

- o ambiente em que é realizada a escolha da cor não deve ter objetos muito coloridos, evitando, assim, a produção de cores complementares;
- é preferível fazer a seleção de cor à luz do dia, com o profissional posicionado na frente do paciente, sem causar sombra;
- quando não for possível a utilização da luz natural, emprega-se uma lâmpada fluorescente, que imita a luz do dia;
- umedecer os dentes artificiais da escala com água com o objetivo de simular os dentes naturais molhados por saliva;
- não olhar as cores da escala por longos períodos;
- em caso de dúvida, repetir os passos citados, observando cada cor por, no máximo, cinco segundos.

A idade do paciente e as suas necessidades estéticas também devem ser consideradas nessa etapa clínica. Na dentição natural, pessoas jovens possuem dentes mais claros com bordas incisais translúcidas, ao passo que os idosos têm os dentes mais escuros e manchados e menos translúcidos.[7,10,39] Entretanto, nos últimos anos, tem sido observada uma preferência dos pacientes pelos dentes artificiais mais claros das escalas, o que provavelmente se deve à grande influência da mídia sobre a opinião da população, com famosos exibindo sorrisos cada vez mais claros.[39,40]

Em um arco dentário com os elementos anteriores ausentes, o método frequentemente utilizado para definir o tamanho dos dentes artificiais se baseia nas linhas de referência que são registradas no rolete de cera superior. Por meio dessas referências, determina-se a altura da face vestibular do incisivo central superior e a largura dos seis dentes anteriores superiores.

A altura da face vestibular do incisivo central superior é definida quando se mede, com uma régua milimetrada flexível, a distância entre a superfície oclusal do rolete de cera e a linha alta do sorriso (Figura 11A). Já a distância entre as duas linhas das comissuras labiais, medida em curva também com uma régua milimetrada flexível, determina a largura combinada dos seis dentes anteriores superiores (Figura 11B).

Com os valores obtidos, o cirurgião-dentista consulta a carta molde da marca comercial de dentes que ele irá utilizar, para encontrar o incisivo central superior e

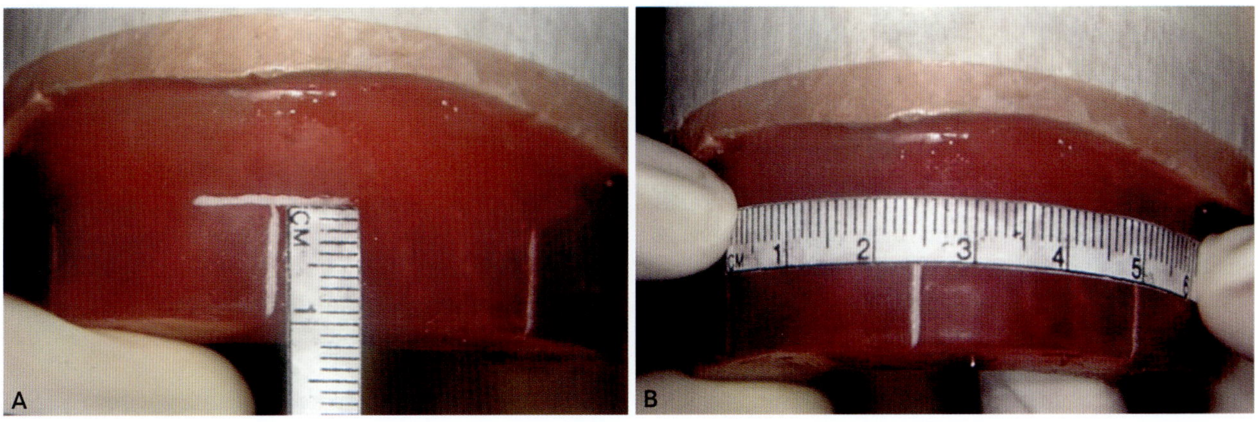

Figura 11 Tamanho do dente artificial. Em (A), altura da face vestibular do incisivo central superior; em (B), largura dos seis dentes anteriores superiores.
Fonte: Disciplina de Prótese Parcial Removível – FOAr-Unesp.

os seis dentes anteriores correspondentes ao caso clínico e, por conseguinte, os demais elementos dentais.

Os dentes remanescentes, quando bem posicionados, podem ajudar na seleção dos dentes artificiais. Para isso, utilizam-se as medidas dos dentes naturais do paciente, como o tamanho do incisivo central superior, para selecionar, com a ajuda das cartas moldes, os dentes artificiais necessários para a reabilitação protética.[41]

As fotografias da época em que o paciente tinha todos os dentes naturais também é um recurso bastante interessante para ajudar a determinar o tamanho e a forma dos dentes artificiais e o arranjo dentário, com o objetivo de conferir naturalidade à PPR que está sendo elaborada.[41]

Se o paciente já fizer uso de prótese removível, ela também pode ser utilizada nessa etapa clínica de seleção de dentes artificiais, sempre que apresentar estética adequada. É válido ressaltar que o paciente deve fazer as suas considerações sobre a prótese antiga e, na medida do possível, o profissional deve atendê-las, considerando os aspectos sobre os quais o paciente está satisfeito e alterando aqueles que o desagradam.

Após a seleção adequada dos dentes artificiais, o ASA com os modelos e planos de orientação devidamente montados é enviado ao laboratório de prótese dentária, que irá realizar a montagem dos dentes artificiais. Instruções por escrito, como o trabalho a ser realizado e a cor selecionada, também devem ser enviadas ao laboratório. O técnico de laboratório, então, procederá com a montagem dos dentes, obedecendo às seguintes etapas:

- estética: consiste na montagem de dentes anteriores, superiores e inferiores;
- funcional: consiste na montagem dos dentes posteriores, superiores e inferiores.

Prova dos dentes em cera

Concluída a montagem de todos os dentes (Figura 12A), o trabalho retorna ao consultório odontológico para a prova clínica dos dentes em cera (Figura 12B). Nessa fase, são avaliados todos os aspectos definidos nos planos de orientação. Além disso, é o momento de prevenir ou corrigir erros, retificar decisões, pontuar limitações e reafirmar a cooperação do paciente. Por isso, é uma etapa clínica muito importante tanto para o cirurgião-dentista, pelo desempenho do seu trabalho, como para o paciente, pela possibilidade que ele tem de observar o resultado obtido até aquele momento.[11,19]

É válido ressaltar que a desinfecção dos planos com os dentes montados precisa ser realizada previamente à prova em boca, conforme descrito anteriormente, com solução de clorexidina a 0,2% ou ácido peracético a 1%, durante 10 minutos.

O cirurgião-dentista deve avaliar os seguintes aspectos da montagem dos dentes:[2,3]

- **suporte labial**: o ângulo nasolabial deve ser de aproximadamente 90° (Figura 12C);
- **altura incisal**: exposição das bordas incisais dos incisivos centrais superiores de acordo com a idade do paciente, quando na posição de repouso mandibular;
- **plano oclusal**: curvatura anteroposterior do plano oclusal ascendente conforme determinado anteriormente com a régua de Fox;
- **corredor bucal**: não deve invadir a zona neutra;
- **linhas de referência**: verifica-se se a linha média dentária e a linha média facial coincidem, a posição dos caninos na linha das comissuras labiais e a linha alta do sorriso; ou seja, durante o sorriso, o cirurgião-dentista confere se a cervical dos incisivos centrais superiores tangencia o lábio superior e se as bordas incisais dos dentes anteriores superiores acompanham o lábio inferior. Ainda, em relação aos incisivos centrais superiores, é apropriado que suas bordas incisais toquem suavemente a linha seco/úmida do lábio inferior durante a pronúncia dos fonemas "f" e "v";
- **cor, forma e disposição dos dentes artificiais**: devem apresentar harmonia com os dentes remanescentes e com a face do paciente, contribuindo para a estética do caso clínico (Figura 12D);
- **dimensão vertical**: é conferida por meio da avaliação estética e fonética, ou seja, deve existir harmonia facial em repouso e em oclusão e, durante a pronúncia do fonema "s", deve haver a presença do espaço funcional de pronúncia (em torno de 1 mm), resultando em proximidade entre os dentes, porém sem que se toquem durante a pronúncia de sons sibilantes. Quando possível, a DVO também é dinamicamente testada pela deglutição de algum líquido. Se o ato de deglutir for confortável para o paciente, é um indicativo de que a DVO está correta.[1,2,11]
- **relação intermaxilares de MIH ou RC**: quando a relação intermaxilar verificada em boca não for correspondente à do ASA, é preciso remover os dentes posteriores, ajustar os planos em cera e realizar novo registro intermaxilar. Em seguida, o modelo inferior, juntamente com os planos, deve ser remontado em ASA e enviado novamente ao protético, para uma nova montagem dos dentes artificiais.

Se houver a necessidade de alguma pequena alteração, como a movimentação de alguns dentes para favorecer sua disposição na prótese, a correção pode ser efetuada pelo próprio cirurgião-dentista. Já no caso de

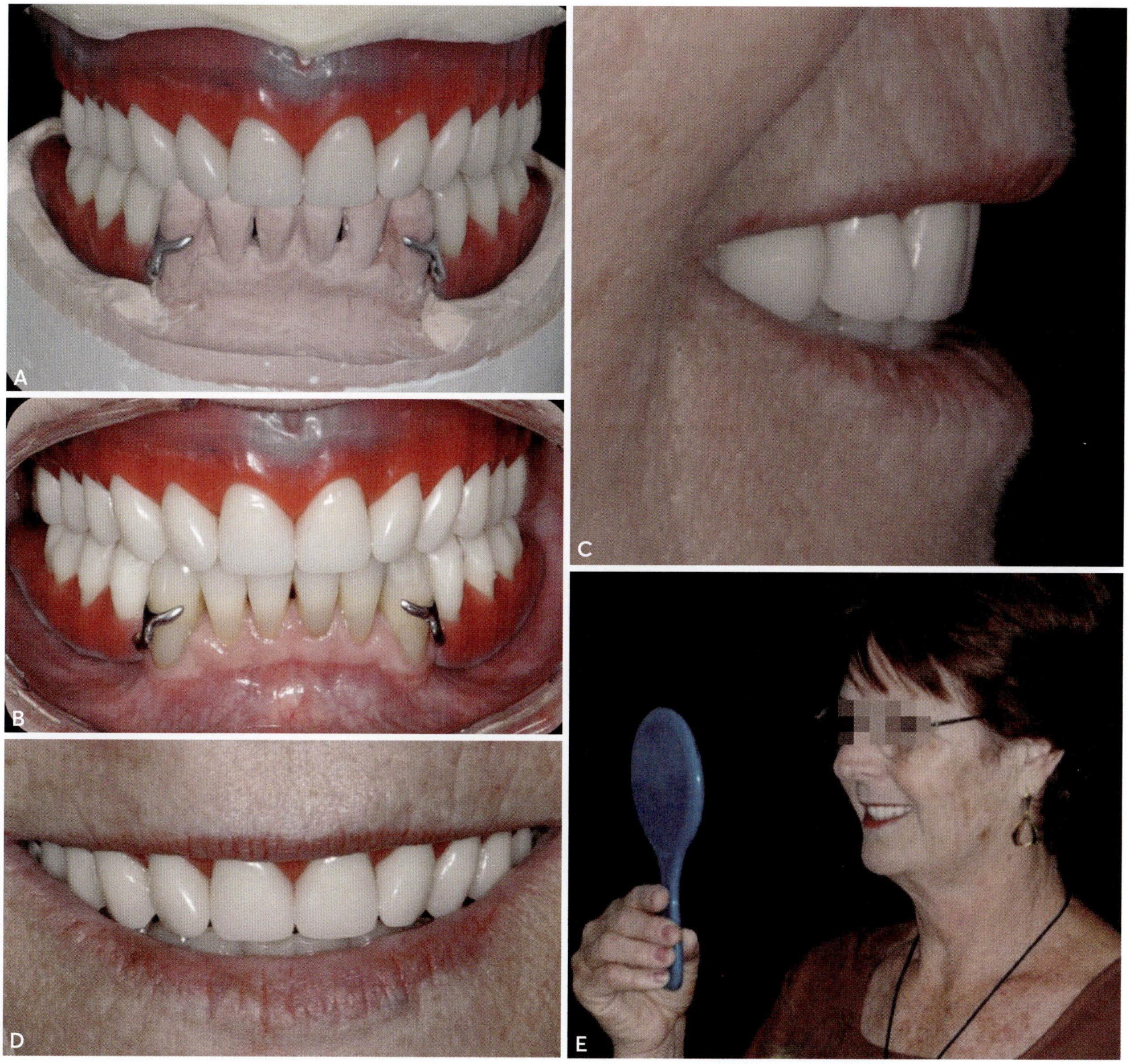

Figura 12 Após a montagem dos dentes artificiais (A), é realizada a prova clínica dos dentes em cera (B), durante a qual se avaliam todos os parâmetros definidos na determinação dos planos de orientação, como o suporte labial (C), as linhas de orientação, a relação maxilomandibular (DV e RC ou MIH) e a estética (D). O paciente também deve avaliar o trabalho executado (E) e ter sua opinião ouvida.

Fonte: Disciplina de Prótese Parcial Removível – FOAr-Unesp.

alterações maiores, como novo registro da DV ou da RC, o ASA, com os modelos e os planos articulares, deve retornar ao laboratório de prótese e, em seguida, uma nova sessão de prova dos dentes em cera dever ser agendada.[6]

Finalizada a avaliação do profissional, solicita-se que o paciente faça uma análise em conjunto de todos os requisitos anteriormente descritos (Figura 12E). Nesse momento, é recomendado que o paciente esteja acompanhado de algum amigo ou familiar. Obtida a aprovação do paciente, prossegue-se com a escolha da cor da gengiva artificial.[1,6]

Seleção da cor da gengiva artificial

A gengiva artificial é constituída de resina acrílica e tem a função de prender os dentes artificiais à base da prótese, além de simular a aparência de gengiva natural. Dessa forma, ela exerce grande influência estética nos casos em que a base acrílica é exposta durante o sorriso (p.ex., Classe IV de Kennedy maxilar).

Para atender a demanda estética das reabilitações protéticas, fabricantes de resinas para bases de prótese oferecem escalas com diferentes tonalidades de gengiva. A cor indicada pelo profissional e acordada pelo paciente deve ser a mais semelhante possível à da gengiva natural.

Após os procedimentos de prova dos dentes e seleção da cor da gengiva artificial, o paciente deve aprovar, preferencialmente por escrito, a conclusão dessa etapa clínica. Na sequência, é realizada a desinfecção das bases com os dentes artificiais e o envio da prótese ao laboratório para sua acrilização. Em seguida, a prótese é remontada em ASA, para que o dentista realize os ajustes oclusais, e, posteriormente, enviada ao laboratório para acabamento e polimento.

CONSIDERAÇÕES FINAIS

As etapas clínicas e laboratoriais que envolvem desde a determinação dos planos de orientação até a prova dos dentes em cera simulam com fidelidade o resultado que será alcançado com a reabilitação protética. Portanto, é imprescindível que o profissional conheça e domine as técnicas descritas anteriormente, que o paciente compreenda e coopere com o tratamento proposto e que a sua opinião seja ponderada nas decisões relativas à PPR.

FLUXOGRAMA DE CUIDADOS

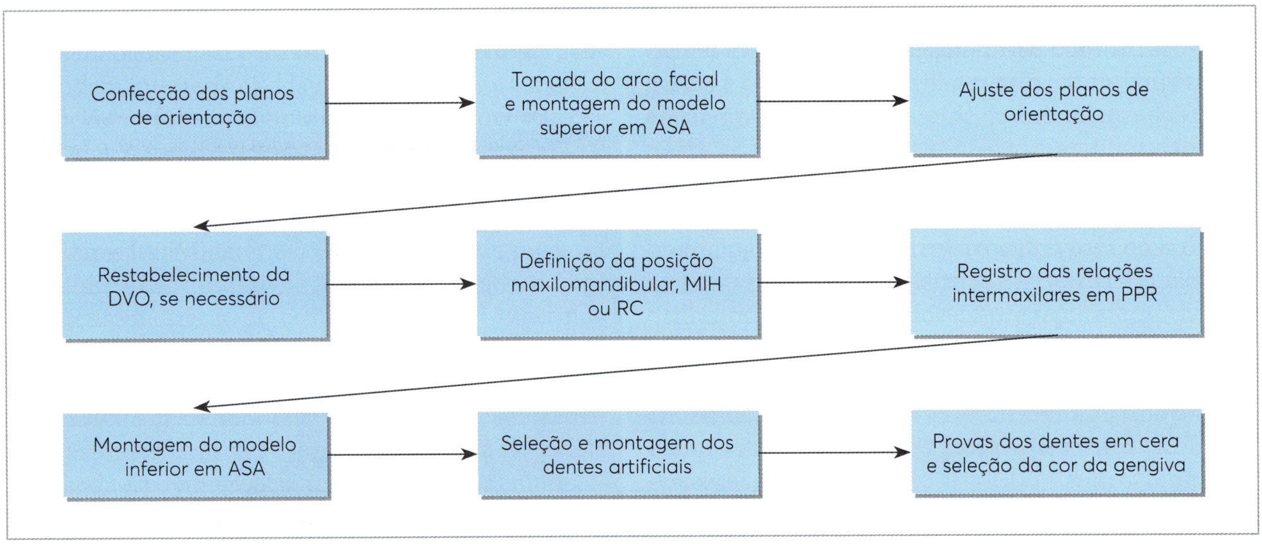

REFERÊNCIAS BIBLIOGRÁFICAS

1. Carreiro AFP, Batista AUDB. Prótese parcial removível contemporânea. 1.ed. São Paulo: Santos, 2013.
2. Carreiro AFP, Calderon PS, Duarte ARC, Medeiros AKB, Tôrres ACSP, de Melo LA et al. Protocolo clínico para confecção de próteses removíveis. Natal: EDUFRN, 2016. Disponível em: <https://repositorio.ufrn.br/handle/123456789/21145>. Acesso em: 4 jul. 2021.
3. Telles D. Prótese total: Convencional. São Paulo: Santos, 2013.
4. Imamura S, Takahashi H, Hayakawa I, Loyaga-Rendon PG, Minakuchi S. Effect of filler type and polishing on the discoloration of composite resin artificial teeth. Dent Mater J. 2008;27(6):802-808. doi.org/10.4012/dmj.27.802.
5. Yuzugullu B, Acar O, Cetinsahin C, Celik C. Effect of different denture cleansers on surface roughness and microhardness of artificial denture teeth. J Adv Prosthodont. 2016;8(5):333-338. doi.org/10.4047/jap.2016.8.5.333.
6. Goiato MC, Nobrega AS, Gennari Filho H, dos Santos DM. Prova estética e funcional – uma decisão em conjunto. Rev Odontol Arac. 2014;35(2):9-14. Disponível em: <http://hdl.handle.net/11449/133255>. Acesso em: 4 jul. 2021.
7. Galati A. Prótese Total – Manual de fases clínicas e laboratoriais [Internet]. 4.ed. São Paulo: Senac, 2017. Disponível em: <http://www.senaceditoradigital.com.br/capes/#biblioteca/users/128463>. Acesso em: 4 jul. 2021.
8. Turano JC, Turano LM, Turano MVB. Fundamentos de prótese total. 10.ed. Rio de Janeiro: Guanabara Koogan, 2018. Disponível em: <https://integrada.minhabiblioteca.com.br/#/books/9788527734950>. Acesso em: 4 jul. 2021.
9. Prisco da Cunha V, Marchini L. Prótese Total Contemporânea na Reabilitação Bucal [Internet]. 2.ed. São Paulo: Santos, 2014. Disponível em: <https://integrada.minhabiblioteca.com.br/#/books/978-85-412-0382-1>. Acesso em: 4 jul. 2021.
10. Kleimann C, Oliveira W. Manual de prótese parcial removível. 1.ed. São Paulo: Santos, 2011.
11. Kriger L, Moysés SJ, Moysés ST, Morita MC, Russi S, Rocha EP. Prótese total e prótese parcial removível. São Paulo: Artes Médicas, 2015.
12. Cartagena AF, Figuerôa RMS, Jorge JH, Urban VM, Campanha NH. Montagem de modelos de próteses removíveis em articulador semiajustável. Rev Odontol Unesp. 2012; 41(3):215-220.
13. Todescan R, Silva EEB, Silva OJ. Atlas de prótese parcial removível. 1.ed. São Paulo: Santos, 2006.
14. Genari Filho H. O uso do arco facial para o correto posicionamento dos modelos no articulador. Rev Odontol Arac. 2013;34(1):9-13. Disponível em: <http://hdl.handle.net/11449/133242>. Acesso em: 4 jul. 2021.

15. Nascimento DC, dos Santos ER, Machado AWL, Bittencourt MAV. Influence of buccal corridor dimension on smile esthetics. Dental Press J Orthod. 2012;17(5):145-150. Disponível em: <http://www.scielo.br/scielo.php?script=sci_arttext&pid=S2176-94512012000500020&lng=en>. Acesso em: 4 jul. 2021.
16. Bugiga FB, Colpo FL, Anzolin D, Kreve S. Restabelecimento da dimensão vertical em paciente com desgastes dentais severos – relato de caso clínico. J Oral Invest. 2016; 5(2):45-52. Disponível em: <https://seer.imed.edu.br/index.php/JOI/article/view/1655>. Acesso em: 4 jul. 2021.
17. Guguvcevski L, Gigovski N, Mijoska A, Zlatanovska K, Arsova-Gigovska A. Temporomandibular disorders treatment with correction of decreased occlusal vertical dimension. Open Access Maced J Med Sci. 2017;5(7):983-986.
18. Trentin LM, Reginato VF, Maroli A, Borges MTR, Spazzin AO, Bacchi A. Determinação da dimensão vertical de oclusão em prótese total: revisão de literatura e relato de caso clínico. J Oral Invest. 2016; 5(1): 50-60. Disponível em: <https://seer.imed.edu.br/index.php/JOI/article/view/1249>. Acesso em: 4 jul. 2021.
19. Goiato MC, dos Santos DM, Sônego MV. Abordagem clínica dos registros utilizados para restabelecimento da dimensão vertical de oclusão em prótese total. Rev Odontol Arac. 2013;34(1):45-49. Disponível em: <http://hdl.handle.net/11449/133246>. Acesso em: 4 jul. 2021.
20. Dantas EM. A importância do restabelecimento da dimensão vertical de oclusão na reabilitaçao protética. Odonto. 2012; 20(40):41-48. doi.org/10.15603/2176-1000/odonto.v20n40p41-48.
21. Feltrin PP, Philippi ALG, Moretti Junior J, Machado CC, Astolf JA. Dimensões verticais, uma abordagem clínica: revisão de literatura. Rev Odontol Univ São Paulo. 2008;20(3):274-279.
22. Calamita M, Coachman C, Sesma N, Kois J. Occlusal vertical dimension: treatment planning decisions and management considerations. Int J Esthet Dent. 2019;14(2):166-181.
23. Boyanov B. Determining vertical dimension of occlusion and centric relation. J Prosthet Dent. 1970;24(1):18-24. doi.org/10.1016/0022-3913(70)90270-2.
24. Willis FM. Esthetic of full denture construction. J Am Dent Assoc. 1930;17(4):636-642. doi.org/10.14219/jada.archive.1930.0087.
25. Pleasure MA. Correct vertical dimension and freeway space. J Am Dent Assoc. 1951; 43(2):160-163. doi.org/10.14219/jada.archive.1951.0188.
26. Turner C, Fox F. A securing additional record required in the construction of artificial articulators. In: Turner CH, Anthony LP (eds). American textbook of prosthetic dentistry. Philadelphia: Lea & Febiger, 1928.
27. Silverman MM. The speaking method in measuring vertical dimension. 1952. J Prosthet Dent. 2001;85(5):427-431. doi.org/10.1067/mpr.2001.116139.
28. Monson GM. Impaired function as a result of closed bite. J Nat Dent. 1921;8(10):833-839. doi.org/10.14219/jada.archive.1921.0186.
29. Mukai MK, Gil C, Costa B, Stegun RC, Galhardo APM, Chaccur DC. Restabelecimento da dimensão vertical de oclusão por meio de prótese parcial removível. Rev Pós-Grad. 2010;17(3):167-172.
30. Bandeca SCS, Urban VM. Boas práticas em biossegurança do Curso de Odontologia da UEPG para a prevenção de infecção de COVID-19. Ponta Grossa: UEPG, 2020. Disponível em: <https://www2.uepg.br/proex/boas-praticas-em-biosseguranca-do-curso-de-odontologia>. Acesso em: 4 jul. 2021.
31. Palaskar JN, Murali R, Bansal S. Centric relation definition: a historical and contemporary prosthodontic perspective. J Indian Prosthodont Soc. 2013;13(3):149-154. doi.org/10.1007/s13191-012-0209-7.
32. Gysi A. The problem of articulation. Dent Cosm. 1910;52(1):1-19.
33. Phillips GP. Fundamentals in the reproduction of mandibular movements in edentulous mouth. J Am Dent Ass. 1927;14(3):409-415. doi.org/10.14219/jada.archive.1927.0077.
34. Celenza FV. The centric position: replacement and character. J Prosthet Dent. 1973;30(4 Pt 2):591-598.
35. Dawson PE. Avaliação, diagnóstico e tratamento dos problemas oclusais. 2.ed. São Paulo: Artes Médicas, 1993. p.33-62.
36. Ash MM, Ramfjord S. Oclusão. 4.ed. Rio de Janeiro: Guanabara Koogan, 1996. p.50-55.
37. Koralakunte PR, Budihal DH. A clinical study to evaluate the correlation between maxillary central incisor tooth form and face form in an Indian population. J Oral Sci. 2012; 54(3):273-278. doi.org/10.2334/josnusd.54.273.
38. Marques LARV, Lotif MAL, Gomes JB, Lopes RHMG, Silva MKO, Rocha JET. A influência dos arranjos dentários em prótese total: revisão de literatura. Rev Fac Odontol Lins. 2014;24(1):26-32. doi.org/10.15600/2238-1236/fol.v24n1p26-32.
39. Ueda T, Takagi I, Ueda-Kodaira Y, Sugiyama T, Hirose N, Ogami K et al. Color differences between artificial and natural teeth in removable partial denture wearers. Bull Tokyo Dent Coll. 2010;51(2):65-68. doi.org/10.2209/tdcpublication.51.65.
40. França PVBR, Inoue RT, Bonachela WC, Salles M. Análise comparativa da percepção estética entre estudantes de odontologia e seus pacientes em relação à seleção de cor e forma de dentes artificiais. Innov Implant J Biomater Esthet. 2010;5(3):23-28.
41. Re D, Augusti D, Torquati Gritti U, Riva G, Augusti G. Esthetics in the edentulous: clinical steps for recovering of maxillary anterior teeth harmony. Minerva Stomatol. 2012; 61(7-8):341-353.

14

Colocação e controle posterior da prótese parcial removível

Karin Hermana Neppelenbroek
Janaina Habib Jorge

A reabilitação protética com próteses parciais removíveis (PPR) visa, de maneira geral, a devolver as funções biológicas da mastigação, fonação e deglutição, manter a integridade do sistema estomatognático e melhorar as condições estéticas do paciente. Para atingir os objetivos da reabilitação, todas as etapas clínicas e laboratoriais envolvidas devem ser realizadas de forma adequada e sequencial, incluindo: exame clínico e diagnóstico; preparo da boca; moldagem e análise do modelo de estudo em delineador; preparo dos dentes pilares; moldagem e análise do modelo mestre em delineador; confecção e prova da estrutura metálica; moldagem funcional dos extremos livres; determinação de planos de orientação; tomada das relações intermaxilares (dimensão vertical e relação cêntrica); montagem em articulador semiajustável (ASA); seleção, montagem e prova dos dentes artificiais; inclusão, prensagem e acrilização da PPR; remontagem e ajuste oclusal em ASA; acabamento e polimento; colocação (ajustes da prótese e adaptação do paciente); e controle posterior.[1] Mediante essa sequência, é possível afirmar que o ato da colocação das PPR representa o auge de diversos procedimentos clínico-laboratoriais previamente executados, os quais estão sujeitos à revisão e à avaliação, tanto pelo profissional quanto pelo paciente.[2]

Como a colocação da PPR geralmente representa, para o paciente, o ponto final de suas expectativas, o profissional deve reiterar que, a partir desse momento, a prótese não será ser mais modificada e que apenas pequenos ajustes podem ser realizados. Para que o paciente tenha consciência sobre a sua parcela de responsabilidade, o clínico deve reforçar que a prótese somente é confeccionada após sua plena aprovação, que ocorre durante a prova dos dentes artificiais em cera.[3] O cirurgião-dentista também deve abordar novamente todos os aspectos mencionados desde a primeira consulta, tanto em relação às limitações do caso, quanto ao fato de a reabilitação com PPR ser um artifício substituto das estruturas perdidas. Além disso, é essencial esclarecer ao paciente que suas obrigações, assim como as do cirurgião-dentista, não terminam com a colocação da PPR, e que o sucesso da reabilitação oral depende da interação adequada entre ambos durante a fase de controle imediato e a longo prazo.[4] Afinal, todo o período subsequente de adaptação é de grande influência na aceitação das novas próteses.[2]

Apesar de sua importância, a consulta clínica de colocação da PPR é, muitas vezes, negligenciada pelo cirurgião-dentista, que acaba por não executar procedimentos indispensáveis durante essa etapa, causando grande desconforto e insatisfação ao paciente.[5] Para que essa fase do tratamento não se torne frustrante e o paciente tenha uma melhor adaptação à prótese nesse momento tão esperado, o profissional precisa atingir alguns objetivos.[2] O primeiro deles é tornar a prótese tão confortável e funcional quanto possível, tentando integrá-la ao sistema mastigatório do paciente, de forma que não sejam criadas condições de dor e injúria aos seus tecidos, o que exige do profissional a realização de vários procedimentos.[4] Além disso, nessa consulta, instruções devem ser fornecidas ao paciente em relação aos aspectos mais relevantes para a adaptação e a higienização das próteses e dentes remanescentes.[6,7] A importância das consultas de retorno e do controle posterior também deve ser ressaltada ao paciente.[4] O ideal é programar uma sessão longa para a colocação da PPR, preferencialmente, no início do dia, para dar tempo de o paciente retornar caso algo o incomode após um curto período de uso. Por fim, essa consulta deve ser programada antecipadamente, para que o paciente, nesse dia, evite assumir compromissos de cunho social, já que as alterações estéticas e as possíveis alterações fonéticas podem lhe causar constrangimento.[3]

Diante desses aspectos, este capítulo tem como objetivo descrever procedimentos que devem ser realizados na consulta de colocação da PPR, bem como durante as fases de adaptação e de controle posterior.

BASES PARA A PRÁTICA CLÍNICA, NÍVEIS DE EVIDÊNCIA E RECOMENDAÇÕES

Como mencionado anteriormente, o profissional deve atingir alguns objetivos durante a sessão de colocação da PPR, como tornar a prótese confortável e funcional e instruir o paciente quanto ao uso, às fases de adaptação e ao controle posterior. Para alcançar tais objetivos, alguns procedimentos devem ser realizados antes, durante e após a colocação da PPR propriamente dita.

Procedimentos que devem ser realizados antes da colocação da prótese

Cuidados prévios: PPR e paciente

É importante que o profissional oriente o técnico de laboratório a realizar ciclos longos de polimerização das próteses em banho de água a 70°C (por, no mínimo, 7 horas), utilizando temperatura terminal a 100°C (por 3 horas, idealmente). Esse cuidado tem a finalidade de prevenir a ebulição do monômero residual e favorecer sua maior conversão em polímero.[8,9] A menor quantidade de monômero residual minimiza seu potencial citotóxico, além de melhorar as propriedades mecânicas das bases protéticas.[10-13]

O protético também deve ser aconselhado a manter a PPR armazenada em água por um período mínimo de 24 horas após a liberação do modelo de gesso e dos procedimentos de acabamento e polimento. Embora a lixiviação do monômero residual possa durar anos após a polimerização da resina acrílica, a armazenagem das próteses removíveis parciais e totais em água por 24 horas tem se mostrado um procedimento eficiente para favorecer esse processo, minimizando o efeito citotóxico aos tecidos de suporte.[10,11] Ao mesmo tempo, a absorção de água pela resina acrílica termopolimerizável compensa parcialmente a distorção resultante da liberação do monômero residual. Para melhorar ainda mais a biocompatibilidade[12] e as propriedades mecânicas[13] das resinas acrílicas para a base da prótese, recomenda-se que o clínico realize um tratamento térmico da prótese em banho-maria a 55°C, durante 60 minutos.

Em relação ao paciente, preconiza-se, antes da colocação da nova prótese, que o profissional o instrua a não utilizar a atual por um período de 12 a 24 horas. Esse cuidado favorece o processo de adaptação do paciente, permitindo que a nova prótese seja assentada sobre os tecidos de suporte não tensionados.[14]

Análise visual e tátil da PPR

Antes de levar a prótese à boca do paciente, cabe ao profissional realizar um minucioso exame visual e tátil de toda sua superfície, com o intuito de remover qualquer irregularidade que possa dificultar seu assentamento ou causar injúria à fibromucosa do paciente.

Primeiramente, o clínico deve procurar por eventuais sobras de gesso nas porções acrílicas e metálicas da prótese (Figura 1A). Em seguida, deve-se passar o dedo em toda a região interna das selas, com o objetivo de sentir pérolas de resina acrílica e outras imperfeições (Figura 1B).[5,15] Na detecção desses achados, o profissional deve removê-los, utilizando, inicialmente, um instrumento manual, como o esculpidor de Lecron (Figura 1C). Esse procedimento evita desgastes na superfície interna da PPR, prevenindo desajustes com a fibromucosa de suporte. No entanto, se o uso do instrumento manual não for suficiente para a remoção da interferência, pode-se realizar um suave desgaste com uma broca de tungstênio do tipo *maxicut*.[1,2,4]

Durante a inspeção tátil e visual, o clínico também deve passar o dedo nos flanges da prótese e áreas de freios e inserções musculares (Figura 2A), procurando por bordas cortantes e ângulos agudos que, se presentes, devem ser cuidadosamente arredondados com broca de tungstênio do tipo *maxicut*.[15] Durante a prensagem da resina acrílica, excessos podem se formar na região entre a sela e a estrutura metálica, principalmente sobre planos guias e grampos (Figura 2B a D), dificultando ou impedindo o assentamento final da PPR. Esses excessos devem ser removidos de maneira cuidadosa e gradativa, com o auxílio de pontas montadas ou brocas de tungstênio do tipo *minicut*, para que a estrutura metálica e a base da prótese não sejam danificadas (Figura 2E e F).

Desinfecção da PPR

Após a análise tátil e visual da prótese e antes de inseri-la na boca do paciente, deve-se realizar sua desinfecção. Da mesma forma que outros itens envolvidos na sua confecção, como moldeiras, moldes, modelos e bases de registros, as próteses dentárias são fontes potenciais de contaminação cruzada entre o laboratório e a clínica odontológica.[16] Soluções à base de hipoclorito de sódio devem ser evitadas para a desinfecção da PPR, em razão do seu potencial efeito corrosivo aos componentes metálicos. Para a adequada descontaminação da prótese, incluindo contra a infecção pela COVID-19, recomenda-se sua imersão em solução de clorexidina a 0,2% ou ácido peracético a 1% durante 10 minutos.[17]

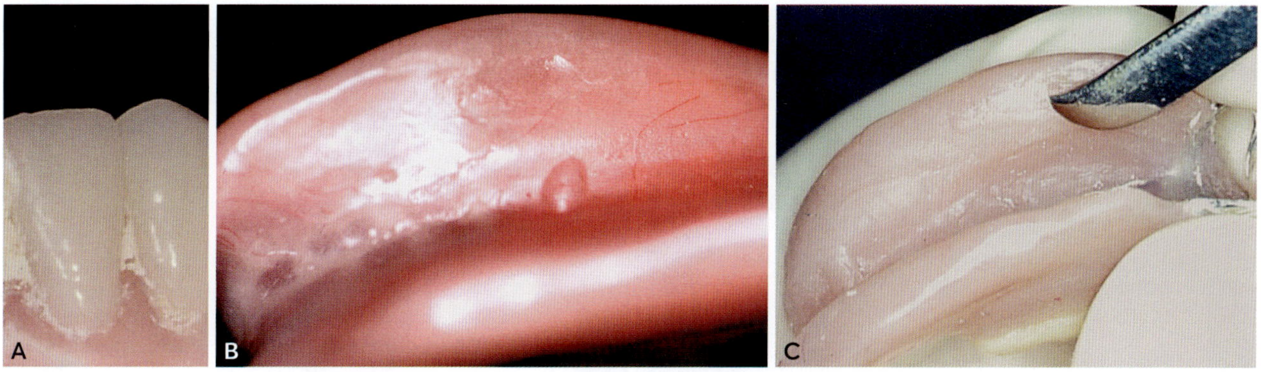

Figura 1 Em (A), sobras de gesso; em (B), pérola acrílica; em (C), remoção de irregularidade na região interna de sela com o auxílio de instrumento manual.

Fonte: Disciplina de Prótese Parcial Removível – FOAr-Unesp.

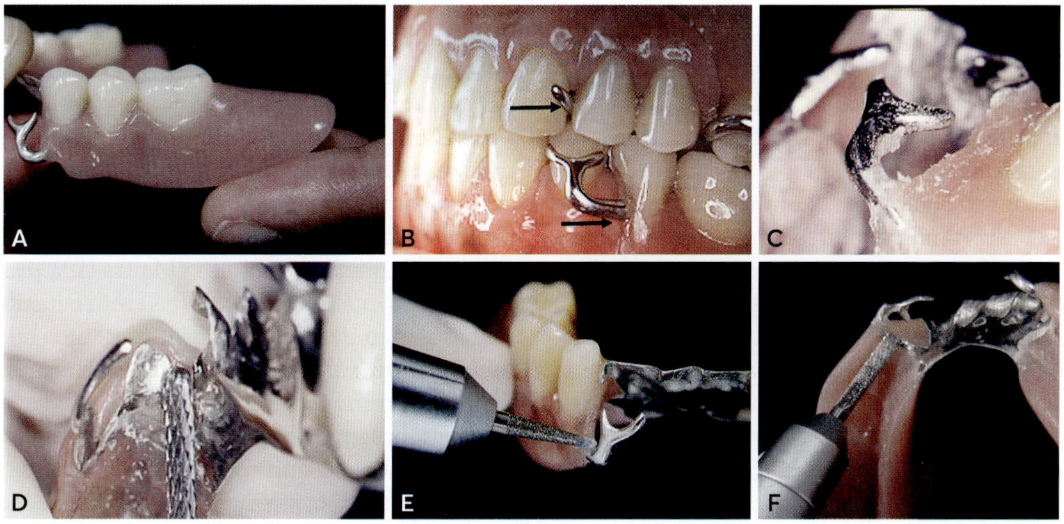

Figura 2 Em (A), inspeção das bordas da PPR; em (B), setas indicam áreas comuns de excesso de resina acrílica; em (C), excesso de resina no grampo de Roach; em (D), área de plano guia; em (E), remoção dos excessos de resina com ponta diamantada em baixa rotação e (F) *minicut*.

Fonte: Disciplina de Prótese Parcial Removível – FOAr-Unesp.

Procedimentos que devem ser realizados durante a colocação da prótese

No caso das reabilitações orais com PPR dupla, o profissional deve realizar o ajuste de uma prótese por vez. Após estarem adequadas em relação às inserções musculares, bordas e região interna, procede-se à análise de ambas as próteses em posição, de modo a averiguar o espaço entre as bases protéticas na região posterior e realizar o refinamento oclusal.[2,18] Para favorecer a adaptação do paciente à nova condição, deve-se estabelecer uma sequência lógica de procedimentos durante a colocação da PPR, os quais são descritos a seguir.

Interferências na trajetória de inserção

A PPR deverá ser inserida na cavidade bucal do paciente pelos apoios, seguindo o eixo de inserção e remoção preestabelecido em delineador. Seu assentamento final deve ser obtido suavemente, em uma trajetória deslizante, e nunca forçado. Na identificação de interferências nessa trajetória (Figura 3A), geralmente por excesso de resina acrílica entre o dente pilar e a sela acrílica,[1,4] o profissional deve removê-las cuidadosamente, com o auxílio de uma broca de tungstênio do tipo *minicut* (Figura 3B).

Mesmo que a estrutura metálica já tenha sido previamente provada e ajustada, é preciso observar sua

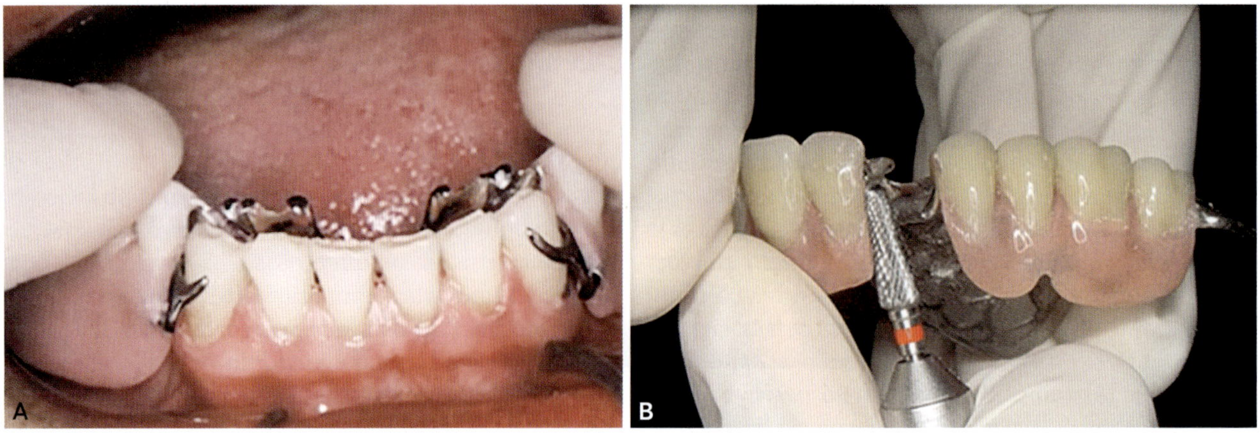

Figura 3 Em (A), interferência na trajetória de inserção da PPR; em (B), desgaste da interferência (excesso de resina acrílica próximo ao dente pilar) com *minicut*.
Fonte: Disciplina de Prótese Parcial Removível – FOAr-Unesp.

adaptação novamente durante a colocação da PPR, uma vez que os processos de prensagem, acrilização e demuflagem podem ter causado distorções que impedem seu assentamento final, como pequenas alterações nos retentores.

Se não houver distorções, a estrutura metálica se assentará completamente, apresentando as seguintes características: apoios adaptados aos seus respectivos nichos; elementos rígidos (grampos de oposição, terço inicial dos grampos de retenção, conectores menores, placas linguais e placas distais em suas áreas de contato com os terços médio e oclusal/incisal dos pilares) contatados confortavelmente com as superfícies dentárias de suporte, evidenciando os devidos alívios quando necessário (braço dos grampos de Roach, conectores menores, placas linguais e placas distais na área correspondente ao terço cervical dos pilares); pontas ativas dos grampos de retenção localizadas precisamente nas áreas retentivas predeterminadas nos pilares; superfícies internas dos conectores maiores em contato suave (superiores) ou afastadas pelo menos 1 mm (inferiores) da fibromucosa de revestimento dos rebordos.[19]

Nessa fase, pequenas distorções da estrutura podem ser corrigidas por meio de desgastes suaves nas áreas onde houver espessura suficiente de metal. Uma área comum de alteração após a polimerização das bases acrílicas é o conector maior inferior, que pode ser levemente desgastado em sua região interna, de forma a manter um alívio de, no mínimo, 1 mm com a fibromucosa, o qual pode ser avaliado pela passagem de um fio dental duplo ou triplo.[1,4] Outra razão comum para a falta de assentamento final da estrutura metálica não se refere a distorções, mas, sim, a interferências oriundas da sela, o que será discutido no próximo procedimento realizado durante a colocação da PPR. Assim, para atingir a posição de assentamento final da prótese, não apenas a estrutura metálica deverá estar devidamente adaptada, mas também as selas acrílicas. Ao realizar a inserção completa da PPR, o clínico deve pressionar os dentes artificiais alternadamente para constatar se existe movimento nas selas (Figura 3B). A presença de báscula pode indicar interferências internas na sela, que não permitem o assentamento da estrutura metálica, ou, ainda, um desajuste entre a base acrílica e a fibromucosa – neste caso, pode ser indicado um reembasamento da sela, porém, mediante grandes distorções, sendo recomendado remover a parte acrílica e retomar a confecção da PPR desde a adaptação da estrutura.[1]

Ao ser observado o assentamento completo da PPR (estrutura metálica e sela acrílica), o cirurgião-dentista deve removê-la e reinseri-la, com o intuito de avaliar a quantidade de retenção da prótese e a eficiência dos planos guia. Várias trajetórias de inserção são um indício da perda de efetividade dos planos guia, o que pode induzir forças deletérias aos dentes pilares. Nesse caso, é recomendado reavaliar os preparos protéticos nos dentes pilares para repetir todas as etapas de confecção de PPR subsequentes a essa fase.[4]

Análise de freios e inserções musculares

Obtido o assentamento final da PPR, o clínico deve seguir com os procedimentos de colocação, avaliando os alívios para freios e inserções musculares. Para isso, deve-se realizar movimento de tração anterior e lateral dessas estruturas e solicitar ao paciente que movimente a língua, simulando a ativação funcional que ocorre durante o ato mastigatório. Nessas situações, os freios e as inserções musculares devem se movimentar livremente, enquanto a mucosa que delimita a área chapeável se mantém justaposta às bordas da base protética, a fim de promover selamento periférico nessa região. Se a base acrílica impedir os movimentos dessas estruturas, deve-se proceder ao seu adequado alívio (Figura 4A), realizado cuidadosamente com o auxílio de brocas de aço cilíndricas, como as de n. 702 e 703, ou disco de carborundum (Figura 4B). Esse meticuloso procedimento objetiva restringir o alívio em torno dos freios e das inserções musculares, pois qualquer desgaste em excesso poderá interferir no selamento periférico da base protética.[14] Da mesma forma, ângulos agudos observados na região dos alívios (Figura 4C) devem ser suavemente arredondados, para não traumatizar a mucosa e conferir conforto ao paciente.[2,4]

Após a remoção de excessos e o correto assentamento da prótese na cavidade bucal, os seguintes fatores deverão ser observados: espessura e extensão da base na região posterior, fundo de sulco lingual e vestibular.

Extensão da base acrílica

A base acrílica da PPR deve apresentar bordas arredondadas e polidas, com espessura suficiente para sustentação dos tecidos moles, sem traumatizá-los. Bordas cortantes ou muito finas devem ser suavemente arredondadas com broca de tungstênio do tipo *maxicut*.[5] Para identificar as áreas de sobre-extensão de borda, o clínico deve orientar o paciente a ativar a musculatura mímica, por meio de fala, sorriso, bocejo e deglutição. Se a base acrílica estiver além dos limites da área chapeável (Figura 5A), haverá movimentação ou, até mesmo, deslocamento da prótese com os movimentos funcionais.[20] As áreas de sobre-extensão devem ser desgastadas com broca de tungstênio, sempre mantendo o arredondamento das bordas (Figura 5B).

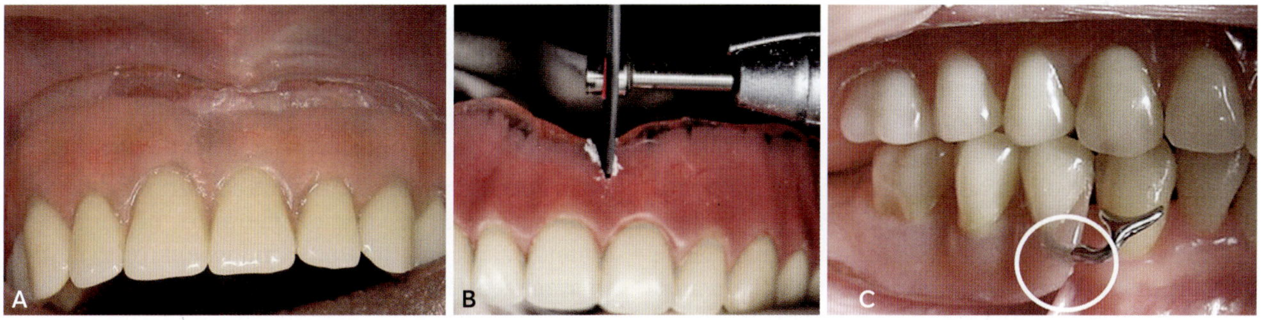

Figura 4 Em (A), ausência de alívio na região do freio labial anterior; em (B), desgaste com disco de carborundum para alívio restrito à área de freio; em (C), área circulada indica ângulo agudo da base acrílica sobre o freio lateral.
Fonte: acervo pessoal da Profa. Dra. Karin Hermana Neppelenbroek.

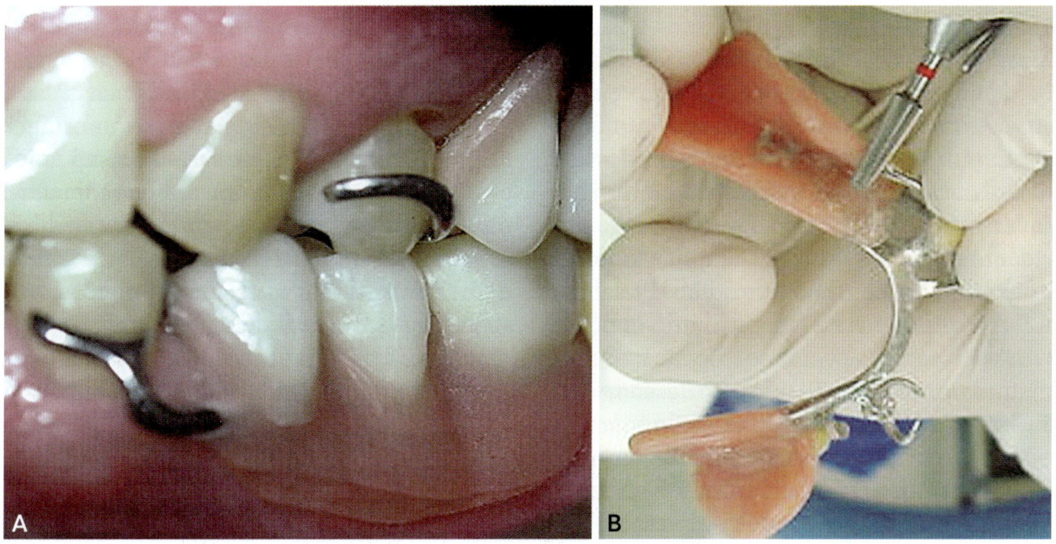

Figura 5 Em (A), sobre-extensão da base acrílica; em (B), desgaste da sobre-extensão, mantendo-se o arredondamento da borda.
Fonte: Disciplina de Prótese Parcial Removível – FOAr-Unesp.

Os ajustes das bordas devem ser executados de acordo com a região da base protética. No fundo de sulco da região vestibular da mandíbula, as bordas devem apresentar, aproximadamente, 2 mm de espessura, sendo justapostas às inserções musculares, mas sem exercer pressão excessiva (características alcançadas com adequada moldagem funcional). Na região lingual, a extensão dependerá da anatomia da crista milo-hióidea. Se essa estrutura for retentiva, a base deverá se estender anteriormente à retenção; se a crista não for retentiva, deve se estender aquém do sulco alvéolo-lingual. Na região vestibular da maxila, a extensão da base varia conforme a quantidade de reabsorção óssea e mucosa, embora deva acompanhar os limites da área chapeável. Na região palatina, a sela deve ter espessura aproximada de 2 mm, com bordas arredondadas e polidas, e acompanhar a linha de acabamento da estrutura metálica.[20]

Áreas de compressão

Durante a colocação da PPR, as áreas de compressão entre a base acrílica e a fibromucosa de suporte deverão ser detectadas e removidas, uma vez que podem causar injúrias e desconforto ao paciente, dificultando a adaptação dos tecidos à nova prótese. As áreas de compressão podem ser identificadas com pastas evidenciadoras, específicas ou não para esse procedimento.[21] O agente catalisador da pasta zincoenólica é frequentemente empregado com essa finalidade, mas também podem ser utilizados alguns elastômeros de consistência leve, além de uma mistura de vaselina com o pó de óxido de zinco.[2] Para facilitar a interpretação das áreas evidenciadas com pastas, esses produtos devem ser utilizados na superfície interna da base acrílica previamente seca, sendo pincelados em uma camada fina e homogênea, aplicada em única direção com auxílio de um pincel chato e largo.[1] Para prevenir a contaminação cruzada por esse procedimento, logo após sua utilização, o pincel deve ser totalmente limpo por monômero acrílico e, então, desinfetado por fricção com gaze e álcool 70%.

Para a identificação das áreas de compressão, recomenda-se que o profissional utilize pressão digital em vez de oclusal, uma vez que o ajuste fino da oclusão ainda não foi realizado. Esse cuidado impede que contatos prematuros originem falsas áreas de compressão.[22] Assim, após a aplicação da pasta evidenciadora, a PPR é inserida em posição com pressão manual. Em seguida, deve ser retirada dessa posição cuidadosamente, para a análise das áreas de compressão, evidenciadas nos pontos em que a pasta foi removida.[2] As áreas marcadas podem ser desgastadas com brocas de tungstênio ou pontas diamantadas montadas, sempre de forma suave para não aumentar a rugosidade interna da base protética. Esses desgastes devem ser feitos de maneira gradual, de modo a evitar desadaptações na base acrílica. A cada ajuste, previamente à aplicação de uma nova camada da pasta, a camada anterior deve ser totalmente removida, com auxílio de gaze e álcool, e a prótese, lavada e seca. Esse procedimento permite manter a camada fina do produto, evitando a evidenciação de áreas de compressão não verdadeiras.[5]

A sequência clínica para a evidenciação das áreas de compressão utilizando o agente catalisador (pasta branca) do conjunto de pasta zincoenólica é descrita a seguir:

1. Secar a prótese e pincelar a pasta branca na região interna da sela (Figura 6A).
2. Colocar a prótese em posição com cuidado, evitando que a pasta seja acidentalmente removida durante a trajetória de inserção.
3. Realizar pressão digital bilateral sobre a base protética, seguindo para os tecidos, tanto de maneira vertical como horizontal (Figura 6B).
4. Retirar a PPR de posição de maneira cuidadosa, também para evitar que a pasta seja removida.
5. Inspecionar as áreas de compressão, delimitadas pelos locais onde a pasta foi removida (Figura 6C).
6. Desgastar as áreas de compressão de forma criteriosa e gradativa, utilizando ponta diamantada montada (Figura 6D) ou broca de tungstênio (Figura 6E).
7. Remover toda a pasta e, em seguida, lavar e secar a prótese antes da reaplicação do produto (Figura 6F).
8. Repetir todo o processo de forma gradual, até a eliminação das áreas de compressão.

A quantidade de desgaste na região interna da sela depende da precisão da moldagem, do modelo e da base da prótese, ressaltando a importância de uma moldagem funcional nas extremidades livres (ver Capítulo 10). As áreas de compressão são frequentemente observadas nas seguintes regiões: vertente lingual do rebordo inferior, linha milo-hióidea, extensão da borda inferior do espaço retromilo-hióideo, borda distovestibular do ramo ascendente, linha oblíqua externa da mandíbula (Figura 6C), região interna da borda vestibular sobre o túber da maxila, região interna sobre a proeminência do molar superior e extremidade da fossa pterigopalatina.[23]

Quando a PPR não se assenta completamente mesmo com ajustes das áreas de compressão, é possível que tenha ocorrido uma alteração da posição dos grampos de retenção ou de oposição. Tal desadaptação pode ser decorrente de tensões induzidas durante a prensagem

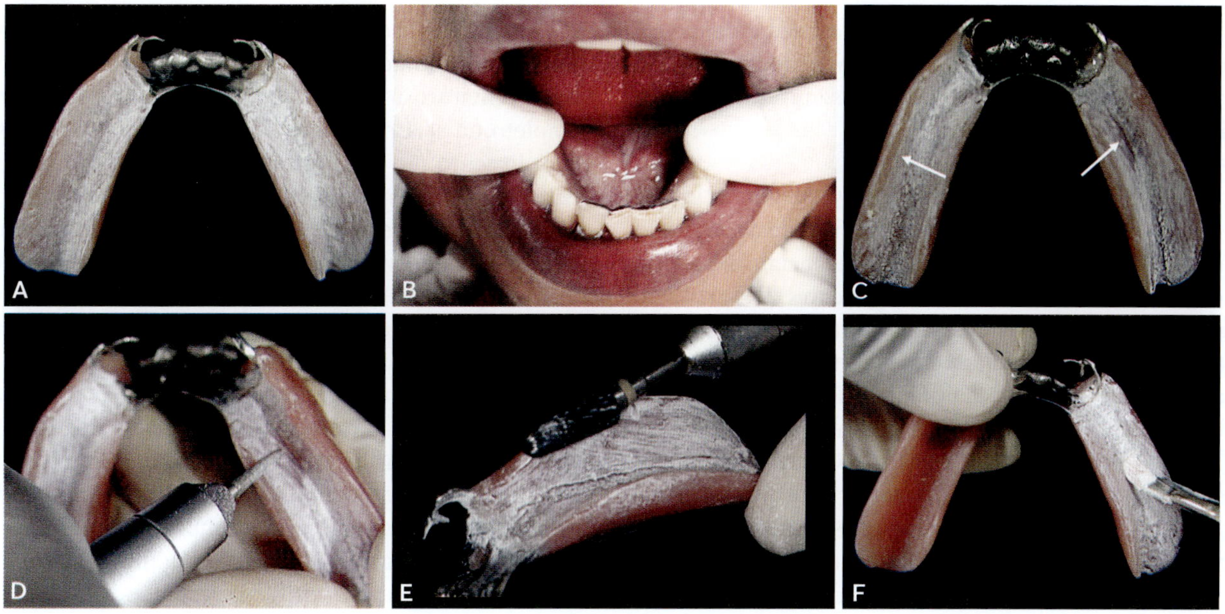

Figura 6 Em (A), camada fina e homogênea de pasta branca (agente catalisador do conjunto de pasta zincoenólica) aplicada na região interna da sela; em (B), pressão digital bilateral contra os tecidos; em (C), setas indicando áreas de compressão evidenciadas pela remoção da pasta; em (D), desgaste das áreas evidenciadas com ponta diamantada na região mais estreita; em (E), *maxicut* na região próxima à borda; em (F), pasta sendo reaplicada na prótese limpa e seca para a repetição do procedimento.

Fonte: Disciplina de Prótese Parcial Removível – FOAr-Unesp.

da resina acrílica ou de movimentos intempestivos no momento da demuflagem. Pequenos desajustes podem ser corrigidos com suaves desgastes da superfície interna da estrutura metálica após a aplicação de evidenciadores, sempre tomando o cuidado de mensurar a espessura de metal para assegurar o mínimo de 1,5 mm. Se esses pequenos ajustes não levarem ao assentamento completo e passivo da PPR, devem-se repetir as etapas para sua confecção, desde a moldagem para modelo mestre. O profissional nunca deve fazer uso de alicates com o intuito de obter a adaptação da PPR, pois a alta dureza da liga de cobalto-cromo, aliada ao seu pequeno limite tracional final, pode causar deformação permanente e, até mesmo, fratura do grampo.[4,23]

Testes de retenção, estabilidade e suporte

Após o devido assentamento da PPR, alguns testes devem ser realizados para avaliar suas propriedades de retenção, estabilidade e suporte. Para o teste de retenção, que avalia a resistência da prótese às forças no sentido vertical, o clínico deve tracionar verticalmente os dentes artificiais com os dedos, de maneira a realizar força na direção contrária ao assentamento da prótese (Figura 7A). Já a estabilidade, definida como a resistência da prótese às forças no sentido horizontal, deve ser avaliada por pressão exercida nas vertentes vestibulares e linguais da base protética, não devendo acarretar movimentação (Figura 7B). Por fim, o teste de suporte, relacionado com a área de assentamento da

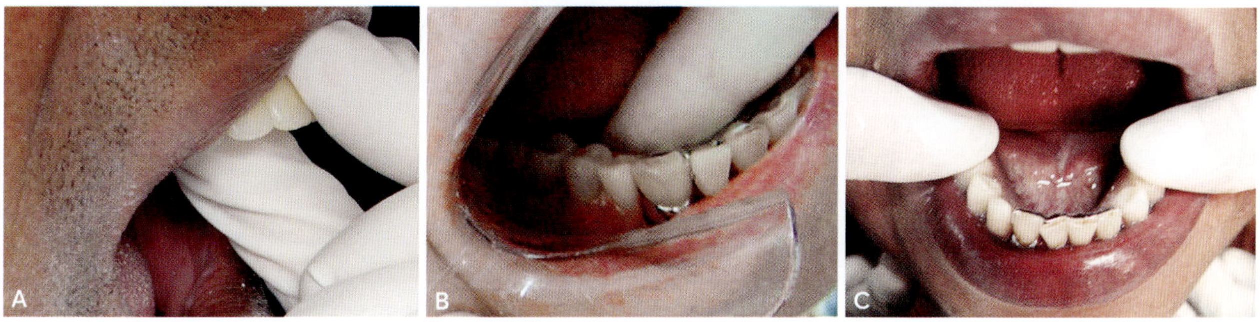

Figura 7 Testes de retenção (A), estabilidade (B) e suporte (C).

Fonte: Disciplina de Prótese Parcial Removível – FOAr-Unesp.

PPR, deve ser feito aplicando-se uma força de intrusão contra os dentes artificiais. Quanto maior o suporte, menor o grau de intrusão da prótese na fibromucosa (Figura 7C).[14]

Espessura da base acrílica na região posterior

A espessura da base deve ser verificada na sua região posterior para que não haja interferência na oclusão dos dentes artificiais e/ou remanescentes. Para realizar essa análise, é essencial que o paciente esteja em oclusão com a PPR monomaxilar ou com ambas as próteses, de acordo com a reabilitação planejada. Assim, é possível observar se o espaço interoclusal na região posterior das bases está adequado (áreas retromolares e de tuberosidades), pois sua redução pode resultar no contato da PPR com o arco antagonista, o que impede o fechamento da boca (Figura 8A e B). Se houver qualquer interferência, deve-se proceder ao seu desgaste com broca do tipo *maxicut* até que haja contato entre os dentes.[1,4] Além disso, a extensão da base na região posterior deve respeitar os limites da área chapeável, ou seja, recobrir dois terços da papila retromolar no arco inferior e o túber da maxila no arco superior (Figura 8B).

Refinamento oclusal

O ajuste oclusal inicial da PPR deve ser realizado previamente, durante sua remontagem em ASA, com o objetivo de corrigir as alterações oclusais provenientes do processamento laboratorial. Entretanto, um refinamento oclusal é requerido durante a colocação da prótese, visando a corrigir os erros oclusais provenientes da liberação das próteses dos modelos e dos procedimentos de acabamento e polimento.[14,21]

Como mencionado previamente, é aconselhável que o refinamento da oclusão seja realizado após a análise das áreas de compressão. Assim como a pressão de uma oclusão não ajustada pode levar à identificação de áreas de compressão não verdadeiras, justificando o uso de pressão digital naquele procedimento, áreas de compressão não ajustadas podem gerar falsos contatos prematuros, em razão da falta de assentamento completo da sela na fibromucosa.[22] Os objetivos desse procedimento são a manutenção dos contatos entre os dentes remanescentes e o estabelecimento da harmonia oclusal nas posições cêntricas e excêntricas. Como os componentes metálicos são ajustados previamente, durante a prova da estrutura, o refinamento oclusal realizado na sessão de colocação das PPR deve se limitar aos dentes artificiais.[2]

Os materiais utilizados para o refinamento oclusal são: fitas de papel-carbono e de papel-celofane, pinças Miller ou hemostática, brocas de aço esféricas n. 6 e 8, peça de mão e motor de baixa rotação. Os pontos de contato devem ser marcados sempre bilateralmente, de modo a evitar que o paciente oclua mais fortemente de um lado que do outro.[3] É recomendado que os ajustes da oclusão sejam realizados fora da cavidade bucal, para maior conforto do paciente.[2] Os desgastes devem ser graduais e seletivos, de forma a transformar áreas de marcação pelo carbono em pontos, guiando as pontas de cúspides para áreas de sulcos e fossas. O ajuste deve sempre buscar o posicionamento das cargas axiais ao longo do eixo dos dentes e a obtenção de contatos simultâneos e bilaterais nos dentes remanescentes e artificiais.[4]

A etapa de análise intrabucal da oclusão deve ser iniciada com a checagem da intensidade dos contatos oclusais entre os arcos antagonistas, utilizando-se fitas de papel-celofane posicionadas bilateralmente. Os contatos mais intensos, que tendem a prender ou rasgar as fitas de celofane, devem ser evidenciados por fitas de papel-carbono, também posicionadas bilateralmente entre os arcos superior e inferior. Os ajustes não devem ser estendidos às pontas de cúspides, para não prejudicar o balanceio, mas, sim, direcionados preferencialmente a sulcos, vertentes, fossas e cristas marginais. Pri-

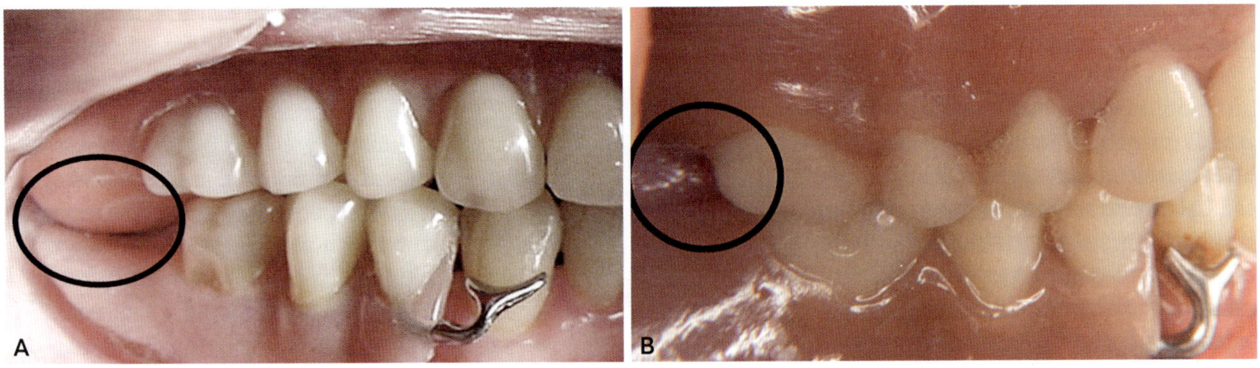

Figura 8 Em (A), espaço interoclusal insuficiente e sobre-extensão da base inferior; em (B), espessura e extensão adequadas das bases protéticas superior e inferior.
Fonte: Disciplina de Prótese Parcial Removível – FOAr-Unesp.

meiramente, verifica-se a oclusão cêntrica (em relação de oclusão cêntrica ou em máxima intercuspidação habitual, dependendo do caso) e, em seguida, suaviza-se os contatos prematuros ou interferências oclusais grosseiras, demarcados por meio dos desgastes seletivos. Se houver poucas interferências em cêntrica, o profissional pode proceder ao refinamento dos contatos em lateralidade e protusão, concluindo o ajuste oclusal no decorrer das subsequentes consultas de controle. Esse ajuste gradual é recomendado a fim de evitar desgastes oclusais desnecessários, haja vista que os tecidos de suporte do paciente ainda vão se adaptar à nova base protética, o que, inevitavelmente, irá resultar em alteração oclusal.[21]

O tipo de oclusão devolvida para o paciente depende, principalmente, da localização e da quantidade de dentes remanescentes. No caso de PPR em associação com prótese total, a oclusão balanceada bilateral deve ser restabelecida. Nesse caso, em cêntrica, os contatos dos dentes posteriores devem ser bilaterais e simultâneos; em protrusão, deve-se obter o maior número possível de contatos em dentes anteriores e posteriores; em lateralidade, deve haver contato das cúspides vestibulares do lado de trabalho e pelo menos um contato de cúspide funcional do lado de balanceio.[14] Em próteses com espaços intercalados, a oclusão mutuamente protegida é a indicada, de modo que as forças mastigatórias sejam distribuídas paralelamente ao longo do eixo dos dentes pilares. Assim, durante a oclusão cêntrica, deve haver contato apenas nos dentes posteriores, os quais protegem os anteriores; e, durante os movimentos excursivos (lateralidade e protrusão), os anteriores devem desocluir os dentes posteriores. Em PPR de extremidade livre, alguns aspectos são indicados: a) em oposição à prótese total, o ajuste deve ser realizado de acordo com os princípios da oclusão balanceada bilateralmente; b) em PPR Classe II, o lado dentado pode servir de padrão para o ajuste oclusal e não deve existir contato prematuro em dente artificial; c) em Classe I com preservação do canino, a oclusão mutuamente protegida deve ser obtida; e d) em Classe I ampla, sem preservação do canino, princípios da oclusão balanceada bilateralmente devem ser seguidos. Ressalta-se que, para os casos de extremidade livre, é preciso realizar moldagem funcional, montagem de dentes artificiais até o primeiro molar e recobrir toda a área chapeável com a sela acrílica, para maior distribuição de forças e prevenção da formação de alavanca.[1]

A sequência clínica para o refinamento oclusal é a seguinte:

1. Assentar as próteses e secar as superfícies oclusais dos dentes naturais e remanescentes.
2. Com o auxílio de uma pinça Miller ou hemostática, colocar papel-celofane entre as superfícies oclusais dos dentes posteriores superiores e inferiores (Figura 9A), com uma fita em cada lado (direito e esquerdo).
3. Solicitar ao paciente que oclua suave e verticalmente e tracionar as tiras de celofane para sentir a intensidade dos contatos oclusais.
4. Colocar uma fita de papel-carbono sobre as superfícies oclusais dos dentes posteriores, bilateralmente (Figura 9B), e solicitar que o paciente abra e feche a boca em movimentos cêntricos de pequena amplitude.
5. Remover as próteses da boca e identificar as interferências oclusais marcadas pelo carbono, representadas por contatos prematuros (a porção interna do círculo marcado é clara, em virtude da perfuração do papel) e áreas circulares (Figura 9C e D).
6. Desgastar suavemente as interferências oclusais com brocas de aço n. 6 e 8 (Figura 9E a H), de maneira a transformar as áreas de contato em pontos, que devem ser distribuídos homogeneamente entre os dentes, de acordo com o tipo de oclusão preestabelecida (Figura 9I e J).
7. Lavar e secar as próteses e limpar as marcações do papel-carbono com o auxílio de gaze e álcool antes de repetir o processo.
8. Na detecção de poucas interferências em cêntrica, realizar os mesmos procedimentos durante os movimentos excursivos da mandíbula (Figura 9F e G), de maneira a obter pontos de contatos definidos de acordo com o esquema oclusal preestabelecido (Figura 9I e J).

Polimento final

As superfícies acrílicas desgastadas da prótese, além de incomodarem o paciente, podem servir como nicho para acúmulo de biofilme. A adesão microbiana na resina acrílica é favorecida por superfícies irregulares e rugosas,[24] existindo uma clara relação entre as características topográficas das superfícies protéticas e a formação de biofilme.[25] O limiar de rugosidade superficial para resinas acrílicas é de 0,2 µm, abaixo do qual não ocorreria nenhuma redução significativa na colonização microbiana. Por outro lado, esse fenômeno seria significativamente aumentado em superfícies acrílicas com rugosidade acima de 2 µm.[26] Dessa forma, deve-se realizar o alisamento das superfícies internas desgastadas com pontas diamantadas em baixa rotação, bem como proceder ao acabamento e ao polimento de áreas desgastadas de dentes artificiais, região de freios e inserções musculares, bordas e superfícies externas da prótese.

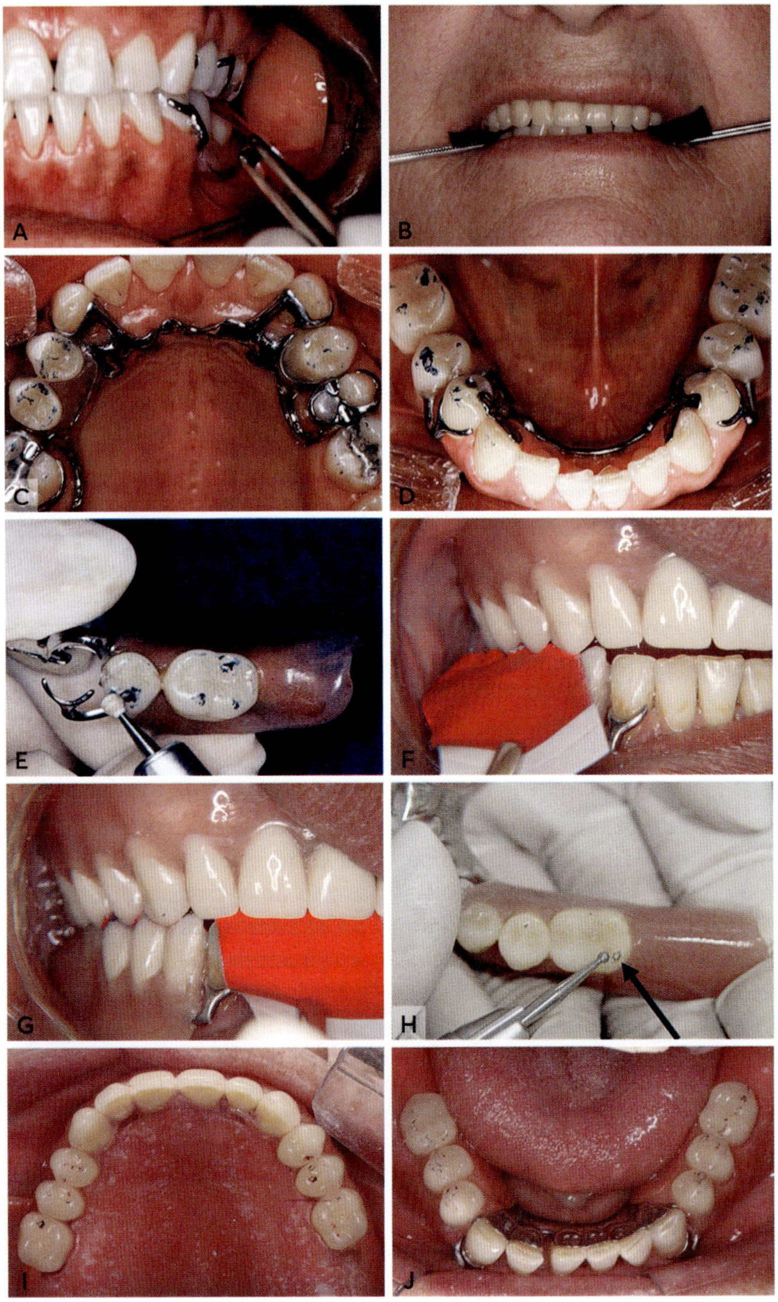

Figura 9 Em (A), análise da intensidade dos contatos oclusais com papel-celofane; em (B), marcação dos contatos em oclusão cêntrica com papel-carbono; em (C) e (D), análise dos contatos marcados e identificação das interferências oclusais nos arcos superior e inferior, respectivamente; em (E), desgaste dos contatos prematuros e áreas demarcadas; em (F) e (G), marcação dos contatos oclusais em lateralidade e protusão, respectivamente; em (H), seta indicando contato prematuro a ser desgastado; em (I) e (J), pontos de contatos bilaterais e simultâneos nos arcos superior e inferior, respectivamente, após ajuste oclusal.

Fonte: Disciplina de Prótese Parcial Removível – FOAr-Unesp.

No caso de poucos ajustes de áreas externas, o profissional pode realizar os procedimentos de acabamento e polimento no próprio consultório, utilizando pontas montadas, borrachas abrasivas, lixas e feltros (Figura 10A). Se essas áreas necessitarem de muitos ajustes, o ideal é realizar o acabamento e polimento em torno, utilizando roda de escova e pedra pomes (Figura 10B), seguido de roda de feltro e branco de Espanha (Figura 10C).[2,4] Previamente ao procedimento de finalização em torno, deve-se realizar a desinfecção da PPR, como descrito previamente, com o intuito de prevenir contaminação cruzada. Da mesma forma, a

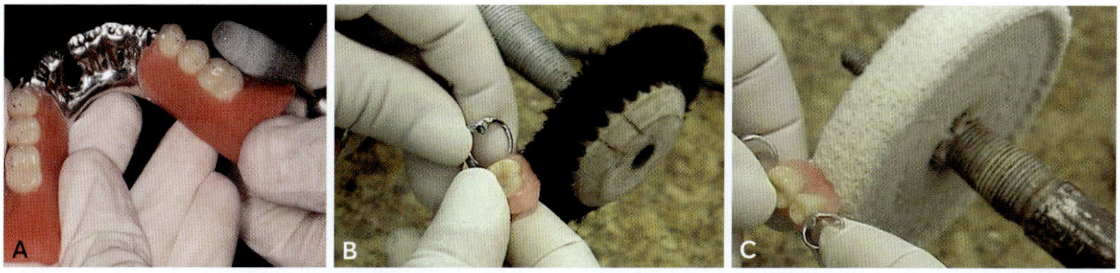

Figura 10 Em (A), polimento com borracha abrasiva; em (B), acabamento com roda de escova e pedra-pomes; em (C), polimento com roda de feltro e branco de Espanha.
Fonte: Disciplina de Prótese Parcial Removível – FOAr-Unesp.

prótese deve ser novamente desinfetada antes de ser colocada na boca do paciente.

Avaliação pelo paciente

Em decorrência da ansiedade no momento da colocação da PPR, é comum o profissional, logo no início da consulta, inserir as próteses e entregar um espelho para a avaliação do paciente. A precipitação dessa etapa pode ser altamente frustrante, pois a remoção das interferências ainda não foi realizada e, consequentemente, é comum haver falta de assentamento da PPR. Além disso, ao fechar a boca, pode ser observada uma condição de mordida aberta por falta de ajuste oclusal, o que poderá causar estranheza ao paciente. Por essas razões, apenas após o polimento final, a finalização de todos os ajustes exigidos para o assentamento completo e passivo da PPR e o restabelecimento da harmonia oclusal com o arco antagonista é que se pode proceder à avaliação por parte do paciente. Com o auxílio de um espelho que permita a visualização de todo o rosto, o paciente deve observar sua aparência em repouso e sorrindo (Figura 11A).[3] Ainda que todos os cuidados tenham sido tomados durante a prova dos dentes em cera, podem surgir algumas dúvidas e queixas, às quais o profissional deve dispensar toda a atenção necessária. Concluída essa etapa, procede-se à seguinte fase, que corresponde às instruções ao paciente sobre cuidados de uso e manutenção da PPR (Figura 11B).[2]

Instruções ao paciente

Após o polimento da prótese, ainda durante a sessão de colocação, algumas recomendações devem ser passadas ao paciente, abrangendo aspectos relacionados à utilização da PPR, ao período de adaptação e ao modo apropriado de inserir e remover a prótese da boca. Também é de responsabilidade do cirurgião-dentista educar e motivar seus pacientes sobre a higienização correta da prótese e dos dentes remanescentes, bem como sobre a relevância do controle posterior.[2] Apesar disso, é comum haver negligência por parte do profissional em relação às instruções fornecidas aos pacientes,[6] haja vista que grande parte dos usuários

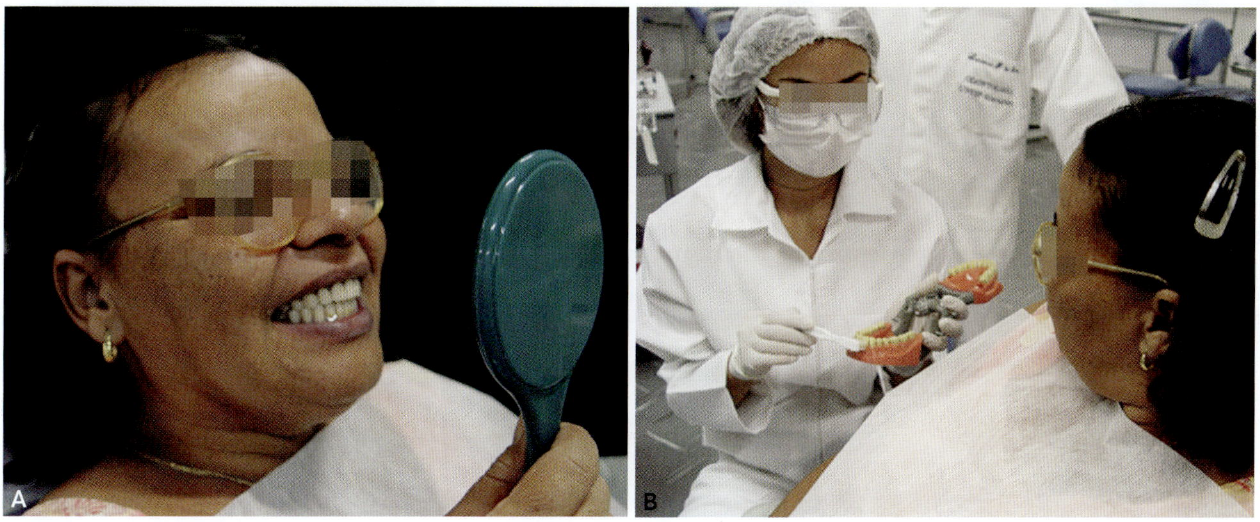

Figura 11 Em (A), avaliação da PPR pelo paciente em frente ao espelho; em (B), instruções de cuidados e manutenção da PPR.
Fonte: Disciplina de Prótese Parcial Removível – FOAr-Unesp.

de próteses não sabe higienizá-las satisfatoriamente por falta de orientação adequada.[27] As principais instruções a serem transmitidas ao paciente parcialmente edêntulo são descritas a seguir.

Métodos de orientação

Métodos verbais, escritos e ilustrados podem ser utilizados para a educação e motivação dos pacientes parcialmente edêntulos. Embora tenha sido demonstrado que os diversos métodos não influenciaram de modo significativo na higiene bucal, houve melhoria do índice de biofilme da PPR quando instruções ilustradas foram utilizadas.[7] Independentemente do método escolhido, a linguagem deve ser simples e clara, enfatizando os aspectos mais significativos das orientações a serem dadas.

Inserção e remoção da prótese

Ainda na consulta de colocação, o profissional deverá ensinar o paciente a inserir e remover a prótese de acordo com o eixo de inserção e remoção preestabelecido em delineador. Esses procedimentos deverão ser realizados pelo paciente em frente ao espelho (Figura 12A e B). Para a colocação de PPR inferior, o paciente deve ser instruído a levar os dedos indicadores, um de cada lado da prótese, sobre os apoios, realizando pressão suave até o seu assentamento. Para a remoção de PPR inferior, o paciente deve posicionar, de forma simultânea e bilateral, os dedos polegares abaixo dos grampos e elevar a prótese em direção ao arco superior (Figura 12C e D). Para a colocação de PPR superior, o paciente deve realizar o assentamento da prótese da mesma maneira que para a prótese inferior, porém utilizando os dedos polegares em vez dos indicadores. Para a remoção da PPR superior, o paciente deve realizar o mesmo procedimento utilizado para a inferior, mas agora com os dedos indicadores no lugar dos polegares, tracionando a prótese em direção ao arco inferior (Figura 12E e F). O paciente deve ser instruído a nunca tentar assentar a prótese com força de mordida ou realizar sua remoção utilizando a língua ou musculatura paraprotética. A remoção e a inserção inadequadas podem gerar forças oblíquas danosas aos dentes remanescentes. Além disso, distorções definitivas podem ocorrer na estrutura metálica da prótese.[18]

Uso da prótese

Em relação à utilização da prótese, o paciente deve ser informado que, logo após a colocação, é comum ocorrer algum desconforto e que é preciso um período de adaptação, durante o qual a sua colaboração é fundamental. Nessa fase inicial, as dificuldades são maiores para os pacientes que nunca utilizaram prótese removível. Geralmente, o período de adaptação é mais longo nos casos de PPR de extremo livre, em razão da ocorrência mais frequente de lesões e necessidade de mais retornos.[2]

Em caso de dor ou alguma lesão, o paciente deverá ser orientado a não usar a prótese até a próxima consulta de retorno, na qual o profissional realizará devidamente os ajustes necessários. O usuário da prótese deve estar ciente de que, sempre que retirar a prótese da boca, deve higienizá-la e mantê-la em um recipiente com água, para evitar distorções. O clínico deve orientar o pacien-

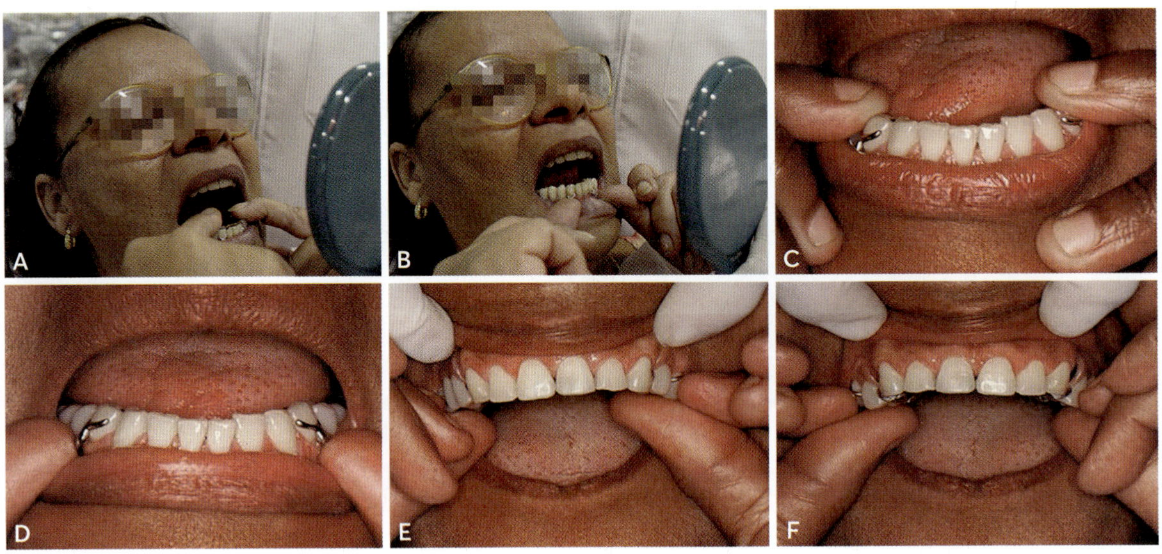

Figura 12 Instruir o paciente a inserir (A) e a remover (B) a PPR em frente ao espelho; inserção (C) e remoção (D) da PPR inferior; inserção (E) e remoção (F) da PPR superior.
Fonte: Disciplina de Prótese Parcial Removível – FOAr-Unesp.

te a não usar a prótese antiga em caso de desconforto com a nova, uma vez que os tecidos precisam de um período de 5 a 10 dias para se adaptar ao volume da PPR recém-colocada. O cirurgião-dentista deve enfatizar ao paciente que nunca ajuste a prótese sozinho, fazendo uso de alicates, lixas ou qualquer outro utensílio. Deve ser reforçado, também, que os ajustes realizados pelo próprio paciente serão de sua inteira responsabilidade, assim como as consequências dos prejuízos resultantes. No caso de qualquer dúvida, o paciente deve entrar imediatamente em contato com o profissional.[4]

Cabe ao cirurgião-dentista orientar o paciente a remover a PPR para dormir, deixando-a imersa em água. O uso contínuo das próteses é um facilitador para a colonização de *Candida* spp. e outros patógenos na mucosa de suporte e nos dentes remanescentes. Isso ocorre como consequência do ambiente com pH reduzido desenvolvido sob as próteses, que se torna ainda mais desfavorável durante o sono do paciente em razão da redução fisiológica do fluxo salivar.[28-30] Em indivíduos que usam continuamente suas próteses, a maior prevalência de patologias bucais, como a estomatite protética,[29] e de doenças sistêmicas, como a pneumonia aspirativa,[28] foi atribuída ao fato de os dentes remanescentes e os tecidos envolvidos estarem em constante contato com os componentes protéticos. Essa condição reduz o efeito protetor da saliva e causa trauma contínuo aos elementos de suporte, resultando na diminuição de sua resistência às agressões mecânicas e microbiológicas.[30]

Mastigação

É indispensável reiterar ao paciente que a prótese não apresenta a mesma capacidade mastigatória que os dentes naturais, devolvendo cerca de 50% dessa função. O profissional também deve instruir o paciente a não protruir a mandíbula, sobretudo nos casos extensos montados em relação cêntrica.[1] Ainda, o paciente deve estar ciente de que a mastigação é um ato aprendido e que, enquanto estiver nesse processo de adaptação, deve adotar uma dieta com alimentos macios, cortados em pequenos pedaços. O profissional deve orientar o paciente a mastigar devagar e bilateralmente, assim como a evitar alimentos fibrosos, duros e pegajosos, principalmente nas primeiras 24 horas de uso.[4]

Fonética

O paciente deve ser conscientizado que, da mesma maneira que podem ocorrer certos problemas com a mastigação, a nova prótese pode também causar dificuldade na pronúncia de certas palavras, principalmente no período de adaptação. No caso de indivíduos edêntulos anteriores, os músculos orbiculares requerem um período para a adaptação. Para o aprimoramento da pronúncia com a PPR, o profissional pode orientar o paciente a falar ou ler em voz alta em sua casa, em frente ao espelho.[4]

Higiene oral e limpeza da PPR

A presença de PPR promove alterações quantitativas e qualitativas na microbiota bucal, o que aumenta o risco de cárie, gengivite e periodontite. Entretanto, é possível estabelecer o controle do biofilme por meio da correta higienização dos dentes remanescentes e da prótese, assim como pela programação de retornos periódicos ao consultório dentário.[27] Portanto, nesse momento, deve-se tentar motivar o paciente ao máximo, salientando a imprescindibilidade de se manter a cavidade oral e a prótese adequadamente limpa, para que o tratamento realizado tenha longevidade.

Para a higienização dos tecidos remanescentes, o paciente deverá ser orientado a usar uma escova com cerdas macias e dentifrício. Para a remoção do biofilme sobre a mucosa, a escovação deve abranger dentes, gengiva, palato e língua (Figura 13). A língua também pode ser limpa utilizando-se um limpador específico facilmente encontrado no mercado. Além disso, o paciente deverá ser instruído a usar o fio dental para a limpeza das superfícies proximais dos dentes remanescentes.

A importância desses cuidados com as estruturas remanescentes e também com a prótese tem sido reforçada por estudos prévios.[31,32] Foi demonstrado que, após 6 meses de colocação da PPR, houve aumento da quantidade de biofilme sobre os dentes pilares e não pilares e da recessão gengival nos dentes pilares.[31] Da mesma forma, após 7 anos de uso da PPR, os dentes pilares apresentaram maior profundidade de sondagem, presença de cáries e fraturas em comparação aos pilares indiretos e aos não pilares.[32]

Em relação à higienização das próteses removíveis, ainda não há um consenso acerca do produto ou método ideal para o controle e a remoção do biofilme. Entretanto, é bem estabelecido que a utilização de algum método, seja mecânico ou químico, é mais eficaz na redução de micro-organismos e biofilme protético que nenhum procedimento de higienização.[33] Por sua simplicidade, fácil acesso e baixo custo, a escovação com escova convencional e dentifrício comum é o método mais comumente utilizado pelos usuários de próteses dentárias removíveis e o mais recomendado pelos cirurgiões-dentistas.[6] Esse método tem sido efetivo para a remoção de debris e controle do biofilme da base acrílica e dos dentes artificiais das próteses removíveis. No entanto, não é suficiente para a limpeza de componentes pequenos e irregulares da estrutura metálica,

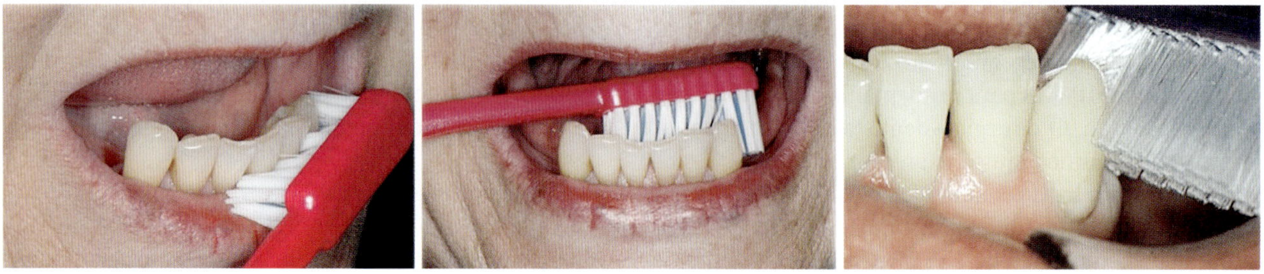

Figura 13 Instrução de higiene dos dentes remanescentes.
Fonte: Disciplina de Prótese Parcial Removível – FOAr-Unesp.

como a região interna de grampos e conectores menores. Assim, para melhor higienização desses componentes, bem como de áreas das bases acrílicas de difícil acesso, tem sido recomendado o uso da porção pequena e de formato cilíndrico ou cônico existente nas escovas especiais para próteses (Figura 14A a C).[34,35]

Os dentifrícios comuns também não são adequados para a limpeza das próteses removíveis em razão da ação dos seus componentes abrasivos, podendo resultar em maior desgaste das superfícies protéticas, sobretudo as acrílicas. Como consequência, há perda de brilho e aumento da rugosidade dos materiais das bases protéticas, favorecendo o acúmulo de biofilme. Nesse sentido, é recomendado o uso de dentifrícios específicos para a higienização de próteses removíveis (Figura 14D), que têm formulação sem partículas abrasivas e resultam em menores danos à resina acrílica das bases e dos dentes artificiais.[35]

Embora sejam facilmente encontrados em outros países, as escovas e, sobretudo, os dentifrícios específicos para limpeza de prótese se apresentam em quantidade limitada no mercado nacional, além de custarem de 3 a 5 vezes mais que os produtos convencionais para a higiene dental.[35] Diante dessas dificuldades, o clínico pode recomendar ao paciente uma escova convencional de cerdas macias, com cabeça estreita e pequena. Além disso, pode orientá-lo a fazer uso de dentifrícios comuns que não contenham carbonato de cálcio insolúvel, composto altamente abrasivo e encontrado com frequência em cremes dentais clareadores. São indicados produtos que apresentam componentes menos abrasivos, como o bicarbonato de sódio e, principalmente, a sílica, a qual é comumente encontrada nos dentifrícios antitártaro e naqueles indicados para dentes sensíveis (Figura 15A e B). Por fim, uma ótima opção para reduzir o potencial abrasivo dos dentifrícios e, ao mesmo tempo, conseguir um efeito antimicrobiano similar, é substituí-los por sabão de coco ou sabonete líquido neutro para limpeza das mãos (Figura 15C e D).[36-39]

Para a limpeza da PPR, é aconselhável que o paciente utilize uma escova de cerdas macias diferente daquela empregada para a higiene dos dentes remanescentes.[2] Além disso, a escovação da PPR com dentifrício, sabão ou sabonete deve ser realizada sobre a pia cheia de água, de modo a evitar fraturas ou danos à prótese em caso de quedas. A escovação deve abranger todas as superfícies da PPR, sendo fundamental enfatizar a importância da

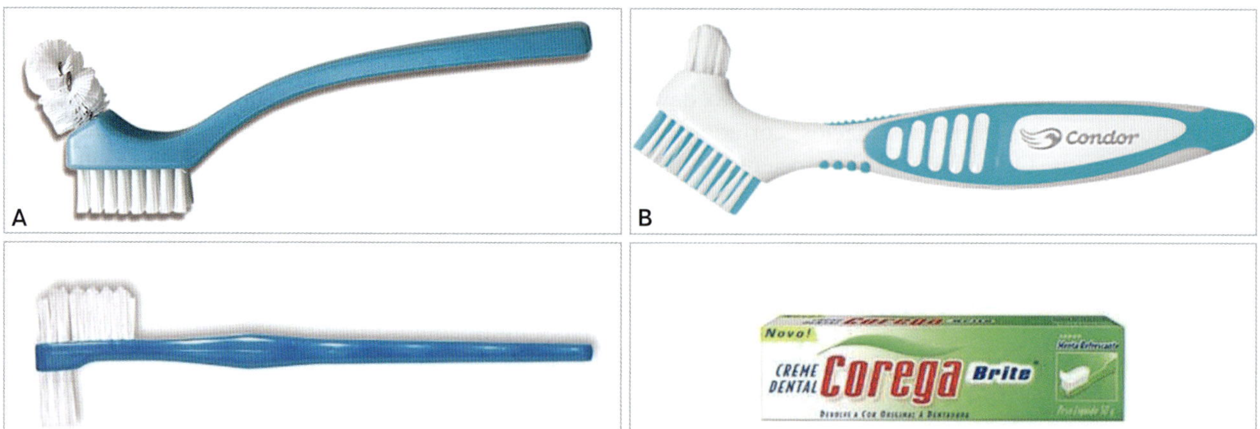

Figura 14 Marcas de escova para próteses removíveis disponíveis no mercado nacional: Curaprox® (A), Condor® (B) e Bitufo® (C). Em (D), creme dental para próteses Corega® Brite.

limpeza das regiões em contato com as estruturas remanescentes da cavidade bucal, principalmente com os dentes (Figura 15A e D). Vale ressaltar que o acúmulo de biofilme sobre as estruturas da prótese poderá acarretar cárie e doença periodontal mesmo que o paciente realize a correta higienização da boca.[33] A higienização da prótese e dos dentes remanescentes deverá ser realizada após as refeições, sendo ideal, como previamente citado, que a PPR seja limpa antes de dormir e, então, imersa em água para evitar distorções.

O método mecânico da escovação das próteses removíveis, como mencionado anteriormente, é eficaz no controle do biofilme protético e, por isso, deve ser um procedimento obrigatório na rotina de cuidados com a PPR. Entretanto, na atuação isolada desse método na remoção do biofilme protético, tem sido observada baixa efetividade em comparação à sua associação a outros procedimentos, sobretudo os químicos.[40,41] Quando inseridos em uma comunidade do tipo biofilme, os micro-organismos se tornam parcialmente protegidos das forças de cisalhamento da escova dental, o que minimiza sua ação. Outro fator que dificulta a limpeza por esse método é a presença de irregularidades e porosidades na resina acrílica das bases protéticas. Por fim, a escovação também se torna menos efetiva quando realizada por indivíduos com redução da acuidade visual, limitações da capacidade motora e comprometimento cognitivo, o que é comum nos usuários de próteses removíveis idosos e residentes de casas de repouso.[42] Assim, para os pacientes com essas dificuldades, bem como para aqueles com estado geral de saúde fragilizado ou que se encontram em tratamento para patologias bucais, como a estomatite protética, é indispensável a associação da escovação com outro método diário de limpeza para as próteses, preferencialmente o químico.[42] Já para aqueles pacientes com bom estado geral de saúde e bucal e com habilidade de realizar a escovação de forma adequada, o método químico pode ser empregado uma vez por semana, como coadjuvante no controle do biofilme protético.[43]

As soluções de hipoclorito de sódio, embora sejam clinicamente mais efetivas que outros agentes de limpeza para o controle e a remoção do biofilme protético, são contraindicadas como método químico de higienização para PPR.[44] Essas soluções alcalinas, mesmo em curtos períodos de imersão, promovem a oxidação da estrutura metálica e ocasionam corrosão localizada.[45] Assim, soluções mais compatíveis com os materiais utilizados na confecção da PPR têm sido sugeridas, incluindo peróxido alcalino e digluconato de clorexidina.[43,44,46,47]

Anteriormente, em razão de sua ação antimicrobiana, a imersão noturna diária (aproximadamente 8 horas) das próteses removíveis em soluções de limpeza era o método químico mais recomendado aos usuários de próteses removíveis.[44,48] Entretanto, foi demonstrado que a imersão por períodos prolongados das próteses removíveis em soluções de clorexidina e peróxido alcalino resultaram em alterações deletérias nas propriedades físicas e/ou mecânicas das resinas acrílicas para base de prótese, dentes acrílicos artificiais e ligas de cobalto-cromo.[49-52] Por isso, a recomendação atual recai sobre a imersão das PPR em soluções de limpeza por um curto período de tempo, variável entre 5 e 20 minutos, dependendo da concentração do agente químico.

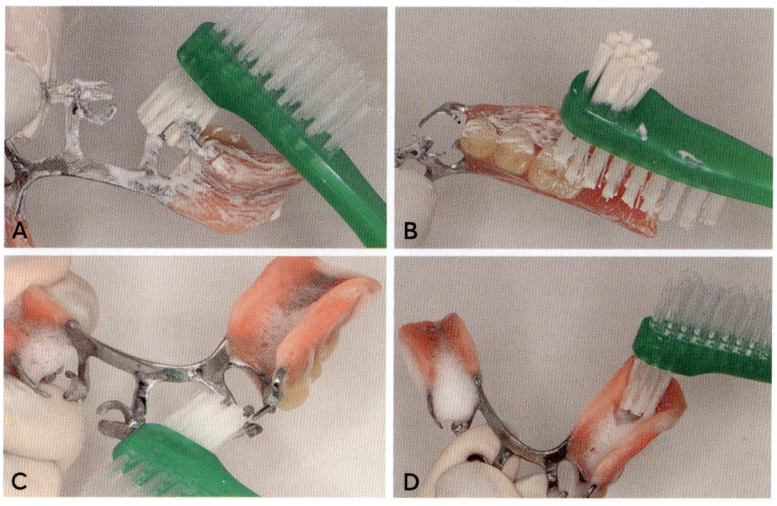

Figura 15 Instrução de escovação das partes metálicas e acrílicas da PPR com dentifrício não abrasivo (A e B) e sabonete neutro (C e D).
Fonte: acervo pessoal de Karin Hermana Neppelenbroek e Lucas José de Azevedo Silva.

As soluções de peróxido alcalino podem ser uma opção viável para a higienização das PPR, por apresentarem menor citotoxicidade em relação às de clorexidina,[53] além de ausência de odor e sabor residual. Sua ação na remoção de cálculos e manchas recém-formadas nas superfícies protéticas é efetiva, mas apenas se empregada em imersões por várias horas ou durante a noite, o que, além de ultrapassar muito o tempo recomendado pelo fabricante (3 a 5 minutos), resulta em danos aos materiais utilizados na confecção das PPR, como já mencionado.[49-52,54] Por outro lado, tem sido cada vez mais comprovado que os peróxidos alcalinos não são eficientes na remoção de biofilme microbiano em superfícies de cobalto-cromo e resina acrílica para base de prótese,[55] tampouco na redução da colonização in vivo de *Candida* spp. em próteses acrílicas.[48,56-58] Além disso, mesmo em curtos ciclos de imersão, esses produtos podem causar efeitos adversos nas propriedades de cor, rugosidade superficial e resistência flexural das resinas acrílicas para base de prótese.[59]

Das soluções empregadas como método químico de limpeza das PPR, destacam-se aquelas à base de clorexidina, um agente antisséptico com amplo espectro de atividade antimicrobiana, considerado estável na forma de digluconato. Outra vantagem desse agente químico é sua propriedade de substantividade, conhecida por garantir sua liberação e disponibilidade graduais no local de uso por um tempo significativo, o que permite que seja efetivo por longos períodos. Não há ainda um consenso em relação à concentração mais eficaz para a imersão de próteses removíveis. A solução de digluconato de clorexidina a 2%, em associação ao método de escovação, tem mostrado ser clinicamente satisfatória na remoção do biofilme protético, quando utilizada em ciclos de 5 minutos de imersão.[46,47] Embora não tenha interferido de forma significativa na rugosidade in vivo de próteses removíveis reembasadas,[47] essa solução, após sucessivos ciclos de 5 minutos de imersão, resultou em efeito deletério à resistência da união entre dentes artificias e resina acrílica para a base de prótese.[60] Uma alternativa mais compatível com as propriedades das bases acrílicas[61] e das ligas de cobalto-cromo[45,61] é o uso da solução em concentração de 0,12% durante 10 minutos. Associado ao método de escovação, esse protocolo tem demonstrado eficácia clínica na redução de micro-organismos viáveis presentes nas próteses removíveis.[43,46] Assim, preconiza-se o uso da solução de digluconato de clorexidina a 0,12% para a imersão da PPR diariamente ou uma vez por semana, de acordo com o biotipo do paciente e com sua capacidade de limpar a prótese, como mencionado previamente.

Uma opção caseira para a limpeza da PPR, sobretudo em razão do seu baixo custo e fácil acesso, são as soluções à base de bicarbonato de sódio. Essas soluções têm mostrado compatibilidade com componentes metálicos, baixa citotoxicidade e capacidade de remoção de machas da resina acrílica.[62] Embora sua ação antimicrobiana sobre próteses removíveis seja inferior à obtida com solução de clorexidina a 0,12%,[43] a solução de bicarbonato de sódio a 5%, durante 10 minutos, mostrou efetividade na redução da aderência de *Candida albicans* em resina acrílica para bases protéticas.[63] Para o preparo da solução caseira a 5%, o paciente deve dissolver 1 colher de sopa (10 g) de bicarbonato de sódio em um copo de água morna (200 mL). Em virtude de suas vantagens e limitações, a solução de bicarbonato de sódio a 5% pode ser recomendada semanalmente para a imersão da PPR (10 minutos) no caso de pacientes que apresentam capacidade de higiene satisfatória das próteses, com o objetivo de auxiliar no controle e na prevenção da formação de biofilme.

Procedimentos que devem ser realizados após a colocação da prótese

O primeiro retorno após a colocação da prótese deve ser realizado após 24 horas. Nessa consulta, o paciente deve ser questionado a respeito de queixas específicas, que, caso estejam presentes, devem ser avaliadas e resolvidas para sua maior satisfação. As próteses também deverão ser examinadas dentro e fora da boca. Todos os processos relacionados à análise de áreas de compressão e oclusão deverão ser repetidos na consulta de retorno. Nessa fase, a avaliação da oclusão se justifica, uma vez que, com o assentamento das bases sobre os tecidos mucosos e o rebordo, pequenas mudanças nas relações oclusais são passíveis de ocorrer após um breve período de uso. Todos os ajustes devem ser feitos de forma gradativa e criteriosa, haja vista que o paciente ainda se encontra em período de adaptação e acomodação da prótese aos tecidos. A cavidade bucal deverá ser examinada com e sem a prótese em posição, cuidadosamente, para identificação das principais complicações, que estão descritas a seguir.

Áreas eritematosas na fibromucosa

Inicialmente, o profissional deve identificar a existência de qualquer área eritematosa na fibromucosa de revestimento, que pode indicar compressão pela base protética (Figura 16A) ou, ainda, presença de contato oclusal prematuro, no caso de lesão sobre a crista do rebordo.[4,64] No primeiro caso, as áreas de compressão devem ser identificadas com o uso de pasta evidenciadora (Figura 16B e C), segundo os procedimentos anteriormente descritos (Figura 6). No último caso, após a evidenciação das áreas de compressão, por meio de pressão digital, procede-se ao refinamento oclusal para remoção de possíveis interferências, como contato prematuro (Figura 16D), também conforme os procedimentos previamente descritos (ver Figura 9).

Lesões nos limites da área chapeável

É comum a presença de áreas ulceradas nas regiões de freios e inserções musculares e de bordas da sela acrílica da prótese removível, que caracterizam, respectivamente, falta de alívio e sobre-extensão. Essas regiões devem ser identificadas na boca com lápis cópia e, então, a prótese deve ser assentada para que a área marcada seja transferida para a base acrílica.[2] Em seguida, procede-se ao alívio ou desgaste da área marcada, com o auxílio de brocas ou discos de formato adequado (Figura 17).

Sensibilidade dolorosa nos dentes pilares

Áreas dolorosas ao redor dos dentes pilares também devem ser avaliadas, pois podem sofrer pressão

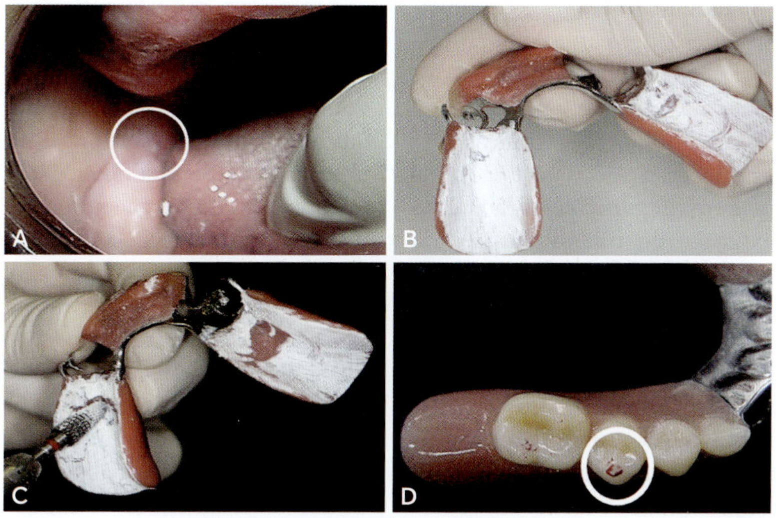

Figura 16 Em (A), área eritematosa na fibromucosa de suporte; em (B) e (C), evidenciação e desgaste de áreas de compressão, respectivamente; em (D), identificação de contato prematuro.
Fonte: Disciplina de Prótese Parcial Removível – FOAr-Unesp.

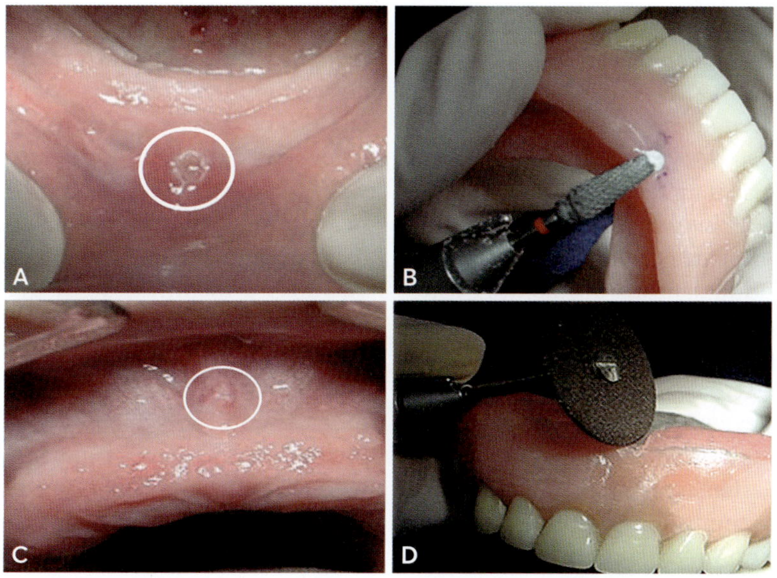

Figura 17 Em (A), área ulcerada sob a borda anterior da prótese; em (B), desgaste da borda traumatógena segundo a marcação do lápis cópia; em (C), área ulcerada referente à falta de alívio na região de freio labial anterior; em (D), alívio do freio com disco de carborundum.
Fonte: Disciplina de Prótese Parcial Removível – FOAr-Unesp.

da estrutura metálica. Nesse caso, o clínico deve proceder à identificação de interferências por meio do uso de evidenciadores, conforme procedimentos descritos previamente no Capítulo 12. Pontos de contatos oclusais prematuros, sobretudo entre a estrutura metálica e um dente natural, também podem causar sensibilidade, devendo ser identificados com o auxílio de fita de papel-carbono, como anteriormente explicado (ver Figura 9). Nas duas situações, quando for necessário desgastar metal, um espessímetro deve ser utilizado para que a remoção da interferência não ultrapasse a espessura mínima do metal de 1,5 mm. A essa altura, a necessidade de desgaste de dente natural antagonista pressupõe erro de planejamento ou de preparo dos dentes pilares.[2]

Náusea

Os sintomas de náuseas geralmente estão associados a uma sobre-extensão do conector maior do tipo barra anteroposterior (barra posterior em forma de meia-cana) ou da base acrílica da PPR (cobertura total metaloplástica), nos casos que se estendem além do limite entre palato duro e palato mole. O profissional deve marcar o limite entre os palatos duro e mole com o lápis cópia e posicionar a prótese para avaliar a ocorrência de sobre-extensão. Se presente, a prótese deve ser ajustada, tomando-se todos os cuidados com relação à largura do conector maior. Entretanto, se for observado que a extensão posterior está correta, é provável que a PPR atual tenha uma extensão maior que a antiga e, assim, deve-se aguardar o período de adaptação para avaliar a real necessidade do ajuste.[2,64]

Mordida na bochecha ou língua

A mordida na bochecha pode sinalizar problemas na montagem dos dentes, como forma incorreta do arco no seguimento posterior (corredor bucal vestibularizado), trespasse horizontal insuficiente dos dentes posteriores, espaço interoclusal excessivo e, até mesmo, mordida cruzada.[18,64] Mordidas na língua podem ser um indício de posição lingualizada dos dentes posteriores, ao passo que traumas geralmente são oriundos da presença de rugosidade e irregularidade superficiais das próteses ou de diastemas.[64] No caso de irregularidades, o profissional deve proceder à suavização e ao polimento criterioso das áreas. Da mesma forma, o clínico deve fechar os diastemas que traumatizam a língua por meio de resina composta fotopolimerizável.[64]

Se a posição vestíbulo-lingual dos dentes posteriores estiver adequada, o profissional pode arredondar as cúspides vestibulares para solucionar o problema de mordida na bochecha. O mesmo procedimento pode ser realizado para cúspides linguais, no caso de mordida na língua.[2] Por outro lado, se a posição vestíbulo-lingual não estiver correta, mas essa alteração ainda for pequena, o clínico pode realizar uma discreta redução das superfícies vestibulares das cúspides vestibulares dos dentes inferiores posteriores (bochecha) ou das cúspides linguais (língua). No caso de mordida cruzada, procede-se à remontagem no articulador e, no ponto em que existe a troca de mordida normal para a cruzada, o cirurgião-dentista deve reduzir as cúspides ou superfícies oclusais vestibulares para eliminar o contato entre elas. Todos os desgastes devem ser submetidos a polimento criterioso, como previamente explicado.[64] A mordida na língua ou nas bochechas pode estar relacionada à reposição dos dentes posteriores, no caso de pacientes que não usavam prótese ou cuja antiga prótese era muito diferente da atual. Nessas situações, deve-se aguardar o período de adaptação para analisar se, de fato, o ajuste é necessário.[2]

Retornos periódicos

A maioria dos pacientes parcialmente desdentados, em especial nos casos de extremidade livre, requer duas ou mais consultas após a colocação da PPR, devendo a segunda ser marcada após 48 a 72 horas da primeira.[3] O número e a periodicidade dos retornos na fase de controle imediato dependem da quantidade de dentes remanescentes, do grau de otimismo e confiança do paciente e da presença de lesões identificadas na primeira consulta. Em geral, quanto menor o número de dentes naturais remanescentes e maior a prótese, maior a probabilidade da necessidade de ajustes após a colocação.[18] As consultas de retorno devem ser realizadas até que o paciente não apresente mais nenhuma queixa. Após a segunda consulta e até que fase de adaptação às novas próteses seja concluída, recomenda-se marcar retornos após 7, 15 e 30 dias da colocação da PPR.[2]

A sessão de controle após 30 dias decorridos da colocação da prótese é imprescindível por, geralmente, viabilizar a identificação de eventuais processos destrutivos e, simultaneamente, permitir a observação dos cuidados do paciente quanto aos procedimentos de higienização bucal e da PPR. Nessa oportunidade, todas as correções exigidas devem ser realizadas, e a importância da correta higienização da prótese e dos tecidos remanescentes deve ser enfatizada.[27] Nessa sessão, assim como nas demais consultas de retorno, o profissional deve checar novamente as áreas de compressão e a oclusão.[18]

Posteriormente ao período de adaptação funcional da PPR, a incorporação de um programa de retornos periódicos é fundamental, pois irá permitir o diagnóstico precoce, o controle e a prevenção da cárie e de doença periodontal, preservando, assim, as estruturas de suporte.[27] Dessa forma, é essencial deixar claro ao paciente que a prótese não é definitiva e que os retornos periódicos são relevantes para a manutenção e a durabilidade do tratamento. A incorporação de um programa de educação e motivação dos pacientes e de controle posterior é capaz de manter a saúde bucal e a higiene das próteses por um longo período, o que reduz, portanto, a possibilidade de danos às estruturas de suporte.[7]

A frequência das consultas na fase de controle posterior depende das condições bucais e físicas do paciente, como cooperação com o tratamento, nível de higiene bucal e da prótese, tipo de PPR (extremo livre ou dentossuportada), condições periodontais e risco de cárie.[1] No caso de idosos e indivíduos com comprometimento motor ou neurológico, deve-se ponderar sua habilidade no controle de biofilme dentário e protético. Pacientes mais suscetíveis à cárie e à doença periodontal, com saúde geral fragilizada e/ou habilidade comprometida para a higienização bucal e da prótese devem ser examinados com maior frequência, por exemplo, a cada três meses. Retornos com intervalos maiores, em geral a cada seis meses ou, no máximo, a cada dez meses, podem ser considerados para pacientes em condições bucais normais.[1]

Nas consultas de retorno, deverão ser avaliados fatores relacionados ao paciente e à prótese, como padrão de higienização, eventuais danos aos dentes e demais estruturas de suporte e condições da prótese. Todos os problemas detectados devem ser solucionados, seja por meio de ajustes ou, até mesmo, por substituição da PPR.[27] O profissional deve examinar os dentes remanescentes em relação à condição periodontal e à presença de cáries, bem como no que diz respeito a lesões em tecidos moles, alterações no rebordo residual e interferências oclusais. Conjuntamente, as radiografias e o exame clínico por meio de sondagem e observação direta permitem o diagnóstico de lesões de cáries e alterações periodontais, de forma a manter o controle sobre o processo de instalação e desenvolvimento dessas patologias. Além disso, a condição dos dentes pilares deve ser investigada, principalmente em relação à mobilidade (Figura 18), que pode ocorrer como consequência de progressão da doença periodontal, em razão do aumento do acúmulo de biofilme ou da transmissão de forças excessivas da prótese sobre esses elementos. Neste último caso, a oclusão e a adaptação da base acrílica devem ser avaliadas e ajustadas.[7]

A ausência de controle posterior, associada à falta de motivação dos pacientes para a correta higienização das próteses, apresenta, como consequência, o aumento do acúmulo de biofilme protético, o que pode favorecer o desenvolvimento da estomatite protética. Além disso, em usuários de próteses, ocorrem alterações da microbiota bucal e do fluxo salivar, principalmente em pacientes idosos, que, geralmente, têm problemas sistêmicos e fazem uso de medicamentos de forma contínua. Essas condições, associadas à falta de controle posterior, podem facilitar a instalação e a recorrência da estomatite protética. Mediante essa condição, os pacientes devem ser orientados a remover as próteses para dormir, higienizá-las corretamente e realizar sua imersão diária em uma das soluções de limpeza indicadas para PPR, como previamente mencionado neste capítulo. Além disso, o tratamento com antifúngico tópico durante 14 dias deve ser prescrito.[65]

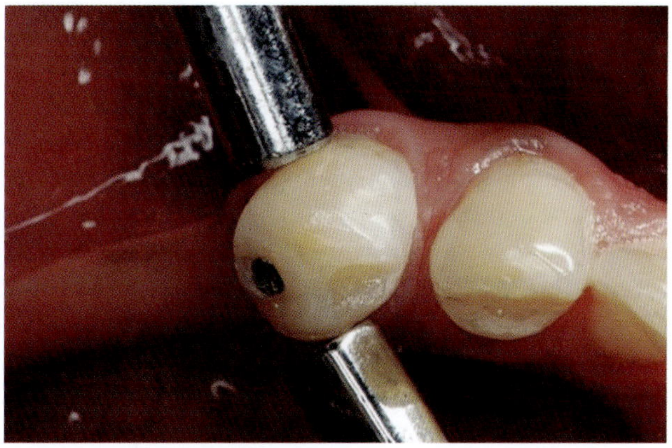

Figura 18 Análise da mobilidade dos dentes pilares.
Fonte: Disciplina de Prótese Parcial Removível – FOAr-Unesp.

Em relação à prótese, eventual perda de retenção, estabilidade e suporte deve ser avaliada nas consultas de retorno. A retenção dos grampos pode ser comprometida em função de inserção e remoção inadequadas da PPR, podendo levar a uma distorção da estrutura metálica. A perda de suporte e estabilidade pode estar relacionada à reabsorção do rebordo residual em função do tempo e do uso da prótese, principalmente nas PPR dentomucossuportadas – condição que pode ser evidenciada clinicamente pela formação de báscula, uma vez que, quando o suporte da prótese é testado na região posterior, ocorre movimento na região anterior no sentido oposto e há desadaptação da PPR (Figura 19A). O movimento de báscula pode causar danos nos tecidos moles em função da movimentação da prótese durante a função mastigatória (Figuras 19B e C), além de resultar em forças horizontais incidentes aos dentes de suporte e alterações dos contatos oclusais e da dimensão vertical.[1] Nesses casos, podem ser indicados procedimentos de readaptação, como o reembasamento mediato ou imediato das bases protéticas ou, ainda, sua total substituição. Vários fatores devem ser avaliados para a escolha do procedimento de readaptação de uma PPR em detrimento de sua substituição, como a condição geral da prótese, o estado de saúde bucal do paciente, o grau de conservação dos dentes pilares, o nível de suporte ósseo, a alteração da oclusão e a opinião do paciente.[1]

CONSIDERAÇÕES FINAIS

A etapa de colocação da PPR não pode ser negligenciada e deve ser criteriosamente executada por procedimentos realizados antes, durante e após a colocação da prótese, de maneira a garantir o conforto e a satisfação do paciente. Além disso, é indispensável que tanto o profissional quanto o paciente estejam conscientes da importância do controle posterior para aumentar a longevidade do tratamento. Em cada retorno periódico, o cirurgião-dentista, além de realizar criterioso exame e ajustes dos problemas encontrados, deve manter a motivação do paciente para a correta higienização bucal e da prótese. Falhas em qualquer etapa do tratamento, incluindo a colocação da PPR e a fase de controle posterior, podem acarretar danos aos tecidos de suporte ou, ainda, total insatisfação do paciente.

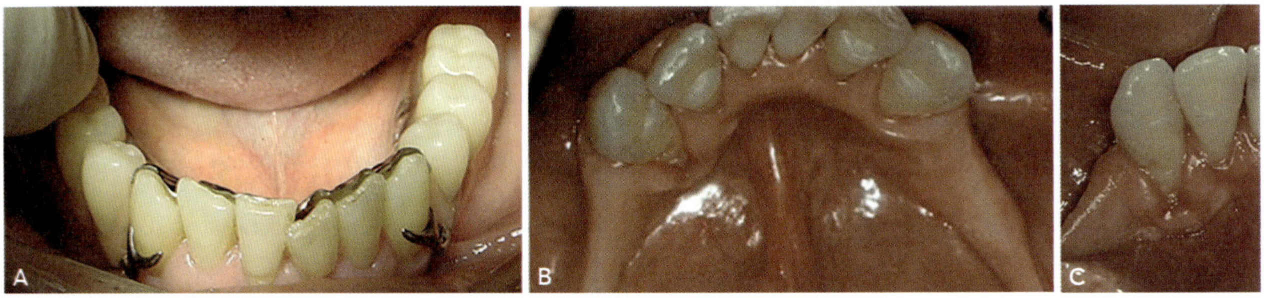

Figura 19 Em (A), movimento de báscula que desadapta a estrutura metálica; em (B), lesão cervical em função da movimentação da PPR; em (C), detalhe da lesão cervical.
Fonte: Disciplina de Prótese Parcial Removível – FOAr-Unesp.

FLUXOGRAMA DE CUIDADOS

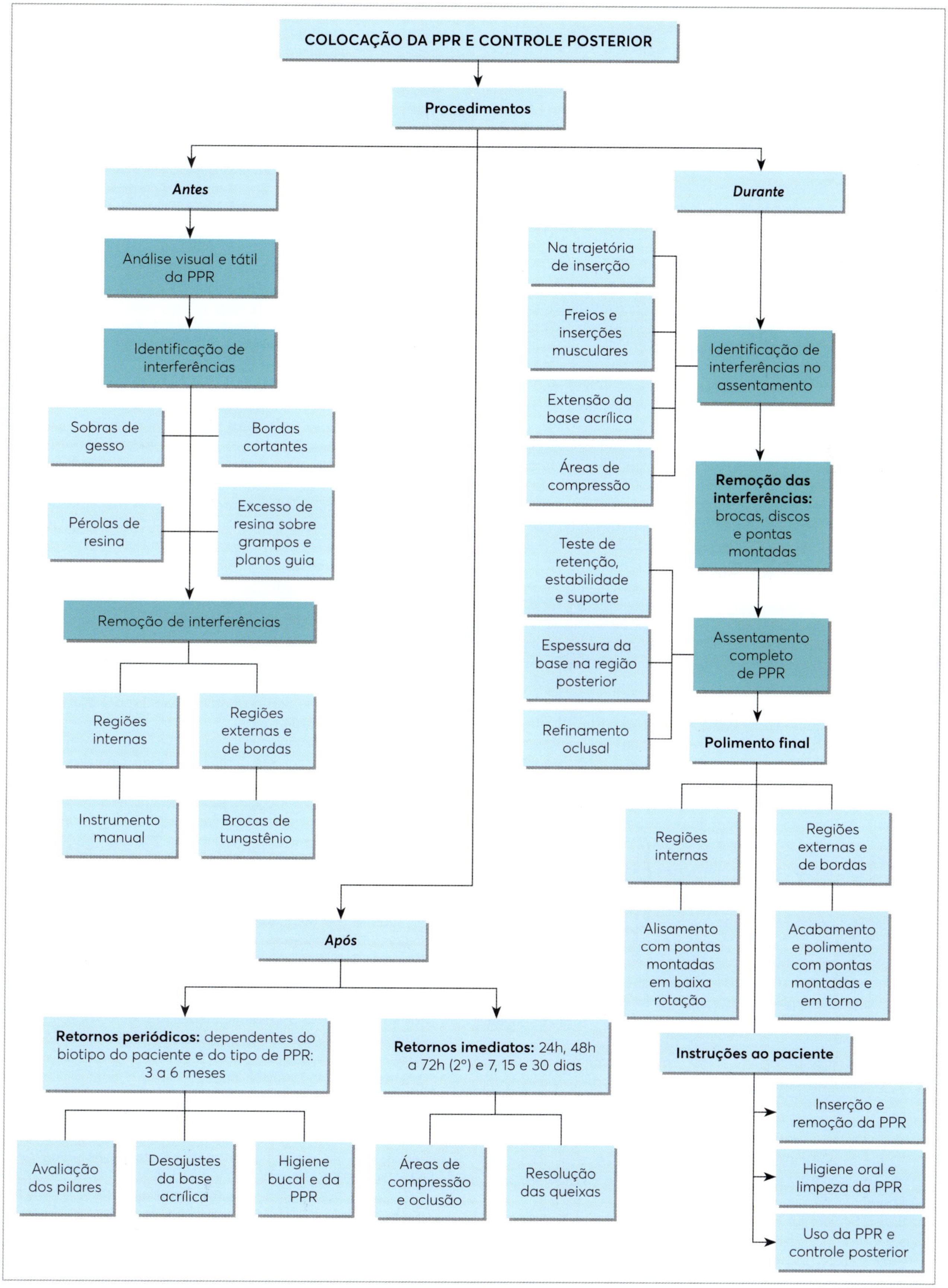

REFERÊNCIAS BIBLIOGRÁFICAS

1. Di Fiore SR, Di Fiore MA, Di Fiore AP. Atlas de prótese parcial removível – Princípios biomecânicos, bioprotéticos e de oclusão. 1.ed. São Paulo: Santos, 2010.
2. Carreiro AFP, Batista AUD. Prótese parcial removível contemporânea. 1.ed. São Paulo: Santos, 2013.
3. Russi S, Rocha EP. Prótese total e prótese parcial removível. Série Abeno: Odontologia Essencial Parte-Clínica. 1.ed. Porto Alegre: Artes Médicas, 2015.
4. Kliemann C, Oliveira W. Manual de prótese parcial removível. 3.ed. São Paulo: Santos, 2009.
5. Barbosa DB, Barão VAR, Assunção WG, Gennari Filho H, Goiato MC. Instalação de prótese total: uma revisão. Rev Odontol UNESP. 2006;35(1):53-60.
6. Cakan U, Yuzbasioglu E, Kurt H, Kara HB, Turunç R, Akbulut A et al. Assessment of hygiene habits and attitudes among removable partial denture wearers in a university hospital. Niger J Clin Pract. 2015;18(4):511-515.
7. Ribeiro DG, Pavarina AC, Giampaolo ET, Machado AL, Jorge JH, Garcia PP. Effect of oral hygiene education and motivation on removable partial denture wearers: longitudinal study. Gerodontol. 2009;26(2):150-156.
8. Jerolimov V, Krhen J, Besić J. The role of residual monomer in PMMA powder and methods of polymerization in the finding of residual monomer in poly(methylmethacrylate) denture base. Acta Stomatol Croat. 1991;25(1):17-23.
9. Blagojevic V, Murphy VM. Microwave polymerization of denture base materials. A comparative study. J Oral Rehabil. 1999;26(10):804-808.
10. Lefebvre CA, Schuster GS, Caughman GB, Caughman WF. Effects of denture base resins on oral epithelial cells. Int J Prosthodont. 1991;4(4):371-376.
11. Kedjarune U, Charoenworaluk N, Koontongkaew S. Release of methyl methacrylate from heat-cured and autopolymerized resins: cytotoxicity testing related to residual monomer. Aust Dent J. 1999;44(1):25-30.
12. Jorge JH, Giampaolo ET, Vergani CE, Machado AL, Pavarina AC, Carlos IZ. Effect of post-polymerization heat treatments on the cytotoxicity of two denture base acrylic resins. J Appl Oral Sci. 2006;14(3):203-207.
13. Urban VM, Machado AL, Oliveira RV, Vergani CE, Pavarina AC, Cass QB. Residual monomer of reline acrylic resins. Effect of water-bath and microwave post-polymerization treatments. Dent Mater. 2007;23(3):363-368.
14. Zarb GA, Bolender CL. Prosthodontic treatment for edentulous patients. Complete dentures and implant supported prosthesis. 20.ed. St. Louis: Mosby, 2004.
15. Neill DJ, Nairn RI. Prótesis completa: manual clinico y de laboratorio. Buenos Aires: Mundi, 1984.
16. Moodley KL, Owen CP, Patel M. Quantitative analysis of selected microorganisms present at various sites in a prosthetics clinic and dental laboratory during complete denture fabrication. Int J Environ Res Public Health. 2020;17(10):33-45.
17. Bandeca SCS, Urban VM (orgs). Boas práticas em biossegurança do Curso de Odontologia da UEPG para a prevenção de infecção de COVID-19. Ponta Grossa: UEPG, 2020. Disponível em: <https://www2.uepg.br//proex/wp-content/uploads/sites/8/2020/09/BOAS-PRATICAS-EM-BIOSSEGURANCA-DO-CURSO-DE-ODONTOLOGIA.pdf>. Acesso em: 6 jul. 2021.
18. Phoenix RD. Prótese parcial removível clínica de Stewart. 3.ed. São Paulo: Quintessence, 2007.
19. British Society for the Study of Prosthetic Dentistry. Guides to standards in prosthetic dentistry – Complete and partial dentures. 2005. Disponível em: <https://www.bsspd.org/About/BSSPD+guidelines.aspx>. Acesso em: 6 jul. 2021.
20. Heartwell Jr. CM, Rahn AO. Sylllabus em dentaduras completas. 4.ed. São Paulo: Santos, 1990.
21. Young Jr. L, Johnson C. Adjusting complete denture occlusion with an intraoral balancer. Compendium. 1987;8(1):54-6,58.
22. Saizar P. Prostodoncia total. 2.ed. Buenos Aires: Mundi, 1972.
23. Carr AB, Brown DT. McCraken: Prótese parcial removível. 12.ed. Rio de Janeiro: Elsevier, 2012.
24. Pereira-Cenci T, Cury AA, Cenci MS, Rodrigues-Garcia RC. In vitro Candida colonization on acrylic resins and denture liners: influence of surface free energy, roughness, saliva, and adhering bacteria. Int J Prosthodont. 2007;20(3):308-310.
25. Foggi CC, Machado AL, Zamperini CA, Fernandes D, Wady AF, Vergani CE. Effect of surface roughness on the hydrophobicity of a denture-base acrylic resin and Candida albicans colonization. J Investig Clin Dent. 2016;7(2):141-148.
26. Quirynen M, Marechal M, Busscher HJ, Weerkamp AH, Darius PL, van Steenberghe D. The influence of surface free energy and surface roughness on early plaque formation. An in vivo study in man. J Clin Periodontol. 1990;17(3):138-144.
27. Pavarina AC, Garcia PPNS, Bonan RF, Giampaolo ET, Vergani CE, Machado AL. Avaliação da conduta do cirurgião dentista no retorno periódico de usuários de prótese parcial removível. Rev. Odontol Unesp. 2003;32(1):47-54.
28. Paju S, Scannapieco FA. Oral biofilms, periodontitis, and pulmonary infections. Oral Dis. 2007;13(6):508-512.
29. Neppelenbroek KH, Pavarina AC, Spolidorio DMP, Massucato EMS, Spolidorio LC, Vergani CE. Effectiveness of microwave disinfection of complete dentures on the treatment of Candida-related denture stomatitis. J Oral Rehabil. 2008;35(11):836-846.
30. Gendreau L, Loewy ZG. Epidemiology and etiology of denture stomatitis. J Prosthodont. 2011;20(4):251-260.
31. Costa L, do Nascimento C, de Souza VO, Pedrazzi V. Microbiological and clinical assessment of the abutment and non-abutment teeth of partial removable denture wearers. Arch Oral Biol. 2017;75:74-80.
32. Carreiro AFP, Dias KC, Lopes ALC, Resende CMBM, Martins ARLA. Periodontal conditions of abutments and non-abutments in removable partial dentures over 7 years of use. J Prosthodont. 2017;26(8):644-649.
33. de Souza RF, Paranhos HFO, da Silva CHL, Abu-Naba'a L, Fedorowicz Z, Gurgan CA. Interventions for cleaning dentures in adults. Cochrane Database Syst Rev. 2009;(4):CD007395.
34. Wagner B, Kern M. Clinical evaluation of removable partial dentures 10 years after insertion: success rates, hygienic problems, and technical failures. Clin Oral Investig. 2000;4(2):74-80.
35. Fernandes RA, Lovato-Silva CH, Paranhos HF, Ito IY. Efficacy of three denture brushes on biofilm removal from complete dentures. J Appl Oral Sci. 2007;15(1):39-43.
36. Barnabé W, de Mendonça Neto T, Pimenta FC, Pegoraro LF, Scolaro JM. Efficacy of sodium hypochlorite and coconut soap used as disinfecting agents in the reduction of denture stomatitis, Streptococcus mutans and Candida albicans. J Oral Rehabil 2004;31(5):453-459.
37. Policastro VB, Giro G, Leite AR, Mendoza-Marin DO, Paleari AG, Compagnoni MA et al. In vitro assessment of the abrasion resistance of two types of artificial teeth submitted to brushing. J Prosthodont 2016;25(6):485-488.
38. Zoccolotti JO, Tasso CO, Arbeláez MIA, Malavolta IF, Pereira ECDS, Esteves CSG et al. Properties of an acrylic resin after immersion in antiseptic soaps: low-cost, easy-access procedure for the prevention of denture stomatitis. PLoS One. 2018;13(8):e0203187.
39. Zoccolotti JO, Suzuki RB, Rinaldi TB, Pellissari CVG, Sanitá PV, Jorge JH. Physical properties of artificial teeth after immersion in liquid disinfectant soaps. Am J Dent. 2019;32(1):14-20.
40. Cruz PC, Andrade IM, Peracini A, Souza-Gugelmin MC, Silva-Lovato CH, de Souza RF et al. The effectiveness of chemical

denture cleansers and ultrasonic device in biofilm removal from complete dentures. J Appl Oral Sci. 2011;19(6):668-673.

41. Aslanimehr M, Mojarad N, Ranjbar S, Aalaei S. In vitro comparison of the effects of microwave irradiation and chemical and mechanical methods on the disinfection of complete dentures contaminated with *Candida albicans*. Dent Res J (Isfahan). 2018;15(5):340-346.
42. Kanli A, Demirel F, Sezgin Y. Oral candidosis, denture cleanliness and hygiene habits in an elderly population. Aging Clin Exp Res. 2005;17(6):502-507.
43. Valentini-Mioso F, Maske TT, Cenci MS, Boscato N, Pereira-Cenci T. Chemical hygiene protocols for complete dentures: A crossover randomized clinical trial. J Prosthet Dent. 2019;121(1):83-89.
44. Peracini A, Andrade IM, Oliveira VC, Macedo AP, Silva-Lovato CH, Pagnano VO et al. Antimicrobial action and long-term effect of overnight denture cleansers. Am J Dent. 2017;30(2):101-108.
45. Felipucci DN, Davi LR, Paranhos HF, Bezzon OL, Silva RF, Pagnano VO. Effect of different cleansers on the surface of removable partial denture. Braz Dent J. 2011;22(5):392-397.
46. de Andrade IM, Cruz PC, Silva-Lovato CH, de Souza RF, Souza--Gugelmin MC, Paranhos HF. Effect of chlorhexidine on denture biofilm accumulation. J Prosthodont. 2012;21(1):2-6.
47. Moffa EB, Izumida FE, Jorge JH, Mussi MC, Siqueira WL, Giampaolo ET. Effectiveness of chemical disinfection on biofilms of relined dentures: a randomized clinical trial. Am J Dent. 2016;29(1):15-19.
48. Duyck J, Vandamme K, Krausch-Hofmann S, Boon L, De Keersmaecker K, Jalon E et al. Impact of denture cleaning method and overnight storage condition on denture biofilm mass and composition: a cross-over randomized clinical trial. PLoS One. 2016;11:e0145837.
49. Paranhos HF, Peracini A, Pisani MX, Oliveira VC, de Souza RF, Silva-Lovato CH. Color stability, surface roughness and flexural strength of an acrylic resin submitted to simulated overnight immersion in denture cleansers. Braz Dent J. 2013;24(2):152-156.
50. Heimer S, Schmidlin PR, Stawarczyk B. Discoloration of PMMA, composite, and PEEK. Clin Oral Investig. 2017;21(4):1191-1200.
51. Campanha NH, Pavarina AC, Jorge JH, Vergani CE, Machado AL, Giampaolo ET. The effect of long-term disinfection procedures on hardness property of resin denture teeth. Gerodontology. 2012;29(2):e571-e576.
52. Keyf F, Güngör T. Comparison of effects of bleach and cleansing tablet on reflectance and surface changes of a dental alloy used for removable partial dentures. J Biomater Appl. 2003;18(1):5-14.
53. Masetti P, Arbeláez MIA, Pavarina AC, Sanitá PV, Jorge JH. Cytotoxic potential of denture base and reline acrylic resins after immersion in disinfectant solutions. J Prosthet Dent. 2018;120(1):155.e1-155.e7.
54. Jeyapalan K, Kumar JK, Azhagarasan NS. Comparative evaluation of the effect of denture cleansers on the surface topography of denture base materials: an in-vitro study. J Pharm Bioallied Sc. 2015;7(Suppl 2):S548-S553.
55. Vasconcelos GLL, Curylofo PA, Coimbra FCT, Oliveira VC, Macedo AP, Paranhos HFO et al. In vitro antimicrobial activity of effervescent denture tablets on the components of removable partial dentures. Int J Prosthodont. 2020;33(3):315-320.
56. Uludamar A, Ozkan YK, Kadir T, Ceyhan I. In vivo efficacy of alkaline peroxide tablets and mouthwashes on Candida albicans in patients with denture stomatitis. J Appl Oral Sci. 2010;18(3):291-296.
57. Rocha GSR, Duarte TN, Corrêa GO, Nampo FK, Ramos SP. Chemical cleaning methods for prostheses colonized by Candida spp.: a systematic review. J Prosthet Dent. 2020;124(6):653-658.
58. Peracini A, Regis RR, Souza RF, Pagnano VO, Silva CH, Paranhos HF. Alkaline peroxides versus sodium hypochlorite for removing denture biofilm: a crossover randomized trial. Braz Dent J. 2016;27(6):700-704.
59. Peracini A, Davi LR, Ribeiro NQ, de Souza RF, da Silva CHL, Paranhos HFO. Effect of denture cleansers on physical properties of heat-polymerized acrylic resin. J Prosthodont Res. 2010;54(2):78-83.
60. Pero AC, Scavassin PM, Nunes EM, Policastro VB, Giro G, Compagnoni MA. Bond strength of artificial teeth attached to a microwave-polymerized denture base resin after immersion in disinfectant solutions. J Prosthodont. 2016;25(7):576-579.
61. Davi LR, Felipucci DN, de Souza RF, Bezzon OL, Lovato-Silva CH, Pagnano VO et al. Effect of denture cleansers on metal ion release and surface roughness of denture base materials. Braz Dent J. 2012;23(4):387-393.
62. Madeswaran S, Jayachandran S. Sodium bicarbonate: a review and its uses in dentistry. Indian J Dent Res. 2018;29(5):672-677.
63. Sousa FA, Paradella TC, Koga-Ito CY, Jorge AO. Effect of sodium bicarbonate on Candida albicans adherence to thermally activated acrylic resin. Braz Oral Res. 2009;23(4):381-385.
64. Lamb D J. Problems and solutions in complete denture prosthodontics. 1.ed. London: Quintessence, 1993.
65. Hannah VE, O'Donnell L, Robertson D, Ramage G. Denture stomatitis: causes, cures and prevention. Prim Dent J. 2017;6(4):46-51.

15

Reembasamento imediato e mediato da prótese parcial removível

Karin Hermana Neppelenbroek
Janaina Habib Jorge

Tanto os materiais utilizados na confecção das próteses parciais removíveis (PPR) quanto os tecidos de suporte biológico são vulneráveis às mudanças do tempo. Os materiais das próteses podem ser abrasionados, manchados ou fraturados, alterações que, muitas vezes, são passíveis de ser reparadas. No entanto, as mudanças irreversíveis que ocorrem nos componentes biológicos de suporte podem ser apenas parcialmente compensadas. O adequado planejamento e os procedimentos meticulosos durante a confecção da PPR são capazes de minimizar as alterações dos tecidos de suporte, mas não de as eliminar.[1,2] Assim, é primordial que, após a colocação da PPR, o paciente seja periodicamente acompanhado para a análise da prótese, dos dentes pilares, da fibromucosa de revestimento e da estabilidade oclusal.[3,4]

O aspecto mais importante das consultas de retorno é a atitude do paciente em relação à necessidade do controle posterior do seu tratamento reabilitador. Caso não tenha sido alertado previamente que essa fase é parte inerente ao tratamento, o paciente pode interpretar as consultas periódicas de ajustes como sendo mandatórias para corrigir uma prótese que supostamente ficou mal confeccionada ou com algum problema. Isso pode gerar uma postura de rejeição à PPR, em especial nos primeiros meses após sua colocação, ou seja, quando o paciente ainda está se adaptando efetivamente à nova prótese. Se, por esse motivo, o paciente deixar de utilizar a PPR, isso pode ser um fator de insucesso do tratamento. Evidentemente, a essa altura, torna-se claro o papel da manutenção das próteses como instrumento de fidelização dos pacientes.[5] Como visto no Capítulo 14, o profissional deve conscientizar o paciente de sua responsabilidade em participar de um programa adequado de controles periódicos para a preservação dos tecidos remanescentes de suporte e longevidade da reabilitação oral.[6] Por fim, durante os procedimentos de manutenção, o profissional tem a oportunidade de efetivamente aferir o sucesso do tratamento executado, o que acaba se tornando um valioso método de autoavaliação.[7]

Um problema frequentemente encontrado durante a fase de controle posterior de uma PPR, principalmente em casos de extremos livres, refere-se à desadaptação da base protética em relação à fibromucosa que reveste o rebordo alveolar residual.[6] Esse achado é essencialmente decorrente da reabsorção óssea alveolar, um processo crônico, progressivo, irreversível e cumulativo, que tem sua etiologia reconhecida como multifatorial.[8] Nesse sentido, as PPR de extremos livres merecem especial atenção, uma vez que a biomecânica desse tipo de prótese depende do perfeito ajuste da base protética à fibromucosa de suporte.[6] Afinal, o comprometimento dessa adaptação pode levar ao desequilíbrio das forças incidentes, com consequente sobrecarga aos dentes pilares.[5]

Uma variedade de cerca de 60 fatores locais e sistêmicos está envolvida no processo de reabsorção do osso alveolar,[9,10] havendo uma combinação de importantes condições anatômicas, metabólicas, psicossociais e mecânicas.[11] Essa reabsorção é variável não apenas entre indivíduos, mas também para um mesmo indivíduo em diferentes períodos de vida.[12] Ainda não se sabe quais fatores são os mais expressivos nesse processo e, da mesma forma, a alta variação individual não pode ser completamente explicada.[11] No entanto, sabe-se que o início da reabsorção óssea é sempre precedido pela perda do elemento dental e do ligamento periodontal, que tem a capacidade de formar osso. Por isso, uma correlação entre atrofia alveolar e osteoporose é frequentemente sugerida. Por outro lado, nem todas as reabsorções do rebordo residual podem ser explicadas pela presença de desmineralização óssea generalizada, especialmente porque a atrofia alveolar, quando grave, também pode ocorrer em indivíduos sem osteoporose.[13]

O processo de reabsorção do rebordo alveolar residual ocorre mais rapidamente nos primeiros seis meses após a perda dentária.[14] Posteriormente, tem sua velocidade reduzida, correlacionando-se com o tempo decorrido após a exodontia,[10] mas se mantendo por toda a vida do indivíduo, com uma redução média de 1 mm por ano.[8] Essa reabsorção é agravada pelo trauma constante de uma base que gera forças compressivas adicionais ao osso alveolar, como ocorre nos casos de PPR de extremo livre.[15]

Apesar de a resina acrílica termopolimerizável ser o material mais comumente utilizado na confecção das bases protéticas removíveis, apresentando estética satisfatória, boa resistência, baixo custo e facilidade de manipulação, seu módulo de elasticidade (2.400 MPa) é significativamente mais elevado do que o dos tecidos nos quais essas bases se apoiam (1,25 a 5 MPa).[16] Essa diferença acaba gerando microtraumatismos, sobretudo na região do rebordo que fica em contato com as próteses inferiores, haja vista que a fibromucosa nessa região é mais delgada e tem inervação e vascularização mais superficiais, o que pode levar o paciente a descontinuar seu uso.[17]

Para minimizar os problemas causados pela desadaptação das bases protéticas à fibromucosa que reveste o rebordo residual, procedimentos de reembasamento podem ser indicados. Em situações nas quais o reembasamento com resinas acrílicas auto ou termopolimerizáveis rígidas devolverem a adaptação da sela, mas não o conforto ao paciente, pode ser recomendado o emprego de materiais reembasadores resilientes de longa duração.[18] Esses materiais também podem ser utilizados em casos de reabsorções severas ou dificuldades anatômicas do rebordo residual que causem pontos de pressão, resultando em áreas dolorosas, lesões bucais e/ou sobrecarga aos dentes pilares.[17] Irregularidades e retenções presentes no rebordo frequentemente dificultam a adaptação adequada da base acrílica rígida e causam desconforto. Na tentativa de facilitar a inserção e a remoção da PPR e promover conforto ao paciente, as áreas de interferência da região interna da sela podem ser aliviadas, o que, muitas vezes, compromete ainda mais sua adaptação à fibromucosa, acarretando instabilidade da prótese, injúrias teciduais e forças deletérias aos pilares. Em virtude de suas características elásticas, o reembasamento da base acrílica com materiais resilientes, nessas situações, permite a readaptação da sela ao rebordo sem a interferência na inserção e na remoção da PPR, devolvendo, também, o conforto ao paciente durante o uso da prótese.[17,18]

No caso de PPR dentossuportadas, como a transmissão das forças incidentes ocorre exclusivamente por via dentária, a principal consequência da perda da adaptação entre a base protética e o rebordo alveolar é o acúmulo de detritos alimentares no espaço entre a sela e a fibromucosa. Nessa condição, indica-se o reajuste da base quando for relatado desconforto pelo paciente.[6] Já nas situações de PPR dentomucossuportadas, além da sobrecarga dos pilares diretos, vários outros efeitos podem ocorrer em razão do desajuste entre a base protética e o rebordo, entre os quais estão perda de retenção, desadaptação da estrutura metálica, lesões orais, como epulis fissurado e ulcerações, alteração da oclusão cêntrica, redução da dimensão vertical, aumento do trespasse vertical dos dentes anteriores, concentração de forças na região anterior, dificuldade de mastigação e instabilidade da prótese na área de suporte.[6,19,20]

Conforme os aspectos já mencionados, os fatores associados à reabsorção do osso alveolar devem ser ponderados na determinação da frequência de retornos do paciente na fase de controle posterior. Nesse sentido, o profissional deve levar em conta o tempo decorrido após a extração dos dentes, a severidade da reabsorção óssea, os aspectos da fibromucosa e a constituição óssea da mandíbula e da maxila, a resistência orgânica do indivíduo, a presença de fatores hereditários, o tipo de PPR (dentossuportada ou dentomucossuportada) e o arco antagonista.[1,19] Adicionalmente, dificuldades adaptativas e anatômicas relacionadas ao paciente devem ser ponderadas para a determinação da periodicidade de retornos.[17,18] Também tem sido sugerido que, quanto maior a idade do paciente e o número de áreas de suporte oclusal (dentes artificiais no extremo livre), mais frequentes devem ser as consultas para reajustes da base protética.[21] Outros fatores adicionais, como alteração rápida de peso do paciente, podem causar perda de adaptação da sela da PPR. Por fim, hábitos parafuncionais acabam por promover sobrecarga à fibromucosa de revestimento e dentes pilares, podendo aumentar ainda mais a velocidade da reabsorção óssea.[20]

Em função da reabsorção óssea alveolar, a adaptação das bases das próteses aos tecidos subjacentes deve ser periodicamente corrigida para a manutenção das condições de retenção e estabilidade obtidas inicialmente, bem como da saúde do sistema biológico de suporte das PPR.[5,6] Para isso, as bases protéticas podem ser submetidas a procedimentos de reembasamento, executados ao longo da fase de controle posterior, até a exigência de substituição das próteses, prevenindo lesões por traumas de desadaptação aos tecidos mucosos e forças nocivas aos dentes pilares durante toda a vida útil da PPR.

Diante desses aspectos, este capítulo tem como objetivo descrever as indicações, limitações e principais técnicas de reembasamento para as PPR.

BASES PARA A PRÁTICA CLÍNICA, NÍVEIS DE EVIDÊNCIA E RECOMENDAÇÕES

O reembasamento de uma PPR se refere aos procedimentos clínicos ou clínico-laboratoriais de readaptação da base protética à fibromucosa de revestimento do rebordo alveolar, por meio da adição de materiais na superfície interna da sela. Esses procedimentos resultam no preenchimento do espaço entre os tecidos mucosos e a base acrílica decorrente da reabsorção do rebordo alveolar, com consequente aumento da retenção e da estabilidade da PPR, sendo mantidas a adaptação da estrutura metálica[5,6] e as relações maxilomandibulares e oclusais.[22] Nesse sentido, a condição prévia para se fazer o reembasamento de uma PPR na fase de controle posterior é que a prótese esteja adequada para o profissional e para o paciente em relação às condições estéticas e funcionais dos dentes artificiais, aos aspectos de cor, à extensão e à espessura das bordas das bases, à fonética e à estética geral.[1] Antes de descrever as principais técnicas de reembasamento para PPR, é essencial entender as características gerais dos materiais indicados nesses procedimentos. Com o intuito de direcionar o profissional na escolha desses reembasadores, mediante a vasta disponibilidade de marcas disponíveis no mercado, serão abordados, a seguir, os principais produtos segundo sua aplicação e longevidade.

Materiais reembasadores das bases acrílicas

Materiais reembasadores rígidos

Os materiais rígidos utilizados para o reembasamento das bases protéticas são resinas acrílicas auto, foto ou termopolimerizáveis, dependendo do tipo de procedimento (imediato ou mediato) a ser utilizado. Neste capítulo, não serão abordadas as resinas reembasadoras rígidas fotopolimerizáveis, uma vez que demonstraram pobre união às resinas acrílicas para base de prótese,[23] além de alteração de cor clinicamente inaceitável em curto prazo de avaliação.[24]

Resinas reembasadoras autopolimerizáveis rígidas

O reembasamento imediato de longa duração das bases acrílicas é realizado exclusivamente por meio de procedimentos clínicos, no próprio consultório odontológico, utilizando-se materiais autopolimerizáveis, como as resinas acrílicas rígidas autopolimerizáveis, especificamente formuladas para essa finalidade. Nesses materiais, o polimetilmetacrilato (PMMA), presente nas resinas autopolimerizáveis convencionais, foi substituído por outros polímeros, como polietilmetacrilato (PEMA), que causam menor exotermia de reação. Ao mesmo tempo, o líquido desses reembasadores rígidos, à base de butilmetacrilato (BMA), isobutilmetacrilato (IBMA) ou 1,6-hexanediol dimetacrilato (1,6-HDMA), também apresenta composição distinta daquele das resinas acrílicas convencionais, à base de metilmetacrilato (MMA).[25] Essas diferenças na composição das resinas autopolimerizáveis rígidas para reembasamento imediato melhoraram significativamente suas propriedades físicas e mecânicas, que se tornaram comparáveis àquelas das resinas termopolimerizáveis para base de prótese.[26-29]

Alguns dos materiais autopolimerizáveis rígidos para reembasamento imediato, como Ufi Gel hard C® (da empresa Voco GmbH, localizada em Cuxhaven, Alemanha) e Tokuso Rebase Fast® (da empresa Tokuyama Dental Corp., localizada em Tóquio, Japão), este último substituído pelo produto Tokuyama Rebase II®, apresentam, em sua composição, uma alta porcentagem de agente de ligação cruzada (1,6-HDMA). Como resultado, as características físicas e mecânicas desses materiais foram ainda mais otimizadas, reduzindo sua solubilidade e liberação de monômero residual,[25] além de favorecerem sua união com as resinas acrílicas para a base de prótese.[23] Apesar dessas vantagens, são poucos os estudos clínicos disponíveis que avaliaram a performance desses materiais ao longo de sua vida útil. Ademais, as pesquisas foram realizadas com próteses totais reembasadas, não tendo sido encontrada nenhuma investigação in vivo com PPR nas mesmas condições. Isso dificulta a extrapolação dos resultados obtidos para o desempenho clínico de PPR reembasadas, particularmente quanto aos efeitos sobre os pilares diretos de extremos livres, permitindo apenas comparações indiretas com os estudos realizados.

Uma investigação clínica constatou que, após um ano de uso, 90% ou mais das próteses totais reembasadas com Tokuso Rebase Fast® apresentaram desempenho clínico ideal para alterações de cor, adaptação e irritabilidade dos tecidos bucais. Apenas uma das 50 próteses reembasadas se mostrou clinicamente inaceitável quanto à alteração de cor.[30] Clinicamente, ao longo de um ano de avaliação, a resina testada apresentou boa durabilidade, estabilidade de cor e resistência a manchas. Entretanto, ao final de 12 meses de uso, houve perda significativa do material, em especial nas próteses totais inferiores, sendo, portanto, recomendada sua substituição antes desse período.[31] Já a resina Tokuyama Rebase Fast II®, sucessora da Tokuso Rebase Fast®, também ao longo de um ano de avaliação clínica, revelou alterações perceptíveis de cor mediante limpeza com escova de cerdas macias e sabão de coco.[32]

Em relação aos procedimentos de desinfecção e limpeza de próteses reembasadas, foi averiguado clinicamente que, para a resina Tokuso Rebase Fast®, não houve alterações nas propriedades de dureza e estabilidade de cor após seis meses de uso diário de diferentes agentes de limpeza para prótese comercialmente disponíveis, sendo dois peróxidos alcalinos e um à base de hipoclorito de sódio.[33] Por outro lado, a imersão in vivo diária em peróxido alcalino causou alterações de cor perceptíveis na resina Tokuyama Rebase Fast II® aos 15 e 30 dias de avaliação. Aos 3 e 6 meses de protocolo diário de limpeza na mesma solução, foram observadas alterações de cor marcantes no material. O efeito do digluconato de clorexidina a 2% foi ainda maior na estabilidade de cor da resina, resultando em alterações perceptíveis aos 7 e 15 dias e marcantes após 30 dias, 3 e 6 meses.[34]

Haja vista os resultados supracitados sobre o desempenho clínico das resinas autopolimerizáveis rígidas para reembasamento imediato, bem como dos protocolos de limpeza para PPR mencionados no Capítulo 14, é possível sugerir que esses materiais devem ser avaliados quanto à deterioração a cada seis meses, devendo ser substituídos, de acordo com a necessidade, em, no máximo, um ano. Ao mesmo tempo, em razão dos efeitos deletérios das soluções de peróxido alcalino e digluconato de clorexidina a 2% sobre as propriedades desses materiais a longo prazo, são recomendados agentes químicos mais compatíveis para sua limpeza. Para o controle e a prevenção do biofilme protético, no caso de pacientes com higiene satisfatória das próteses, seria possível indicar a escovação três vezes ao dia com escova de cerdas macias, associada à imersão da PPR em solução de bicarbonato de sódio a 5% ou digluconato de clorexidina a 0,12% durante 10 minutos, uma vez por semana (ver Capítulo 14).[35,36]

Resinas reembasadoras termopolimerizáveis rígidas

As resinas termopolimerizáveis rígidas para reembasamento indireto ou mediato são as mesmas utilizadas na confecção das bases protéticas, requerendo, portanto, procedimentos laboratoriais para sua polimerização ativada pelo calor, seja em banho de água ou por energia de micro-ondas. Assim, demonstram propriedades físicas, químicas, mecânicas e biológicas satisfatórias por longos períodos.[29,37] Atualmente, muitas dessas resinas contêm agentes de ligações cruzadas em alta concentração, o que resulta em maior resistência e durabilidade. Diferentemente dos materiais rígidos para reembasamento imediato, que são oferecidos em cor única, as resinas termopolimerizáveis estão disponíveis em diferentes cores, podendo ser caracterizadas, o que confere melhor estética à base acrílica.[6]

Materiais reembasadores resilientes

Da mesma forma que os rígidos, os materiais resilientes para reembasamento das bases protéticas podem ser auto, foto ou termopolimerizáveis, dependendo do tipo de procedimento (imediato ou mediato) a ser utilizado. Também não serão abordadas, neste capítulo, as resinas reembasadoras resilientes fotopolimerizáveis, pois apresentaram alterações clinicamente inaceitáveis de dureza, textura e rugosidade superficiais após curto período de envelhecimento simulado.[38]

Materiais reembasadores autopolimerizáveis resilientes

Embora os fabricantes indiquem a utilização de muitos materiais reembasadores macios quimicamente ativados para o reembasamento imediato ou direto das bases protéticas por 6 meses a 2 anos, esses produtos têm limitações quanto às suas propriedades a longo prazo. Dessa forma, é imprescindível conhecer as características gerais desses materiais, de modo que o clínico esteja ciente de suas restrições nos procedimentos de reembasamento imediato durante a fase de controle posterior.

Os materiais reembasadores macios indicados para reembasamento imediato das próteses removíveis podem ser divididos em dois grandes grupos, segundo sua composição e vida útil: à base de resina acrílica e à base de silicone.

Materiais resilientes autopolimerizáveis à base de resina acrílica

Os materiais macios quimicamente ativados à base de resina acrílica compreendem tanto condicionadores de tecido quanto reembasadores resilientes. São indicados para reembasamento das próteses removíveis durante a fase pré-protética, com o intuito de devolver a saúde dos tecidos injuriados. A maciez desses produtos se deve principalmente à composição de seu líquido, com alto conteúdo de plastificantes (60 a 80%), além da presença de álcool etílico (5 a 15%) (de acordo com MSDS-Material Safety Data Sheet). O efeito de amortecimento nos tecidos de suporte das próteses é também atribuído ao fato de não terem agentes de ligação cruzada. Após a plastificação, esses materiais quimicamente ativados apresentam alta maciez, a qual, porém, acaba sendo rapidamente comprometida, tornando-os temporários. Isso ocorre em razão da perda de plastificantes e outros componentes solúveis para o meio bucal ao mesmo tempo que absorvem líquido, seja em função, ao entrarem em contato com a saliva e com alimentos, ou quando removidos da boca, durante a imersão em água e soluções de limpeza.[39]

Além dos aspectos mencionados, materiais macios como os condicionadores de tecido não apresentam recuperação elástica e, em razão da alta solubilidade inicial, sofrem notável perda da integridade superficial após 3 a 4 dias de uso, limitando sua vida útil a um período de 5 dias.[40,41] Por sua vez, os reembasadores resilientes à base de resina acrílica ativados quimicamente não deveriam ser utilizados por mais de 2 semanas,[39] ainda que sejam indicados pelos fabricantes por um período de até seis meses, como é o caso dos materiais Coe-Soft® (da empresa GC America Inc, localizada em Chicago, IL, EUA) e Trusoft® (da empresa Bosworth Co, localizada em Skokie, IL, EUA). Apesar de terem capacidade de recuperação elástica, em razão de sua resiliência e do menor teor de plastificantes e álcool em comparação aos condicionadores teciduais, esses reembasadores apresentaram, ao final de 14 dias, propriedades de sorção de água e solubilidade similares aos primeiros,[41] além de médias de rugosidade excedentes àquelas consideradas clinicamente aceitáveis.[42] Por essas razões, os materiais macios à base de resina acrílica quimicamente ativados não devem ser empregados nos procedimentos de reembasamento imediato durante a fase de controle posterior.

Materiais resilientes autopolimerizáveis à base de silicone

Os materiais resilientes autopolimerizáveis à base de silicone consistem em polímeros de dimetilsiloxano, quimicamente semelhantes aos silicones de moldagem. Em geral, a reação de polimerização ocorre por condensação, porém, atualmente, em alguns materiais, a reação ocorre por adição, em virtude da composição à base de poliorganosiloxano.[17,43] Embora sejam hidrofílicos, demonstrando menor sorção de água em relação aos materiais acrílicos resilientes, não apresentam união química com a base de prótese, dependendo completamente de um agente adesivo.[43] Como sua resiliência não é atrelada à presença de plastificantes lixiviáveis, as propriedades elásticas desses produtos são mantidas por mais tempo.[43] Por essa razão, os fabricantes geralmente indicam seu uso por períodos de 1 a 2 anos, tempo que deve ser ponderado pelo clínico com cautela.[17]

Apesar de não terem sido encontrados estudos clínicos avaliando o desempenho clínico dos reembasadores de silicone autopolimerizáveis a longo prazo, resultados de pesquisas in vitro têm mostrado alterações significativas das suas propriedades físicas e mecânicas após períodos prolongados de avaliação.[44,45] Foi demonstrado que o material Sofreliner Tough® (da empresa Tokuyama Dental Corp., localizada em Tóquio, Japão) apresentou aumento significativo da dureza após simulação de dois anos de uso clínico, utilizando escova extramacia e dentifrício, seguida de envelhecimento artificial por termociclagem. Essa alteração não foi observada para o reembasador à base de silicone termopolimerizável (Molloplast-B®, da empresa Detax GmbH & Co., localizada em Ettlingen, Alemanha) submetido às mesmas condições, o que foi atribuído às boas propriedades elásticas e à maior estabilidade do material ao longo do tempo em decorrência de uma reação de polimerização mais completa e do maior conteúdo de agentes de ligação cruzada em sua composição.[45] Após 6 semanas de envelhecimento acelerado simulado, foi observado que o reembasador de silicone de condensação quimicamente ativado Ufi Gel P® (da empresa Voco GmbH, localizada em Cuxhaven, Alemanha) apresentou pequenas, mas significativas alterações deletérias nas propriedades de dureza e estabilidade de cor.[44] Um estudo em ratos utilizando dispositivos acrílicos intraorais reembasados com Ufi Gel P® demonstrou aumento da rugosidade do material ao final de 14 dias de avaliação. Apesar de terem sido detectadas alterações significativas, o material de silicone apresentou menor rugosidade e menor alteração superficial quando comparado a outros reembasadores quimicamente ativados à base de resina acrílica.[42] Mesmo os materiais atuais autopolimerizáveis de silicone de adição, como o Mucopren Soft® (da empresa Kettenbach GmbH, localizada em Wissenbach, Alemanha), mostraram aumento progressivo da dureza ao longo de 90 dias de armazenagem em saliva, mas ainda dentro dos limites clinicamente aceitáveis.[46] Esse resultado é condizente com um estudo clínico que revelou aumento significativo da qualidade de vida dos pacientes após 3 meses de uso de próteses totais inferiores reembasadas com Mucopren Soft®.[47]

Um fator agravante dos materiais de silicone polimerizado quimicamente é a possibilidade da formação de microbolsas de água na região de interface com a base acrílica, decorrente do próprio processo de ativação a frio, o que pode resultar em falha adesiva a curto prazo. Isso acontece porque a reação de autopolimerização, quando comparada àquela ativada por calor, resulta em união mais fraca com a resina acrílica de base e menor reticulação, produzindo um material de silicone menos denso e, portanto, mais suscetível a percolação e descolamento na área de interface.[17] Essa resistência de união é também variável de acordo com a composição do material e da resina para base de prótese. Foi constatado que, embora um reembasador autopolimerizável à base de silicone de adição tenha produzido resistência de união satisfatória com diferentes resinas para base protética (Silagum-Comfort®, da empresa DMG, localizada em Hamburgo, Alemanha), outro de composição e ativação similares (Ufi Gel SC®, da empresa Voco GmbH, localizada em Cuxhaven, Alemanha) resultou em uma interface clinicamente inaceitável, independentemente do envelhecimento simulado de 1,5 ano. Essa união foi ainda mais prejudicada quando testada com uma resina de base implementada na tecnologia CAD-CAM (*computer-aided design and computer-aided manufacturing*).[48] Haja vista esses aspectos, bem como as supracitadas alterações de importantes propriedades em longos períodos de utilização, é possível sugerir que os materiais reembasadores autopolimerizáveis à base de silicone sejam utilizados, idealmente, por um período de 3 a 4 meses, estendendo-se, no máximo, por 6 meses.[17] Dessa forma, o profissional deve ponderar seu uso nos procedimentos de reembasamento imediato na fase de controle posterior, mesmo que o paciente tenha que retornar mais frequentemente ao consultório, particularmente em razão do alto custo desses materiais.

Materiais reembasadores resilientes termopolimerizáveis

Os materiais reembasadores resilientes termopolimerizáveis, indicados para reembasamento mediato ou indireto das próteses removíveis, podem ser divididos em dois grandes grupos, de acordo com sua composição e vida útil: à base de resina acrílica e à base de silicone.

Materiais resilientes termopolimerizáveis à base de resina acrílica

Os materiais resilientes à base de acrílico termicamente ativados contêm um pó composto por polímero ou copolímero de cadeia cruzada, que, geralmente, contém iniciadores de reação térmica, como o peróxido de benzoíla da resina acrílica convencional. Seu líquido também é semelhante ao da resina para base de prótese, por conter monômero, principalmente o MMA, além de outros, como metacrilato de isodecila. No entanto, contém plastificantes, sobretudo dibutilftalato, além de outros, como ftalato de butila-butil glicolato.[17] A reação térmica de polimerização ocorre por meio de ciclos controlados em laboratório, acarretando menor exotermia e, consequentemente, menor degradação do material, o que resulta em reembasadores mais duradouros. Por essa razão, os fabricantes desses produtos recomendam seu uso clínico por um ano.

Diferentes métodos de polimerização mostraram, ao longo de um ano de imersão em água, maciez superior para o EverSoft® (da empresa Dentsply Austenal, localizada em York, PA, EUA),[49] que é processado termicamente em mufla de forma convencional, quando comparado ao produto polimerizado diretamente em boca.[50] Do mesmo modo, o material permaneceu mais macio após o armazenamento em água a longo prazo quando foi processado em uma panela polimerizadora sob pressão, em comparação à polimerização em boca. Ambos os resultados reforçam a premissa de que a polimerização sob elevadas temperaturas e pressões pode favorecer as propriedades do material, como a resiliência.[50] Apesar de o processamento laboratorial otimizar as propriedades das resinas acrílicas resilientes, tem sido relatado que, sob as mesmas condições in vitro, esses materiais apresentam propriedades físico-mecânicas significativamente inferiores àqueles à base de silicone.[38,51-53] Quando comparados em relação às propriedades de sorção e solubilidade após 6 meses de imersão em água, indicou-se o reembasador resiliente termopolimerizável de silicone (Molloplast B®), que será mais bem descrito a seguir, para procedimentos mais prolongados, em detrimento do material termopolimerizável à base de resina acrílica (EverSoft®).[49]

São imperativas investigações in vivo a longo prazo com os reembasadores resilientes termopolimerizáveis à base de resina acrílica para possibilitar análises mais conclusivas sobre seu desempenho clínico. Apesar disso, foi atestado que o uso de um material resiliente acrílico ativado termicamente (Super-Soft®, da GC America Inc., localizada em Chicago, IL, EUA) ao redor dos retentores e pilares em *overdentures* apresentou maciez adequada durante 6 meses de uso clínico, entretanto, essa propriedade foi significativamente reduzida (40%) ao final de 1 ano de avaliação.[54] Resultados de estudos in vitro estão de acordo com esses achados, evidenciando, ao longo de 6 meses ou menos, alterações clinicamente inaceitáveis das propriedades desse material e outros de mesmo tipo (Pro-Tech®, da Pro Tech Professional Products Inc., localizada em Boynton Beach, FL, EUA, e Vertex Soft®, da Vertex-Dental B.V., localizada em Soesterberg, Holanda), como sorção de água e solubilidade, estabilidade de cor, dureza, elasticidade e degradação superficial.[38,51-53] Além disso, tem sido mostrado que, embora tenham afinidade química com as resinas acrílicas para a base de prótese, os reembasadores acrílicos resilientes termopolimerizáveis apresentam menor resistência de união a esses materiais quando comparados aos reembasadores termopolimerizáveis de silicone, independentemente de procedimentos simuladores de envelhecimento.[53] Essa união é também dependente do tipo de resina de base, tendo sido demonstrada uma interface inaceitável entre o material Vertex Soft® e uma resina implementada na tecnologia CAD-CAM após 1,5 ano de simulação de uso clínico.[48] Diante dos aspectos mencionados, embora os fabricantes indiquem o uso clínico das resinas resilientes termopolimerizáveis por até 1 ano, a presença de plastificantes em sua composição acaba por afetar propriedades determinantes, limitando o reembasamento com esses materiais a períodos de até 6 meses.[17] Outra desvantagem associada a esses produtos refere-se à dificuldade de encontrá-los disponíveis no mercado nacional, demandando importação, o que acarreta aumento significativo de custos.

Materiais resilientes termopolimerizáveis à base de silicone

À semelhança dos materiais resilientes autopolimerizáveis à base de silicone, os termopolimerizáveis se constituem de polímeros de dimetilsiloxano, também não dependendo da liberação de plastificantes. Entretanto, são polimerizados termicamente por iniciadores como peróxido de benzoíla em banho de água ou sistema de injeção. Por serem de silicone, não têm união química com a resina acrílica das bases protéticas, dependendo completamente de agente adesivo, um solvente que dissolve superficialmente a resina acrílica da base protética.[43] Apesar disso, esses materiais têm mostrado uma eficiente união química com diferentes resinas de base, incluindo a usinada no sistema CAD-CAM, em simulações de uso clínico de 1,5 ano[48] a 3 anos.[53] Como mencionado previamente, a polimerização em banho de água ou por energia de micro-ondas resulta em um material mais denso, passível de acabamento e polimento laboratoriais e, portanto, menos suscetível à percolação e ao descolamento na área de interface.[17] Associada à ativação térmica, a ausência de plastificantes permite que os materiais termopolimerizáveis de silicone sejam utilizados em reembasamentos mais duradouros do que os realizados com outros materiais resilientes. Além disso, são indicados para pacientes com alergia a monômero residual.[17]

Dos reembasadores de silicone ativados termicamente, destaca-se o Molloplast B®, que tem mostrado, há décadas, características físico-mecânicas satisfatórias em avaliações in vitro e in vivo a longo prazo. Em diversas situações de envelhecimento simulado de até 1 ano, esse material apresentou-se clinicamente aceitável quanto às propriedades de resistência à escovação, textura e rugosidade superficiais, dureza, estabilidade de cor, sorção de água e solubilidade.[38,45,49,51,52]

Os primeiros estudos clínicos realizados com o Molloplast B® mostraram que o material se apresentou satisfatório a longo prazo em termos de conforto (maciez), irritação da mucosa e sabor residual, sendo observada porcentagem reduzida de falha de união com a resina de base (20 a 22%) e alto grau de satisfação (81 a 92,5%) dos pacientes durante 2 a 6 anos de uso.[55,56] Entretanto, investigações in vivo mais recentes, utilizando parâmetros mais criteriosos para avaliação, têm verificado que alterações indesejáveis no desempenho clínico do material podem ocorrer em até 6 meses de uso.[57-60] Próteses reembasadas com Molloplast B® apresentaram alto índice de falhas (79%) em razão do grande aumento da rugosidade superficial ou do descolamento da resina de base.[57] Quando comparado a um material experimental à base de silicone (MPDS-SL®, da Lai Laboratories, localizada em Burnsville, MN, EUA), o Molloplast B® evidenciou clinicamente maior dureza e alteração de cor ao longo de 6 meses de avaliação, embora ambos reembasadores tenham mostrado mudanças significativas dessas propriedades a partir de 3 meses.[60] Nesse período, por outro lado, os dois materiais não expressaram diferenças significativas em relação à colonização por *Candida*.[58] Haja vista todos os achados laboratoriais e clínicos, tem sido sugerido que os materiais termopolimerizáveis à base de silicone, desde que utilizados em espessura adequada (média de 3 mm), podem ser indicados para reembasamento de próteses removíveis por até 1 ano.[17] Apesar disso, é fundamental que as condições clínicas desses reembasadores sejam meticulosamente analisadas pelo clínico a cada 6 meses.[57,60]

Em relação à higienização dos materiais resilientes de longa duração à base de acrílico ou de silicone, tem sido preconizada a limpeza suave com escova extramacia e uso de detergente neutro ou, preferencialmente, em associação a dentifrícios específicos para próteses removíveis,[56] considerados menos abrasivos (ver Capítulo 14). Idealmente, próteses reembasadas com esses materiais não devem ser imersas rotineiramente em soluções de limpeza, pois agentes químicos à base de álcool, peróxido alcalino e, principalmente, clorexidina têm sido associados a alterações significativas na dureza dos reembasadores resilientes termopolimerizáveis (Vertex Soft® e Molloplast B®) após 6 meses de uso clínico simulado in vitro.[59] A deterioração desses materiais por soluções de limpeza é atribuída à maior concentração iônica (potássio e sódio) dos agentes químicos em relação à água, o que pode resultar em maior liberação de componentes solúveis.[43] Dessa forma, o uso desses produtos deve ser evitado, restringindo-se a imersão das PPR reembasadas com materiais resilientes a uma vez por semana e em soluções mais compatíveis, como a de bicabornato de sódio a 5% (ver o Capítulo 14), como método adjunto à escovação.[35]

Indicações de reembasamento

Durante a fase de controle posterior, os procedimentos de reembasamento de uma PPR devem ser indicados, especialmente quando há um mínimo desajuste entre a sela e a fibromucosa de revestimento, estando a estrutura metálica adaptada e íntegra, sem fraturas, manchas e outras alterações superficiais.[5] Os dentes artificiais devem estar funcional e esteticamente satisfatórios, mas uma pequena alteração no padrão oclusal é aceita na indicação de reembasamento da sela, desde que seja resultante de desadaptação ocorrida em função do processo contínuo de reabsorção do osso alveolar.[1] Esses procedimentos também são indicados como um método paliativo de readaptação da base acrílica em pacientes debilitados, como idosos ou portadores de doenças crônicas que não podem, ainda que temporariamente, ser submetidos a todos os procedimentos clínicos para a confecção de novas próteses.[61] Uma outra indicação do reembasamento refere-se à readaptação da sela, nos casos de PPR imediatas, após a fase de condicionamento tecidual e cicatrização da fibromucosa de revestimento. Como o processo de reabsorção é mais intenso na fase inicial após a exodontia, os procedimentos de reembasamento, particularmente do tipo imediato, são recomendados até a confecção de uma nova PPR, com o intuito de prevenir lesões bucais e áreas dolorosas por pontos de pressão, bem como sobrecarga aos pilares por instabilidade da base.[1] Nessas situações clínicas, a principal indicação recai sobre os materiais rígidos auto e termopolimerizáveis para os procedimentos de reembasamento, pois são mais resistentes ao desgaste e menos suscetíveis a alterações de cor ao longo do tempo, em comparação àqueles resilientes.[62] Posteriormente, durante a descrição das técnicas neste capítulo, serão abordadas indicações mais específicas desses materiais segundo sua polimerização.

Por outro lado, se as indicações de reembasamento supracitadas forem acompanhadas de dificuldades anatômicas, como presença de tórus e exostoses, áreas retentivas individuais, rebordos irregulares, estrangulados, em lâmina de faca e/ou com diferentes graus de resiliência da fibromucosa, preconiza-se o uso de materiais resilientes de longa duração à base de acrílico ou silicone, que são uma excelente opção para prevenir injúrias teciduais.[17,18] Esses materiais podem ser aplicados em toda a base da prótese ou apenas nas regiões de interferência e sensibilidade dolorosa. Os reembasadores resilientes são indicados em situações clínicas de reabsorções severas na mandíbula, especialmente nas reabilitações protéticas que envolvam substituição de dentes anteriores. Nesses casos, pode haver superficialização do feixe neuromuscular mentoniano, causando dor e sensação de choque ao paciente. Com a reabsorção do osso alveolar inferior, a inserção do músculo genioglosso, na porção anterior da mandíbula, pode tornar-se progressivamente proeminente, atuando como uma "concha" contra o flanco da base protética, o que causa extremo desconforto.[1,2] Nas situações clínicas de síndrome da combinação, encontrada em pacientes totalmente desdentados no arco superior, em oposição a uma PPR mandibular de extensão distal bilateral, recomenda-se reembasamento e acompanhamento periódicos de ambas as próteses, com o intuito de reduzir a reabsorção óssea da maxila na região anterior.[63] Nesses casos, é ainda mais apropriado o reembasamento com material resiliente de longa duração para a prótese superior, principalmente na região anterior, para suavizar e melhor distribuir as cargas provenientes dos dentes remanescentes ou implantes antagonistas.[63]

Outras indicações do uso de materiais resilientes termopolimerizáveis de acrílico ou silicone de longa duração se referem às seguintes condições:

- como meio retentivo de próteses removíveis parciais ou totais implantorretidas;[54]
- em casos de intolerância às bases rígidas, o que está relacionado à fragilidade da fibromucosa e à sensibilidade individual do paciente;[17]
- na presença de xerostomia e/ou bruxismo;[17]
- em situações de alergia ao monômero residual, nas quais se recomenda o completo revestimento das bases acrílicas com materiais resilientes termopolimerizáveis à base de silicone.[60]

Quando se faz necessário o uso de próteses durante a osseointegração de implantes, além dos reembasadores termopolimerizáveis de longa duração, pode-se empregar, também, os reembasadores autopolimerizáveis à base de silicone.[45]

Contraindicações para o reembasamento

Exceto pelos casos de reembasamentos como cuidado paliativo, previamente mencionados, esses procedimentos não são indicados quando a PPR está insatisfatória para o profissional ou para o paciente, particularmente em relação ao conforto, à estética e às relações intermaxilares (perda de dimensão vertical superior a 3 mm).[7,64] Não devem ser recomendados quando há espaço excessivo entre a base da prótese e a fibromucosa de suporte, tampouco na presença de qualquer grau de comprometimento das relações oclusais. Se houver perda de retenção e estabilidade de PPR e, simultaneamente, ausência de espaço entre a sela acrílica e os tecidos de suporte da prótese, os procedimentos de reembasamento estão contraindicados, e as reais causas da instabilidade devem ser investigadas e corrigidas.[1,64] Reembasamentos de longo prazo também não são indicados na presença de injúrias teciduais, que devem ser tratadas previamente por meio de condicionamento tecidual.[7,43] Da mesma forma, se o paciente tiver disfunções temporomandibulares, sobretudo na fase aguda, o reembasamento da prótese deve ser evitado. Por fim, se o profissional em questão não for o mesmo que confeccionou a PPR, ele deve ponderar com muito critério sobre realizar seu reembasamento ou substituição.[64]

Principais técnicas de reembasamento

Reembasamento direto ou imediato

O reembasamento direto ou imediato das bases acrílicas refere-se a um procedimento clínico, realizado diretamente na cavidade bucal por meio do emprego de materiais autopolimerizáveis rígidos ou resilientes. Dessa forma, permite que a readaptação das bases protéticas seja feita no próprio consultório, constituindo-se em um eficiente método alternativo ao reembasamento mediato.[65] Pelo exposto anteriormente acerca dos materiais reembasadores, o procedimento direto, quando indicado na fase de controle posterior, deve ser duradouro. Dessa forma, os reembasadores de eleição para essa técnica são as resinas acrílicas rígidas autopolimerizáveis especialmente desenvolvidas para essa finalidade, uma vez que expressam propriedades físico-mecânicas que se mantêm clinicamente aceitáveis ao longo de 1 ano.[31,32]

Além das indicações gerais para o reembasamento das PPR, incluindo mínimo desajuste entre a sela acrílica e o rebordo, pacientes debilitados e estrutura metálica adaptada,[1,61] existem algumas características específicas para o método imediato, como bordas da base protética bem delimitadas, rapidez na reabsorção óssea e dentes artificiais estética e funcionalmente adequados, sendo aceitável uma pequena alteração oclusal.[1,61,62] Um teste simples para detectar a desadaptação da base protética quando a estrutura metálica estiver satisfatória é a aplicação de pressão na região da sela acrílica em extremo livre. Como consequência, a base protética irá se aproximar dos tecidos em função do espaço de desadaptação, e a estrutura metálica será deslocada de sua posição de assentamento final (Figura 1A).

A técnica de reembasamento direto tem como vantagens, em relação ao procedimento imediato, maior facilidade e rapidez de execução e menor custo, haja vista que não envolve dispêndios com serviços laboratoriais. Como o método é realizado diretamente na cavidade bucal do paciente, é possível manter as relações oclusais e realizar o ajuste clínico imediato da base reembasada, permitindo que o paciente não fique sem a PPR. A execução do procedimento em boca também assegura a adaptação da estrutura metálica em posição durante a polimerização do material, o que possibilita, ainda, a manutenção da oclusão. Como consequência, o ajuste da base reembasada é realizado de forma imediata, em uma única sessão, permitindo que o paciente não fique sem a prótese.[65] Esse tipo de reembasamento também é recomendado na observação de instabilidade das bases protéticas na sessão de colocação.[5]

Não obstante todas as melhorias nas formulações dessas resinas, que resultaram em aumento de longevidade clínica, suas propriedades físicas, mecânicas, químicas e biológicas ainda são inferiores às das resinas rígidas termicamente ativadas para base de prótese.[6,29,37] Essa desvantagem é atribuída principalmente à polimerização em ambiente bucal, o que resulta em um material menos denso e resistente e, portanto, mais suscetível à degradação superficial, porosidades e manchamento. Mesmo com as novas formulações, as resinas reembasadoras rígidas, dependendo do monômero de sua composição, podem atingir altas temperaturas durante a polimerização, levando a injúrias teciduais.[65] Apesar dessas desvantagens, essas resinas se constituem em soluções clínicas efetivas aos profissionais, inclusive nas situações em que é requerido o prolongamento do tempo de utilização das próteses pois a confecção de novas não está indicada, em razão de condições bucais e/ou sistêmicas limitantes do paciente.[31] Por outro lado, como já comentado neste capítulo, as resinas reembasadoras rígidas não são recomendadas nos casos clínicos que exigem resiliência do material (dificuldades anatômicas do rebordo, intolerância a bases rígidas, retenção de próteses removíveis implantorretidas, xerostomia e bruxismo), tampouco para pacientes com alergia ao monômero residual.[17,54,60] Nesse contexto da técnica direta, é premente a necessidade de proteção dos implantes durante a osseointegração, o que requer o reembasamento da base acrílica por materiais resilientes durante um período de 3 a 6 meses. Para esses casos, é possível indicar o uso de materiais autopolimerizáveis de silicone.[45]

Durante a técnica imediata de reembasamento, de acordo com o espaço observado entre o rebordo e a base da prótese, deve-se remover uma camada uniforme de, aproximadamente, 1 a 2 mm da superfície interna da sela acrílica. Esse procedimento cria um espaço para o material reembasador, facilitando sua união à base protética, por remover a camada da resina acrílica exposta à ação do ambiente bucal e aos agentes de limpeza. Além disso, é sugerido realizar uma asperização com instrumento rotatório na região de bordas da sela acrílica, estendendo-se um bisel em até 2 mm ao longo de sua superfície externa. Esse desgaste superficial também visa a otimizar a união do reembasador com a base acrílica, facilitando o acabamento e o polimento na interface entre ambos.[65] É essencial que o clínico tenha ciência de que alguns reembasadores rígidos autopolimerizáveis, como o Kooliner® (da GC America Inc., localizada em Alsip, IL, EUA), facilmente encontrado no mercado nacional, não contêm um agente adesivo específico que acompanhe seu conjunto de pó e líquido. Nesse caso, foi evidenciado que o monômero de resina acrílica termopolimerizável convencional, quando aplicado à base protética durante 3 minutos, se mostrou eficiente em reduzir as falhas adesivas do reembasador, sendo recomendado como um agente de união.[66] Já no caso dos materiais resilientes autopolimerizáveis, é importante notar que não são passíveis de acabamento e polimento adequados, o que os tornam irregulares em sua interface de união com a resina de base. Ainda que alguns desses materiais de silicone, como o Sofreliner Tough®, apresentem pontas e discos para esse fim, o processamento a frio não permite a produção de uma superfície de união suave e lisa. Alguns materiais quimicamente ativados, como o Ufi Gel P® e o Mucropen Soft®, apresentam um selante de superfície fornecido pelo fabricante, o qual deve ser aplicado após o polimento do reembasador (nas regiões passíveis de finalização). Tem sido relatado que o selamento superficial desses materiais prolonga sua maciez por reduzir sua degradação, além de minimizar a aderência microbiana.[17]

Dada as diferenças entre os materiais autopolimerizáveis (rígidos ou resilientes), uma sequência clínica básica para a técnica imediata de reembasamento das selas acrílicas da PPR,[5,62,65] indicada em razão do desajuste da base ao rebordo decorrente da reabsorção óssea (Figura 1A), é apresentada a seguir:

1. Remover uma camada uniforme de, aproximadamente, 1 a 2 mm de espessura da superfície interna da sela acrílica, com o auxílio de uma broca de tungstênio do tipo *maxicut* (Figura 1B).
2. Eliminar áreas residuais de compressão após o desgaste, utilizando, para isso, o agente catalisador da pasta zincoenólica.
3. Asperizar a região de borda da sela acrílica com *maxicut*, estendendo-se o bisel em até 2 mm em direção à sua superfície externa (Figura 1B).
4. Aplicar o isolante (caso acompanhe o conjunto do produto) ou vaselina sólida na região externa (acima da área asperizada) e nos dentes artificiais (Figura 1C).
5. Aplicar o agente adesivo em toda a região interna desgastada da base acrílica e asperizada de bordas (ou monômero de resina acrílica termopolimerizável convencional, se for o caso), seguindo as recomendações do fabricante (Figura 1D).
6. Proporcionar e manipular o material de acordo com sua forma de apresentação (pó-líquido ou pasta base-pasta catalisadora), conforme as orientações do fabricante.
7. Distribuir o material manipulado na região interna da sela acrílica (Figura 1E).
8. Introduzir cuidadosamente a prótese com o material em boca e, então, inserir a PPR em sua posição final de assentamento (antes de levar à boca, aguardar perda do brilho do material no caso de reembasadores acrílicos).
9. Mantendo-se a PPR em posição pelos apoios, durante aproximadamente 20 segundos, ativar a musculatura dos lábios e bochechas do paciente, solicitando que ele realize movimentos fisiológicos, como se fosse uma moldagem funcional.
10. Solicitar ao paciente que oclua com o arco antagonista, mantendo a dimensão vertical de oclusão (Figura 1F).
11. Após um período de pré-polimerização inicial, variável de acordo com o material e segundo as instruções do fabricante, remover a PPR de posição.
12. Recortar os excessos de material com uso de instrumento manual afiado, como lâmina reta de bisturi (Figura 1G).
13. Retornar a PPR em posição, solicitando ao paciente que oclua até a polimerização final do material (Figura 1H).
14. Retirar a prótese da boca e remover os excessos remanescentes.
15. Reinserir a PPR em posição para conferir o suporte obtido, analisando se houve a eliminação de qualquer instabilidade da base protética (Figura 1I).
16. Remover novamente PPR da boca, enxaguá-la e secá-la para proceder ao acabamento e polimento das bordas externas/interface de união dos materiais, utilizando, para isso, respectivamente, *maxicut* (Figura 1J) e pontas montadas em peça de mão, em baixa rotação (borrachas e discos abrasivos, tiras de lixa d'água e/ou pasta polidora de resina acrílica, de acordo com o tipo de reembasador) (Figura 1L).
17. Realizar os procedimentos executados durante a sessão de colocação e ajustes da PPR descritos no Capítulo 14 (Figura 1M a O), como remoção das áreas de compressão e ajuste oclusal.

Reembasamento indireto ou mediato

O reembasamento indireto ou mediato das bases acrílicas refere-se a um procedimento clínico-laboratorial que requer uma nova moldagem, inclusão e prensagem da PPR para a polimerização do material termopolimerizável a ser utilizado. Como mencionado anteriormente, tanto as resinas acrílicas rígidas quan-

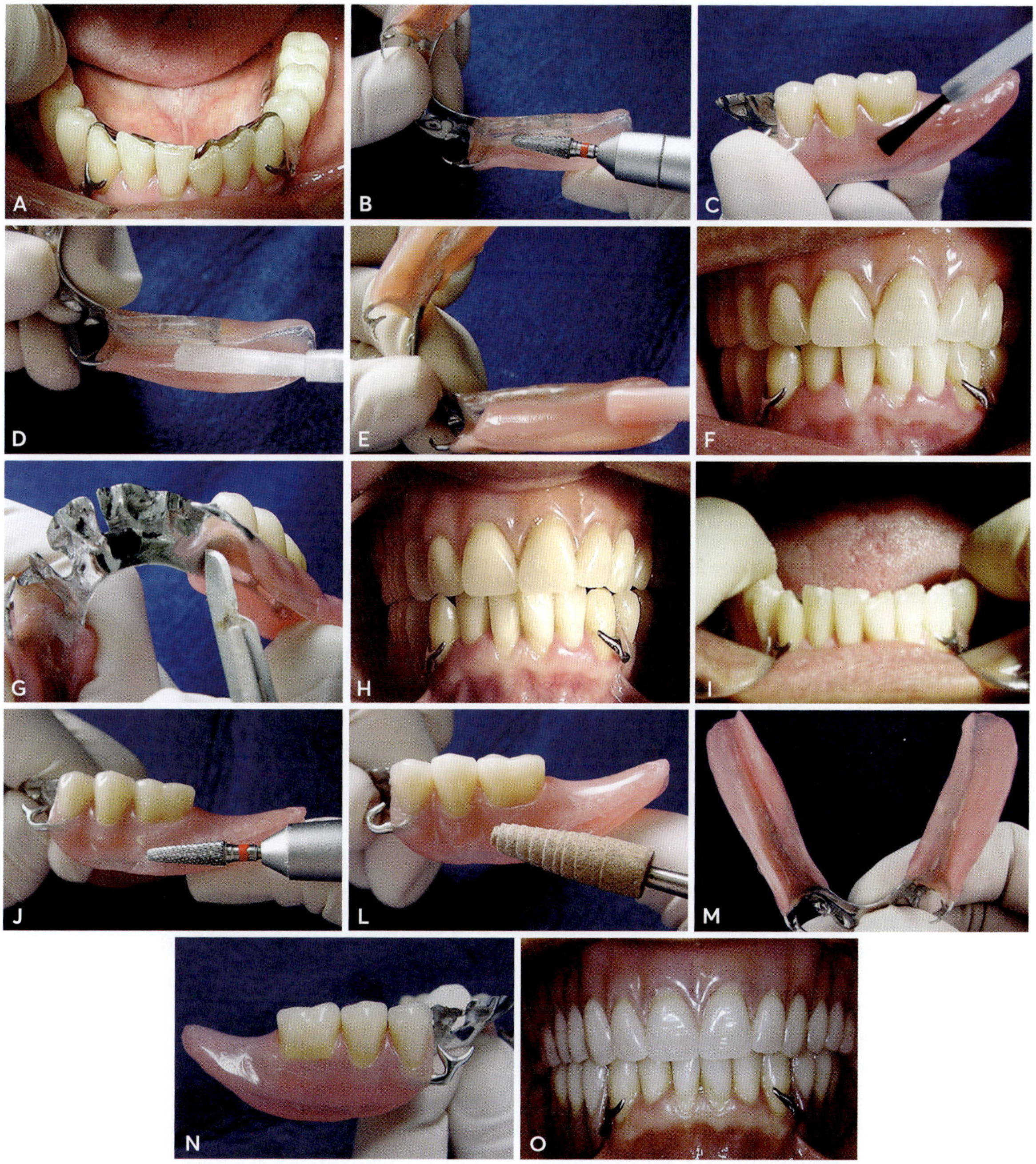

Figura 1 Reembasamento de PPR inferior com resina reembasadora rígida autopolimerizável. Em (A), instabilidade da base acrílica pela reabsorção óssea; em (B), remoção de uma camada de 1 a 2 mm da região interna da base acrílica e asperização da região de borda, biselando até 2 mm da área externa; em (C), isolamento da região externa acima da área asperizada e dos dentes artificiais; em (D), aplicação do adesivo nas regiões desgastadas; em (E), distribuição do material manipulado na região interna da sela acrílica; em (F), oclusão do paciente após manipulação funcional da musculatura paraprotética e movimentos fisiológicos de língua e deglutição; em (G), remoção dos excessos do material na fase de pré-polimerização com lâmina de bisturi; em (H), oclusão do paciente até a polimerização final da resina; em (I), teste de suporte da PPR reembasada; em (J) e (L), acabamento e polimento do material na região externa e de interface de união com a resina de base com *maxicut* e tira de lixa, respectivamente; em (M) e (N), vistas interna e lateral da base acrílica após reembasamento, respectivamente; em (O), PPR reembasada colocada na boca do paciente.

Fonte: Disciplina de Prótese Parcial Removível – FOAr-Unesp.

Imagens A, B, D, E, J e L: gentilmente cedidas pela Editora Artmed/Panamericana.[67]

to os reembasadores resilientes, quando ativados termicamente, resultam em materiais mais densos, com propriedades e longevidade clínica superiores aos similares autopolimerizáveis.[17,65]

As indicações gerais para o reembasamento das PPR, ou seja, pequeno desajuste entre a base acrílica e o rebordo, estrutura metálica adaptada e mínima alteração oclusal, são aplicáveis ao método indireto.[1,5,62] Soma-se a isso, ainda, a disponibilidade do paciente em ficar sem a prótese durante o procedimento laboratorial, lembrando que, no método indireto, o acabamento e o polimento são favorecidos, conferindo lisura superficial e conforto ao paciente. Além disso, em caso de resinas rígidas, a estética é otimizada pela possibilidade de escolha da cor do material reembasador. Da mesma forma que considerado para os materiais autopolimerizáveis, as resinas rígidas termopolimerizáveis não são indicadas para as condições clínicas que exigem bases resilientes. Nesses casos, como previamente relatado neste capítulo, recomenda-se o uso de materiais resilientes termopolimerizáveis à base de acrílico ou, preferencialmente, à base de silicone, por sua maior longevidade.[17]

A técnica mediata é também vantajosa pela maior facilidade de controle do material de moldagem quando comparado ao reembasador. Ao mesmo tempo, não há exposição dos tecidos mucosos ao reembasador durante a sua polimerização, que ocorre de forma controlada, em laboratório. Por outro lado, os procedimentos de inclusão, prensagem e termopolimerização do reembasador podem resultar em distorções da estrutura metálica e em alteração da dimensão vertical de oclusão. Além de a técnica ser mais complexa e demorada, o reembasamento mediato é mais oneroso que o imediato por envolver custos laboratoriais.[1,65]

Durante a técnica mediata de reembasamento, deve-se remover uma camada uniforme de pelo menos 2 mm da superfície interna da sela acrílica, no caso de resinas reembasadoras rígidas, ou de 3 mm, no caso dos silicones.[17] Esse procedimento cria um espaço adequado para o desempenho clínico satisfatório do reembasador, facilitando sua união à sela acrílica por remover a camada contaminada da resina acrílica de base da prótese. Além disso, sugere-se desgastar a borda da sela acrílica de modo que diste 2 mm aquém do fundo de sulco, permitindo a moldagem funcional dessa região.[5] Recomenda-se, ainda, a asperização de uma faixa de 2 mm da borda externa para otimizar a união com a base protética.[65] No caso de reembasadores resilientes, especialmente os de silicone, a aplicação do agente adesivo fornecido pelo fabricante é realizada pelo técnico de laboratório após a inclusão em mufla e a remoção do material moldador.[17]

Estabelecidas as diferenças entre os materiais termopolimerizáveis (resina acrílica rígida, resiliente ou silicone), a sequência clínico-laboratorial básica para a técnica mediata de reembasamento das selas acrílicas da PPR é:[5,65]

1. Remover uma camada uniforme de aproximadamente 2 ou 3 mm (resina acrílica ou silicone, respectivamente) de espessura da superfície interna da sela acrílica com uma broca de tungstênio do tipo *maxicut* (Figura 2A).
2. Eliminar áreas de compressão residuais após o desgaste, utilizando, para isso, agente catalisador da pasta zincoenólica.
3. Desgastar as bordas da sela acrílica com *maxicut*, deixando um espaço de 2 mm no fundo de sulco (Figura 2B).
4. Asperizar uma faixa de 2 mm de largura na borda externa da sela acrílica com *maxicut*.
5. Proceder à moldagem funcional do fundo de sulco com godiva em bastão, mantendo a PPR em posição pelos apoios durante a ativação da musculatura paraprotética e a realização dos movimentos fisiológicos (Figura 2C). Esse procedimento é repetido até a obtenção de todo o selado periférico com godiva de superfície lisa e opaca (Figura 2C e D).
6. Aplicar vaselina sólida na região externa da sela acrílica (acima da área asperizada) e nos dentes artificiais (Figura 2E).
7. Proporcionar e manipular o material de moldagem propriamente dito (pasta zincoenólica ou elastômero de consistência média).
8. Distribuir o material de moldagem manipulado na região interna da sela acrílica.
9. Introduzir cuidadosamente a prótese com o material em boca e, em seguida, inserir a PPR em sua posição final de assentamento.
10. Mantendo a PPR em posição pelos apoios durante aproximadamente 20 segundos, ativar a musculatura paraprotética e solicitar ao paciente que realize movimentos fisiológicos.
11. Solicitar ao paciente que oclua com o arco antagonista, mantendo a dimensão vertical de oclusão (Figura 2F) até a reação de presa final do material (Figura 2G).
12. Retirar a prótese da boca e remover os excessos remanescentes.
13. No caso da pasta zincoenólica, por ser um material anelástico não deformável após a presa, reinserir a PPR em posição para proceder aos testes de retenção, estabilidade, suporte (Figura 2H) e selado posterior do molde.

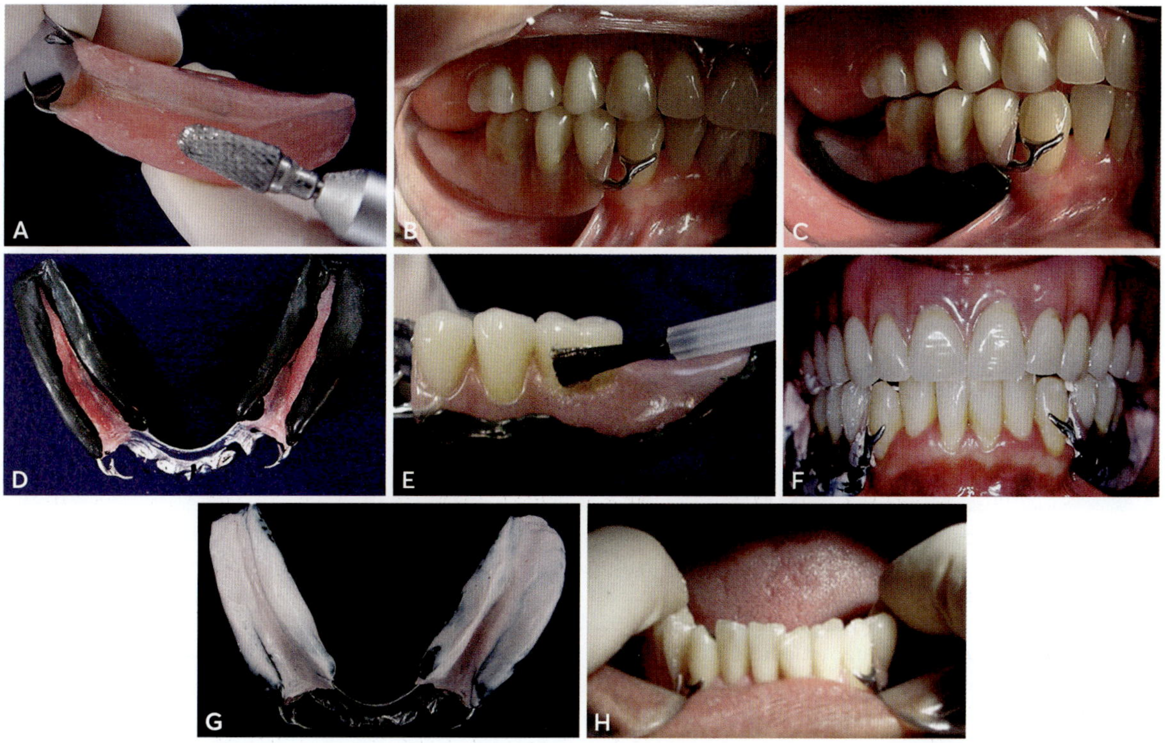

Figura 2 Reembasamento mediato de PPR inferior com resina reembasadora rígida termopolimerizável (sequência clínica de moldagem). Em (A), remoção de uma camada de 2 mm da região interna da base acrílica; em (B), desgaste da borda a uma altura de 2 mm aquém do fundo de sulco; em (C), moldagem do fundo de sulco com godiva em bastão; em (D), aspecto da godiva ao final da moldagem do selado periférico; em (E), isolamento da região externa acima da área asperizada e dos dentes artificiais; em (F), oclusão do paciente até a presa final do material moldador, após a manipulação funcional da musculatura paraprotética e movimentos fisiológicos de língua e deglutição; em (G), aspecto final do molde funcional obtido; em (H), teste de suporte do molde.

Fonte: Disciplina de Prótese Parcial Removível – FOAr-Unesp.

Imagens C e G: gentilmente cedidas pela Editora Artmed/Panamericana.[67]

14. Remover novamente a PPR da boca, enxaguá-la, secá-la e remover os excessos.
15. Realizar a desinfecção do molde (envolto em gaze) por meio de *spray* de hipoclorito de sódio por 10 minutos e, em seguida, enviar ao laboratório de prótese para os procedimentos de inclusão em gesso (Figura 3A a D), inserção (Figura 3E), prensagem (Figura 3F), termopolimerização, demuflagem, acabamento e polimento do material reembasador.
16. Executar os mesmos procedimentos realizados durante a sessão de colocação e ajustes da PPR (Figura 4), incluindo análise e desgaste das áreas de compressão (Figura 4A) e detecção e remoção de interferências oclusais (Figura 4B).

CONSIDERAÇÕES FINAIS

O desajuste da base protética nas PPR é um achado comum na fase de controle posterior, sobretudo nas próteses de extremo livre, sendo atribuído fundamentalmente à reabsorção óssea do rebordo alveolar residual. Esse fenômeno tem sido associado a inúmeros fatores de ordem local e sistêmica, que, somados às dificuldades adaptativas e anatômicas relacionadas ao paciente, devem ser ponderados pelo clínico no estabelecimento da periodicidade dos retornos após a colocação da PPR. Nessas consultas, deve-se analisar a adaptação das bases protéticas ao rebordo, pois, na presença de desajuste, este deve ser corrigido por meio de procedimentos clínicos ou clínico-laboratoriais de reembasamento. Esses procedimentos podem ser realizados com materiais rígidos ou resilientes, que são ativados química ou termicamente. Cabe ao cirurgião-dentista conhecer as propriedades gerais desses materiais, bem como seu desempenho clínico, para que possa indicar, de forma assertiva, a melhor combinação de produto e técnica de reembasamento para cada paciente usuário de PPR. Além disso, essa combinação deve permitir que a PPR reembasada exerça adequadamente suas funções durante todo o período entre os retornos na fase de controle posterior.

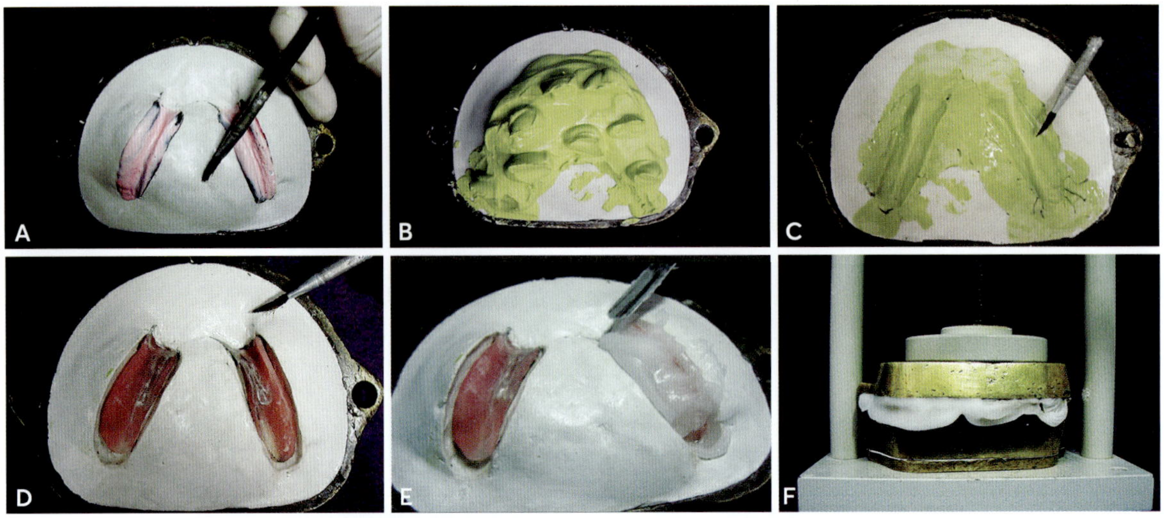

Figura 3 Reembasamento mediato de PPR inferior com resina reembasadora rígida termopolimerizável (sequência laboratorial). Em (A), molde funcional da PPR incluído em mufla; em (B) isolamento do gesso para inclusão da contramufla; em (C), isolamento do gesso da contramufla após remoção do material moldador; em (D), criação de espaço para a resina reembasadora; em (E), inserção da resina termopolimerizável na base acrílica da PPR; em (F), prensagem do material para acrilização, demuflagem, acabamento e polimento.
Fonte: Disciplina de Prótese Parcial Removível – FOAr-Unesp.
Imagem F: gentilmente cedida pela Editora Artmed/Panamericana.[67]

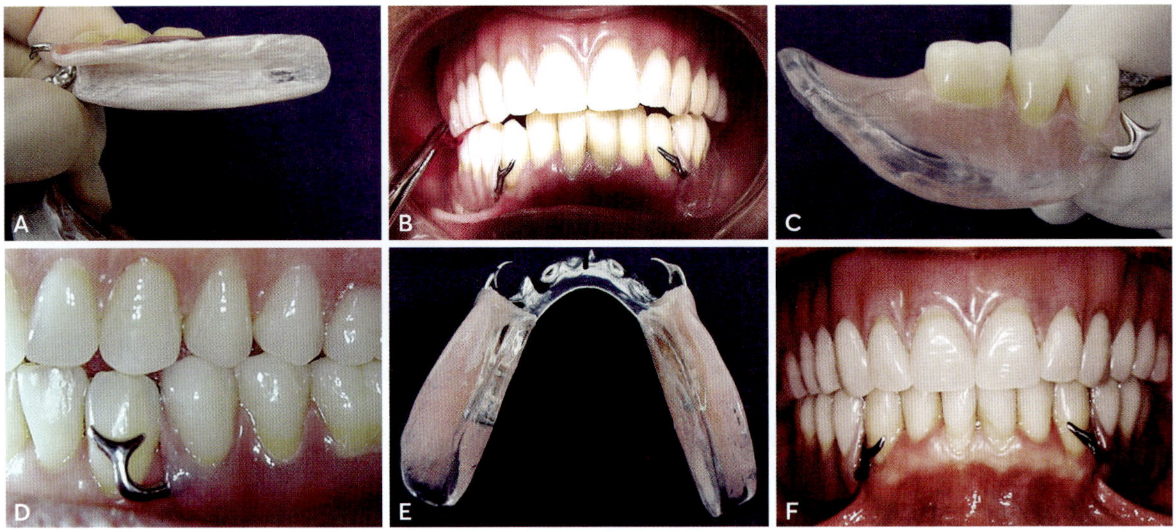

Figura 4 Reembasamento mediato de PPR inferior com resina reembasadora rígida termopolimerizável (sequência clínica da colocação da PPR). Em (A), análise e ajuste das áreas de compressão; em (B), detecção de interferências oclusais com tiras e celofane e ajuste oclusal; vistas lateral (C) e interna (E) da PPR finalizada; vistas lateral (D) e frontal (F) da PPR reembasada após a colocação.
Fonte: Disciplina de Prótese Parcial Removível – FOAr-Unesp.

FLUXOGRAMA DE CUIDADOS

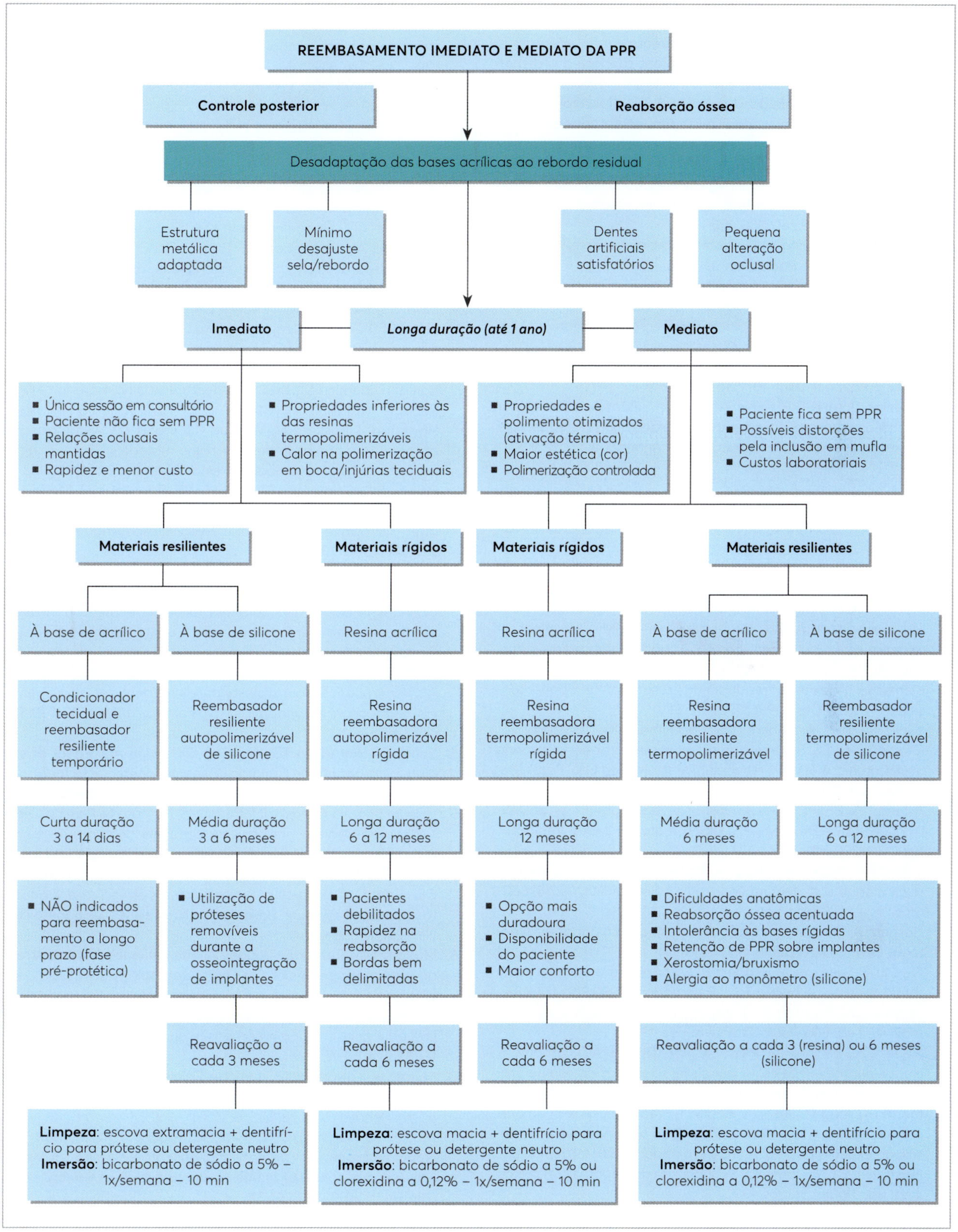

REFERÊNCIAS BIBLIOGRÁFICAS

1. Di Fiori SR. Atlas de prótese parcial removível. 4.ed. São Paulo: Pancast, 1993.
2. Zarb GA, Bolender CL. Prosthodontic treatment for edentulous patients. Complete dentures and implant supported prostheses. 20.ed. St. Louis: Mosby, 2004.
3. Mojon P, Rentsch A, Budtz-Jørgensen E. Relationship between prosthodontic status, caries, and periodontal disease in a geriatric population. Int J Prosthodont. 1995;8(6):564-571.
4. Ribeiro DG, Pavarina AC, Giampaolo ET, Machado AL, Jorge JH, Garcia PP. Effect of oral hygiene education and motivation on removable partial denture wearers: longitudinal study. Gerodontology. 2009;26(2):150-156.
5. Carreiro AFP, Batista AUD. Prótese parcial removível contemporânea. 1.ed. São Paulo: Santos, 2013.
6. Kliemann C, Oliveira W. Manual de prótese parcial removível. 3.ed. São Paulo: Santos, 2009.
7. Telles D. Prótese total – Convencional e sobre implantes. 1.ed. São Paulo: Santos, 2009.
8. Atwood DA. Reduction of residual ridges: a major oral disease entity. J Prosthet Dent. 1971;26(3):266-279.
9. Knezović-Zlatarić D, Čelebić A, Kovačić I, Bitasović BM. Linear vertical jaw resorption potential in eldery complete denture wearers: a five-year follow up study. Coll Antropol. 2008;32(3):907-912.
10. Kovačić I, Čelebić A, Knezović-Zlatarić D, Petričević N, Buković D, Bitanga P et al. Decreasing of residual alveolar ridge height in complete denture wearers. A five year follow up study. Coll Antropol. 2010;34(3):1051-1056.
11. Kranjčić J, Stunić MK, Celebić A, Komar D, Mehulić K, Vojvodić D. Denture relining as an indicator of residual ridge resorption. Med Glas (Zenica). 2013;10(1):126-32.
12. El-Dayem MAA, Assad AS, Abdel-Ghany MM. The effect of different mandibular dentures on antagonistic maxillary ridge. Implant Dent. 2007;16(4):421-429.
13. Klemetti E. A review of residual ridge resorption and bone density. J Prosthet Dent. 1996;75(5):512-514.
14. Lopez-Roldan A, Abad DS, Bertomeu IG, Castillo EG, Otaolaurruch ES. Bone resorption processes in patients wearing overdentures. A 6-years retrospective study. Med Oral Patol Oral Cir Bucal. 2009;14(4):e203-e209.
15. Ashman A, Bruins P. Prevention of alveolar bone loss postextraction with HTR polymer grafting material. J Oral Implantol. 1987;13(2):270-281.
16. Sato Y, Abe Y, Okane H, Tsuga K. Finite element analysis of stress relaxation in soft denture liner. J Oral Rehabil 2000;27(8):660-663.
17. Hashem MI. Advances in soft denture liners: an update. J Contemp Dent Pract. 2015;16(4):314-318.
18. Qudah S, Harrison A, Huggett R. Soft lining materials in prosthetic dentistry: a review. Int J Prosthodont. 1990;3(5):477-483.
19. Johnson DL, Stratton RJ. Fundamentos de prótese parcial removível. 1.ed. São Paulo: Quintessence, 1988.
20. Sugio CYC, Maciel JG, Procopio ALF, Gomes ACG, Soares S, Neppelenbroek KH. Lesões bucais relacionadas ao uso de próteses totais. Rev Assoc Paul Cir Dent. 2019;73(3):215-220.
21. Maeda Y, Yang TC, Ikebe K, Andoh T. Frequency of relining procedures during the maintenance period of removable prostheses: an experiential report. Int J Prosthodont. 2014;27(2):151-152.
22. Heartwell Jr. CM, Rahn AO. Sylllabus em dentaduras completas. 4.ed. São Paulo: Santos, 1990.
23. Mutluay MM, Ruyter IE. Evaluation of adhesion of chairside hard relining materials to denture base polymers. J Prosthet Dent. 2005;94(5):445-452.
24. Kostoulas I, Polyzois G, Mitsoudis A, Kavoura V, Frangou M. The effect of accelerated ageing on colour stability of visible light-cured (VLC) chairside denture liners. Gerodontology. 2012;29(2):e239-e245.
25. Arima T, Murata H, Hamada T. Analysis of composition and structure of hard autopolymerizing reline resins. J Oral Rehabil. 1996;23(5):346-352.
26. Neppelenbroek KH, Pavarina AC, Gomes MN, Machado AL, Vergani CE. Bond strength of hard chairside reline resins to a rapid polymerizing denture base resin before and after thermal cycling. J Appl Oral Sci. 2006;14(6):436-442.
27. Novais PM, Giampaolo ET, Vergani CE, Machado AL, Pavarina AC, Jorge JH. The occurrence of porosity in reline acrylic resins. Effect of microwave disinfection. Gerodontology. 2009;26(1):65-71.
28. Pavarina AC, Neppelenbroek KH, Guinesi AS, Vergani CE, Machado AL, Giampaolo ET. Effect of microwave disinfection on the flexural strength of hard chairside reline resins. J Dent. 2005;33(9):741-748.
29. Silva CS, Machado AL, Chaves CA, Pavarina AC, Vergani CE. Effect of thermal cycling on denture base and autopolymerizing reline resins. J Appl Oral Sci. 2013;21(3):219-224.
30. Matsumura H, Tanoue N, Kawasaki K, Atsuta M. Clinical evaluation of a chemically cured hard denture relining material. J Oral Rehabil. 2001;28(7):640-644.
31. Haywood J, Basker RM, Watson CJ, Wood DJ. A comparison of three hard chairside denture reline materials. Part I. Clinical evaluation. Eur J Prosthodont Restor Dent. 2003;11(4):157-163.
32. Ribeiro RC, Giampaolo ET, Izumida FE, Pavarina AC, Moffa EB, Vergani CE. Color stability of chemically activated reline resin after microwave disinfection: a 1-year clinical trial. Am J Dent 2011;24(4):200-204.
33. Haywood J, Wood DJ, Gilchrist A, Basker RM, Watson CJ. A comparison of three hard chairside denture reline materials. Part II. Changes in colour and hardness following immersion in three commonly used denture cleansers. Eur J Prosthodont Restor Dent. 2003;11(4):165-169.
34. Moffa EB, Giampaolo ET, Izumida FE, Pavarina AC, Machado AL, Vergani CE. Colour stability of relined dentures after chemical disinfection. A randomised clinical trial. J Dent. 2011;39(Suppl 3):e65-e71.
35. Sousa FA, Paradella TC, Koga-Ito CY, Jorge AO. Effect of sodium bicarbonate on Candida albicans adherence to thermally activated acrylic resin. Braz Oral Res. 2009;23(4):381-385.
36. Valentini-Mioso F, Maske TT, Cenci MS, Boscato N, Pereira-Cenci T. Chemical hygiene protocols for complete dentures: A crossover randomized clinical trial. J Prosthet Dent. 2019;121(1):83-89.
37. Finoti LS, Machado AL, Chaves CA, Pavarina AC, Vergani CE. Effect of long-term water immersion on the fracture toughness of denture base and reline resins. Gerodontology 2012;29(2):e858-e864.
38. Mutluay MM, Tezvergil-Mutluay A. The influence of cyclic stress on surface properties of soft liners. Odontology 2017;105(2):214-221.
39. Jones DW, Sutow EJ, Hall GC, Tobin WM, Graham BS. Dental soft polymers: plasticizer composite and leachability. Dent Mater. 1988;4(1):1-7.
40. Murata H, Kawamura M, Hamada T, Saleh S, Kresnoadi U, Toki K. Dimensional stability and weight changes of tissue conditioners. J Oral Rehabil. 2001;28(10):918-923.
41. Maciel JG, Sugio CYC, Chaves GC, Procópio ALF, Urban VM, Neppelenbroek KH. Determining acceptable limits for water sorption and solubility of interim denture resilient liners. J Prosthet Dent. 2019;121(2):311-316.
42. Bail M, Jorge JH, Urban VM, Campanha NH. Surface roughness of acrylic and silicone-based soft liners: in vivo study in a rat model. J Prosthodont. 2014;23(2):146-151.

43. Rodrigues S, Shenoy V, Shetty T. Resilient liners: a review. J Indian Prosthodont Soc. 2013;13(3):155-164.
44. Mancuso DN, Goiato MC, Zuccolotti BC, Moreno A, dos Santos DM. Evaluation of hardness and colour change of soft liners after accelerated ageing. Prim Dent Care. 2009;16(3):127-130.
45. Hermann C, Mesquita MF, Consani RL, Henriques GE. The effect of aging by thermal cycling and mechanical brushing on resilient denture liner hardness and roughness. J Prosthodont. 2008;17(4):318-322.
46. Nowakowska-Toporowska A, Malecka K, Raszewski Z, Wieckiewicz W. Changes in hardness of addition-polymerizing silicone-resilient denture liners after storage in artificial saliva. J Prosthet Dent. 2019;121(2):317-321.
47. Pisani MX, Malheiros-Segundo AL, Balbino KL, de Souza RF, Paranhos HF, da Silva CH. Oral health related quality of life of edentulous patients after denture relining with a silicone-based soft liner. Gerodontology. 2012;29(2):e474-e480.
48. Choi JE, Ng TE, Leong CKY, Kim H, Li P, Waddell JN. Adhesive evaluation of three types of resilient denture liners bonded to heat-polymerized, autopolymerized, or CAD-CAM acrylic resin denture bases. J Prosthet Dent. 2018;120(5):699-705.
49. Dias G, Khokhar M, Naeem S, Reehana. Comparison of solubility and water sorption of two different soft lining material. J Ayub Med Coll Abbottabad. 2018;30(2):175-179.
50. Polyzois GL, Frangou MJ. Influence of curing method, sealer, and water storage on the hardness of a soft lining material over time. J Prosthodont. 2001;10(1):42-45.
51. Kawano F, Dootz ER, Koran 3rd A, Craig RG. Sorption and solubility of 12 soft denture liners. J Prosthet Dent. 1994;72(4):393-398.
52. Canay S, Hersek N, Tulunoğlu I, Uzun G. Evaluation of colour and hardness changes of soft lining materials in food colorant solutions. J Oral Rehabil. 1999;26(10):821-829.
53. Pinto JR, Mesquita MF, Henriques GE, Nóbilo MAA. Effect of thermocycling on bond strength and elasticity of 4 long-term soft denture liners. J Prosthet Dent. 2002;88(5):516-521.
54. Naert I, Quirynen M, Theuniers G, van Steenberghe D. Prosthetic aspects of osseointegrated fixtures supporting overdentures. A 4-year report. J Prosthet Dent. 1991;65(5):671-680.
55. Mäkilä E, Honka O. Clinical study of a heat-cured silicone soft lining material. J Oral Rehabil. 1979;6(2):199-204.
56. Schmidt Jr. WF, Smith DE. A six-year retrospective study of Molloplast-B-lined dentures. Part II: Liner serviceability. J Prosthet Dent. 1983;50(4):459-465.
57. Wright PS. The success and failure of denture soft-lining materials in clinical use. J Dent. 1984;12(4):319-327.
58. Brosky ME, Pesun IJ, Morrison B, Hodges JS, Lai JH, Liljemark W. Clinical evaluation of resilient denture liners. Part 2: Candida count and speciation. J Prosthodont. 2003;12(3):162-167.
59. Meşe A. Effect of denture cleansers on the hardness of heat- or auto-cured acrylic- or silicone-based soft denture liners. Am J Dent. 2007;20(6):411-415.
60. Villar A, Pesun IJ, Brosky ME, Fines C, Hodges JS, DeLong R et al. Clinical evaluation of a new resilient denture liner. Part 1: Compliance and color evaluation. J Prosthodont. 2003;12(2):82-89.
61. Brunetti RF, Montenegro FLB. Odontogeriatria: Noções de interesse clínico. 1.ed. São Paulo: Artes Médicas, 2002.
62. Silva RM, Gregol LRG, Germiniani WIS, Campanha NH, Jorge JH. Reembasamento em prótese total: material resiliente versus material rígido. Rev Assoc Paul Cir Dent. 2011;65(6):454-459.
63. Cabianca M. Combination syndrome: treatment with dental implants. Implant Dent. 2003;12(4):300-305.
64. Jumbelic R, Nassif J. General considerations prior to relining of complete dentures. J Prosthet Dent. 1984;51(2):158-163.
65. Hill EE, Rubel B. Direct chairside hard reline at delivery of a newly fabricated distal extension removable partial denture: considerations and techniques. J Can Dent Assoc. 2011;77:b84.
66. Leles CR, Machado AL, Vergani CE, Giampaolo ET, Pavarina AC. Bonding strength between a hard chairside reline resin and a denture base material as influenced by surface treatment. J Oral Rehabil. 2001;28(12):1153-1157.
67. Lubiana NF, Bonfante G, Thaddeu Filho M. Pro-odonto – Prótese: programa de atualização em prótese. Porto Alegre: Artmed/Panamericana, 2009.

16

Prótese parcial removível provisória: indicação e procedimentos clínicos

Ana Cláudia Pavarina

As perdas dentárias causam prejuízo na estética e nas funções, incluindo mastigação, digestão e fonação, o que afeta negativamente a qualidade de vida dos indivíduos.[1,2] Além disso, a ausência de dentes tem sido associada a questões como obesidade, déficit nutricional, hipertensão e maior risco de mortalidade.[3,4] Aproximadamente 68% da população idosa brasileira necessita de prótese dentária em consequência do alto índice de perdas dentárias.[5] Dessa forma, em vista da elevada prevalência, os prejuízos causados aos indivíduos e o elevado custo do tratamento, as perdas dentárias são um problema de saúde pública, com maior incidência nos indivíduos socialmente menos favorecidos.[2]

O relacionamento fisiológico e adequado entre a maxila e a mandíbula no sentido vertical proporciona uma estética satisfatória ao paciente e equilíbrio muscular durante os processos de mastigação, deglutição e fonética.[6,7] De forma geral, a perda de elementos dentais, principalmente posteriores, é acompanhada de alterações na dimensão vertical (DV). Essas alterações são resultantes de um desequilíbrio oclusal cujo fator responsável pode ser não apenas a perda dos dentes, mas também os desgastes dentários ocasionados pelos hábitos parafuncionais.[7,8] A diminuição da DV altera a harmonia facial do paciente, uma vez que provoca perda da tonicidade da musculatura e altera o contorno facial. Portanto, o restabelecimento da DV com a utilização de prótese parcial removível (PPR) provisória é primordial previamente à realização de qualquer tratamento restaurador no paciente.

Apesar do aumento da demanda por reabilitações com implantes, as PPR continuam sendo amplamente utilizadas como opção de tratamento para restaurar a função em indivíduos parcialmente desdentados.[9] As PPR com infraestrutura de metal são indicadas como opção de tratamento de longo prazo, enquanto as PPR provisórias de resina acrílica são uma opção de tratamento temporário.[9,10]

Geralmente, as PPR provisórias são indicadas como parte de um plano de tratamento global para restabelecer as relações maxilomandibulares e restaurar a função mastigatória, a estética e a fonética durante o curso de um tratamento reabilitador.[1,6] Essas próteses têm sido amplamente utilizadas em pacientes que precisam de reabilitações complexas e extensas e naqueles que requerem o restabelecimento da DV. Nessas situações, as PPR provisórias facilitam o processo de adaptação ao padrão oclusal recém-definido e ajudam a guiar os parâmetros estéticos e funcionais para a restauração definitiva.[1,6] Esse tipo de prótese é suportado pela fibromucosa, o que infringe os aspectos biomecânicos que devem ser ponderados durante o planejamento de uma PPR convencional (com metal) e é prejudicial para as estruturas adjacentes, principalmente se for utilizado por um longo período.[11] De acordo com esses aspectos, a PPR provisórias devem ser utilizadas por um período específico e planejado, sob a supervisão do cirurgião-dentista, enquanto são realizados os procedimentos restauradores que envolvem a reabilitação protética definitiva.

BASES PARA A PRÁTICA CLÍNICA, NÍVEIS DE EVIDÊNCIA E RECOMENDAÇÕES

Indicações das PPR provisórias

As PPR provisórias substituem um ou mais dentes com o objetivo de melhorar a estética, a estabilidade e a função dos arcos parcialmente desdentados durante um período limitado e planejado, sendo posteriormente substituídas por uma prótese definitiva.[1,12]

Esse tipo de prótese auxilia na manutenção da posição dos dentes e da oclusão, restaura a eficiência mastigatória, melhora a fonética e a estética[1,6] e está indicado para as situações listadas a seguir.

Restabelecimento da estética

As PPR provisórias são frequentemente utilizadas para reposição de um ou mais dentes anteriores ausentes, auxiliando na manutenção da estética e da autoestima do paciente.[13] A utilização das PPR provisórias permite que as características da prótese definitiva (prótese parcial fixa, prótese sobre implantes ou PPR) sejam avaliadas quanto à estética (forma, cor e posicionamento dos dentes) e à função.[14]

Restabelecimento do plano oclusal e das relações interoclusais

A perda dos dentes posteriores acarreta alterações significativas no padrão oclusal dos pacientes. Nesses casos, a mandíbula busca suporte e estabilização na região anterior, o que gera forças excessivas sobre os dentes anteriores e ocasiona um colapso no sistema estomatognático.[15] Em razão da ausência de contenção de oclusão, os pacientes apresentam sobrecarga e desgastes excessivos nos dentes anteriores, redução da dimensão vertical de oclusão (DVO), aumento do trespasse vertical, extrusões dentárias e alterações no sistema neuromuscular.[1,6] Nesse contexto, é de fundamental importância a elaboração de um diagnóstico correto e de um plano de tratamento que restabeleça as condições funcionais e o padrão oclusal do paciente. As PPR provisórias podem ser utilizadas para restabelecer o plano oclusal, substituir os dentes perdidos, restaurar a DV e a relação cêntrica (RC) e atuar como elemento diagnóstico para a confecção de próteses definitivas, uma vez que, posteriormente, as relações intermaxilares obtidas com o tratamento provisório poderão ser transferidas para o tratamento definitivo.[1,6,16]

A reabilitação de indivíduos com DV alterada, associada a desgastes dentários severos, pode ser feita por meio da utilização de PPR provisória do tipo *overlay*. Esse tipo de prótese consiste no recobrimento coronário dos dentes remanescentes desgastados com resina acrílica e é suportado por esses dentes, raízes ou implantes dentários dos pacientes. Nesses casos, a perda da DV pode afetar significativamente a função, o conforto e a estética do paciente. Assim, é essencial que a DV seja restabelecida de forma gradual e no início do tratamento, por meio da utilização de PPR provisória com cobertura oclusal.[6,16,17]

Manutenção de espaço

Em pacientes jovens que perderam um ou mais dentes, as PPR provisórias podem ser utilizadas até que os dentes adjacentes e os tecidos de suporte alcancem maturidade para a confecção de uma prótese definitiva ou de implantes.[16] Para pacientes adultos, o uso de próteses provisórias como forma de manter um espaço irá impedir giroversões, inclinações, migrações e extrusões dentárias, enquanto ocorre a cicatrização dos tecidos.[1,6]

Pacientes especiais portadores de anomalias

Em pacientes que apresentam algum tipo de anomalia congênita ou adquirida, as PPR provisórias são utilizadas para o diagnóstico e para preservar as estruturas remanescentes, podendo resultar em melhora significativa da função e da estética sem comprometer os tecidos dentários remanescentes do paciente.[16]

Previamente ou após a colocação de implantes

Previamente à colocação dos implantes, as PPR provisórias auxiliam não apenas na indicação do número de implantes, mas também no seu posicionamento e distribuição no arco parcialmente desdentado. Se utilizada após a colocação de implantes, as PPR provisórias ajudam na cicatrização e no condicionamento dos tecidos e estimulam a remodelação óssea ao redor dos implantes dentários.[18]

No condicionamento de tecidos

O uso de prótese provisória auxilia na manutenção do espaço e no condicionamento dos tecidos, enquanto a definitiva é confeccionada. Após as extrações, as PPR provisórias protegem a ferida cirúrgica e melhoram a cicatrização dos tecidos. Além disso, podem ser utilizadas previamente à confecção de uma PPR definitiva quando o paciente for portador de próteses inadequadas que traumatizam os tecidos de suporte. Nesses casos, as PPR provisórias devidamente reembasadas devem ser usadas no condicionamento dos tecidos até a colocação da prótese definitiva.[1,6,18]

Mecanismos de retenção e desenho da PPR provisória

Tanto o desenho da base de resina acrílica de uma PPR provisória quanto sua extensão dependem dos fatores retentivos disponíveis. De maneira geral, as bordas das PPR provisórias devem ser arredondadas, para não traumatizar a mucosa, e a margem gengival deve ser aliviada. Alguns autores não indicam o uso de grampos para manter a prótese em posição. Nesse caso, as PPR provisórias devem ser retidas por meio de preparos ou desgastes nas faces palatinas ou linguais dos dentes remanescentes e mediante embricamento mecânico da resina com os espaços interdentais. O contato friccional com as superfícies palatinas e linguais, a tensão entre a base da prótese e a mucosa, o contorno do véu palatino e o controle neuromuscular do paciente contribuem para a retenção da prótese. Entretanto, esses mecanismos podem traumatizar as estruturas de suporte, o que torna a utilização de grampos metálicos mais favorável.[1,13,19]

Os grampos para as PPR provisórias podem ser confeccionados com diferentes materiais, como fios forjados de ouro, fios ortodônticos ou fios de aço inoxidável. Geralmente, os fios ortodônticos de 0,7 mm ou 0,9 mm são os mais utilizados em virtude da facilidade e da rapidez de confecção. Os grampos podem apresentar variadas formas, contornando a superfície vestibular dos dentes pilares e com projeções que se estendem em direção à porção palatina ou lingual da base de resina acrílica da prótese (Figura 1).[19]

Quando a retenção por grampos for utilizada, as bordas de resina devem contornar a margem gengival e ser ajustadas no momento da colocação para não comprimirem as papilas interdentais. As PPR provisórias podem apresentar diferentes configurações na região do palato, que pode ser completamente recoberto por resina, quando for necessário o selamento posterior para melhorar a retenção, ou apenas parcialmente recoberto, com uma configuração em forma de U.[19]

Exame clínico e diagnóstico

Uma vez que o objetivo do tratamento odontológico é suprir as necessidades funcionais e atender às expectativas do paciente, o profissional, durante a anamnese e o exame clínico, deve se atentar também às demandas estéticas e às queixas do paciente em relação ao tratamento, bem como respeitar a sua individualidade. Assim, na anamnese, devem ser analisadas a saúde bucal completa e a aparência facial do paciente, buscando alterações relacionadas a aspectos como harmonia e proporções faciais, DV, suporte labial e linha do sorriso. O exame clínico intrabucal inclui a avaliação dos dentes remanescentes, periodonto, tecidos moles e rebordo residual. Além disso, no exame clínico extrabucal, também deverá ser realizada uma avaliação detalhada, incluindo palpação dos músculos da face e da articulação temporomandibular. A partir da obtenção dessas informações e do resultado do exame clínico, o profissional irá formular um plano de tratamento completo, de acordo com as expectativas e as necessidades do paciente.[1,6]

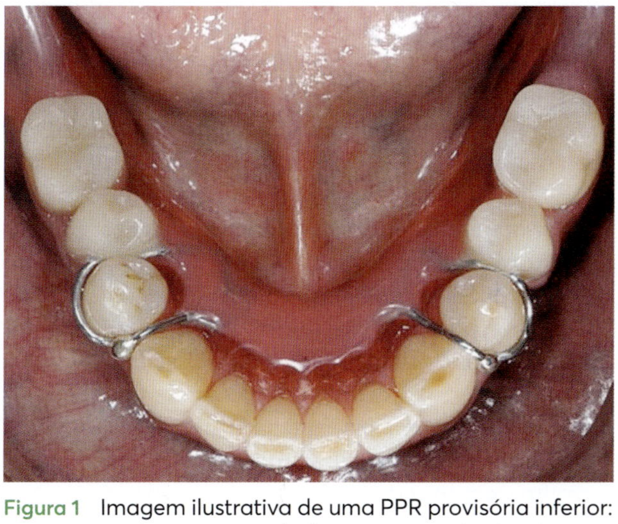

Figura 1 Imagem ilustrativa de uma PPR provisória inferior: os grampos devem ser cuidadosamente avaliados durante a confecção, para não interferirem na oclusão.
Fonte: Disciplina de Prótese Parcial Removível – FOAr-Unesp.

Conforme detalhado no Capítulo 8, durante a avaliação dos dentes remanescentes, além da presença de desgaste, também devem ser verificados a condição de suporte ósseo, o grau de mobilidade, a condição da superfície coronária, o relacionamento oclusal e o posicionamento, o número e a distribuição dos dentes. A perda de alguns dentes pode ocasionar severo desequilíbrio oclusal nos pacientes, extrusão dos dentes remanescentes e alterações nas curvas oclusais. Portanto, restabelecer a harmonia oclusal com PPR provisória é essencial para recuperar a função e a saúde do sistema estomatognático previamente à colocação da prótese definitiva.[1,6]

De forma geral, a perda de elementos dentais, principalmente posteriores, é acompanhada de alterações na DV, resultantes de um desequilíbrio oclusal, cujo fator responsável pode ser não apenas a perda dos dentes, mas também os desgastes dentários ocasionados por hábitos parafuncionais, como o bruxismo.[8] A perda da contenção posterior provoca ausência de estabilidade na mandíbula, causando sobrecarga oclusal nos dentes remanescentes (Figura 2A e B). Dependendo das características do sistema estomatognático e da capacidade de adaptação fisiológica do indivíduo, a falta de contenção posterior pode resultar em desgastes acentuados nos dentes remanescentes, principalmente nos anteriores, além de traumatismo periodontal e dores nos músculos da mastigação e na articulação.[6,20] O desgaste dentário é uma condição multifatorial que leva à perda de tecidos dentais e pode ser ocasionado por hábitos parafuncionais.[8] O dano ocasionado é irreversível, compromete a dentição permanentemente e se torna cada vez mais significativo na manutenção da saúde da dentição a longo prazo.[8] Portanto, é imprescindível que o diagnóstico dessa condição seja realizado para estimar o nível de dificuldade do tratamento protético a ser indicado.

O relacionamento fisiológico adequado entre a maxila e a mandíbula no sentido vertical proporciona uma estética satisfatória ao paciente e equilíbrio muscular durante os processos de mastigação, deglutição e fonética. A diminuição da DV altera a harmonia facial do paciente, uma vez que provoca perda na tonicidade da musculatura, e modifica o contorno facial, como evidenciado por dobras profundas nas comissuras labiais e pelos lábios finos, o que resulta em comissuras estreitas e pode levar ao aparecimento de queilite angular.[6,20]

Durante o exame clínico, alguns aspectos devem ser observados para a avaliação de possíveis alterações na DV. Inicialmente, deve-se observar se ocorreu perda de contenção posterior decorrente da ausência dos dentes posteriores (Figura 2A). A perda da contenção posterior provoca ausência de estabilidade na mandíbula e causa sobrecarga oclusal nos dentes remanescentes (Figura 2). Dependendo das características do sistema estomatognático e da capacidade de adaptação fisiológica do indivíduo, a falta de contenção posterior pode resultar em desgastes acentuados nos dentes remanescentes (principalmente anteriores), traumatismo periodontal e dores nos músculos da mastigação e na articulação temporomandibular. O desgaste dentário também pode ser ocasionado por hábitos parafuncionais, principalmente o bruxismo.[8,20,21]

Montagem dos modelos de estudo em articulador semiajustável (ASA)

Obtenção dos modelos de estudo

Os modelos de estudo são obtidos após a anamnese, o exame clínico e a adequação do meio bucal. Para a obtenção desses modelos, devem ser seguidos, criteriosamente, todos os passos descritos no Capítulo 10. Nos casos de próteses dentomucossuportadas, para maior conforto do paciente, poderá ser realizada uma moldagem funcional da fibromucosa de suporte. Para isso, é confeccionada uma moldeira individual com resina acrílica recobrindo toda a área desdentada, contornando os dentes remanescentes. Essa moldeira deve apresentar retenções mecânicas na superfície externa. Previamente à realização da moldagem, a moldeira é ajustada na boca do paciente, devendo ficar cerca de 2 mm aquém do fundo de sulco do paciente. A moldagem do selado periférico é realizada com godiva em bastão; a moldagem da área chapeável, com pasta zincoenólica. Durante a moldagem do selado periférico e da área chapeável, a movimentação da musculatura paraprotética deve ser realizada. A moldagem funcional é removida para verificação da exatidão do molde e eliminação dos excessos. A seguir, o molde é posicionado novamente na boca do paciente. Então, uma moldeira de estoque de tamanho compatível é preenchida com alginato (hidrocoloide irreversível) e posicionada na cavidade bucal do paciente, sobre a moldeira individual. Após a geleificação do alginato, a moldeira é removida e um molde único dos dentes remanescentes (em alginato) e da fibromucosa de suporte (com pasta zincoenólica) é obtido. Nesse momento, é importante observar as características do molde quanto à exatidão e verificar se o fundo de sulco foi devidamente copiado. Os modelos de estudo devem ser desinfetados e vazados com gesso tipo IV.[22]

Montagem do modelo de estudo superior em ASA

A montagem dos modelos em ASA é fundamental para o diagnóstico oclusal do paciente e para a confecção das PPR provisórias. A sequência clínica para a montagem de arcos parcialmente edêntulos está descrita no Capítulo 13. O modelo superior deve ser montado em ASA por meio da utilização do arco facial, um instrumento que permite relacionar o arco superior do paciente aos côndilos da mandíbula e transferir essa relação para o ASA. Para a montagem do modelo superior no ASA, deve-se usar o garfo e o arco facial. Inicialmente, é realizado o registro no garfo com godiva de baixa fusão plastificada, distribuída em três pontos predeterminados (um anterior e dois posteriores). Nas áreas edêntulas, deve-se acrescentar godiva no local do garfo correspondente a essa área até que se alcance a mucosa (muralha de godiva), de forma a ter um ponto para estabilizar o registro sobre o rebordo e sobre o modelo superior. Em seguida, o garfo é levado à boca para que as superfícies incisais e oclusais dos dentes superiores sejam demarcadas, com o cuidado de manter sua haste coincidente com a linha média da face do paciente (Figura 3A e B). Após o resfriamento da godiva, o garfo é removido da boca, e as impressões correspondentes às cúspides dos dentes posteriores e às incisais dos dentes anteriores são avaliadas (Figura 4B). Nesse momento, o modelo superior deve ser posicionado sobre as impressões de godiva presentes no garfo, para que se possa avaliar a necessidade de remoção de excessos ou refinamento das impressões, o que pode ser feito com pasta zincoenólica. Após a obtenção dos registros no garfo e a verificação da estabilidade no modelo, o garfo é levado novamente à boca do paciente

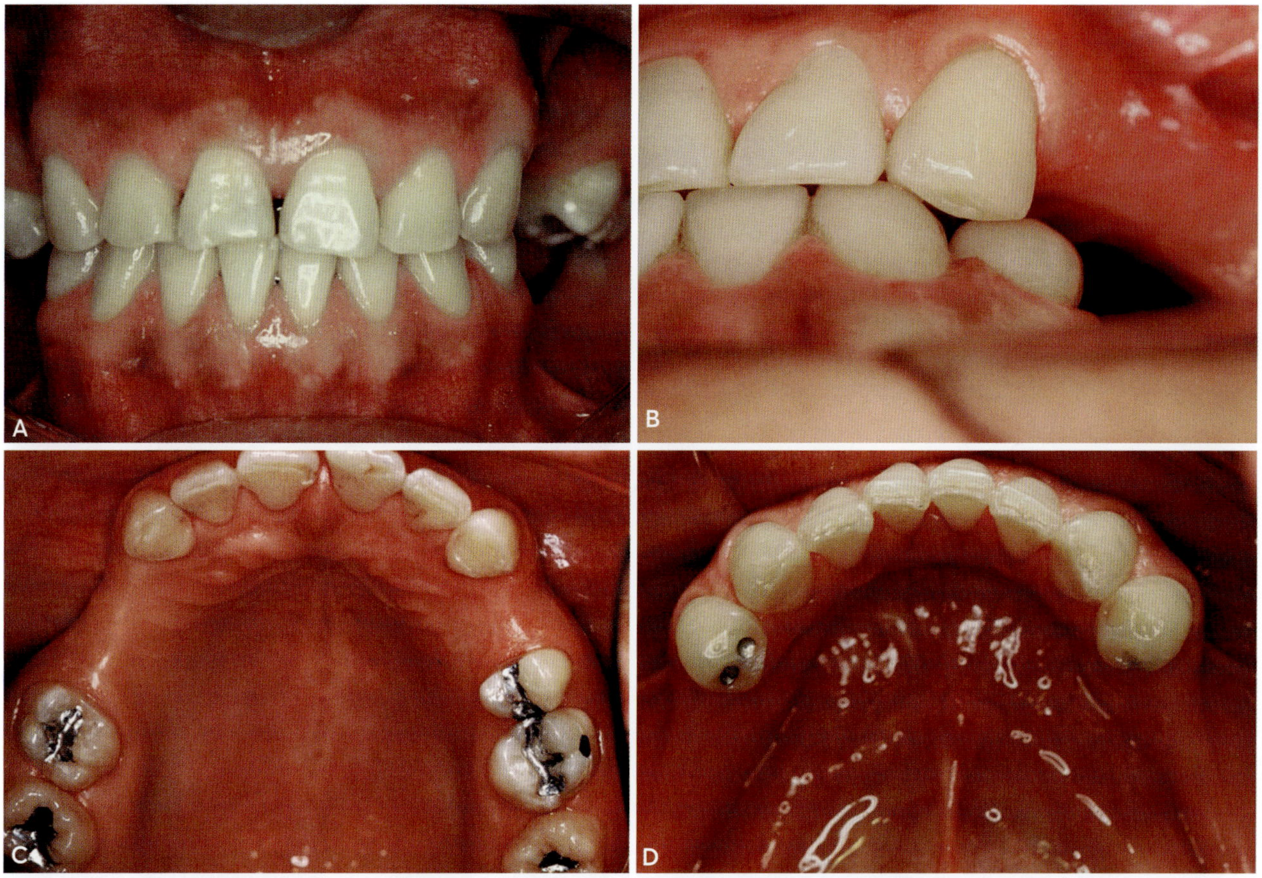

Figura 2 Imagens ilustrativas de um paciente com alteração na DV ocasionada pela ausência de contenção posterior: em (A) e (B), vista anterior que denota sobrecarga oclusal dos dentes anteriores com a presença de desgastes na região dos incisivos centrais; em (C) e (D), vista oclusal dos arcos superior e inferior do paciente.
Fonte: Disciplina de Prótese Parcial Removível – FOAr-Unesp.

para a tomada do arco facial.[15,16] Para isso, o garfo é posicionado no arco superior e o paciente é orientado a mantê-lo em posição com a ajuda de ambos os polegares. Em seguida, o arco facial é acoplado ao garfo, inserindo-se a porção inferior do arco facial no cabo do garfo por meio do orifício localizado anexo aos parafusos de fixação inferiores. Simultaneamente, as olivas auriculares do arco facial devem ser posicionadas nos meatos acústicos externos do paciente. Na sequência, o relator náseo deve ser ajustado firmemente na região de glabela do paciente, apertando-se o seu parafuso. Depois, o parafuso central (que fixa a distância intercondilar) e os parafusos inferiores (que estabilizam o cabo do garfo) também devem ser apertados. Após a fixação dos parafusos, o paciente é instruído a remover a mão do garfo e, nesse momento, o arco facial deve permanecer estável e o registro do garfo deve estar em íntimo contato com as pontas de cúspides. Previamente à remoção do arco facial, a medida da distância intercondilar deve ser observada, a fim de que seja ajustada no ASA. Os modelos devem ser montados em ASA por meio da técnica do *split-cast*, para proporcionar a remontagem dos modelos em ASA após a acrilização das PPR provisórias (Figura 3D).[23]

Determinação dos planos articulares

Para montagem do modelo inferior em ASA, é preciso confeccionar as bases de registro superior e inferior nos modelos de estudo (Figura 4A e B).[6,19] As bases de registro são dispositivos construídos sobre os modelos de estudo, constituídos por uma base de resina acrílica que se adapta ao espaço desdentado, sobre a qual são confeccionados roletes de cera a serem utilizados no registro das relações intermaxilares. As bases de registro possibilitam a determinação dos planos superiores, da DV e da RC, assim como a montagem dos modelos em ASA. Além disso, permitem a montagem dos dentes artificiais e as provas clínicas, atuando como matrizes para as próteses finais. Para a confecção dessas bases, o modelo de estudo é isolado e, então, a resina acrílica autopolimerizável é manipulada de acordo com as recomendações do fabricante e prensada entre duas placas de vidro ou

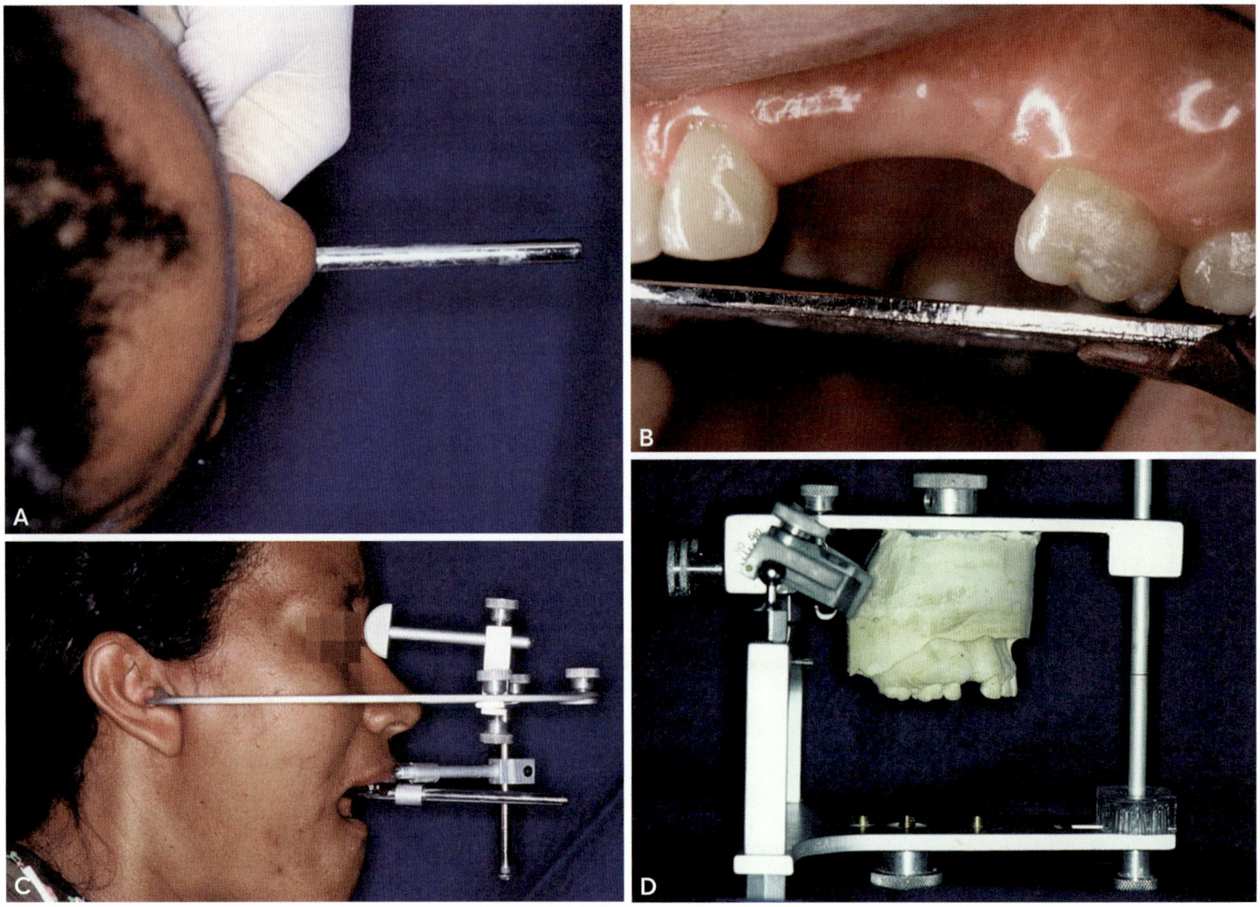

Figura 3 Imagens ilustrando a montagem do modelo superior em ASA: em (A), posicionamento do garfo centralizado com a linha média do paciente; em (B), registro intrabucal em três pontos no garfo; em (C), vista lateral do registro do arco facial em posição; em (D), montagem do modelo superior em ASA.
Fonte: Disciplina de Prótese Parcial Removível – FOAr-Unesp.

em um dispositivo de madeira, para a obtenção de uma espessura uniforme. A seguir, a lâmina de resina, ainda na fase plástica, é adaptada sobre o modelo, devendo abranger toda a área chapeável e as regiões palatina (arco superior) e lingual (arco inferior). Os excessos de resina são recortados e, após sua polimerização, as irregularidades da base de registro são removidas com fresa *maxicut*. Em seguida, roletes de cera na altura dos dentes remanescentes são confeccionados na região desdentada (Figura 4A e B).

Inicialmente, a base de registro superior deve ser posicionada na cavidade bucal do paciente, para que sejam determinados os planos de orientação superiores ou o ajuste do rolete superior de acordo com a altura dos dentes remanescentes, caso esses dentes estejam adequadamente posicionados em relação ao plano oclusal do paciente (Figura 4C). Os planos superiores são ajustados com base nos espaços edêntulos e nas características do paciente. Se o indivíduo apresentar espaço desdentado anterior, deve-se, inicialmente, verificar o suporte labial; em seguida, o rolete de cera na região anterior deve ser ajustado de modo a formar um ângulo de 90° entre a superfície do lábio superior e a base do nariz. Além disso, o rolete deve ser ajustado na altura do tubérculo do lábio superior, de acordo com a idade e o gênero do paciente. Assim, em pacientes idosos, o rolete deve ficar na altura do lábio; em pacientes de meia-idade, de 1 a 1,5 mm abaixo do lábio; e em pacientes jovens, 2 mm abaixo. Após a determinação da altura do rolete de cera na região anterior, o plano oclusal é ajustado com o auxílio de uma régua Fox. Para isso, a parte intrabucal da régua Fox é colocada sobre o plano de orientação, de forma que a régua esteja paralela à linha bipupilar do paciente, a qual é determinada pelo posicionamento da parte externa da régua.[1,6,15,16,24]

Se o paciente apresentar espaço edêntulo posterior e/ou dentes posteriores mal posicionados, extruídos ou desgastados, o rolete deve ser ajustado. Para isso, o rolete posterior é recortado até que a parte intrabucal da régua Fox (posicionada sobre a superfície oclusal do

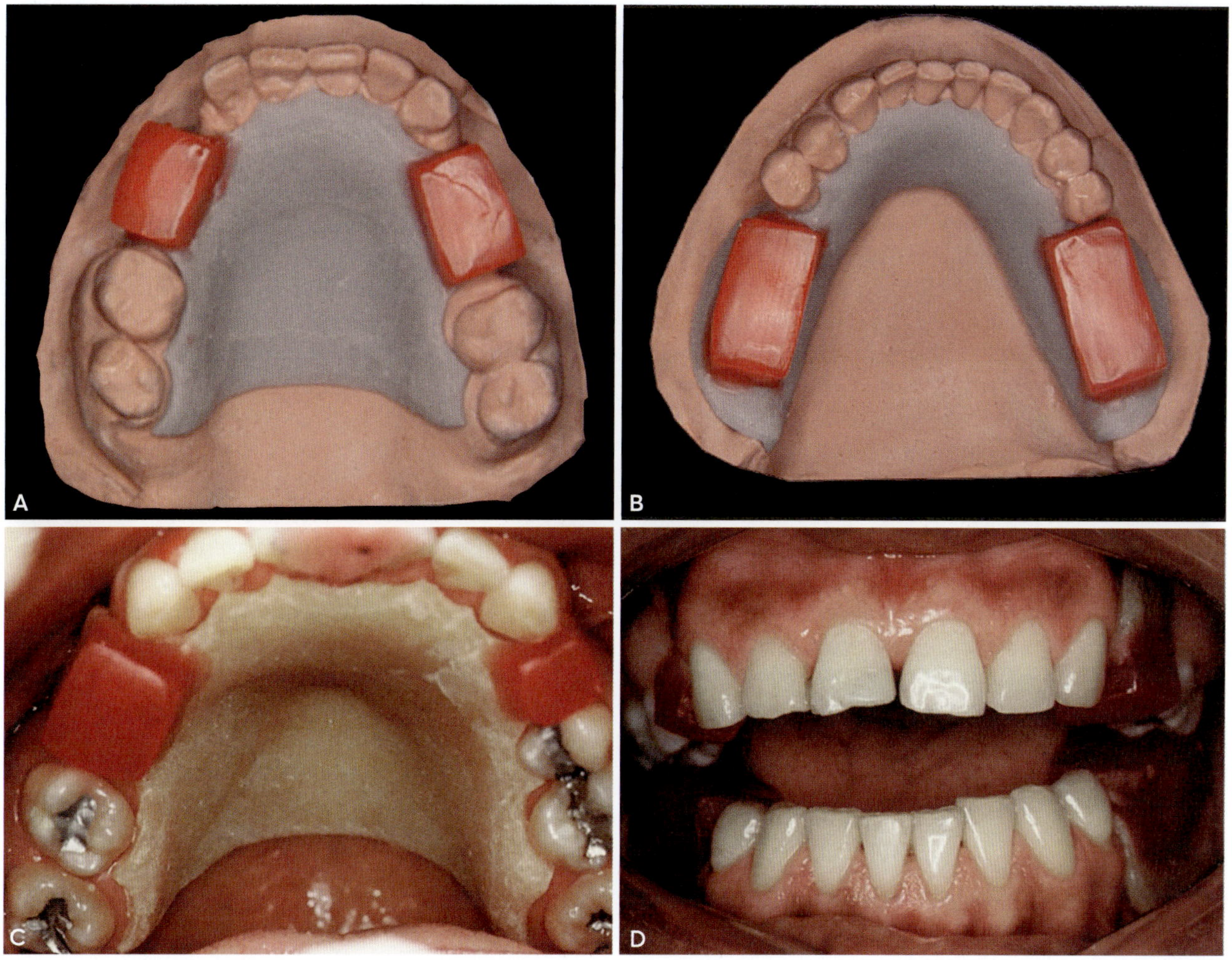

Figura 4 Imagens ilustrando bases de registro: em (A) e (B), bases de registro com roletes de cera posicionadas sobre os modelos; em (C), base de registro posicionada no arco superior do paciente e rolete recortado na altura dos dentes remanescentes; em (D), base de registro inferior posicionada na boca do paciente previamente à realização do ajuste.
Fonte: Disciplina de Prótese Parcial Removível – FOAr-Unesp.

rolete) fique paralela à parte extrabucal, posicionada no plano de Camper, que é uma linha imaginária que vai da borda inferior da asa do nariz ao trágus. Nesse momento, também deve ser avaliada a presença do corredor bucal (espaço escuro que aparece lateralmente na cavidade bucal durante o sorriso e na abertura da boca).[1,6,15] Adicionalmente, se o paciente apresentar espaço desdentado anterior, as linhas guias (linha média, linha alta do sorriso e linha das comissuras labiais) devem ser registradas no rolete de cera anterior.[1,6,15]

Determinação da DV

Após a determinação dos planos superiores, deve ser determinada a DV do paciente. A DVO é uma posição vertical definida como a distância medida entre dois pontos arbitrários quando os dentes inferiores e os dentes superiores estão em contato oclusal. A distância entre esses dois pontos (um localizado no meio do rosto ou nariz, e o outro, na parte inferior da face ou queixo), que é mensurada quando a mandíbula está na posição de repouso fisiológico, é definida como dimensão vertical de repouso (DVR). O espaço existente entre os dentes quando a mandíbula está em repouso é denominado espaço funcional livre (EFL).[21,24,25] Os métodos mais utilizados na prática odontológica para a determinação da DV são os métodos estético, métrico e fonético (ver Capítulo 13). Basicamente, o princípio de todos esses métodos é a mensuração da distância entre um ponto fixo na maxila e outro na mandíbula, de preferência na linha média da face. Entretanto, nenhum desses métodos, isoladamente, proporciona a obtenção da DV precisa para o paciente; dessa forma, a determinação da DV deve ser feita por meio da associação de diferentes técnicas.[6,21,26]

Inicialmente, para a determinação da DV (ver Capítulo 13), as bases de registro superior (devidamente ajustada) e inferior são colocadas em posição (Figura 4D) e, com o paciente com a musculatura relaxada, o rolete de cera inferior é acertado até que ocorra um toque sutil entre os lábios; o paciente é, então, observado de perfil para avaliação de sua fisionomia (Figura 5A). Na sequência, dois pontos arbitrários são demarcados na face do paciente, um na ponta do nariz e outro na região do mento, e o paciente é instruído a pronunciar a letra "M" várias vezes. Quando a mandíbula retorna à posição de repouso (indicada pelo toque sutil dos lábios), a distância entre os dois pontos (DVR) é mensurada com paquímetro. Dessa distância, subtrai-se uma medida de 3 mm (espaço funcional livre) e obtém-se a DVO. Para confirmar o resultado obtido, com as bases de registro em posição, é medida a distância do canto do olho até a comissura labial. Essa distância deve ser semelhante à distância da base do nariz à base do mento (mandíbula) (Figura 5B e C). Além disso, é possível confirmar a DVO obtida com a realização do teste fonético, solicitando ao paciente que pronuncie palavras com sons sibilantes (p.ex., "sessenta e seis" e "Mississipi"). Nesse momento, quando a mandíbula é levada a uma posição involuntária e de repouso, não deve ser observado toque nos dentes remanescentes ou no rolete de cera.[6,21,26]

Determinação da RC

Em situações em que o paciente perdeu poucos dentes e a DVO não foi alterada, a relação oclusal horizontal que pode ser utilizada é a máxima intercuspidação habitual (MIH). Por outro lado, caso o paciente tenha perdido a estabilidade oclusal com consequente alteração da DV, deve ser realizado o registro da RC com a associação de métodos de manipulação e fisiológicos,[6,24] conforme descrito no Capítulo 13.

Para posicionar a mandíbula em RC, o paciente relaxa os músculos e o profissional guia a mandíbula à posição de RC de maneira não forçada (método guiado não forçado) (Figura 5D). Outro método bastante eficaz é instruir o paciente a colocar a língua posteriormente no palato, enquanto fecha sua boca, uma vez que a retrusão da língua tem o efeito de retruir a mandíbula (método da retrusão da língua). Para auxiliar, uma bolinha de cera pode ser fixada sobre a resina da base de registro, na região do palato, indicando onde o paciente deve posicionar a língua. A posição também pode ser confirmada pedindo para o paciente deglutir a própria saliva (método da deglutição).[6,24] As endentações registradas sobre os planos de cera devem ser muito discretas, podendo ser refinadas com a utilização de pasta zincoenólica. Para isso, coloca-se uma pequena quantidade dessa pasta sobre o rolete de cera de uma das bases e aplica-se vaselina nos dentes ou no rolete de cera antagonista; em seguida, leva-se a mandíbula à posição de RC (Figura 5D) para refinamento do registro interoclusal (Figura 5E e F).

Para a montagem do modelo inferior, as bases de registro são removidas da boca e posicionadas sobre os modelos; o articulador é, então, colocado em posição invertida, e o modelo inferior é encaixado sobre o registro no modelo superior. De forma semelhante ao superior, o modelo inferior é montado pela técnica do *split-cast*, para proporcionar a remontagem dos modelos em ASA após a acrilização das PPR provisórias.[23]

Seleção dos dentes artificiais, montagem e prova dos dentes em cera

A cor dos dentes artificiais é determinada contrapondo-se os dentes naturais, adjacentes ao espaço protético, com a escala de cores. Para isso, os dentes da escala de cor são umedecidos e comparados aos dentes remanescentes do paciente, sob luz natural. Os dentes artificiais devem ser montados a partir dos mesmos princípios que norteiam a montagem dos dentes de uma PPR definitiva, considerando os dentes remanescentes presentes no arco. Desse modo, os dentes artificiais irão proporcionar condições de mastigação, estética, fonética e equilíbrio interoclusal, além de apresentar localização e forma que harmonizem com os dentes remanescentes.[6,27] A forma e o tamanho dos dentes posteriores são selecionados a fim de que se adaptem ao espaço desdentado disponível e tenha anatomia oclusal compatível com os dentes antagonistas. Nem sempre a substituição dos dentes perdidos por artificiais será precisamente igual no que diz respeito ao tipo e ao número, em função da presença de dentes remanescentes que podem estar localizados em posições diferentes daquelas que ocupavam quando todos os dentes naturais estavam presentes.

Após a montagem de todos os dentes artificiais, as bases de registro são levadas à boca do paciente para a verificação da DVO e da RC, com base nas relações intermaxilares determinadas previamente. Além disso, devem ser avaliados a estética, o tamanho, o formato e a cor dos dentes. Para analisar a oclusão, devem ser verificadas, com a ajuda de uma tira de papel-celofane, a presença de contatos oclusais bilaterais distribuídos entre os dentes posteriores e a ausência ou um leve contato entre os dentes anteriores. Caso seja detectado algum contato prematuro, devem ser realizados o ajuste e a distribuição dos dentes na cera (Figura 5G). Nesse momento, destaca-se a relevância de se fazer apenas uma análise da oclusão, pois o ajuste oclusal, propriamente dito, com o desgaste dos dentes, é efetuado somente com a prótese acrilizada.

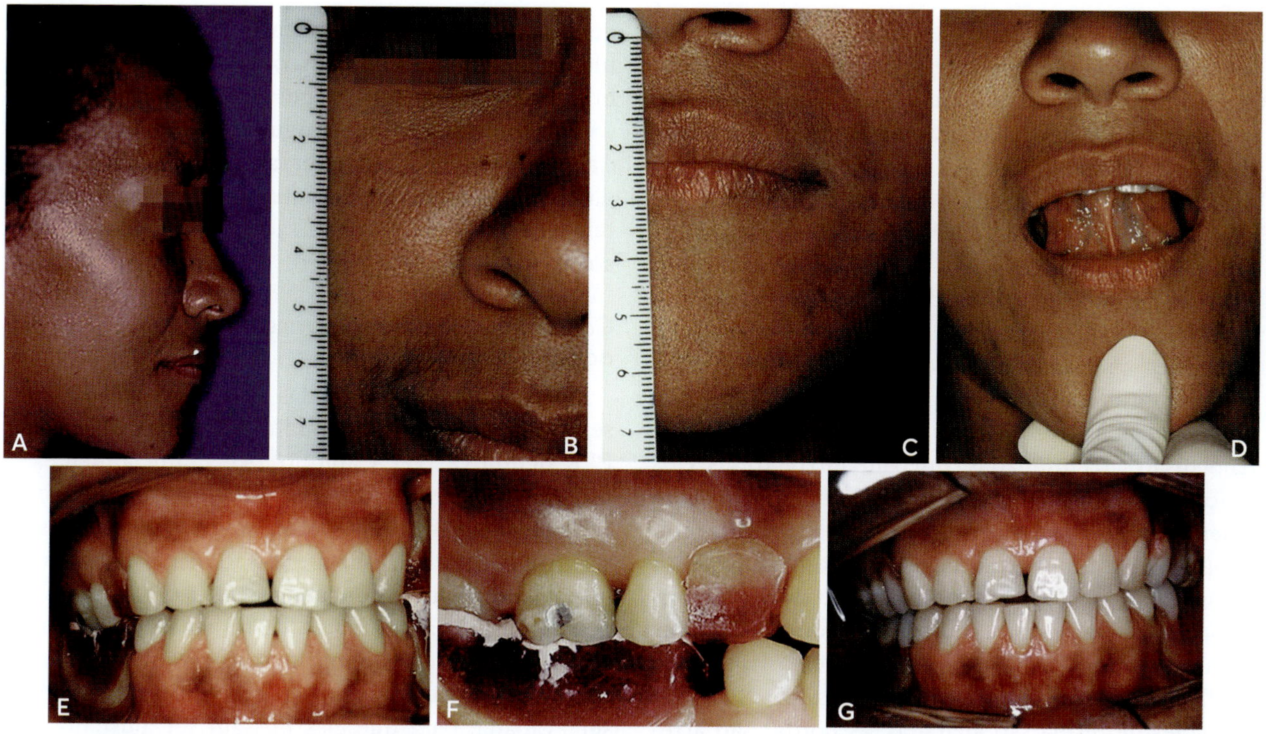

Figura 5 Imagens ilustrando a sequência clínica de determinação da DV e da RC: em (A), análise do perfil do paciente após o recorte dos roletes de cera; em (B), mensuração da distância do canto do olho à comissura labial; em (C), mensuração da distância da base do nariz ao mento; em (D), manipulação da mandíbula para a determinação da RC (método guiado não forçado); em (E), vista anterior do registro interoclusal em RC; em (F), vista lateral do registro interoclusal em RC; em (G), prova dos dentes em cera.

Fonte: Disciplina de Prótese Parcial Removível – FOAr-Unesp.

Confecção dos grampos, inclusão em mufla e polimerização

Após a prova dos dentes em cera e previamente à inclusão em mufla, são confeccionados os grampos das PPR provisórias, com a utilização de fio ortodôntico, que se estendem desde os dentes remanescentes até a porção palatina ou lingual, com projeções embutidas na resina acrílica da prótese. Para cada dente natural vizinho ao espaço desdentado, um grampo é confeccionado, sendo necessário avaliar se a projeção dos grampos desde a superfície lingual (inferior) ou palatina (superior) para vestibular não interfere na oclusão (Figura 1). Após a confecção dos grampos, é realizado o enceramento final da prótese e sua inclusão em mufla, de forma que o modelo possa ser recuperado intacto depois da polimerização da resina. Inicialmente, o modelo é posicionado no centro da parte inferior da mufla. Em seguida, tanto parte inferior da mufla quanto o modelo (exceto os dentes artificiais e a cera) são isolados, e o gesso, então, é colocado na parte inferior da mufla. Depois, o modelo é recoberto pelo gesso, com exceção dos dentes artificiais e da cera, que serão incluídos posteriormente na contramufla.

Após a presa do gesso de preenchimento da porção inferior da mufla, esse gesso é isolado para que não tenha adesão ao gesso da contramufla e possibilite a abertura da mufla em duas partes (Figura 6A). Com o auxílio de uma espátula n. 7, aplica-se cera liquefeita sobre o gesso de preenchimento, e uma muralha de silicone é confeccionada sobre os dentes artificiais, cera e parte do gesso. Depois, a contramufla é posicionada sobre a parte inferior da mufla e preenchida com gesso. A mufla é, então, tampada e colocada numa prensa, até que ocorra a presa do gesso. Posteriormente, a mufla é imersa em água em ebulição para que a cera seja eliminada. Então, a parte inferior da mufla é separada da contramufla (o modelo com os grampos fica na parte inferior e os dentes artificiais, na contramufla) e água em ebulição é utilizada para eliminação da cera. Após o resfriamento, um líquido isolante é aplicado sobre todo o gesso (Figura 6B). Na sequência, são feitas perfurações nos dentes artificiais com fresas esféricas (Figura 6C). Nesse momento, o pó da resina acrílica utilizada para caracterização da prótese é disposto sobre as regiões correspondentes à gengiva e, com o auxílio de um conta-gotas, essa resina é umedecida. Depois, a resina acrílica termopolimerizável é proporcionada e manipulada de acordo com as recomendações do fabricante; ao atingir a fase plástica, a resina é adaptada sobre o modelo de gesso. A contramufla é, então, posicionada sobre a parte inferior da mufla, e o conjunto é levado à prensa. Em seguida, a resina é polimerizada seguindo as instruções do fabricante.

Desinclusão, remontagem, acabamento e polimento

Após a polimerização da resina e o resfriamento da mufla em temperatura ambiente, é feita a demuflagem do modelo para propiciar a remontagem (Figura 6D e E).[23] Depois da remoção dos modelos das muflas, todas as irregularidades de resina que possam interferir na oclusão são eliminadas com o auxílio de fresas, e os modelos são, então, reposicionados no ASA (remontagem) e enviados ao consultório, para que seja feito o ajuste oclusal pelo cirurgião-dentista (Figura 6F).[23] Depois, os modelos são novamente enviados ao laboratório de prótese para serem recortados cuidadosamente (com alicates e tesouras para gesso), para que as PPR provisórias sejam liberadas. Assim, as irregularidades de resina são aparadas, as bordas são arredondadas e as superfícies são polidas com a utilização de tiras de lixa adaptadas a mandris e torno para polimento, utilizando feltros, escovas com pedra-pomes e branco de Espanha. Em seguida, as próteses são lavadas com escova e sabão em água corrente, desinfetadas e acondicionadas em água para que permaneçam úmidas, evitando a desidratação e possíveis alterações na resina. As PPR provisórias são, então, encaminhadas ao consultório odontológico.

Colocação, ajustes e aconselhamento ao paciente

Durante a colocação das PPR provisórias, deve ser adotada a mesma conduta da colocação de uma PPR definitiva (ver Capítulo 14).[6,19] Inicialmente, as próteses devem ser inspecionadas para que se possa averiguar a presença de pérolas ou irregularidades de resina. Em seguida, as próteses são inseridas cuidadosamente na cavidade bucal do paciente, momento em que se verifica a existência de resina interferindo na colocação, principalmente nas regiões próximas aos grampos. Se necessário, a retenção dos grampos deve ser avaliada, para que eles possam ser ajustados aos dentes remanescentes do paciente (Figura 7A e B). Es-

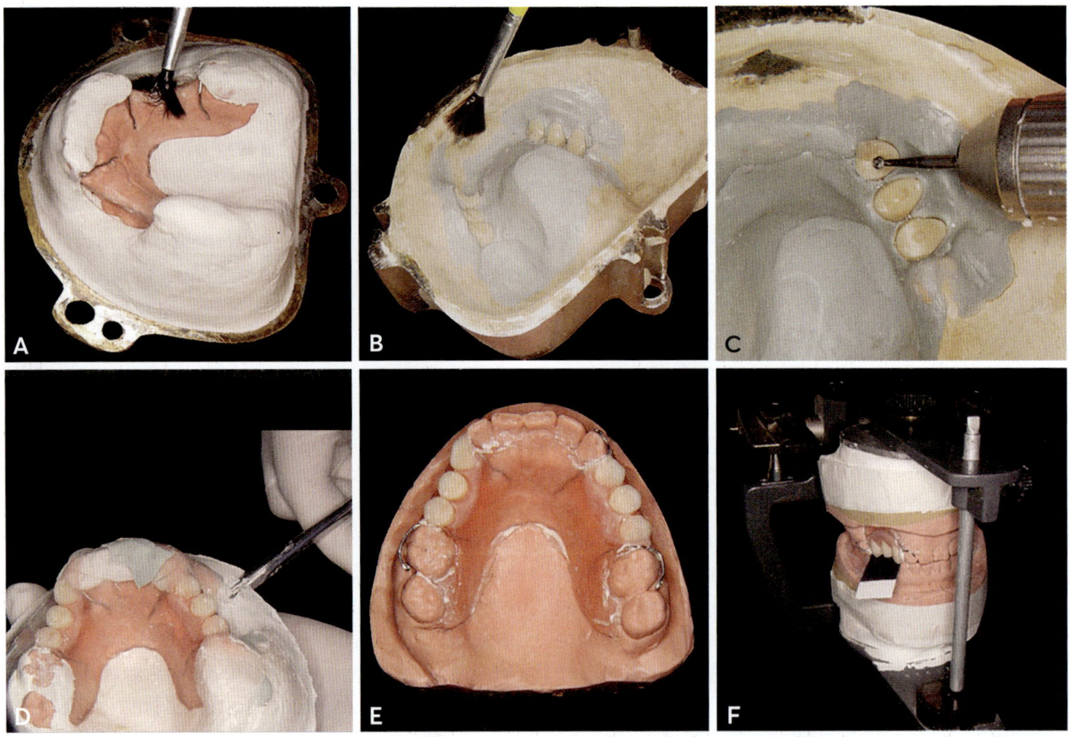

Figura 6 Imagens ilustrando os procedimentos relativos à inclusão da PPR provisória em mufla e polimerização: em (A), isolamento da mufla após a inclusão da PPR provisória; em (B), isolamento da contramufla; em (C), retenção mecânica nos dentes artificiais com fresas esféricas; em (D), remoção do gesso que recobre a prótese e os dentes artificiais; em (E), vista da PPR provisória superior após acrilização; em (F), remontagem: PPR provisórias posicionadas em ASA para a realização do ajuste oclusal.
Fonte: Disciplina de Prótese Parcial Removível – FOAr-Unesp.

tando a prótese em posição, é verificada a presença de bordas com sobre-extensão, que traumatizam a mucosa ou a deslocam, e os ajustes requeridos são realizados (Figura 7C). Em seguida, realiza-se o ajuste das áreas de compressão. Para a localização dessas áreas, uma fina camada de pasta evidenciadora é pincelada em toda a superfície interna da base da prótese. Em seguida, a prótese é cuidadosamente colocada em posição, e é realizada pressão digital bilateral contra os tecidos do paciente. Se houver áreas de compressão, as regiões a serem desgastadas serão aquelas onde a pasta evidenciadora foi removida.[6] Finalmente, deve ser analisada a oclusão e realizado o refinamento do ajuste oclusal já efetuado no articulador. Após a realização dos ajustes e desgastes exigidos, recomenda-se o polimento final da prótese nas áreas externas antes de sua colocação no paciente (Figura 7D).

Na sessão de colocação, o paciente deve ser instruído sobre a forma correta de inserção e remoção das próteses e sua adequada higienização (interna e externamente), sendo também orientado a removê-las durante o sono. Além disso, deve ser enfatizado que a prótese instalada é temporária e que o tratamento deve continuar conforme estabelecido previamente.

Uma vez que as PPR provisórias são acrilizadas sobre modelos de estudos, pode ocorrer falta de adaptação e de estabilidade quando em contato com o rebordo. Nesse caso, a base da prótese deve ser adaptada ao rebordo alveolar por meio da adição de um material reembasador em sua superfície interna, seguindo os procedimentos descritos anteriormente no Capítulo 15. Caso tenham sido indicadas para condicionamento do tecido, em função de cicatrização após cirurgia ou das lesões causadas pelo uso de próteses mal adaptadas, durante a colocação, as PPR provisórias devem ser reembasadas com condicionador de tecido (ver Capítulo 15).

Para a realização do reembasamento, faz-se, inicialmente, um desgaste uniforme de aproximadamente 1 mm em toda a superfície interna da prótese; em seguida, aplica-se um isolante fornecido pelo fabricante do material a ser utilizado (reembasador ou condicionador) nos dentes artificiais e na região externa da sela.

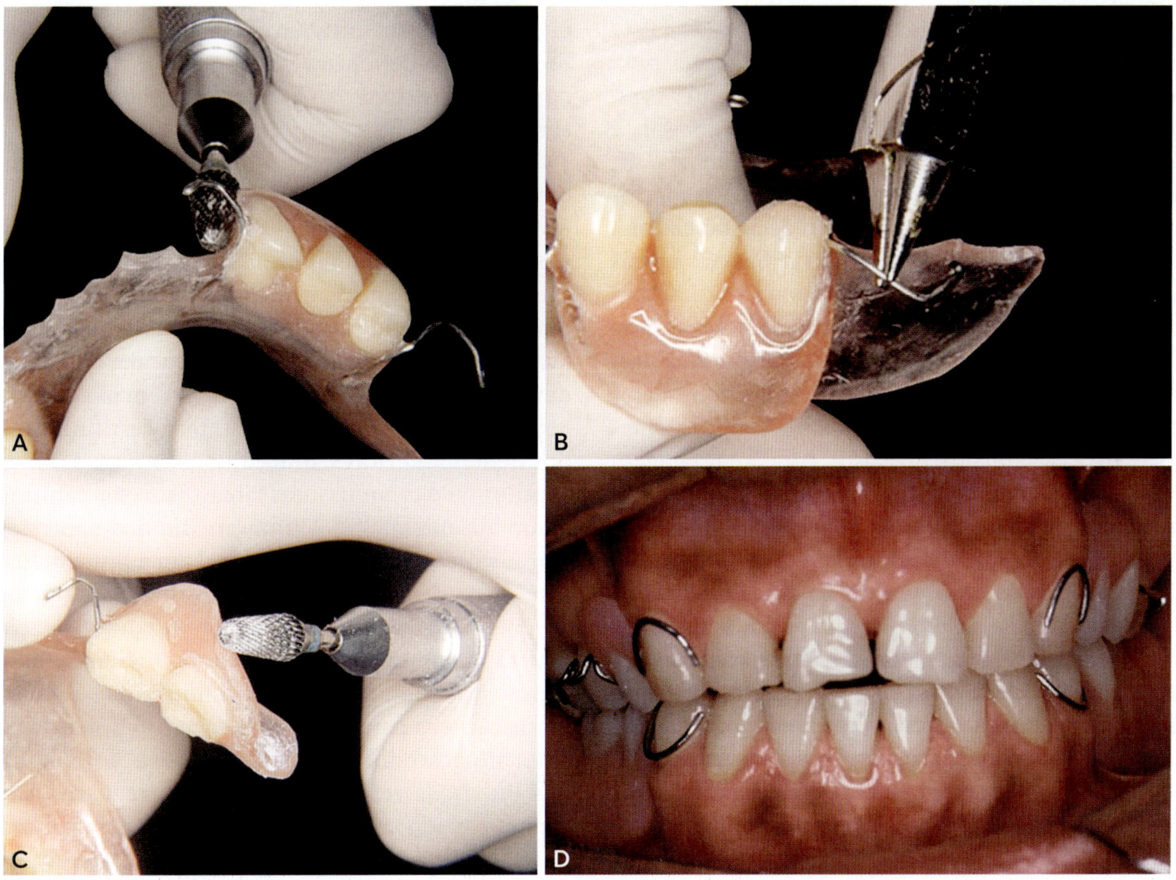

Figura 7 Imagens ilustrando os procedimentos clínicos relativos ao ajuste e à colocação da prótese: em (A), realização de desgaste na região proximal; em (B), ajuste do grampo com alicate ortodôntico; em (C), desgaste em área de sobre-extensão; em (D), vista frontal da prótese em posição após a realização dos ajustes.
Fonte: Disciplina de Prótese Parcial Removível – FOAr-Unesp.

O material é, então, manipulado de acordo com as instruções do fabricante e, após a aplicação do adesivo, é acomodado no interior da base da prótese. As PPR provisórias são posicionadas na cavidade oral e, depois, realiza-se a movimentação da musculatura paraprotética.[6] Após a polimerização inicial, os excessos do material são removidos com lâmina de bisturi. Em seguida, a prótese é levada novamente em posição e o paciente é orientado a ocluir até a polimerização final do material. Após a polimerização, as PPR provisórias são removidas da cavidade bucal e os ajustes necessários, bem como o acabamento e polimento, são realizados de acordo com o descrito previamente.[6]

Resolução de casos clínicos por meio do restabelecimento da estética e das relações intermaxilares com PPR provisória

Paciente com alteração da DV e desgaste nos dentes anteriores

Durante o exame clínico, foi verificado arco superior parcialmente desdentado, do tipo Classe III modificação 2, e arco inferior do tipo Classe I, com perda de contenção posterior e consequente alteração da DVO (Figura 8A). A ausência de contato entre dentes posteriores acentuou o contato entre os dentes anteriores, o que resultou em desgaste das superfícies incisais e palatinas dos dentes anteriores superiores (Figura 8A). A confecção de PPR provisória para os arcos superior e inferior foi indicada com o objetivo de restabelecer a estética e as relações intermaxilares (DV e RC) e estabilizar a mandíbula.

Inicialmente, foram realizados anamnese, exame clínico, adequação do meio bucal e obtenção dos modelos de estudo (superior e inferior). Esses modelos foram montados em ASA para a realização do diagnóstico e planejamento do caso. Para a montagem do modelo superior, foi utilizado o arco facial; para a montagem do modelo inferior, foram confeccionadas bases de registro superior e inferior.

Para possibilitar a montagem do modelo superior em ASA, godiva em bastão foi plastificada e distribuída no garfo em três pontos predeterminados (um anterior e dois posteriores). Nas regiões edêntulas, aproximadamente 3 cm de godiva foi adicionada, de forma a utilizar a fibromucosa como apoio (muralha de godiva). Em seguida, o garfo foi levado à boca para que as superfícies oclusais e a fibromucosa do rebordo fossem demarcados, com o cuidado de manter a haste do garfo coincidente com a linha média da face do paciente. Após o resfriamento da godiva, o garfo foi removido da boca e as impressões correspondentes às cúspides dos dentes posteriores e ao rebordo foram avaliadas. Nesse caso, para maior estabilização do modelo, foi realizado o refinamento das impressões com pasta zincoenólica (Figura 8B). Depois da obtenção do registro, o garfo foi levado novamente à boca do paciente para a tomada do arco facial, como descrito previamente. Antes de remover o arco facial, a medida da distância intercondilar foi observada e transferida para o articulador, e o modelo foi montado também conforme descrito previamente.

Para a montagem do modelo inferior em ASA, foram confeccionadas bases de registro superior e inferior (Figura 8C e D). Com a base de registro superior em posição, inicialmente, foi realizada a determinação dos planos de orientação superiores. Como o paciente apresentava espaço desdentado anterior, o suporte labial do rolete na região anterior foi ajustado, de maneira a formar um ângulo de 90° entre a superfície do lábio superior e a base do nariz (Figura 9A). Além disso, o rolete foi ajustado de forma a ficar de 1 a 1,5 mm abaixo do lábio (pois se tratava de um paciente de meia-idade) (Figura 9B). Após a determinação da altura do rolete de cera na região anterior, o plano oclusal foi conferido com a régua Fox, paralela à linha bipupilar (a parte intrabucal da régua Fox colocada sobre o plano anterior deve estar paralela à parte externa da régua posicionada na linha bipupilar do paciente) (Figura 9C).[6,24,28]

Com o auxílio da régua Fox, deve ser determinado o paralelismo entre o plano de cera posterior e o plano de Camper (Figura 9D).[24] Caso os dentes posteriores estejam ausentes ou mal posicionados, o plano posterior do rolete de cera superior deve ser ajustado para a obtenção da curva de Spee.[28] A seguir, deve ser avaliada a presença do corredor bucal.[29] Além disso, devem ser marcadas linhas de referência para orientar a montagem dos dentes anteriores: linha média dos dentes anteriores, linha alta do sorriso e linha dos caninos ou das comissuras labiais (caso os caninos estejam ausentes).[6,24,28] A linha média dos dentes anteriores superiores deve coincidir com a linha média da face do paciente. A linha alta do sorriso é determinada e assinalada no plano de cera quando o paciente realiza um sorriso forçado (Figura 9E). As linhas dos caninos são demarcadas utilizando, como referência, a posição das comissuras labiais em repouso. Após a determinação dos planos superiores e a demarcação das linhas de referência, a base de registro inferior é posicionada na boca do paciente; nesse momento, é feita a determinação da DV por meio da associação dos métodos fisionômico, métrico e fonético, além do registro da RC pelo uso do método guiado não forçado com retrusão da língua, como descrito previamente (Figura 9E e F).[6,24] Além do registro da

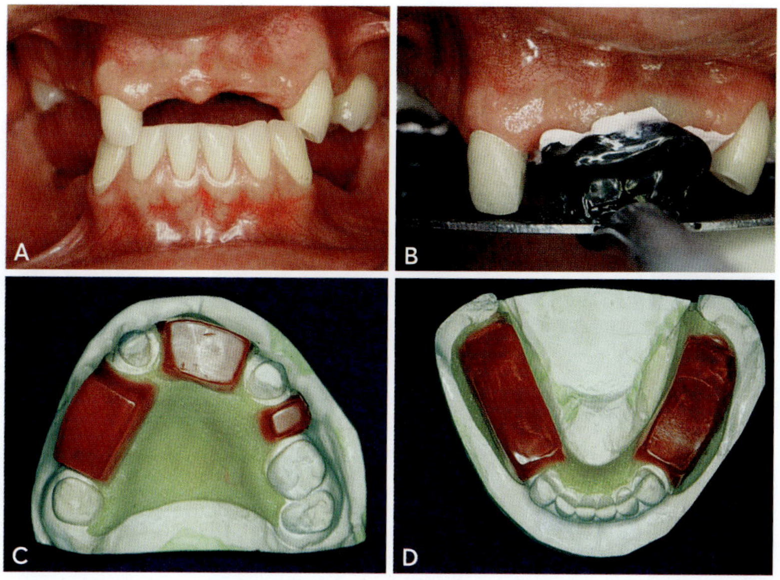

Figura 8 Imagens ilustrativas de paciente com perda de contenção posterior e consequente alteração da DVO: em (A), vista anterior da relação oclusal do paciente; em (B), registro do garfo com aumento de godiva no espaço edêntulo; em (C), base de registro confeccionada sobre o modelo superior; em (D), base de registro confeccionada sobre o modelo inferior.
Fonte: Disciplina de Prótese Parcial Removível – FOAr-Unesp.

endentação em cera, quando possível, as bases de registro podem ser unidas com grampos para manter o posicionamento e, depois, são removidas da boca e posicionadas sobre os modelos para a montagem do modelo inferior em ASA.[6,24,28]

A cor dos dentes artificiais é selecionada com base nos dentes remanescentes do paciente, e os dentes artificiais são montados no rolete de cera de forma a se harmonizarem com os naturais e restabelecerem o equilíbrio interoclusal.[6] Na sequência, as bases de registro com os dentes artificiais montados são levadas à boca do paciente, para a análise da estética e da oclusão e para a realização dos ajustes necessários (Figura 9G). A seguir, são confeccionados os grampos que propiciarão a retenção da prótese na cavidade bucal do paciente. Depois, os modelos são incluídos em mufla, a resina acrílica é prensada e a prótese é polimerizada.

Após a polimerização da resina e o resfriamento da mufla em temperatura ambiente, as PPR provisórias são demufladas e reposicionadas no ASA, para que seja feito o ajuste oclusal (remontagem).[23] Em seguida, as PPR provisórias são removidas dos modelos e submetidas aos procedimentos de acabamento e polimento, estando prontas para a colocação (Figura 9H).

Paciente com alteração severa de DV, necessitando de prótese com cobertura oclusal dos dentes remanescentes

As PPR provisórias do tipo *overlay* cobrem os dentes remanescentes, raízes ou implantes e, simultaneamente, são suportadas por esses elementos. Esse tipo de prótese é indicado para pacientes com comprometimento estético e de DV, ocasionados por desgastes severos nos dentes remanescentes, ou para pacientes portadores de anomalias congênitas, que apresentam número de dentes reduzidos na cavidade bucal.[16] Basicamente, a sequência de procedimentos clínicos que envolve a confecção das PPR provisórias do tipo *overlay* é semelhante à descrita anteriormente neste capítulo.

No caso clínico relatado a seguir, um paciente com 18 anos foi encaminhado pela clínica de odontopediatria da Unidade, apresentando displasia ectodérmica, oligodontia e dentição mista na cavidade bucal.[16] No exame clínico inicial, foi verificada a presença de seis dentes permanentes e sete dentes decíduos. Na maxila, o paciente tinha os dois primeiros molares superiores e os dois incisivos centrais, além dos caninos e dos segundos molares decíduos (Figura 10A). Na mandíbula, o paciente apresentava os dois primeiros molares permanentes, os segundos molares decíduos e um canino decíduo (Figura 10B). Em consequência do número reduzido de dentes, o jovem apresentava comprometimento estético e alteração de DV (Figura 10C e D). A reabilitação estética e funcional desse paciente envolveu um estudo detalhado da DV e da RC, bem como o estabelecimento de um adequado plano de tratamento, o qual teve como opção a colocação de uma prótese removível, uma vez que esse tipo de prótese é um tratamento reversível e, ao mesmo tempo, adequado para suprir as necessidades estéticas e funcionais do paciente.[16]

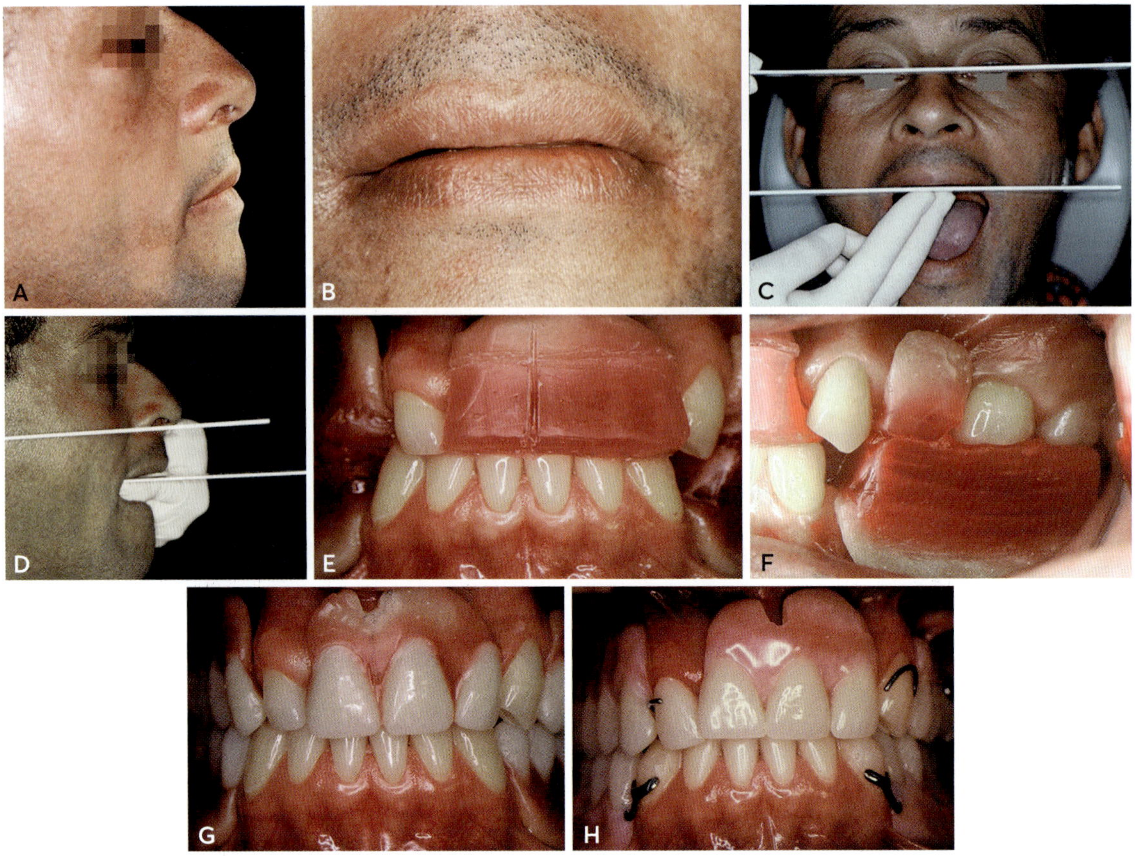

Figura 9 Imagens ilustrativas da determinação de planos articulares e das relações intermaxilares de paciente com ausência de contenção posterior e DV reduzida: em (A), vista lateral do contorno vestibular do rolete de cera; em (B), vista anterior da altura do rolete superior; em (C), vista anterior da determinação da linha bipupilar com a régua Fox; em (D), vista lateral da determinação do plano de Camper com a régua Fox; em (E), vista anterior do rolete de cera após a determinação da DV e da RC e demarcação das linhas de referência (linha média e linha alta do sorriso) para montagem dos dentes em cera; em (F), vista lateral do rolete de cera após a determinação da DV e da RC; em (G), prova dos dentes em cera; em (H), vista anterior das PPR provisórias após a colocação.

Fonte: Disciplina de Prótese Parcial Removível – FOAr-Unesp.

Previamente à colocação de prótese definitiva, foram confeccionadas PPR provisórias do tipo *overlay* para o restabelecimento da estética, das relações intermaxilares e do padrão oclusal do paciente. Na fase da prótese provisória, o paciente tem a oportunidade de se habituar com o novo padrão oclusal, e este pode ser transferido para a prótese definitiva.

Inicialmente, foram obtidos os modelos de estudo superior e inferior. O modelo superior foi montado em ASA com a utilização do arco facial com três pontos de edentação em godiva, como descrito previamente. Para a montagem do modelo inferior no articulador, foram confeccionadas bases de registro superior e inferior sobre os modelos de estudo. Para a determinação dos planos de cera no arco superior, em razão do número reduzido de dentes na maxila, o plano de Camper foi considerado referência.[24] Dessa forma, os roletes de cera da base de registro superior foram ajustados até que a parte intrabucal da régua Fox ficasse paralela à parte extrabucal, posicionada no plano de Camper.[24]

Para a determinação da DV, foi avaliada a fisionomia do paciente com os roletes em posição. Em seguida, a distância entre dois pontos arbitrários demarcados na face do paciente foi mensurada depois de ele ter pronunciado a letra "M" pelo menos três vezes (DVR). Então, foram subtraídos 3 mm (EFL) e obteve-se a DVO. Além disso, a DVO alcançada foi confirmada com a realização do teste fonético, após o paciente pronunciar palavras com sons sibilantes, como "sessenta e seis" e "Mississipi".[6,20] Durante a pronúncia dessas palavras, deve-se observar a ausência de toque dos dentes posteriores com os roletes de cera ou entre eles.[6]

Para a realização do registro da RC, uma vez que não havia possibilidade de contato oclusal dos dentes remanescentes entre si ou com o rolete, foi acrescentada cera na região dos roletes até contatar os dentes decíduos

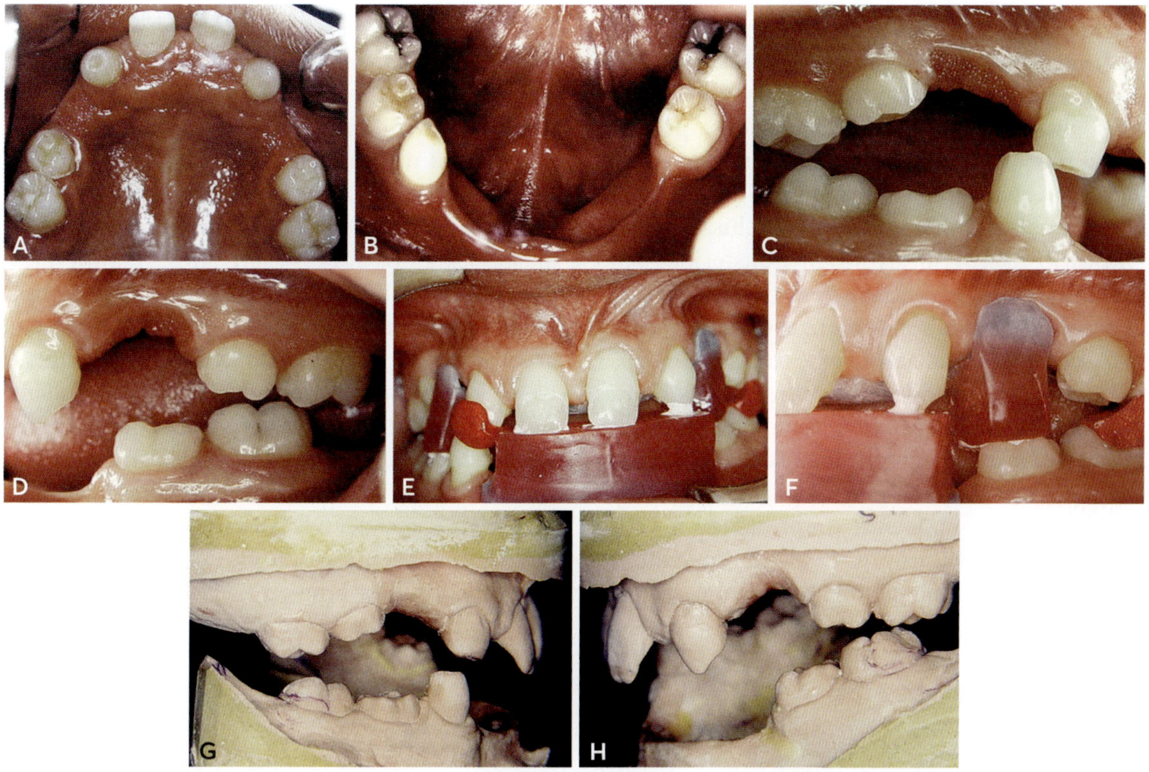

Figura 10 Imagens ilustrativas do aspecto clínico inicial de paciente com oligodontia e presença de dentição mista na cavidade bucal: em (A), vista oclusal do arco superior do paciente; em (B), vista oclusal do arco inferior do paciente; em (C), vista lateral do padrão oclusal do lado direito do paciente; em (D), vista lateral do padrão oclusal do lado esquerdo do paciente; em (E), vista anterior do registro oclusal do paciente após a determinação da DV e da RC; em (F), vista lateral do registro oclusal do paciente após a determinação da DV e da RC; em (G) e (H), modelos montados em articulador na DV e na RC, determinadas após a realização dos testes.

Fonte: Disciplina de Prótese Parcial Removível – FOAr-Unesp.

antagonistas de ambos os lados (Figura 10E e F). Além disso, para aumentar a estabilidade do registro no momento da transferência para o articulador, foi feito um registro com resina acrílica autopolimerizável, tanto na região dos primeiros molares permanentes quanto na dos caninos decíduos (Figura 10E e F). A seguir, a RC foi determinada pelo método guiado não forçado com retrusão da língua. A edentação foi demarcada nos roletes de cera, sendo realizado o refinamento do registro oclusal com pasta zincoenólica. Em seguida, as bases de registro foram removidas da boca do paciente e posicionadas nos modelos, para a montagem do modelo inferior em articulador (Figura 10F e G).

Os dentes artificiais foram montados em cera de forma a proporcionar distribuição e equilíbrio oclusal. Durante a prova dos dentes em cera, analisou-se o padrão oclusal obtido durante a montagem dos dentes e foram realizados testes para avaliação da DV e da RC previamente determinadas. Após a prova dos dentes em cera e previamente à inclusão em mufla, foram realizados o enceramento e a escultura da cobertura oclusal das PPR provisórias do tipo *overlay*, que foram suportadas pelos dentes remanescentes posteriores do paciente (permanentes e decíduos). A seguir, os grampos foram confeccionados e as PPR provisórias foram incluídas em mufla e acrilizadas, seguindo os passos descritos previamente. Após a acrilização, as PPR provisórias foram demufladas e os modelos foram reposicionados no ASA para a realização do ajuste oclusal (remontagem). Então, as PPR provisórias com *overlays* foram removidas dos modelos e submetidas a acabamento e polimento. As próteses foram, então, colocadas na boca do paciente, e os ajustes exigidos foram realizados em áreas de sobre-extensão e de compressão, seguidos pelo ajuste da oclusão (Figura 11A e B).

No caso desse paciente, consultas de retorno adicionais foram realizadas para o refinamento da oclusão até que ele se adaptasse ao novo padrão oclusal determinado pelas PPR provisórias com cobertura oclusal. Durante o período de utilização da prótese provisória, foram realizados os procedimentos restauradores requeridos nos dentes remanescentes, bem como a alteração na forma dos caninos decíduos, a fim de proporcionar um resultado estético mais favorável.

Como tratamento, foram planejadas próteses removíveis convencionais a grampo com cobertura oclusal (*overlay*) nos arcos superior e inferior do paciente. Ressalta-se que as relações oclusais definidas com as PPR provisórias foram transferidas para o tratamento, utilizando-se um registro oclusal confeccionado em resina autopolimerizável na região dos caninos decíduos. Para propiciar o registro, as PPR provisórias foram mantidas em posição e os dentes decíduos foram vaselinados. A seguir, a resina foi manipulada e, quando se apresentava na fase plástica, uma pequena porção foi adaptada na região dos caninos decíduos, e o paciente foi orientado a ocluir para registrar a endentação. O registro foi mantido em posição até a resina polimerizar (Figura 11C). Esse registro em resina foi utilizado para o recorte e o ajuste dos roletes de cera confeccionados sobre as estruturas metálicas superior e inferior do paciente e orientou o registro interoclusal (Figura 11C a E). O registro foi utilizado para a montagem dos modelos em ASA e para a montagem dos dentes em cera. Em seguida, realizou-se a prova dos dentes em cera e os ajustes exigidos foram efetivados (Figura 11F). Então, as PPR definitivas foram acrilizadas, remontadas em ASA e submetidas a acabamento e polimento. Na colocação das PPR, foram realizados os ajustes necessários e, depois que o paciente estava adaptado à nova prótese, foram feitas restaurações estéticas para adequação da anatomia dos dentes anteriores (Figura 11G e H). Dessa forma, como visto nesse caso clínico, é possível transferir a DV e a RC obtidas durante a fase de diagnóstico, utilizando PPR provisórias para a PPR definitiva (Figura 11).

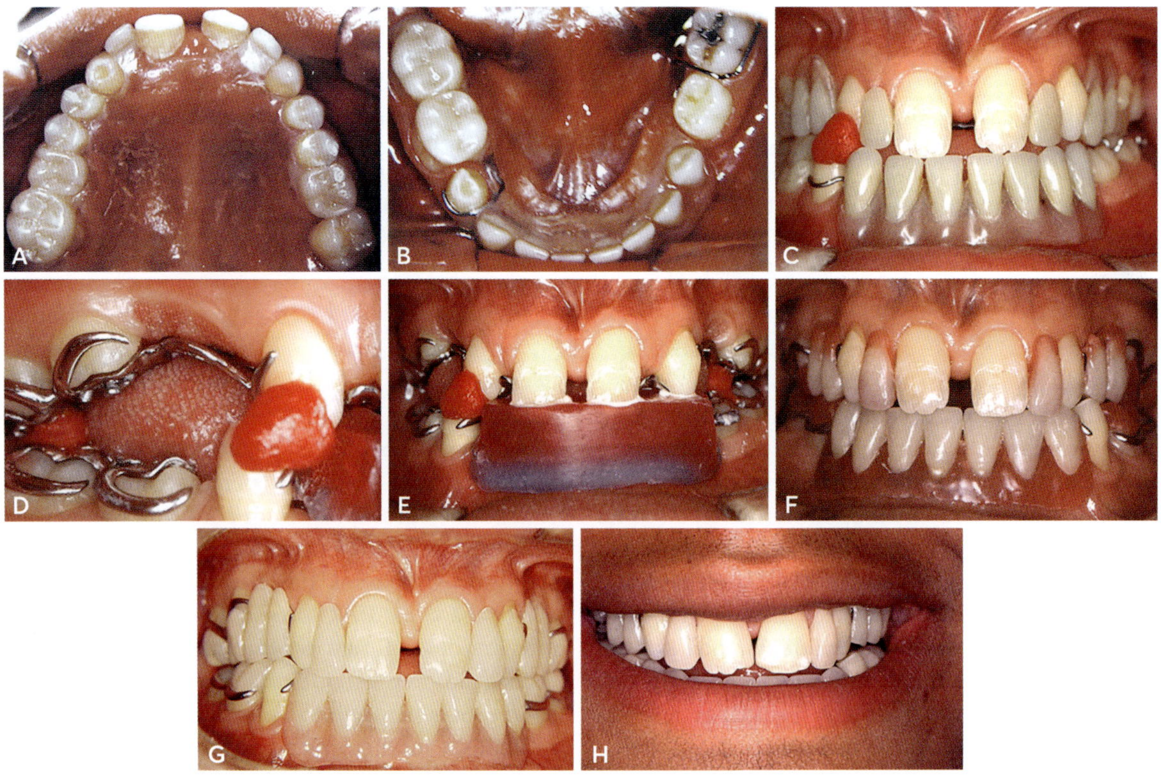

Figura 11 Imagens ilustrativas do aspecto clínico da reabilitação oral do paciente: em (A), vista oclusal da PPR provisória superior; em (B), vista oclusal da PPR provisória inferior; em (C), vista anterior das PPR provisórias e registro com resina do padrão oclusal obtido para ser transferido para a PPR definitiva; em (D), vista lateral com a estrutura metálica em posição e registro com resina vermelha, adaptado nos dentes remanescentes do paciente; em (E), vista anterior do registro interoclusal realizado em cera, mantendo a DV e a RC estabelecidas com as PPR provisórias; em (F), vista anterior da prova dos dentes em cera; em (G), vista anterior das PPR definitivas; em (H), aspecto estético final após a colocação das próteses e o fechamento dos diastemas.

Fonte: Disciplina de Prótese Parcial Removível – FOAr-Unesp.

CONSIDERAÇÕES FINAIS

As PPR provisórias são indispensáveis na fase de diagnóstico e no estabelecimento do plano de tratamento em pacientes com alteração severa de DV ocasionada pela perda ou desgaste dos dentes. Além disso, restabelece a estética e a função mastigatória. Entretanto, esse tipo de prótese é suportado pela fibromucosa que reveste o rebordo, o que limita a sua utilização por um período determinado e restrito, enquanto o profissional realiza as adequações requeridas nos dentes pilares para a colocação das próteses definitivas.

FLUXOGRAMA DE CUIDADOS

Prótese parcial removível provisória: restabelecimento da estética e das relações intermaxilares

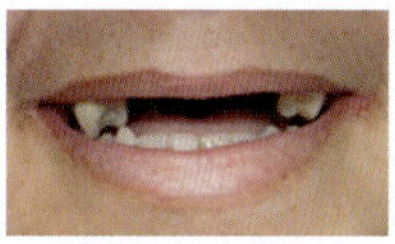

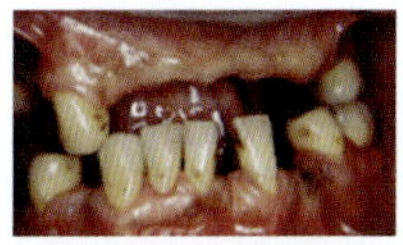

➡ Paciente com ausência de dentes anteriores e sem alteração da dimensão vertical: as PPR provisórias são utilizadas para o restabelecimento da estética

1. Montagem do modelo superior em ASA
2. Confecção das bases de registro superior e inferior
3. Determinação dos planos superiores: contorno vestibular do rolete, altura do lábio e linha bipupilar
4. Registro da relação oclusal em cera

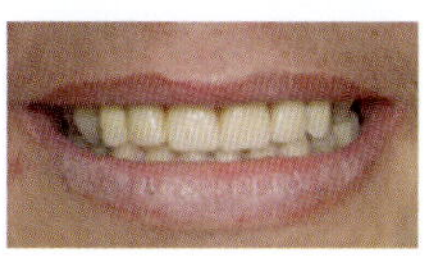

➡ Paciente sem contenção posterior: as PPR provisórias são utilizadas no restabelecimento da estética e das relações intermaxilares (DV e RC)

1. Montagem do modelo superior em ASA: arco facial
2. Confecção das bases de registro superior e inferior
3. Determinação dos planos superiores: contorno vestibular do rolete, altura do lábio, determinação da linha bipupilar e do plano de Camper
4. Determinação da DV pelos métodos: estético, métrico e fonético
5. Determinação da RC: método guiado não forçado e retrusão da língua

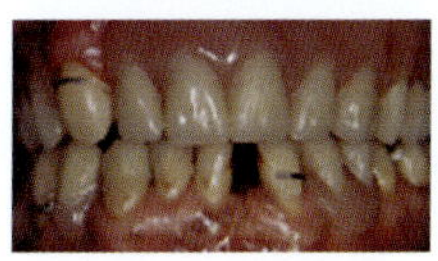

REFERÊNCIAS BIBLIOGRÁFICAS

1. Carr AB, Brown DT. McCracken – Prótese parcial removível. Rio de Janeiro: Mosby, 2011. p. 311-315.
2. Azevedo MS, Correa MB, Azevedo JS, Demarco FF. Dental prosthesis use and/or need impacting the oral health-related quality of life in Brazilian adults and elders: results from a national survey. J Dent. 2015;43(12):1436-1441.
3. Abnet CC, Qiao YL, Dawsey SM, Dong ZW, Taylor PR, Mark SD. Tooth loss is associated with increased risk of total death and death from upper gastrointestinal cancer, heart disease, and stroke in a Chinese population-based cohort. Int J Epidemiol. 2005;34(2):467-474.
4. Peres MA, Tsakos G, Barbato PR, Silva DA, Peres KG. Tooth loss is associated with increased blood pressure in adults: a multidisciplinary population-based study. J Clin Periodontol. 2012;39(9):824-833.
5. Azevedo JS, Azevedo MS, Oliveira LJC, Correa MB, Demarco FF. Uso e necessidade de prótese dentária em idosos brasileiros segundo a Pesquisa Nacional de Saúde Bucal (SBBrasil 2010): prevalências e fatores associados. Cad Saúde Pública. 2017;33(8):e00054016.
6. Carreiro AFP, Batista AUD. Prótese parcial removível contemporânea. São Paulo: Santos, 2013. 382p.
7. Rivera-Morales WC, Mohl ND. Relationship of occlusal vertical dimension to the health of the masticatory system. J Prosthet Dent. 1991;65(4):547-553.
8. Wetselaar P, Lobbezoo F. The tooth wear evaluation system: a modular clinical guideline for the diagnosis and management planning of worn dentitions. J Oral Rehabil. 2016;43(1):69-80.
9. Jones JD, Lily IT, Garcia T. Removable partial dentures – treatment now and for the future. Tex Dent J. 2010;127(4):365-372.
10. Almufleh B, Emami E, Alesawy a, Rodan R, Morris M, Umebayashi M et al. Patient-reported outcomes of metal and acrylic resin removable partial dentures: a systematic review and meta-analysis. J Prosthodont. 2020;29(5):378-386.
11. Campbell SD, Cooper L, Craddock H, Hyde TP, Nattress B, Pavitt SH et al. Removable partial dentures: the clinical need for innovation. J Prosthet Dent. 2017;118(3):273-280.
12. Weintraub GS. Provisional removable partial and complete prostheses. Dent Clin North Am. 1989;33(3):399-421.
13. Davenport JC, Basker RM, Heath JR, Ralph JP, Glantz PO, Hammond P. Initial prosthetic treatment. Br Dent J. 2001;190(5):235-244.
14. Veis R. Clinical applications of appliance therapy in general dental practice, Part 2. Temporary partial dentures. Dent Today. 2003;22(6):100-104.
15. Giampaolo ET, Vergani CE, Machado AL. Reabilitação de paciente parcialmente desdentado com perda de DVe contenção de oclusão através de prótese parcial removível. Rev Gaucha Odontol. 1993;41(2):81-88.
16. Pavarina AC, Machado AL, Vergani CE, Giampaolo ET. Overlay removable partial dentures for a patient with ectodermal dysplasia: a clinical report. J Prosthet Dent. 2001;86(6):574-577.
17. Zanardi PR, Santos MS, Stegun RC, Sesma N, Costa B, Laganá DC. Restoration of the occlusal vertical dimension with an overlay removable partial denture: a clinical report. J Prosthodont. 2016;25(7):585-588.
18. Siadat H, Alikhasi M, Beyabanaki E. Interim prosthesis options for dental implants. J Prosthodont. 2017;26(4):331-338.
19. Miller EL, Grasso JE. Prótese provisória e transicional. In: Miller EL, Grasso JE (eds.). Prótese parcial removível. São Paulo: Santos, 1990. p.339-346.
20. Dantas ME. A importância do restabelecimento da DVde oclusão na reabilitação protética. Rev Odonto. 2013;20(40):41-48.
21. Abduo J, Lyons K. Clinical considerations for increasing occlusal vertical dimension: a review. Aust Dent J. 2012;57(1):2-10.
22. Cucci ALM, Vergani CE, Giampaolo ET. Moldagem funcional em prótese parcial removível. J Bras Odontol Clin. 1997;1(3):21-26.
23. Nogueira SS, Russi S, Compagnoni MA, Mollo Jr. FA. A variation on split-cast mounting for complete denture construction. J Prosthet Dent. 2004;91(4):386-388.
24. Turano JC, Turano LM. Arcos de oclusão – Registro da distância vertical e relação central. In: Turano JC, Turano LM (eds). Fundamentos de prótese total. São Paulo: Santos, 2002. p.265-296.
25. Ferro KJ (ed). The glossary of prosthodontic terms. Ninth edition. J Prosthet Dent 2017;117(Suppl 5):e1-e105. doi.org/10.1016/j.prosdent.2016.12.001.
26. Alhajj MN, Khalifa N, Abduo J, Amran AG, Ismail IA. Determination of occlusal vertical dimension for complete dentures patients: an updated review. J Oral Rehabil. 2017;44(11):896-907.
27. Di Fiori SR. Atlas de prótese parcial removível. 4.ed. São Paulo: Pancast, 1993.
28. Vergani CE, Cucci ALM, Giampaolo ET. Estabelecendo as relações intermaxilares em próteses removíveis do tipo Classe I superior e inferior. J Bras Odontol Clin. 1997;1:37-42.
29. Nascimento DC, dos Santos ER, Machado AWL, Bittencourt MAV. Influence of buccal corridor dimension on smile esthetics. Dental Press J Orthod. 2012;17(5):145-150.

Índice remissivo

G

L

M

N

O

P

R

S

T